华西医学大系

解读"华西现象"

讲述华西故事

展示华西成果

临床常见病种护理标准化手册

LINCHUANG CHANGJIAN BINGZHONG HULI BIAOZHUNHUA SHOUCE

主 编 黄 浩 朱 红

四川科学技术出版社

·成都·

图书在版编目（CIP）数据

临床常见病种护理标准化手册 / 黄浩, 朱红主编.
— 成都：四川科学技术出版社, 2021.9
　　ISBN 978-7-5727-0245-7

　　Ⅰ.①临… Ⅱ.①黄… ②朱… Ⅲ.①常见病—护理
—手册 Ⅳ.①R47-62

中国版本图书馆CIP数据核字（2021）第174686号

LINCHUANG CHANGJIAN BINGZHONG HULI BIAOZHUNHUA SHOUCE

临床常见病种护理标准化手册

黄 浩 朱 红 主 编

出 品 人	程佳月
责任编辑	税萌成
封面设计	经典记忆
版式设计	大　路
责任出版	欧晓春
出版发行	四川科学技术出版社
地　　址	四川省成都市青羊区槐树街2号　邮政编码：610031
成品尺寸	156mm×236mm
印　　张	36.5　字　数　750千
印　　刷	成都市金雅迪彩色印刷有限公司
版　　次	2021年12月第1版
印　　次	2021年12月第1次印刷
定　　价	158.00元

ISBN 978-7-5727-0245-7

本书编委会

主　　编：黄　浩　朱　红

副 主 编：刘　坤　陶　琳　张雨晨　张　蒙

编　　委：（排名不分先后）

丁乾容	王　旭	王　艳	王　婷	王艳琼	王晓玲	方　皓
尹丽丹	邓学学	左建容	叶　建	叶　静	叶亚丽	冯　缓
冯小娟	朱　红	邓学学	朱　姝	伍林飞	任　静	任　燕
任宏飞	刘　坤	刘　玲	刘　甜	刘红英	刘诗艳	牟　娟
牟倩倩	苏　兰	杜宜超	李　旭	李　智	李　曦	李水英
李文巧	李林娟	李罗红	李洪娟	李璘倩	杨　丽	杨　婕
杨木香	杨胜兵	肖凤鸣	吴直惠	邱　培	何其英	谷　波
邹利群	辛文琼	张　伟	张　玮	张　蒙	张雨晨	陆晓双
陈　丽	陈凤姣	陈绍敏	陈德智	奉　琴	林　双	林　琳
林小燕	林成敏	林志秋	易　琼	易小江	罗玉勤	罗巧玲
岳志瑛	周　倩	周　琦	孟　娜	封　燕	赵晓燕	胡紫宜
侯尚研	姜静媛	贺育华	骆红梅	徐　英	殷　宇	凌　坤
高永莉	郭　欣	陶　琳	黄　浩	黄建琼	龚　姝	淳雪莉
梁　燕	蒋　艳	蒋理立	韩满霞	程桂兰	曾小红	曾飞燕
曾继红	蔡雨廷	黎贵湘	薛　秒			

《华西医学大系》总序

　　由四川大学华西临床医学院/华西医院（简称"华西"）与新华文轩出版传媒股份有限公司（简称"新华文轩"）共同策划、精心打造的《华西医学大系》陆续与读者见面了，这是双方强强联合，共同助力健康中国战略、推动文化大繁荣的重要举措。

　　百年华西，历经120多年的历史与沉淀，华西人在每一个历史时期均辛勤耕耘，全力奉献。改革开放以来，华西励精图治、奋进创新，坚守"关怀、服务"的理念，遵循"厚德精业、求实创新"的院训，为践行中国特色卫生与健康发展道路，全心全意为人民健康服务做出了积极努力和应有贡献，华西也由此成为了全国一流、世界知名的医（学）院。如何继续传承百年华西文化，如何最大化发挥华西优质医疗资源辐射作用？这是处在新时代站位的华西需要积极思考和探索的问题。

　　新华文轩，作为我国首家"A+H"出版传媒企业、中国出版发行行业排头兵，一直都以传承弘扬中华文明、引领产业发展为使命，以坚持导向、服务人民为己任。进入新时代后，新华文轩提出了坚持精准出版、精细出版、精品出版的"三精"出版发展思路，全心全意为推动我国文化发展与繁荣做出了积极努力和应有贡献。如何充分发挥新华文轩的出版和渠道优势，不断满足人民日益增长的美好生活需要？这是新华文轩一直以来积极思考和探索的问题。

基于上述思考，四川大学华西临床医学院/华西医院与新华文轩出版传媒股份有限公司于2018年4月18日共同签署了战略合作协议，启动了《华西医学大系》出版项目并将其作为双方战略合作的重要方面和旗舰项目，共同向承担《华西医学大系》出版工作的四川科学技术出版社授予了"华西医学出版中心"铭牌。

人民健康是民族昌盛和国家富强的重要标志，没有全民健康，就没有全面小康，医疗卫生服务直接关系人民身体健康。医学出版是医药卫生事业发展的重要组成部分，不断总结医学经验，向学界、社会推广医学成果，普及医学知识，对我国医疗水平的整体提高、对国民健康素养的整体提升均具有重要的推动作用。华西与新华文轩作为国内有影响力的大型医学健康机构与大型文化传媒企业，深入贯彻落实健康中国战略、文化强国战略，积极开展跨界合作，联合打造《华西医学大系》，展示了双方共同助力健康中国战略的开阔视野、务实精神和坚定信心。

华西之所以能够成就中国医学界的"华西现象"，既在于党政同心、齐抓共管，又在于华西始终注重临床、教学、科研、管理这四个方面协调发展、齐头并进。教学是基础，科研是动力，医疗是中心，管理是保障，四者有机结合，使华西人才辈出，临床医疗水平不断提高，科研水平不断提升，管理方法不断创新，核心竞争力不断增强。

《华西医学大系》将全面系统深入展示华西医院在学术研究、临床诊疗、人才建设、管理创新、科学普及、社会贡献等方面的发展成就；是华西医院长期积累的医学知识产权与保护的重大项目，是华西医院品牌建设、文化建设的重大项目，也是讲好"华西故事"、展示"华西人"风采、弘扬"华西精神"的重大项目。

《华西医学大系》主要包括以下子系列：

①《学术精品系列》：总结华西医（学）院取得的学术成果，学术影响力强；②《临床实用技术系列》：主要介绍临床各方面的适宜技术、新技术等，针对性、指导性强；③《医学科普系列》：聚焦百姓最关心的、最迫切需要的医学科普知识，以百姓喜闻乐见的方式呈现；④《医院管理创新系列》：展示华西医（学）院管理改革创新的系列成果，体现华西"厚德精业、求实创新"的院训，探索华西医院管理创新成果的产权保护，推广华西优秀的管理理念；⑤《精准医疗扶贫系列》：包括华西特色智力扶贫的相关内容，旨在提高贫困地区基层医院的临床诊疗水平；⑥《名医名家系列》：展示华西人的医学成就、贡献和风采，弘扬华西精神；⑦《百年华西系列》：聚焦百年华西历史，书写百年华西故事。

我们将以精益求精的精神和持之以恒的毅力精心打造《华西医学大系》，将华西的医学成果转化为出版成果，向西部、全国乃至海外传播，提升我国医疗资源均衡化水平，造福更多的患者，推动我国全民健康事业向更高的层次迈进。

《华西医学大系》编委会

2018年7月

前　言

　　自2015年9月8日国务院办公厅发布《关于推进分级诊疗制度建设的指导意见》，我国的分级诊疗政策体系逐步完善，医疗机构分工协作机制基本形成，优质医疗资源有序有效下沉，基层医疗卫生人才队伍建设加强，医疗资源利用效率和整体效益进一步提高。基于这样的时代背景，如何让优秀的三甲医院护理资源下沉也是我们非常关心的。为了将自身丰富的护理管理和临床护理经验能够与广大护理同仁共享，促进标准化、同质化护理工作的开展，四川大学华西医院特精心编写了医院护理标准化图书。

　　护理标准化是将护理管理和临床护理工作中重复的概念、方法、流程等，通过制定、发布和实施标准达到统一，以获得最佳的工作秩序与护理效益。此次整理出版的医院护理标准化图书共分为三册，分别是《临床护理管理标准化手册》《临床护理操作标准化手册》《临床护理病种标准化手册》。《临床护理管理标准化手册》分为通用篇和专科篇，包含了日常的病房管理、出入院管理、护理安全（不良）事件管理，以及感染患者护理管理、部分专科护理管理内容。《临床护理操作标准化手册》分为基础操作篇和专科操作篇，全面梳理了护理工作所涉及的各项常见的护理操作流程。《临床护理病种标准化手册》依照ICD-10分类标准，将常见病、多发病、疑难重症等护理流程进行了梳理，指出了各病种的护理要点、难点。在编排上，《临床护理管理标准化手册》和《临床护理操作标准化手册》先对相关概念进行简要说明，然后列举适用范围、目的，再用流程图的形式进行清晰明了的阐述，对重点问题加以说明、解释，并提示注意事项。《临床护理病种标准化手册》则先对病种作简要介绍，然后对在院期间的护理重点进行分类阐述，对病种相关的辅助检查也作了简要说明。

　　本书由四川大学华西医院护理专家根据实际工作经验结合行业规范与专业发展撰写，对护理管理、临床护理和护理教学均具有实用价值。它不仅对分级诊疗后各级医院的护理质量与安全起到促进作用，而且有助于提高广大护理人员的护理工作能力，提升护理服务质效。

　　书稿中如有不当之处，请读者批评指正，以便再版时修正。

编　者
2021年6月

目 录

第一章　常见护理风险评估管理及处理　1

　第一节　跌倒风险的评估及处理　1

　第二节　压力性损伤风险的评估及处理　3

　第三节　疼痛的评估及处理　5

　第四节　自理能力的评估及处理　6

　第五节　静脉血栓风险的评估及处理　8

　第六节　非计划拔管风险的评估及处理　11

　第七节　营养风险的筛查与处理　12

　第八节　镇静状态的评估与处理　14

　第九节　心理状况的评估与处理　15

　第十节　睡眠质量的评估与处理　16

第二章　常见创伤的护理程序　17

　瘢痕疙瘩的护理程序　17

第三章　常见休克的护理程序　26

　感染性休克的护理程序　26

第四章　呼吸系统常见疾病的护理程序　38

　第一节　肺结核的护理程序　38

　第二节　重症肺结核的护理程序　46

　第三节　结核性胸膜炎的护理程序　59

　第四节　鼻咽癌同步放化疗患者放射性口腔黏膜炎的护理程序　66

　第五节　声带息肉的护理程序　72

　第六节　慢性阻塞性肺疾病的护理程序　83

　第七节　慢性阻塞性肺疾病急性加重期的护理程序　91

　第八节　肺癌围手术期（肺叶切除）的护理程序　102

　第九节　肺动脉血栓清除＋肺动脉内膜剥脱术的护理程序　110

　第十节　肺癌化疗的护理程序　120

　第十一节　漏斗胸的护理程序　126

第五章　循环系统常见疾病的护理程序　135

　第一节　阵发性室上性心动过速射频消融术的护理程序　135

　第二节　房间隔缺损介入治疗的护理程序　140

　第三节　主动脉瓣重度狭窄介入治疗的护理程序　151

　第四节　日间手术下肢静脉曲张的护理程序　161

　第五节　下肢静脉曲张的护理程序　168

第六章　血液系统常见疾病的护理程序　178

　第一节　急性白血病合并肺部感染的护理程序　178

　第二节　急性早幼粒细胞白血病化疗的护理程序　187

　第三节　弥漫大 B 细胞淋巴瘤化疗的护理程序　195

第七章　消化系统常见疾病的护理程序　207

　第一节　彩超引导肝脏穿刺活检术的护理程序　207

第二节　胃癌的护理程序　213

第三节　胃癌术后化疗的护理程序　224

第四节　日间手术内镜下肠息肉切除术的护理程序　235

第五节　内镜下消化道息肉切除术的护理程序　241

第六节　大肠癌化疗的护理程序　248

第七节　结肠癌的护理程序　260

第八节　胆囊结石/息肉疾病的护理程序　271

第九节　日间手术腹腔镜下胆囊切除术的护理程序　278

第十节　肝癌的护理程序　285

第十一节　急性胰腺炎的护理程序　293

第十二节　慢性胰腺炎的护理程序　301

第十三节　胰腺癌的护理程序　313

第八章　内分泌与代谢性常见疾病的护理程序　327

第一节　原发性甲状旁腺功能亢进症的护理程序　327

第二节　甲状腺癌的护理程序　338

第三节　甲状腺癌口服^{131}I的护理程序　348

第四节　糖尿病足的护理程序　352

第五节　骨质疏松症的护理程序　359

第六节　手汗症的护理程序　364

第九章　泌尿系统常见疾病护理程序　370

第一节　肾穿刺活体组织检查的护理程序　370

第二节　拟建立动静脉内瘘的慢性肾衰竭的护理程序　374

第十章　生殖系统常见疾病护理程序　380

第一节　良性前列腺增生的护理程序　380

第二节　乳管内乳头状瘤的护理程序　391

第三节　乳腺纤维腺瘤的护理程序　398

第四节　乳腺癌术后伤口感染的护理程序　405

第五节　乳腺癌伴高血压的护理程序　412

第六节　乳腺癌合并 2 型糖尿病的护理程序　422

第七节　乳腺癌化疗 Ⅳ 度骨髓抑制的护理程序　433

第十一章　风湿免疫系统常见疾病的护理程序　441

炎性肌病的护理程序　441

第十二章　常见皮肤疾病的护理程序　451

第一节　带状疱疹的护理程序　451

第二节　接触性皮炎的护理程序　457

第十三章　感官系统常见疾病的护理程序　464

第一节　小耳畸形 Ⅱ 期手术的护理程序　464

第二节　白内障的护理程序　473

第三节　孔源性视网膜脱离手术的护理程序　478

第十四章　神经系统常见疾病的护理程序　484

第一节　帕金森病合并吞咽障碍的护理程序　484

第二节　垂体瘤的护理程序　493

第三节　帕金森病合并肺部感染的护理程序　507

第四节　腰椎间盘突出症的护理程序　517

第五节　小儿肌性斜颈的护理程序　526

第十五章　精神心理常见疾病的护理程序　532

第一节　抑郁发作的护理程序　532

第二节　精神分裂症的护理程序　538

第十六章　**老年常见疾病的护理程序** 547

  第一节　老年科住院患者的护理程序 547

  第二节　老年衰弱患者的护理程序 552

  第三节　老年抑郁自杀患者的护理程序 554

第十七章　**常见急症疾病的护理程序** 558

  第一节　ST 段抬高型心肌梗死的护理程序 558

  第二节　急性消化道大出血的护理程序 561

  第三节　百草枯中毒的护理程序 564

第一章
常见护理风险评估管理及处理

第一节　跌倒风险的评估及处理

一、名词定义

跌倒是指住院患者在医疗机构任何场所，未预见地倒于地面或倒于比初始位置更低的地方，可伴有或不伴有外伤。若患者从床上落至垫子（地面）上也视为跌倒。跌倒可严重影响患者的健康及生活质量，甚至引起严重的损伤。

二、护理评估及处理措施

表 1-1　跌倒风险的护理评估及处理措施

项目	评估	措施
跌倒管理	□评估跌倒风险	□高风险者：做好宣教、沟通、标识，并签字记录，排除环境隐患，留陪护，定期复评 □高危因素改变时及时复评

续表

项目	评估	措施
跌倒管理	□跌倒发生后的处理	□立即观察患者神志、瞳孔及测量呼吸（R）、血压（BP），必要时测体温（T） □通知医生处理，同时通知家属 □视情况将患者转移至病房或安置在安全处 □完善相关记录 □密切关注患者跌倒后相关病情的发展与转归以及患者、家属的情绪状况

三、跌倒风险评估工具

表1-2 跌倒风险评估（Morse量表）

项目	评分标准	分值（分）
跌倒史	无	0
	有	25
超过一个疾病诊断	无	0
	有	15
使用助行器具	没有需要/卧床休息/坐轮椅/护士帮助	0
	拐杖/手杖/助行器	15
	依扶家具	30
静脉输液	否	0
	是	20
步态	正常/卧床休息/轮椅	0
	虚弱	10
	受损	20
精神状态	正确评估自理能力	0
	高估/忘记限制	15

注：<25分为跌倒低风险，25~45分为跌倒中风险，>45分为跌倒高风险。

第二节 压力性损伤风险的评估及处理

一、名词定义

压力性损伤指由强烈和（或）长期的压力联合剪切力导致的，皮肤和深部组织的局部损伤，通常位于骨隆突部位，或与医疗器械等相关，其可以表现为完整的皮肤或开放性溃疡，可能伴有疼痛。

二、护理评估及处理措施

表 1-3 压力性损伤的护理评估及处理措施

项目	评估	措施
压力性损伤管理	□压力性损伤风险评估	□中风险者：做好宣教、沟通、标识（床头牌及腕带），并签署护患沟通表，做好翻身、气垫床（选择）等预防措施，至少每周复评一次，病情变化随时评估，做好交接班，每班评估并动态记录皮肤状况及预防措施 □高风险者：除上述措施之外，评估是否符合难免压力性损伤申报条件，符合条件者申报难免压力性损伤，至少每周复评一次，病情变化随时评估，每班评估并动态记录皮肤状况及预防措施 □极度危险者，每周至少评估 2 次
	□压力性损伤发生后的处理	□已患压力性损伤者：制定处理方案，定期换药，每班交接，做好评估和记录 □潮湿性皮炎：应保持局部皮肤清洁干燥，必要时使用皮肤保护膜及红外线烤灯治疗 □新发预期或非预期压力性损伤：做好上报和持续质量改进

三、压力性损伤风险评估工具

表 1-4　Braden 量表

项目	评分标准	分值（分）
感觉	完全受限	1
	非常受限	2
	轻微受限	3
	无受限	4
湿度	持续潮湿	1
	潮湿	2
	有时潮湿	3
	很少潮湿	4
活动	限制卧床	1
	可以坐椅子	2
	偶尔行走	3
	时常行走	4
移动	完全无法移动	1
	移动受限	2
	轻微受限	3
	未受限	4
营养	非常差	1
	可能不足够	2
	足够	3
	非常好	4
摩擦力和剪切力	有问题	1
	潜在的问题	2
	无明显的问题	3

注：15~18 分为低风险，13~14 分为中风险，10~12 分为高风险，≤9 分为极度危险。

第三节　疼痛的评估及处理

一、名词定义

疼痛是一种与实际或潜在的组织损伤相关的不愉快的感觉和情绪情感体验，或与此相似的经历。

二、护理评估及处理措施

表 1-5　疼痛护理评估及处理措施

项目	评估	措施
疼痛管理	□疼痛评估	□中度疼痛者：通知医生采取止痛措施，每班连续评估，并对疼痛部位、疼痛性质、处理情况进行详细记录 □重度疼痛者：护士立即告诉医生，并应在 30 分钟内进行处理
	□疼痛的处理	□患者诉疼痛时及时评估、做好记录 □疼痛处理后要求：患者口服给药 1 小时、肌内注射给药 30 分钟、静脉给药 15 分钟后对疼痛症状进行再评估

三、疼痛评估工具

（一）视觉模拟评分法（VAS）

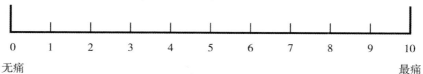

| 0 | 1 | 2 | 3 | 4 | 5 | 6 | 7 | 8 | 9 | 10 |

无痛　　　　　　　　　　　　　　　　　　　　　　　　最痛

注：0 分代表无痛，10 分代表难以忍受的最剧烈疼痛，让患者标出最能代表自己疼痛程度的相应位置。

（二）疼痛数字评分法（NRS）

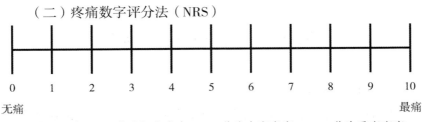

无痛　　　　　　　　　　　　　　　　　　　　　　　　　　最痛

注：0分为无痛；1~3分为轻度疼痛；4~6分为中度疼痛；7~10分为重度疼痛。

第四节　自理能力的评估及处理

一、名词定义

自理能力又称日常生活活动能力，是指一个人为了满足日常生活的需要每天所进行的必要活动，包括进食、修饰、洗漱、洗澡、如厕、穿衣等。

二、护理评估及处理措施

表1-6　自理能力的护理评估及处理措施

项目	评估	措施
自理能力	□自理能力评估	□Barthel指数评分≤40分为重度依赖，全部需要他人照护，予以一级或特级护理 □Barthel指数评分41~60分为中度依赖，大部分需要他人照护，予以二级或以上护理 □Barthel指数评分61~99分为轻度依赖，少部分需要他人照护，予以三级或二级护理 □Barthel指数评分100分为无需依赖，无需他人照护 □患者病情及治疗护理有变化时及时复评

三、自理能力评估工具

表 1-7　自理能力评估（Barthel 指数）表

项目	评分标准	分值（分）
进食	独立	10
	部分独立或需部分帮助	5
	需极大帮助	0
	完全依赖	0
洗澡	独立	5
	部分独立或需部分帮助	0
	需极大帮助	0
	完全依赖	0
修饰（洗脸、刷牙、刮脸、梳头）	独立	5
	部分独立或需部分帮助	0
	需极大帮助	0
	完全依赖	0
穿衣（系鞋带、纽扣）	独立	10
	部分独立或需部分帮助	5
	需极大帮助	0
	完全依赖	0
大便	独立	10
	偶尔失控或需他人提示	5
	完全失控	0
小便	独立	10
	偶尔失控或需他人提示	5
	完全失控	0
如厕（擦净、整理衣裤、冲水）	独立	10
	部分独立或需部分帮助	5
	需极大帮助	0
	完全依赖	0

续表

项目	评分标准	分值（分）
床椅转移	独立	15
	部分独立或需部分帮助	10
	需极大帮助	5
	完全依赖	0
平地走45m	独立	15
	部分独立或需部分帮助	10
	需极大帮助	5
	完全依赖	0
上下楼梯	独立	10
	部分独立或需部分帮助	5
	需极大帮助	0
	完全依赖	0

注：100分为无需依赖，61~99分为轻度依赖，41~60分为中度依赖，0~40分为重度依赖。

第五节　静脉血栓风险的评估及处理

一、名词定义

静脉血栓栓塞症是包括深静脉血栓形成和肺栓塞在内的一组血栓栓塞性疾病，由遗传、环境及行为等多种危险因素共同作用。深静脉血栓形成是引起肺栓塞的主要血栓来源，深静脉血栓形成多发于下肢或者骨盆深静脉，脱落后随血流进入肺动脉及其分支并发生阻塞，故肺栓塞常为深静脉血栓形成的并发症。

二、护理评估及处理措施

表 1-8　静脉血栓护理评估及处理措施

项目	评估	措施
静脉血栓栓塞症管理	□静脉血栓风险评估	□极低危及低危者：做好宣教 □中危者：做好宣教、沟通、标识，并签字记录 □高危者：做好宣教、沟通、标识，并签字记录；告知医生，遵医嘱采取预防措施 □病情或治疗变化时动态评估 □必要时遵医嘱进行抗凝治疗
	□静脉血栓发生后处理	□通知医生，遵医嘱予以抗凝、溶栓治疗 □监测患者凝血指标 □密切观察出血征象及血栓脱落征象

三、静脉血栓风险评估工具

表 1-9　静脉血栓风险评估表（Caprini 量表）

项目	评分标准	分值（分）
年龄	年龄＜41 岁	0
	年龄 41~60 岁	1
	年龄 61~74 岁	2
	年龄≥75 岁	3
一般情况	体重指数＞25 kg/m^2	1
	下肢肿胀	1
	卧床的内科患者	1
	限制性卧床（≥72 小时）	2
合并症	肺功能异常[如慢性阻塞性肺疾病（COPD）]	1
	急性心肌梗死	1
	未列出的先天或后天血栓形成	3
	静脉曲张	1
	严重的肺部疾病，含肺炎（1 月内）	1
	恶性肿瘤（既往或现患）	2

续表

项目	评分标准	分值（分）
创伤情况	髋部，骨盆或下肢骨折（1月内）	5
	多处创伤（1月内）	5
	急性脊髓损伤（瘫痪）（1月内）	5
手术情况	大手术史（1月内）	1
	计划小手术	1
	腹腔镜手术（>45分钟）	2
	大手术（>45分钟）	2
	关节镜手术	2
	择期下肢关节置换术	5
病史	炎症性肠病病史	1
	脓毒血症（1月内）	1
	充血性心力衰竭（1月内）	1
	深静脉血栓或肺栓塞病史	3
	血栓家族史	3
	卒中（1月内）	5
实验室检查	凝血酶原20210 A阳性	3
	抗心磷脂抗体阳性	3
	肝素引起的血小板减少	3
	狼疮抗凝物阳性	3
	血清同型半胱氨酸酶升高	3
	因子 V Leiden 阳性	3
其他情况	中心静脉置管	2
	石膏固定（1月内）	2
	口服避孕药或雌、孕激素替代疗法	1
	妊娠或产后状态（1月内）	1
	不明原因死胎、反复流产（≥3次）、因脓毒血症或胎儿生长停滞造成早产	1

注：0分为极低危，1~2分为低危，3~4分为中危，≥5分为高危。

第六节　非计划拔管风险的评估及处理

一、名词定义

非计划拔管又称意外拔管，是指患者有意造成或任何意外所致的拔管，即非医护人员计划范畴内的拔管。通常包含以下几种情况：①未经医护人员同意，患者自行拔除导管；②各种原因导致的管道滑脱；③因导管质量问题及导管堵塞等情况需要提前拔除导管。

二、护理评估及处理措施

表1-10　非计划拔管护理评估及处理措施

项目	评估	措施
非计划拔管管理	□非计划拔管风险评估	□高危者：每天复评，做好宣教、沟通、标识，并签字记录；管道加强固定、保持引流通畅 □有躁动、谵妄的患者：征得家属同意后，必要时进行保护性约束，以防意外拔管
	□非计划拔管发生后的处理	□立即根据不同管道类型进行处理并协助医生进一步处理，做好患者安抚 　1. 腹腔引流管/脑室引流管/"T"管/深静脉置管/其他引流管，立即用无菌敷料堵塞/压迫引流口，通知医生，做进一步处理 　2. 导尿管，遵医嘱重新置入或观察 　3. 气管导管/气管插管，观察患者氧合指数，根据患者情况进行氧疗，通知医生，做进一步处理 □填报非计划拔管事件报告单 □分析原因，追踪改进

三、非计划拔管风险评估工具

目前非计划拔管风险评估尚无针对性的国际通用工具，建议从管道类型，患者意识状况、年龄、活动、疼痛、固定方式等多个方面进行综合评估。

第七节　营养风险的筛查与处理

一、名词定义

营养风险筛查是对现存或潜在的营养状态和代谢状况所导致疾病或手术后出现相关临床结局的可能性进行评估，其目的是筛查患者是否存在营养不良及监测营养不良发展的风险，为进一步的营养支持治疗方案作指导。一般由营养师、医护人员或经过培训的研究助理来完成，常用的评价工具有主观全面评价法、欧洲营养风险筛查表 2002（NRS2002）、营养不良通用筛查工具等。

二、护理评估及处理措施

表 1-11　营养风险护理评估及处理

项目	评估	处理
营养风险管理	□营养风险筛查（以 NRS2002 为例）	□总分值≥3 分：患者处于营养不良高风险，需要营养支持，应针对性地给予饮食指导，并通知医生，必要时联合营养师制订营养治疗计划 □总分值<3 分：每周复评营养风险筛查 □进食困难者，遵医嘱通过肠内或静脉予以营养支持

三、营养风险筛查工具

表 1-12　欧洲营养风险筛查表（NRS2002）

营养风险总评分：　　　　分		（疾病有关评分+营养状况评分+年龄评分）
风险初筛：以下任一项答"是"，则进入最终筛查；答"否"，应每周复评		
是否 BMI<20.5 kg/m^2？	□是	□否
患者在过去 1~3 个月有体重下降吗？	□是	□否
患者在过去的 1 周内有摄食减少吗？	□是	□否
患者有严重的疾病吗(如 ICU 治疗)？	□是	□否

续表

（一）主要诊断：如果患者有以下疾病请在□打"，"，并参照标准进行评分
评分 1 分：营养需要量轻度增加
□髋骨折　□慢性疾病急性发作或有并发症者　□COPD　□血液透析 □肝硬化　□长期血液透析　□糖尿病　□一般肿瘤患者
评分 2 分：营养需要量中度增加
□腹部大手术　□脑卒中　□重度肺炎　□血液恶性肿瘤
评分 3 分：营养需要量重度增加
□颅脑损伤　□骨髓移植　□ICU 患者（APACHE＞10 分）
小结：疾病有关评分＿＿＿＿＿＿

（二）营养状况受损评分	
1. BMI（kg/m^2）	（体重＿＿＿＿kg　身高＿＿＿＿m）
□18.5~20.5（2 分）　□小于 18.5（3 分）　*小结＿＿＿＿分 注：因严重胸腹水、水肿得不到准确 BMI 值时，用白蛋白替代（＜30 g/L，3 分）	
2. 近期（1~3 个月）体重是否下降？	□是　　　　　　　　□否
若是体重下降＞5%，是在： □3 个月内（1 分）　□2 个月内（2 分）　□1 个月内（3 分）　*小结＿＿＿＿分	
3. 一周内进食量是否减少？	□是　　　　　　　　□否
较从前减少　□25%~50%（1 分）　□50%~75%（2 分）　□75%~100%（3 分） *小结＿＿＿＿分	
综合：营养受损评分（上述 3 个 *小结评分中取 1 个最高值）	□0 分　□1 分　□2 分　□3 分
（三）年龄评分	□70 岁以上（1 分）　□70 岁及以下（0 分）

对于表中没有明确列出诊断的疾病参考以下标准，依照评估者的理解进行评分。

1 分：慢性疾病患者因出现并发症而住院治疗。病人虚弱但不需卧床。蛋白质需要量略有增加，但可通过口服补充来弥补。

2 分：患者需要卧床，如腹部大手术后。蛋白质需要量相对增加，但大多数人仍可通过肠外或肠内营养支持得到恢复。

3 分：患者在加强病房中靠机械通气支持。蛋白质需要量增加而且不能被肠外或肠内营养支持所弥补。但是通过肠外或肠内营养支持可使蛋白质分解和氮丢失明显减少。

适用对象：18~90 岁，住院 1 天以上，次日 8 时未行手术者，神志清者。

不适用对象：18 岁以下，90 岁以上，住院不过夜，次日 8 时前行手术者，神志不清者。

第八节　镇静状态的评估与处理

一、名词定义

镇静是指用药物或非药物抑制病人意识的一种方法。可产生两种意识状态：清醒镇静，可使病人焦虑、紧张心情消除，但呼吸和循环无抑制，对语言指令和生理刺激有正常的反应；深度镇静，可使病人的意识达到严重抑制的可控状态，部分保护性反射消失，不能按语言指令做出反应。为了病情治疗的需要会设定患者的镇静目标，这就需要我们对患者的镇静状态进行客观、准确的评价，以避免"镇静过深"或"镇静过浅"对患者的影响。目前，评估镇静状态的工具按照评估方式分为主观及客观两大类。临床使用的客观评估工具主要有脑电双频指数、食管下段收缩性及心变异系数等；常用的主观评估工具有躁动镇静评分（RASS）、Ramsay 评分法、镇静–焦虑评分法等。

二、护理评估及处理措施

表 1–13　镇静状态护理评估及处理

项目	评估	处理
镇静管理	□镇静状态评估（以 RASS 为例）	□理想镇静目标：白天轻度镇静，RASS 评分 0 到–2 分；夜间保证睡眠质量，RASS 评分–1 到–3 分 □每 4 小时评估一次 □调节镇静、镇痛药物剂量时评估一次，1 小时之后复评一次 □根据患者病情治疗需要和镇痛、镇静效果合理调节镇痛、镇静药物的使用剂量和速度 □其他异常情况：通知医生，遵医嘱处理

三、镇静状态评估工具

表 1-14 躁动镇静评分表（RASS）

分值（分）	评分标准	项目
+4	有攻击性	有暴力行为
+3	非常躁动	试着拔出呼吸管、胃管或静脉点滴
+2	躁动焦虑	身体剧烈移动，无法配合呼吸机
+1	不安焦虑	焦虑、紧张但身体只有轻微的移动
0	清醒平静	清醒自然状态
−1	昏昏欲睡	没有完全清醒，但可保持清醒超过 10 秒
−2	轻度镇静	无法维持清醒超过 10 秒
−3	中度镇静	对声音有反应
−4	重度镇静	对身体刺激有反应
−5	昏迷	对声音及身体刺激都无反应

第九节 心理状况的评估与处理

一、名词定义

心理状况评估指在生物、心理、社会、医学模式的共同指导下，综合运用谈话、观察、测验的方法，对个体或团体的心理现象进行全面、系统和深入的分析。

二、护理评估及处理措施

表 1-15 心理状况护理评估及处理措施

项目	评估	处理
心理管理	□心理状况评估	□主动关心患者，关注患者心理状况变化 □有异常时及时通知医生，做好交接班，留陪护，防自杀、自伤等，必要时请心理卫生中心会诊

第十节　睡眠质量的评估与处理

一、名词定义

睡眠质量评估是一种主观性的综合评定，是对个体的睡眠过程及其效果做出的综合性判定。

二、护理评估及处理措施

表 1-16　睡眠质量护理评估与处理措施

项目	评估	处理
睡眠管理	□睡眠质量评估	□主动关心患者，了解患者睡眠情况 □存在睡眠障碍患者予以心理护理，指导患者调节睡眠生活习惯，保持病房环境安静，通知医生，必要时遵医嘱予以药物助眠

第二章
常见创伤的护理程序

瘢痕疙瘩的护理程序

一、名词定义

瘢痕疙瘩是指一种成纤维细胞过度生长并分泌过多胶原而导致的纤维增生性疾病，为一种超过损伤边界的"类肿瘤样"生长的瘢痕。

二、护理流程

（一）入院及术前准备（见表 2-1）

表 2-1　瘢痕疙瘩护理流程

项目	评估	处理
入院接待	□人、证是否一致、齐全	□人、证不一致或不齐全时，要求患者或家属补齐资料，做好登记 □核实患者身份后，佩戴腕带（松紧度和文字方向符合要求）

续表

项目	评估		处理
护理评估	□体温、血压、脉搏、呼吸		□脉搏≥120 次/分：评估患者有无心慌、心悸等不适，休息后复测 □体温≥37.5 ℃：若有咳嗽、咳痰，通知医生，决定是否退入院 □血压高于正常值：休息后复测，如仍高，报告医生处理 □遵医嘱处理其他需要处理的异常情况
	□一般情况		□评估身高、体重、意识、沟通能力、活动能力、饮食、睡眠、大小便等一般情况
	□专科评估：瘢痕疙瘩的位置，大小，表面有无破溃及渗出，周围皮肤有无疖、痈等感染灶		□清洁患处及周围皮肤，消毒后无菌纱布包扎，每日一次（qd），以清除污垢 □如有异常，及时通知医生，遵医嘱处理
	□自理能力（Barthel 指数）		□见第一章第四节"自理能力的评估及处理"
	□心理状况		□见第一章第九节"心理状况的评估及处理"
	□疼痛评分		□见第一章第三节"疼痛的评估及处理"
	□睡眠		□见第一章第十节"睡眠质量的评估及处理"
	□营养评估		□见第一章第七节"营养风险的筛查与处理"
	选评	□压力性损伤（Braden 量表）	□见第一章第二节"压力性损伤风险的评估及处理"
		□跌倒（跌倒坠床风险评估）	□见第一章第一节"跌倒风险的评估及处理"
		□非计划拔管	□见第一章第六节"非计划拔管风险的评估及处理"
		□评估血栓风险（年龄≥18 岁者）	□见第一章第五节"静脉血栓风险的评估及处理"

续表

项目	评估	处理
宣教沟通	□患者知识水平、知识接受程度、宣教时机	□常规宣教医护人员相关信息、病房环境、医院科室相关规章制度、陪伴及探视制度、疾病相关知识、术前注意事项、检查相关注意事项、医保相关流程，并发放相关资料 □病情原因或沟通困难（受年龄、语言、知识水平限制）的患者，宣教对象应以家属为主 □各类沟通单（如入院评估表、侵入性操作沟通表、高危评估项目沟通表）由患者本人或授权人签署
实验室检查（血常规、凝血常规、血生化等）	□血管情况 □检查特殊要求	□抽血要求空腹时，询问患者禁食时间，提前做好患者宣教 □抽血前询问患者是否晕血，注意抽血环境安全 □选择粗直的大血管（如肘正中静脉、贵要静脉等）
影像学检查（如CT、MRI）	□评估患者是否在预约时间等候检查	□发放检查预约单，告知患者检查时间 □特殊检查如禁食、憋尿等要求，提前告知患者准备

（二）术前准备

术前准备一般在患者手术前一天进行。（见表 2-2）

表 2-2　瘢痕疙瘩患者术前准备

项目	评估	处理
术前准备	□患者准备 □药物 □各类表单及检查	□饮食指导 □抗生素皮试、准备术中用药等，告知药物名称、作用及不良反应等 □术前备皮：清洁患处及周围皮肤，消毒后予以无菌纱布包扎 □手术方式及后续治疗介绍 □术前双核查（手术知情同意书等各项医疗文书、实验室检查、胸片、心电图等）

（三）手术当日术晨护理（见表 2-3）

表 2-3　瘢痕疙瘩患者手术当日术晨护理

项目	评估	处理
手术当日准备	□患者准备 □环境准备	□术晨注意评估有无感冒、发热及上呼吸道感染等，女性患者须避开月经期 □协助患者更换病员服，取下项链、戒指等首饰，并取下可活动义齿 □测量生命体征（术前 0.5~2 小时）并记录 □更换床单被套，床旁放置心电监护及吸氧装置备用
建立静脉通道	□血管情况	□固定稳妥，留置针妥善固定，注意观察穿刺部位皮肤 □做好补液管理
接入手术室	□文件及带药 □做好交接管理	□共同核对患者信息，交接病历、术中用药、影像学资料等 □病房护士在手术及转科交接记录单上确认签字 □手术室护士在手术及转科交接记录单上确认签字

（四）手术当日术后护理（见表 2-4）

表 2-4　瘢痕疙瘩患者手术当日术后护理

项目	评估	处理
术后回病房	□患者交接和处置 □物资交接	□安全搬运患者于病床，遵医嘱予安置心电监护、吸氧 □手术室护士和病房护士共同核对患者信息，交接患者伤口、管道、皮肤、带入手术室的剩余药物、影像学资料、病历，以及术中发生的特殊情况或重点监测内容 □病房护士在手术及转科交接记录单上确认签字
意识	□意识恢复程度	□麻醉术后未完全清醒的患者，注意拉起床栏，预防跌倒/坠床
生命体征监测	□体温、血压、脉搏、呼吸	□体温异常的处理：低体温予以保暖；高体温者通知主管医生，根据具体情况予以物理降温、药物降温等，严密监测体温的变化

续表

项目	评估	处理
生命体征监测	□体温、血压、脉搏、呼吸	□血压高于正常值，20 分钟后复测，如仍高，报告医生处理 □观察患者的呼吸，有无胸闷、气紧等，全身麻醉清醒后，适当摇高床头，利于患者呼吸 □遵医嘱处理其他需要处理的异常情况
健康宣教	□饮食 □体位与活动	□饮食指导：术后 2 小时可饮适量温水，术后 4 小时可进食半流质，逐渐过渡至普食 □落实口腔护理，提高患者舒适度 □麻醉清醒后 6 小时即可半坐位，逐渐增加活动量，避免剧烈活动，以降低切口张力和缓解疼痛
护理文书	□各类评估 □文书记录	□根据具体情况评估跌倒、压力性损伤、生活自理能力、静脉血栓栓塞症（VTE）、非计划拔管风险等并记录 □书写护理记录（包括医嘱执行、体温单、护理计划单、护理记录单等）
呼吸道管理	□有无咽干、咽痛 □有无咳嗽、咳痰 □雾化的有效性	□术后 2 小时适量饮水，必要时含服润喉片，以缓解咽部不适症状 □观察有无咳嗽，痰液色、量，如有异常，需告知医生 □如咳痰困难，指导患者咳嗽、咳痰（如用软枕保护胸部伤口后再咳嗽等），必要时遵医嘱雾化 □端坐位或站位雾化效果最佳，雾化后注意漱口
伤口	□皮瓣情况（如植皮） □伤口敷料	□观察皮瓣的温度、色泽、毛细血管充盈反应，并详细记录 □保持局部伤口敷料清洁、干燥、固定，观察伤口敷料有无渗血、渗液或松脱等
管道	□血浆引流管（有/无）	□观察血浆引流液的颜色、量以及引流管负压是否有效 □在术后当天，每小时进行检查，如负压无效或有较多血性液体引出时，应及时通知主管医生，给予相应处理 □保持引流管引流通畅，防止皮瓣下积血或血肿形成

续表

项目	评估	处理
	□评估非计划拔管风险	□见第一章第六节"非计划拔管风险的评估及处理"
疼痛	□疼痛程度、性质、部位、持续时间	□见第一章第三节"疼痛的评估及处理"
胃肠道反应	□评估恶心、呕吐程度	□对症处理，及时追踪复评，做好饮食指导 □呕吐严重不能进食者，通知医生，予以补液治疗
用药管理	□评估药物剂量、用法、用药时间是否准确	□遵医嘱正确用药，告知患者药物的主要作用及不良反应（包括口头及书面宣教） □观察用药后不良反应
皮肤管理	□评估压力性损伤风险	□按照 Braden 量表进行评估，根据不同的危险程度，按压力性损伤管理规范进行处理 □高危患者评估压力性损伤风险，极高危患者评估难免压力性损伤，进行宣教、标识和记录，严格执行翻身计划等预防措施
跌倒预防管理	□评估跌倒风险	□高危患者留陪护，做好健康宣教、标识及记录，定期复评 □有高危因素改变时及时复评
血栓预防	□评估 VTE 高危因素	□常规行血栓风险评估，按 VTE 预防制度处理
心理状况	□评估患者情绪、认知以及对术后康复的依从性	□主动关心患者及家属 □对术中情况及术后快速康复要点进行详细介绍（早期进食、早期下床、疼痛管理以及引流管的维护等方面） □对于病情加重、治疗效果不佳、情绪异常者，可进行心理状况评估，必要时请心理卫生中心会诊

（五）术后第一日护理（见表 2-5）

表 2-5　瘢痕疙瘩患者术后第一日护理

项目	评估	处理
术后宣教与沟通	□患者知识水平、知识接受程度、宣教时机	□沟通困难（受年龄、语言、知识水平所限）的患者，宣教对象应以家属为主 □宣教内容包括：伤口/引流管的观察、饮食要求、活动要求等
生命体征	□监测并评估生命体征	□常规监测生命体征（q6h），发现异常及时通知医生予以相应的处理
伤口	□皮瓣（如植皮） □伤口敷料	□观察皮瓣的温度、色泽、毛细血管充盈反应，并详细记录 □观察伤口敷料有无渗血、渗液、松脱等
管道	□血浆引流管	□每小时监测血浆引流液的颜色、量以及引流管的负压是否有效 □保持引流管引流通畅，防止皮瓣下积血或血肿形成
疼痛	□定时及动态疼痛评估	□如评分≥4分，可教会患者缓解疼痛的方法，如咳嗽、体位变换时用软枕保护伤口部位，必要时使用腹带保护伤口，采用看电视、听音乐等方式转移注意力等；必要时通知医生予以镇痛药物处理，并追踪疼痛缓解情况
辅助治疗	□放疗或敷贴治疗	□与主管医生沟通，术后是否需要行放射治疗（简称放疗）或敷贴治疗 □放疗前向患者解释放疗的目的，指导患者保护好放射野皮肤的定位线，勿用力擦拭放射野皮肤，告知患者避免在放疗皮肤局部涂抹化妆品，避免抓破和过度日晒、避免衣物压迫束缚或衣服材质过于粗硬 □需要放疗或敷贴治疗者，由主管医生请放射科或核医学科医生会诊后，主管护士电话通知中央运输工人接送患者到放射科或核医学科进行画线，由放射科或核医学科医生告知具体放疗时间 □在规定时间前半小时，主管护士通知中央运输工人接送患者到相应科室进行治疗

续表

项目	评估	处理
患者活动	□活动耐力 □活动量	□协助患者下床活动，据情况逐渐增加活动量
营养	□营养评估	□对营养不良者进行饮食指导，必要时进行营养科会诊

（六）术后第二、第三日护理（见表2-6）

表2-6　瘢痕疙瘩患者术后第二、第三日护理

项目	评估	处理
术后宣教与沟通	□患者知识水平、知识接受程度、宣教时机	□沟通困难（受年龄、语言、知识水平所限）的患者，宣教对象应以家属为主 □宣教内容包括伤口/引流管的观察、饮食要求、活动要求等
生命体征	□监测并评估生命体征	□常规监测生命体征，发现异常及时通知医生予以相应的处理
伤口	□皮瓣情况（如植皮） □伤口敷料	□观察皮瓣的温度、色泽、毛细血管充盈反应，并详细记录 □观察伤口敷料有无渗血、松脱等
管道	□血浆引流管	□观压血浆引流液的颜色、量以及引流管的负压是否有效 □术后早期拔除管道，一般于术后2~3天根据患者病情拔除
疼痛	□动态疼痛评估	□患者出现疼痛时行疼痛评估，并及时查找疼痛原因，给予相应的处理
后续治疗	□放疗或敷贴治疗	□在规定时间前半小时，主管护士通知中央运输工人接送患者到相应科室进行治疗 □注意监测有无放疗并发症的发生，如皮肤红斑、干性脱屑、湿性脱皮、皮肤萎缩和溃疡、毛细血管扩张和切口延迟愈合等，严重者暂停放疗
患者活动	□活动耐力 □活动量	□患者下床活动，逐渐增加活动量

（七）出院护理（见表 2-7）

表 2-7　瘢痕疙瘩患者出院护理

项目	评估	处理
出院指导	□患者自我管理知识水平 □对健康指导的掌握程度 □出院准备度 □出院后续治疗	□保持伤口敷料清洁、干燥、固定，遵医嘱换药和拆线（一般为术后 10~14 天） □需继续放疗或敷贴治疗，告知患者治疗流程：放疗期间先放疗再换药；拆线当日则是先拆线再行放疗或敷贴治疗 □门诊随访（随访时间、方式及内容），嘱患者术后一周携带出院证明书于门诊病理科领取病理报告，门诊医生制订下一步治疗计划 □瘢痕疙瘩具有复发性质，需定期门诊复诊 □发放出院证 □出院结算流程介绍
伤口管理	□患者住址远近及回医院换药的意愿	□回医院换药：做好换药日期安排 □回住处当地换药：告知换药日期，术后 2 周视伤口情况拆线

第三章

常见休克的护理程序

感染性休克的护理程序

一、名词定义

感染性休克是指严重感染导致的低血压持续存在，经充分的液体复苏难以纠正的急性循环衰竭，可迅速导致严重组织器官功能损伤，主要死亡原因为多器官功能衰竭（MODS）。

脓毒症是指由感染引起的全身炎症反应综合征（SIRS），临床上证实有细菌存在或有高度可疑感染灶。按严重程度可分为脓毒症、严重脓毒症和脓毒性休克/感染性休克及多器官功能障碍综合征。

二、护理流程

（一）入院护理（见表 3-1）

表 3-1　感染性休克患者入院护理

项目	评估	处理
入院接待	□安排床位，接收病历，人、证是否一致、齐全 □评估患者体征：有无高热、低血压、缺氧等症状	□人、证不一致时，要求患者、家属或转科医护人员补齐资料，做好登记 □如果出现呼吸急促、明显气紧无力，立即通知医生及呼吸治疗师对症处理患者
护理评估	□安置心电监护，测量体温、血压、心率、呼吸、血氧饱和度（SpO_2）	□体温>38℃或<36℃，通知医生，立即降温或升温处理 □心率≥90 次/分，评估患者有无心慌、心悸等不适，必要时做心电图检查 □遵医嘱处理其他需要处理的异常情况
	□专科评估：体温、神志、皮肤、尿量、休克指数等全身情况、炎症指标、血流动力学指标、组织灌注参数	□密切观察患者情况，如有异常，及时处理
	□静脉通路	□根据患者病情及时建立静脉通路，如中心静脉导管（CVC）、外周中心静脉导管（PICC）、外周留置针等
	□自理能力（Barthel 指数）	□见第一章第四节"自理能力的评估及处理"
	□心理状况	□见第一章第九节"心理状况的评估及处理"
	□疼痛评分	□见第一章第三节"疼痛的评估及处理"
	选评　□压力性损伤（Braden 量表）	□见第一章第二节"压力性损伤风险的评估及处理"
	□跌倒（跌倒坠床风险评估）	□见第一章第一节"跌倒风险的评估及处理"

续表

项目	评估		处理
护理评估	选评	□营养评估	□见第一章第七节"营养风险的筛查与处理"
		□非计划拔管（UEX）	□见第一章第六节"非计划拔管风险的评估及处理"
		□血栓风险评估（VTE）	□见第一章第五节"静脉血栓风险的评估及处理"
宣教沟通	□患者知识水平、知识接受程度、宣教时机		□病情危重或沟通困难（受年龄、语言、知识水平所限）的患者，宣教对象应以家属为主 □各类沟通单（如入院评估表、侵入性操作沟通表、高危评估项目沟通表）由患者本人或授权委托人签署
实验室检查	□血管情况 □检查特殊要求		□血管情况极差者或使用大剂量血管活性药物，应留置 CVC 或 PICC □抽血要求空腹时，询问患者禁食时间，提前做好患者宣教 □抽血前询问患者是否晕血，注意抽血环境安全 □发热患者应留取血培养、导管尖端培养、痰培养及尿培养等
影像学检查（如 CT、MRI）	□评估病情是否能够耐受外出检查		□外出检查的用物准备（转运呼吸机、心电监护、电动负压吸引器、转运急救箱等） □不耐受时，通知医生，做好适当的镇痛、镇静 □增强 CT 时，根据部位和要求准备抗高压留置针 □特殊检查如禁食等要求，提前告知患者准备

（二）在院护理（见表 3-2）

表 3-2　感染性休克患者在院护理

项目	评估	处理
体温管理	□体温	□常规测体温，每 4 小时一次（q4h） □36℃以下遵医嘱使用升温工具维持体温

续表

项目	评估	处理
体温管理	□体温	□38.1~38.8℃，通知医生，予以温水擦浴、冰袋物理降温 □38.8℃及以上或伴寒战，通知医生，予以药物降温，遵医嘱抽取血培养，单瓶成人抽血量＞10 ml，需同时至少抽两处不同部位的血培养，并在培养瓶上备注部位（如左上肢、右下肢），使用冰毯或血管内降温，测体温应每小时一次（q1h） □抗生素使用：进入 ICU 后或确诊脓毒症后 2 小时内要遵医嘱给予广谱抗生素，如碳青霉烯类
感染控制	□获取生物学证据 □祛除感染源 □使用抗生素	□获取生物学证据：在不明显延误抗菌治疗的前提下进行病原菌培养。常规检测包括血培养、药敏试验，其他培养，如痰、粪、尿、伤口、导管、置入假体、脑脊液或胸腔积液等，尽可能在使用抗生素之前留取生物学标本，进行细菌培养，培养结果有助于针对性地使用抗生素，但并非脓毒症所有的生物学标本培养都会有阳性结果，临床上正确及时采集生物标本是保障培养结果正确性的基础 □祛除感染源：在脓毒症治疗的同时，还要积极寻找引起感染的原因，如涉及外科感染（如化脓性胆管炎、脓肿形成、肠梗阻、化脓性阑尾炎等），应及时手术干预，清除病灶或进行引流；如为医源性材料感染（如静脉导管、导尿管或植入性人工器材等），应及时取出材料并做微生物培养 □使用抗生素：由于早期不可能很快获得细菌培养的结果，因此脓毒症早期应经验性尽快给予抗生素治疗，在控制感染源的基础上，推荐在感染性休克确诊后尽早开始（1 小时内）静脉使用有效的抗菌药物治疗，根据本地区细菌流行病学特点和疾病的占比，针对性地选择一种或多种抗生素，所选抗生素应对所有可能的病原微生物（细菌/真菌）有效，并能到达到足够的治疗浓度，同时根据病情进行疗效评估，既要保证疗效又要防止抗生素耐药，一旦获得细菌培养结果，应根据药敏试验结果结合临床情

续表

项目	评估	处理
		况尽快改为靶向治疗，使用有效的窄谱抗生素，合理进行经验性抗生素治疗和靶向治疗是避免抗生素滥用和发生抗生素耐药的重要措施
循环管理	□血压目标管理 □PICCO 监测 □中心静脉压（CVP）监测 □超声评估容量 □肺动脉楔压	□如果液体复苏后仍不能使患者的血压和脏器低灌注状态得到改善，则应给予血管活性药物升压治疗；如果患者面临威胁生命的休克时，应该给予升压治疗 □对于出现感染性休克的患者，去甲肾上腺素和多巴胺是首选药物，此外，亦可选择多巴酚丁胺、血管升压素等 □开展早期目标指导性治疗（EGDT）策略：如果患者出现低血压或血清乳酸>4 mmol/L，应按体重给予晶体 20 ml/kg 或胶体 5 ml/kg 输液治疗；如果输液无效，应给予升压素；如血管活性药物维持平均血压>65 mmHg，急救的目标是：CVP>8 mmHg、$ScvO_2$>70%、MAP>65 mmHg 及尿量>0.5 ml/（kg·h） □PICCO 监测 ①功能性血流动力学参数，包括 SVV、PPV、收缩压变异（SPV）、腔静脉直径变异度等 ②被动抬腿试验：将患者摇升至 45° 的半卧位，保持患者处于这一体位 2 分钟以上测基础值，然后将患者置于平卧位，医护人员将患者双腿抬高 45°，保持这一体位 2 分钟以上测值，比较测量前后容量指标的变化，用超声心排血量监测仪无创监测每搏量（SV）、心排血量（CO）、外周血管阻力（SVR）等血流动力学指标，评估患者的容量状态 □CVP 指导的容量负荷试验：在 10~15 分钟快速静脉输注 100~250 ml，如 CVP 升高<2 cmH_2O①，提示容量不足，可再次补液试验或大量输液；如 CVP 升高>5 cmH_2O，提示容量过多，心脏负荷过重，须限制补液；如 CVP 升高 2~5 cmH_2O，提示容量可能在

① 1 cm H_2O=0.098 kPa。

续表

项目	评估	处理
		允许范围内，也可等待 15 分钟，再次测定 CVP，重新开始容量负荷试验，直至得到容量过多或不足的信息，但对于心功能不全及老年患者，慎用补液试验 □超声评估容量：多普勒心脏超声，尤其是经食管超声心动图，静态指标包括对心脏内径、面积、容积和流量的测定；监测 SV、CO、SVR 等 □肺动脉楔压（PAWP）导向的容量负荷试验 PAWP 升高<3 mmHg 提示容量不足，可再次补液试验或大量输液；PAWP 升高>7 mmHg，提示容量过多，须限制补液；PAWP 升高 3~7 mmHg，提示容量可能在允许范围内，也可等待 15 分钟，再次测定 PAWP，重新开始容量负荷试验，增加幅度<3 mmHg，可重复补液试验，增加幅度在 3~7 mmHg，可输液，但应减慢输液速度
呼吸机使用状态	□呼吸机设置 □湿化（温度、湿度） □带机适应性（评估患者是否耐受，有无气紧、呼吸困难） □预防呼吸机相关性肺炎（VAP） □口腔护理 □撤机管理	□感染性休克患者可首先给予鼻导管给氧或面罩给氧、无创呼吸机辅助呼吸，血气分析每小时一次，如氧饱和度不稳定时，立即给予气管插管呼吸机辅助呼吸 □对严重脓毒症患者在出现急性肺损伤/急性呼吸窘迫综合征（ARDS）时，应及时进行机械通气治疗以缓解组织缺氧状态，并且建议选择低平台压、小潮气量通气、允许性高碳酸血症的保护性肺通气策略，患者推荐的平台压上限为 30 cmH$_2$O，潮气量 6 ml/kg □根据痰液浓稠度调节温湿度，保证有效湿化 □人机对抗明显患者，遵医嘱适当的镇痛、镇静 □床头抬高 30°~45°，防止胃内容物反流，预防呼吸机相关肺炎（VAP） □对脓毒症导致的严重 ARDS 患者且 PaO$_2$/FiO$_2$<150 mmHg 者推荐俯卧位通气 □口腔护理，观察口腔情况，每 6 小时一次（q6h） □对准备撤机的机械通气脓毒症患者推荐进行自主呼吸试验，对可耐受脱机的机械通气的脓毒症呼吸衰竭患者推荐使用规范的脱机方案进行脱机

续表

项目	评估	处理
镇痛、镇静护理	□疼痛评估 □RASS 评分	□见第一章第三节"疼痛的评估及处理" □在镇痛的基础上进行镇静，除了针对中重度 ARDS 早期可以予以深镇静外，均推荐进行最小化的浅镇静，并需要不断地评估并调整镇静药物剂量，达到最佳目标，RASS 评分白天-2~0，夜晚-3~-1 为宜，推荐使用短效的镇静剂，如丙泊酚和右美托咪定
管道护理	□评估非计划拔管风险	□见第一章第六节"非计划拔管风险的评估及处理"
	□导尿管（是否固定稳妥，尿道口是否异常、有无分泌物、疼痛程度等，小便量、色、性状是否正常）	□会阴冲洗及导尿管护理，每天 2 次（bid），观察尿道口及分泌物 □妥善固定导尿管，进行有效的二次固定，防牵拉 □观察小便的量及性状，如有异常及时通知医生，处理并记录
	□胃管（是否固定稳妥，因进食困难者安置胃管，护士应每次鼻饲前或每班次观察插管深度，胃肠减压的患者观察胃肠减压液体量、性状、颜色）	□鼻饲前回抽胃液，用 pH 试纸检验是否胃管在胃内，每次喂食温度为 38~40℃，每次量约 200 ml，两次鼻饲间隔时间不低于 2 小时，鼻饲结束约用 20 ml 温水冲洗胃管 □口服服药后，胃肠减压需要至少暂停 30 分钟
	□PICC/CVC（是否固定稳妥、敷料情况、插管深度）	□输注完毕液体用 10 ml 封管液封管 □不使用时需定期管道维护 □堵管不能强力冲管，应采用尿激酶稀释液溶栓
	□透析置管（是否固定稳妥、敷料情况、插管深度）	□管道固定稳妥，若未透析，每周 2 次管道冲洗维护，观察置管处皮肤及辅料是否异常

续表

项目	评估	处理
用药管理	□评估药物剂量、用法、用药时间是否准确 □观察用药不良反应	□严格间隔抗生素用药时间，详见药物说明书 □使用抗真菌药物注意精神症状观察，注意与其他药物之间的相互作用，详见药物说明书 □药物浓度检测：伏立康唑浓度（晨起用药前半小时抽空腹血） □抗病毒药物注意留置针处静脉炎观察，详见药物说明书 □严重脓毒症患者往往存在肾上腺皮质功能不全，因此对于经液体复苏后仍需给予升压药物维持血压的患者，可以考虑给予小剂量的糖皮质激素治疗，通常选择氢化可的松，每日剂量在 200~300 mg，注意胃肠道症状观察，先输注胃黏膜保护剂，再输注激素，口服激素与静脉激素不要同时使用
皮肤管理	评估皮肤清洁、湿度状况，有无压力性损伤或潮湿性皮炎	□见第一章第二节"压力性损伤风险的评估及处理" □使用降温措施时注意保护皮肤 □潮湿性皮炎应及时采取措施 □感染性休克患者肢端循环差，给予肢端保暖
营养支持	□进行营养筛查	□对于耐受肠内营养的患者，应该早期启动肠内营养，不推荐早期使用肠外营养或者联合使用肠内、肠外营养 □如果早期肠内营养不可行，在前 7 天推荐使用静脉葡萄糖结合可耐受的肠内营养，而不是早期使用肠外营养或者联合使用肠内、肠外营养 □对于可以进行肠内营养的脓毒症或感染性休克患者，应早期启动肠内营养，而不是完全禁食或仅静脉输注葡萄糖
血糖管理	□血糖目标监测及管理	□脓毒症患者存在胰岛素抵抗情况，而循证医学证实脓毒症患者的血糖过高是其不良预后的危险因素，因此应把脓毒症患者的血糖控制在合理的水平（<10 mmol/L），但同时应注意防止患者发生低血糖，因此应加强血糖监测，建议每 1~2 小时实施血糖监测，直到血糖水平及胰岛素剂量达到稳定，随后改为每 4 小时监测一次血糖

续表

项目	评估	处理
跌倒预防管理	□评估跌倒风险	□高危患者做好健康宣教及标识，定期复评（每周一次） □高危因素改变时，及时复评 □持续床档保护，适当约束及镇痛、镇静等
胃肠道症状	□评估有无恶心、呕吐、腹泻，记录次数，排出物的性状、颜色及量，腹泻患者评估肛周皮肤情况 □是否发生腹胀、便秘等情况，持续时间及并发症状，评估进食情况	□遵医嘱对症处理，及时追踪复评，做好饮食指导 □如果胀气，可推荐患者使用小茴香热敷腹部；如果有腹水，限制饮水量，观察小便量，通知医生对症处理 □严重腹泻患者，注意使用皮肤保护剂保护肛周皮肤 □腹泻：查大便培养/涂片查菌群比（直接将大便置于干净干燥的容器内） □伴胸腹水但病因未明确时行胸腹水培养：采用无菌试管、注射器、无菌瓶等，怀疑有细菌感染的培养液推荐接种于血培养瓶，每瓶接种 8~10 ml
血栓预防	□评估高危因素	□高危患者进行血栓风险评估，按 VTE 预防制度处理 □若无禁忌证的情况下，推荐对 VTE 进行药物预防（普通肝素或低分子量肝素） □建议尽可能联合药物和物理方法（间歇充气加压装置）预防 VTE
心理状况	□评估患者情绪，对治疗的积极性	□主动关心患者及家属 □对于病情加重、治疗效果不佳、情绪异常、病情迁延不愈的患者，评估心理状况，必要时请心理卫生中心会诊
MODS	□多器官功能监测	□监测呼吸功能、肝/肾功能、消化系统各项指标，以下为感染性休克多器官功能障碍标准： ·低氧血症［氧分压（$PaCO_2$）/吸氧浓度（FiO_2）< 300 mmHg］ ·急性少尿［即使给予足够的液体复苏，尿量仍 < 0.5 ml/（kg·h），且至少持续 2 小时］ ·血肌酐升高≥414 mmol/L

续表

项目	评估	处理
		·凝血功能异常（国际标准化比值＞15 或 APTT ＞60 s ） ·肠梗阻（肠鸣音消失） ·血小板减少（＜100×10^9/L） ·高胆红素血症（血浆 TBiL＞70 μmol／L） □对于脓毒症伴有急性肾损伤的患者，建议连续或间断的肾脏替代治疗（RRT），充分容量复苏的前提下，患者尿量仍没有增加、内环境不稳定时，应及早给予肾功能支持 □建议对有消化道出血危险因素的脓毒症或感染性休克患者进行应激性溃疡预防

（三）出院/转院/转科（见表3-3）

表3-3 感染性休克患者出院/转科/转院

项目	评估	处理
出院指导	□患者自我管理知识水平 □对健康指导的掌握程度 □出院准备度 □出院带药	□药物管理（认识药物、准时准量、漏服或多服处理、呕吐和腹泻后处理） □自我管理（检测内容及方法、自我检测日记、预防感染） □门诊随访计划（随访时间、方式及内容） □院外异常情况就诊流程介绍 □发放出院证 □出院结算流程介绍
转科	□患者及家属转科意愿 □患者病情	□护理文书的转科交接单 □保持呼吸管道妥善固定，维持生命体征和静脉通道
转院	□患者病情稳定性 □患者转院需求	□做好出院指导（如上） □协助家属联系转院车辆

（四）特殊检查（见表 3-4）

表 3-4   感染性休克患者特殊检查

检查项目		检查时机	注意事项
病原体检查	血标本病原体常规检查（真菌、支原体和结核分枝杆菌）	□入院时，病因未明确 □治疗后根据疗效复查	□真菌 G 试验：使用 G 试验专用采血管，采空腹静脉血 3~5 ml □GM（曲霉菌）试验：采血 3~5 ml □结核感染 T 细胞 γ 干扰素释放试验：采静脉血 4~6 ml □肺炎支原体抗体：采静脉血 4 ml
	血培养	□当患者体温≥39℃或寒战过程中	□培养瓶瓶盖需要消毒，单瓶成人抽血量＞10 ml，需同时至少抽两处不同部位的血，并在培养瓶上备注部位（如左上肢、右下肢），血培养时间一般为 5 天
	痰培养	□入院时，反复咳痰病因却未明确	□采集标本前，刷牙，取出义齿，清水漱口 3 次，嘱患者用力咳嗽，多次标本不要混入同一容器，咳痰困难者，可用灭菌用水雾化帮助排痰
	尿常规	□入院时，怀疑尿路感染者	□留取随机尿、晨尿，晨尿为晨起第一次尿液，选用清洁中段尿液，避免大量喝水稀释尿液，留取尿量 20~50 ml
	大便培养/涂片查菌群比	□入院时，感染伴腹泻者	□直接将大便置于干净干燥的容器内 □直肠拭子：将拭子插入肛门，旋转拭子从直肠陷凹处取样
	胸腹水培养	□肺部感染伴胸腹水但病因未明确时	□采用无菌试管、注射器、无菌瓶等，怀疑有细菌感染的培养液推荐接种于血培养瓶，每瓶接种 8~10 ml

续表

检查项目		检查时机	注意事项
病原体检查	分泌物、脓液、导管培养	□肺部感染伴管道皮肤周围分泌物异常者（分泌物增多、有脓性分泌物等）	□创面分泌物拭子：将拭子插入病损深部并紧贴病损边缘处取样 □伤口脓液：用无菌生理盐水拭去表面分泌物再取样 □导管标本：采用无菌剪刀剪下末端，对于 5~8c m 的导管，剪下从管尖到皮肤面 3~5 cm 的导管；对于 20 cm 以上的导管，用两个管分装两端 3~5 cm 长管尖
病情检查		□病情需要时	□血气分析 □CT □MRI
药物浓度		□调节药物剂量一周后需检测免疫抑制剂浓度	□免疫抑制剂浓度：环孢素抗凝绿头管 2 ml，他克莫司（FK）抗凝紫管 2 ml，霉酚酸抗凝绿头管 3 ml（4 次），西罗莫司抗凝紫管 2 ml □伏立康唑浓度：晨起服药前半小时抽空腹血

第四章

呼吸系统常见疾病的护理程序

第一节　肺结核的护理程序

一、名词定义

肺结核是由结核分枝杆菌引起的一种慢性呼吸道传染病。结核分枝杆菌可侵入人体各个器官，但以肺部受累形成肺结核最为常见。

二、护理流程

（一）入院护理（见表4-1）

表4-1　肺结核患者入院护理

项目	评估	处理
入院接待	□评估患者体征：有无呼吸急促、缺氧、咯血症状 □人、证是否一致、齐全	□如果患者呼吸急促、明显心累气紧或咯血者，立即通知医生及责任护士对症处理 □人、证不一致时，要求患者或家属补齐资料，做好登记

续表

项目	评估		处理
护理评估	□责任护士测体温、血压、脉搏、呼吸频率、血氧饱和度（SpO₂）		□脉搏≥120 次/分，评估患者有无心慌、心悸等不适，休息后复测 □SpO₂≤90%，通知医生处理，给予氧气吸入，复测 SpO₂ □体温≥39℃，通知医生，立即降温处理 □遵医嘱处理其他需要处理的异常情况
	□一般情况		□评估身高、体重、意识、沟通能力、活动能力、饮食、睡眠、大小便等一般情况
	□专科评估（呼吸、咳嗽、咳痰、咯血情况，有无胸痛、胸闷、心累、气紧、乏力、发热、盗汗、消瘦等情况，胸部CT 及痰液检查结果等）		□如有异常，及时通知医生、遵医嘱处理，监测病情变化
	□自理能力（Barthel 指数）		□见第一章第四节"自理能力的评估及处理"
	□心理状况		□见第一章第九节"心理状况的评估及处理"
	□疼痛评估		□见第一章第三节"疼痛的评估及处理"
	选评	□压力性损伤（Braden 量表）	□见第一章第二节"压力性损伤风险的评估及处理"
		□跌倒（跌倒坠床风险评估）	□见第一章第一节"跌倒风险的评估及处理"
		□非计划拔管	□见第一章第六节"非计划拔管风险的评估及处理"
		□血栓风险评估	□见第一章第五节"静脉血栓风险的评估及处理"
沟通宣教	□患者知识水平、知识接受程度、宣教时机		□病情危重或沟通困难（受年龄、语言、知识水平所限）的患者，宣教对象应以家属为主 □各类沟通单（如入院评估表、侵入性操作沟通表、高危评估项目沟通表）由患者本人或授权人签署

续表

项目	评估	处理
专科宣教	□专科知识知晓情况	□宣教呼吸道隔离的重要性 □宣教咳嗽、咳痰方法及痰液的处置 □宣教痰杯的正确使用及处置 □宣教空气流通措施 □宣教口罩的正确选用 □宣教病房空气消毒机正确的使用方法
实验室检查（如血常规、尿常规）	□血管情况 □检查特殊要求 □痰标本留取注意事项	□抽血要求空腹时，询问患者禁食时间，提前做好患者宣教 □抽血前询问患者是否晕血，注意抽血环境安全 □血管情况极差者，可考虑留置 CVC 或 PICC □痰标本：晨起后，清水漱口，咳出深部痰，3~5ml
影像学检查（如 CT、MRI）	□评估病情是否能够耐受外出检查	□外出检查的用物准备（氧气枕/瓶、心电监护仪等） □不耐受时，通知医生 □增强 CT 时，准备抗高压留置针 □特殊检查如禁食、憋尿等要求，提前告知患者准备

（二）在院护理（见表 4-2）

表 4-2　肺结核患者在院护理

项目	评估	处理
体温	□体温	□37.3~38℃，指导患者饮水 □38.1~38.7℃，通知医生，予以温水擦浴、冰袋物理降温 □38.8℃及以上或伴寒战，通知医生，予以药物降温，遵医嘱抽取血培养，单瓶成人抽血量>10 ml，需同时至少抽两处不同部位的血培养，并在培养瓶上备注部位（如左上肢、右下肢），每日 q4h 监测体温，至降为正常 3 天后改 bid 监测

续表

项目	评估	处理
呼吸形态	□频率深浅，SpO_2，有无胸闷、气紧 □吸氧（吸氧依从性、氧流量、湿化） □评估呼吸运动，有无活动后心累、气紧加重	□患者主诉感胸闷、心慌、气紧时，缺氧症状明显，测 SpO_2 □$SpO_2 < 95\%$，遵医嘱予鼻塞吸氧，如果不能维持氧饱，可改面罩（氧流量 > 6 L/min） □$SpO_2 < 90\%$，遵医嘱行动脉血气分析检查，必要时呼吸机辅助呼吸 □吸氧依从性低者做好宣教沟通 □口鼻干燥者指导饮水，使用润滑剂（滴鼻液或唇膏） □由肺康复护士指导患者进行肺康复训练（抬高床头，鼓励床上活动，能耐受者下床活动，指导呼吸操锻炼）
呼吸道清理能力	□有无咳嗽、咳痰，痰液性状、颜色、量等 □咳痰能力 □雾化（雾化有效性、宣教）	□观察痰液颜色、性状、量，如有痰中带血、咳鲜血等异常，需立即告知医生 □遵医嘱予痰培养：采集标本前，取出义齿，清水漱口 3 次，嘱患者用力咳出深部痰液送检；多次标本不要混入同一容器 □咳痰困难者，应指导患者咳嗽咳痰及机械辅助排痰，必要时遵医嘱雾化帮助排痰 □端坐位雾化效果最佳，雾化后洗脸漱口；雾化后协助患者排痰，观察痰液性状
呼吸机使用状态	□参数（ST 模式，初始 IPAP=10 cmH$_2$O，EPAP= 4 cmH$_2$O，氧浓度根据医嘱调节，潮气量 6~8 ml/kg，漏气量应在 20~30 L/min） □湿化（温度、湿度） □带机适应性（评估患者是否耐受，有无气紧、呼吸困难） □面部皮肤管理（是否破损）	□首次使用时调好参数，按下待机键，先给患者戴好鼻面罩，再送气，刚使用无创呼吸机患者人机对抗反应可能较明显，可根据情况调节升压延迟时间，提高患者适应性 □根据室温及患者体验调节温度 □人机对抗明显患者，指导患者深呼吸，做好宣教，使用鼻罩时要闭合嘴唇，张口呼吸者使用鼻面罩 □长期带机者可贴预防压力性损伤的水胶体保护膜或泡沫敷料

续表

项目	评估	处理
	□口腔黏膜情况 □患者自理能力	□指导能自理患者定期刷牙 □不能自行刷牙者，行口腔护理，有感染者遵医嘱给予合适漱口液
意识	□是否呼之能应、对答切题，有无意识模糊	□有意识障碍者留陪护，通知医生，防跌倒、坠床、走失、自伤等，必要时保护性约束，请精神科会诊 □处于嗜睡、昏睡、昏迷状态，应检查患者瞳孔大小及压眶反射情况 □意识模糊患者，应判断其是否有空间、时间、地点定向障碍 □有癫痫史或抽搐史，床旁备负压吸引装置及吸痰管，防自吸或误吸
血压	□血压（遵医嘱）	□收缩压＞170 mmHg，遵医嘱口服降压药或静脉用药降压，每2小时复测直至正常范围
咯血	□咯血情况（量、颜色、性质及出血的速度）	□小量咯血，静卧休息；大量咯血，绝对卧床休息，并取患侧卧位 □保持呼吸道通畅，患者勿屏气，防窒息，必要时吸痰或行气管插管 □遵医嘱进行药物止血，极度紧张、咳嗽剧烈者，可遵医嘱给予小剂量镇静剂、止咳剂 □大量咯血不止，可行介入止血治疗
营养管理	□进食情况 □白蛋白、血红蛋白、皮脂厚度	□营养状况差（消瘦、进食量减少、持续高热等情况）的患者进行饮食指导，必要时请营养科会诊 □进食困难者，静脉营养支持，必要时经鼻肠内营养
疼痛	□胸痛（疼痛程度、性质、部位、持续时间）	□见第一章第三节"疼痛的评估及处理"
管道护理	□评估非计划拔管风险	□见第一章第六节"非计划拔管风险的评估及处理"
	□导尿管（是否固定稳妥，尿道口是否异常，有无分泌物、疼痛等，小便量、色及性状是否正常）	□导尿管护理 bid，观察尿道口及分泌物

续表

项目	评估	处理
	□胃管（是否固定稳妥，护士应每次鼻饲前或每班次观察插管深度，胃肠减压的患者观察胃肠减压液体量、性状、颜色）	□鼻饲前回抽胃液，用 pH 试纸检验胃管是否在胃内，每次喂食量温度为 38~40℃，每次量约 200 ml，两次鼻饲间隔时间不低于 2 小时，鼻饲结束用温水约 20 ml 冲洗胃管 □鼻饲口服药后，胃肠减压需要至少暂停 30 分钟
	□PICC/CVC（是否固定稳妥、敷料情况、插管深度）	□输注完毕液体用 10 ml 预冲式导管冲洗器 □不使用时需定期管道维护 □堵管不能强力冲管，应采用尿激酶稀释液溶栓
	□胸腔引流管（是否固定稳妥、敷料情况、引流管水柱波动情况）	□固定稳妥，根据引流情况更换水封瓶，观察置管处皮肤及敷料是否异常，及时更换敷料
用药管理	□评估药物剂量、用法、用药时间是否准确 □观察用药后不良反应	□严格按要求使用结核药，注意肝、肾功能等不良反应的观察，详见药物说明书 □保肝药按要求使用，注意与其他药物之间的相互作用，详见药物说明书 □激素药物使用时，注意胃肠道症状观察，先输注胃黏膜保护剂，再输注激素，口服激素与静脉激素不要同时使用 □降压药使用时，根据血压指导用药，做好防跌倒宣教
皮肤管理	□评估皮肤清洁、湿度状况，有无压力性损伤或潮湿性皮炎	□见第一章第二节"压力性损伤风险的评估及处理" □出现潮湿性皮炎，应保持皮肤干燥，可用水胶体敷料
跌倒预防管理	□评估跌倒风险	□见第一章第一节"跌倒风险的评估及处理"
胃肠道症状	□评估有无恶心、呕吐 □评估有无腹泻，记录排便次数及排出物的性状、颜色及量，腹泻患者评估肛周皮肤情况	□遵医嘱对症处理，及时追踪复评，做好饮食指导 □腹胀，可使用小茴香热敷腹部，如有腹水，指导患者限制饮水量，观察小便量，通知医生对症处理 □严重腹泻患者注意使用皮肤保护剂保护肛周皮肤

续表

项目	评估	处理
	□是否发生腹胀、便秘等情况，持续时间及伴随症状，评估进食情况	□腹泻查大便培养/涂片查菌群比（直接将大便置于干净、干燥的容器内） □伴胸腹水但病因未明确时行胸腹水培养：采用无菌试管、注射器、无菌瓶等，怀疑有细菌感染的培养液推荐接种于血培养瓶，每瓶接种 8~10 ml
血栓预防	□评估高危因素	□高危患者进行血栓风险评估，按 VTE 预防制度处理
心理状况	□评估患者情绪，对治疗的积极性	□主动关心患者及家属 □对于病情加重、治疗效果不佳、情绪异常、病情迁延不愈的患者，评估心理状况，必要时请心理卫生中心会诊

（三）出院/转科/转院（见表4-3）

表4-3　肺结核患者出院/转科/院

项目	评估	处理
出院	□患者自我管理知识水平 □对健康指导的掌握程度 □出院准备 □出院带药	□出院结算流程介绍 □药物管理（认识药物，准时、准量服用） □出院后的家庭康复和休养要点指导 □门诊随访计划（随访时间、方式及内容） □院外异常情况就诊流程介绍及定期复查流程介绍 □病历复印流程 □发放出院证
转科	□患者及家属转科意愿 □患者病情	□护理文书的转科交接单 □保持管道妥善固定，维持生命体征和静脉通道 □针对患者特殊情况进行特殊交接
转院	□患者病情稳定性 □患者转院需求	□做好出院指导（如上） □协助家属联系转院车辆

（四）特殊检查

患者特殊检查主要项目如下，已经包含以上部分内容。（见表4-4）

表 4-4　肺结核患者特殊检查

检查项目		检查时机	注意事项
病原体检查	血标本病原体常规检查（真菌、支原体和结核杆菌）	□入院时，病因未明确，治疗后，根据疗效复查	□结核感染 T 细胞 γ 干扰素释放试验：采静脉血 4~6 ml □肺炎支原体抗体：采静脉血 4 ml □真菌 G 试验：使用 G 试验专用采血管采空腹静脉血 3~5 ml □GM（曲霉菌）试验：采血 3~5 ml
	血培养	□当患者体温≥39℃或寒战过程中	□培养瓶瓶盖需要消毒，单瓶成人抽血量＞10 ml，需同时至少抽两处不同部位的血培养，并在培养瓶上备注部位（如左上肢、右下肢） □血培养时间一般为 5 天
	痰培养痰涂片	□入院时，反复咳痰病因未明确	□采集标本前，取出义齿，清水漱口 3 次，嘱患者用力咳出深部痰液 □多次标本不要混入同一容器 □咳痰困难者，可用灭菌用水雾化帮助排痰
	尿常规	□入院时，怀疑尿路感染者	□留取随机尿、晨尿，晨尿为晨起第一次尿液，选用清洁中段尿液，避免大量喝水稀释尿液，留取尿量 20~50 ml
	大便培养/涂片查菌群比	□入院时，患者感染伴腹泻者	□直接将大便置于干净、干燥的容器内 □直肠拭子：将拭子插入肛门，轻轻旋转拭子从直肠陷凹处取样
	胸腹水培养	□肺部感染伴胸腹水但病因未明确时	□采用无菌试管、注射器、无菌瓶等 □怀疑有细菌感染的培养液推荐接种于血培养瓶，每瓶接种 8~10 ml
纤维支气管镜（简称纤支镜）		□协助诊断 □辅助治疗 □治疗后复查	□普通纤维支气管镜（简称"纤支镜"）检查术前禁饮禁食 4~6 小时，有活动性义齿者应取出 □无痛纤支镜检查术前需进行麻醉评估，术前禁饮禁食 6~8 小时，有活动性义齿者应取出

续表

检查项目	检查时机	注意事项
血气分析	□患者呼吸困难、血氧饱和度低下时	□血气分析标本采集后按压 5~10 分钟，采集后血液应隔绝空气，及时送检

第二节　重症肺结核的护理程序

一、名词定义

肺结核是指结核分枝杆菌引起的慢性肺部感染性疾病，占各器官结核病总数的 80%~90%，其中痰中排菌者称为传染性肺结核。

重症肺结核是指各类型血行传播型肺结核、3 个肺野以上的浸润型肺结核及慢性纤维空洞型肺结核。

二、护理流程

（一）入院护理（见表 4-5）

表 4-5　重症肺结核患者入院护理

项目	评估	处理
入院接待	□评估患者基本信息及情况 □评估有无传染性肺结核 □人、证是否一致、齐全	□通知责任护士和医生与转送医护人员一起交接患者 □若为传染性肺结核患者，应做呼吸道隔离，有条件可安排至单间负压病房 □人、证不一致时，要求患者或家属补齐资料，做好登记
护理评估	□体温、血压、心率、呼吸、血氧饱和度（SpO_2） □意识、瞳孔 □呼吸状态及呼吸支持方式 □隔离 □管道 □药物	□心率≤60 次/分或心率≥120 次/分，评估患者意识状态，有无心慌、心悸等不适，并复测；复测仍异常时通知医生，立即给予相应处理 □血压≤90/60 mmHg 或血压≥140/90 mmHg，评估患者有无头晕、疼痛等不适，并复测；复测仍异常时通知医生，立即给予相应处理

续表

项目	评估	处理
		□$SpO_2 \leqslant 90\%$，检查患者氧疗或呼吸支持情况，保持气道通畅，同时通知医生处理，复测 SpO_2 □体温≥38.5℃，同时通知医生，立即降温处理 □意识障碍或/和瞳孔异常，通知医生，给予相应处理 □通知医生及呼吸治疗师（RT）给予恰当的呼吸支持方式 □妥善固定各种管道 □正确使用药物
	□一般情况	□评估身高、体重、意识、沟通能力、活动能力、饮食、睡眠、大小便等一般情况
	□专科评估(有无长期午后低热、盗汗、体重减轻、乏力等全身毒性症状；有无咯血、咳嗽、咳痰，有无胸痛、呼吸困难及呼吸频率、节律、深度、呼吸方式改变等呼吸系统症状；有无心率、心律、血压、心功能、出入量改变等循环系统症状；有无电解质紊乱、血氨改变等肝脏功能异常症状；有无血肌酐、小便量改变等肾功能异常症状；有无意识状况、神经精神症状，有无肺性脑病或脑出血表现；有无凝血功能障碍，皮肤、消化道、呼吸道出血；有无恶心、呕吐、反流、误吸、腹痛、腹胀、腹泻、便秘等消化道症状)	□如有异常，及时通知医生、遵医嘱处理，监测病情变化

续表

项目	评估		处理
	□自理能力（Barthel 指数）		□见第一章第四节"自理能力的评估及处理"
	□疼痛		□见第一章第三节"疼痛的评估及处理"
	□镇静（RASS 评分）		□见第一章第八节"镇静状态的评估与处理"
	□Glasgow 昏迷评分		□镇静患者，不适用 Glasgow 昏迷评分 □最高分 15 分，提示意识清楚；12~14 分，提示轻度意识障碍；9~11 分，提示重度意识障碍；8 分及以下，提示昏迷 □有意识障碍者通知医生，并防跌倒、坠床、自伤等，必要时保护性约束，请精神科会诊 □处于嗜睡、昏睡、昏迷状态者，应检查患者瞳孔大小、性状及变化 □意识模糊患者，应判断其是否有空间、时间、地点定向障碍 □有癫痫史或抽搐史患者，应防自伤及误吸
	□谵妄评估		□RASS 评分≤-4 分，不评谵妄 □患者发生谵妄，及时告知医生，遵医嘱处理，并做好家属的沟通，必要时请家属陪护
	选评	□压力性损伤（Braden 量表）	□见第一章第二节"压力性损伤风险的评估及处理"
		□跌倒（跌倒坠床风险评估）	□见第一章第一节"跌倒风险的评估及处理"
		□营养评估	□见第一章第七节"营养风险的筛查与处理"

续表

项目	评估		处理
		□非计划拔管	□见第一章第六节"非计划拔管风险的评估及处理"
		□血栓风险评估	□见第一章第五节"静脉血栓风险的评估及处理"
宣教沟通	□患者知识水平、知识接受程度、宣教时机		□病情危重或沟通困难（受年龄、语言、知识水平所限）的患者，宣教对象应以家属为主 □各类沟通单（如入院评估表、侵入性操作沟通表、高危评估项目沟通表）由患者本人或授权人签署
实验室检查（如痰涂片、痰培养、纤支镜检查、血常规、尿常规）	□检查特殊要求		□向清醒患者做好解释，保证抽血环境安全 □收集痰液标时勿将漱口水，口腔、鼻咽分泌物混入痰液中 □无力咳嗽者或不配合者可采用吸痰器留取痰标本，操作时严格执行无菌技术，并做好职业防护 □痰涂片应收集患者深部痰液并连续多次送检 □痰标本采集后在 2 小时内送检 □留取尿培养时严格无菌操作
影像学检查（如 X 线、CT）	□评估病人病情是否能够耐受外出检查		□外出检查的用物准备（氧气枕/氧气瓶、心电监护、转运急救箱等） □不具备转运条件的患者，不可强行进行，应待病情平稳，再次评估安全后转运 □增强 CT 时，准备抗高压留置针 □使用血管活性药物时，护士应陪同前往

（二）在院护理（见表 4-6）

表 4-6　重症肺结核患者在院护理

项目	评估	处理
隔离	□呼吸道隔离管理	□严格分区管理，传染性肺结核应安排在单间负压病房，给予呼吸道隔离，监测房间负压值，悬挂醒目隔离标识 □医务人员进病房前需穿戴好防护用品，如N95口罩 □限制病员活动范围，家属探视前需穿戴好防护用品 □有人工气道患者使用封闭式吸痰管吸痰
生命体征	□体温（q4h 监测） □心率或脉搏 □呼吸（频率、节律和深度） □血压	□持续心电监护，发现异常及时处理 □体温 38.5~39℃，通知医生，遵医嘱予物理降温或药物降温 □39℃及以上或伴寒战，遵医嘱抽取血培养，单瓶成人抽血量＞10 ml，需同时至少抽两处不同部位的血培养，并在培养瓶上备注部位（如左上肢、右下肢、导管血或外周血） □物理降温或药物降温后半小时监测体温
意识	□神志是否清楚，有无肺性脑病 □瞳孔形状、大小、对光反射 □评估有无结核性脑膜炎的表现	□有意识障碍者及时通知医生处理，并防跌倒、坠床、自伤等，必要时保护性约束 □出现意识障碍及瞳孔异常时及时通知医生，并备好抢救物资及设备 □若出现发热、头痛、呕吐及脑膜刺激征、意识障碍等表现，遵医嘱予对症处理
呼吸形态	□呼吸频率、节律，SpO_2，有无胸闷、气紧、发绀等症状，血气分析	□患者主诉感胸闷、心慌、气紧时，缺氧症状明显，通知医生处理 □氧疗时 SpO_2＜90%，通知医生，遵医嘱行动脉血气检查，必要时呼吸机辅助呼吸 □吸氧或无创通气依从性低者做好宣教沟通，指导患者缩唇呼吸及腹式呼吸 □有创机械通气时，遵医嘱给予适当镇痛、镇静 □保持呼吸道通畅，及时清除呼吸道分泌物

续表

项目	评估	处理
		□保持呼吸机管道通畅，及时处理呼吸机冷凝水 □口鼻干燥者指导饮水，使用润滑剂（滴鼻液或唇膏） □抬高床头，鼓励床上活动，能耐受者下床活动，指导呼吸锻炼
呼吸道清理能力	□有无咳嗽、咳痰，痰液性状、颜色、量等 □咳痰能力 □评估有无咯血先兆 □评估咯血量的大小	□有人工气道的患者，按需吸痰 □置清醒患者半卧位，指导患者有效咳嗽、咳痰 □观察痰液颜色、量，如有痰中带血、粉红色泡沫痰等异常情况，需立即告知医生 □咳痰困难者，指导患者咳嗽、咳痰及机械辅助排痰，必要时遵医嘱雾化 □若有喉痒、胸闷、咳嗽等咯血先兆，应严密观察患者生命体征，做好应急准备 □咯血量较少时，嘱卧床休息（患侧卧位），消除紧张，口服止血药 □中等或大量咯血时应严格卧床休息，取患侧卧位，保证气道通畅，注意防止窒息，并配血备用 □大量咯血患者可用垂体后叶素，静脉缓慢推注（15~20 分钟）或静脉滴注，必要时可经支气管局部止血，或插入球囊导管止血
有创呼吸机使用状态	□参数（模式、潮气量、氧浓度等）	□根据患者病情和血气分析结果动态调节呼吸机参数 □监测患者潮气量、呼吸频率、气道压力等
	□通气效果（意识状态、生命体征、呼吸状态、血气分析、人机协调等）	□监测患者意识、瞳孔、生命体征、SpO_2有无改善 □观察患者呼吸频率、节律是否与呼吸机同步 □监测潮气量、气道压力等指标 □听诊双肺呼吸音 □动态观察血气分析

续表

项目	评估	处理
	□人工气道	□妥善固定气管导管，保持气管导管处于正确的位置 □加强气道温化、湿化，及时倾倒呼吸机管道冷凝水 □及时清除呼吸道分泌物，保持气道通畅 □口腔护理 □及时清除声门下分泌物 □监测插管深度及气囊压力
	□镇痛、镇静	□见第一章第八节"镇静状态的评估与处理"
	□早期活动	□根据患者病情及耐受情况制订康复训练计划 □不能自主活动者给予被动肢体活动 □鼓励患者主动运动，指导患者床上活动，病情允许时协助患者下床活动
	□有创通气相关并发症（通气不足、通气过度、气压伤、心血管抑制、肺部感染等）	□出现通气不足或通气过度，立即通知医生调节呼吸机参数或根据患者病情行相关处理 □出现低血压，立即通知医生处理 □观察有无气压伤（气胸、纵隔气肿、皮下气肿）发生，出现气压伤立即通知医生处理 □严格执行呼吸机相关性肺炎（VAP）防控措施，预防 VAP
无创呼吸机使用状态	□参数（模式、潮气量、吸气压力、呼气压力、氧浓度、漏气量等）	□首次使用时调好参数，按下待机键，先给患者戴好面罩，再开机，刚上无创呼吸机患者人机对抗反应可能较明显，可调节升压延迟时间为 5 分钟，提高患者适应性 □漏气量过低提示面罩过紧，高潮气量会增加 CO_2 潴留量
	□湿化（温度、湿度）	□根据患者体验调节温度、湿度

续表

项目	评估	处理
	□通气效果（意识状态、生命体征、呼吸状态、血气分析、人机协调等）	□使用鼻罩时要闭合嘴唇，张口呼吸者使用鼻面罩 □指导患者深呼吸及有效咳嗽、咳痰 □监测患者意识、瞳孔、生命体征、SpO_2有无改善 □观察患者呼吸频率、节律是否与呼吸机同步 □监测潮气量、漏气量、动脉血气分析等指标，听诊双肺呼吸音 □当出现人机对抗、呼吸困难加重、意识障碍时及时通知医生处理
	□镇痛、镇静	□见第一章第八节"镇静状态的评估与处理"
	□无创通气相关并发症（胃肠胀气、面部压伤、口咽干燥、误吸、排痰障碍、幽闭症等）	□指导患者用鼻吸气，用嘴呼气，避免张口呼吸，减少吞咽动作，必要时胃肠减压 □无创面罩松紧适宜，面部受压部位予减压贴保护 □指导患者咳嗽、咳痰，协助患者排痰，必要时吸痰 □应取半卧位，避免在使用通气时进食、饮水，以免引起误吸 □加强气道湿化（及时倾倒冷凝水），协助患者饮水 □加强心理护理和健康宣教，减轻患者焦虑、恐惧，提高人机协调性
	□口腔黏膜情况 □患者自理能力	□指导能自理患者刷牙 □不能自行刷牙者，行口腔护理，有感染者遵医嘱予漱口水含漱，无创呼吸机带机患者应在 $SpO_2 \geqslant 90\%$ 或稳定时做口腔护理
	□康复训练	□指导患者呼吸锻炼（如深呼吸、腹式呼吸、缩唇式呼吸等） □不能自主活动者给予被动肢体活动 □鼓励患者主动运动，根据病情及耐受情况合理安排运动

续表

项目	评估	处理
氧疗状态	□氧疗方式、氧浓度或氧流量、湿化 □氧疗效果 □呼吸道清理能力 □康复训练	□监测患者意识、瞳孔、生命体征、SpO_2 □观察患者呼吸频率、节律；听诊双肺呼吸音，动态观察动脉血气分析 □观察有无缺氧及 CO_2 潴留的症状和体征，当鼻导管和面罩氧疗不能改善血氧含量或 CO_2 潴留时，应及早进行机械通气治疗 □指导患者有效咳嗽、咳痰，咳痰困难者加强气道湿化、雾化，必要时吸痰 □指导患者深呼吸、缩唇呼吸、腹式呼吸等呼吸功能训练 □加强健康宣教，指导肢体功能锻炼，提高患者自理能力
营养管理	□进食情况 □白蛋白、血红蛋白、皮脂厚度	□给予高热量、高蛋白、富含维生素的易消化饮食，忌烟、酒及辛辣刺激食物 □增加膳食品种，选用合适的烹调方法，增进食欲，食欲减退者可少量多餐 □每周测一次体重并记录，了解营养是否改善 □营养不良者进行饮食指导，必要时进行营养科会诊 □高碳酸血症患者，应适当控制糖类的摄入，防止加重二氧化碳潴留 □不能进食者给予肠内营养，注意观察有无胃潴留、恶心、呕吐、腹胀、腹泻等 □对不能实施肠内营养患者给予肠外营养，注意观察肠外营养的并发症，监测营养指标和血糖变化
管道护理	□评估非计划拔管风险	□见第一章第六节"非计划拔管风险的评估及处理"
	□导尿管（是否固定稳妥，有无尿道口异常，有无分泌物、疼痛等，小便量、色及性状是否正常）	□予以二次固定，妥善固定导尿管 □导尿管护理 bid，观察尿道口及分泌物 □每日评估是否可以拔管

续表

项目	评估	处理
	□胃管（是否固定稳妥，因进食困难者安置胃管，护士应每次鼻饲前或每班次观察插管深度，胃肠减压的患者观察胃肠减压液体量、性状、颜色）	□予以二次固定，妥善固定胃管 □鼻饲前确定胃管在胃内，喂食温度为38~40℃，每次量约200 ml，两次鼻饲间隔时间不短于2小时，持续肠内营养泵滴注时每2~4小时用温开水冲洗管道，鼻饲结束后用温水约20 ml冲洗管道 □管喂给药后，胃肠减压至少需要暂停30分钟 □一次性肠内营养装置应每天更换，每日评估是否可以拔管
	□PICC/CVC（是否固定稳妥、敷料情况、插管深度）	□输注完毕后正确封管 □不使用时需定期进行管道维护 □堵管时不能强力冲管，应请静脉治疗专科护士进行评估，给予相应处理措施 □每日评估是否可以拔管
用药管理	□评估抗结核药剂量、用法、用药时间是否准确 □评估有无药物配伍禁忌 □观察抗结核用药不良反应	□督促患者按医嘱全程规律服药提高治愈率、减少复发 □早期、联合、适量、规律和全程治疗是化学治疗的原则，准确合理用药 □运用间歇化学治疗减少用药次数，节省了费用，减轻督导治疗工作量和药物不良反应 □顿服可是相同剂量药物浓度较每天分2次或3次服药血药浓度峰值高3倍 □规范用药，严防配伍禁忌的发生 □面对意识障碍、深度镇静等患者，责任护士应遵医嘱合理用药，严格按照医嘱的用法、疗程用药，严密观察用药过程中的不良反应，及时处理 □向清醒患者说明化疗的用法、疗程、可能出现的不良反应及表现，指导病员如出现巩膜黄染、肝区疼痛、胃肠不眩晕、耳鸣等不良反应时应及时告知医务人员，及时对症处理

续表

项目	评估	处理
皮肤管理	□评估皮肤清洁、湿度状况，有无压力性损伤或潮湿性皮炎	□见第一章第二节"压力性损伤风险的评估及处理" □已患压力性损伤应由管床护士与伤口护士共同制定处理方案，定期换药，每班交接，做好评估和记录 □如有潮湿性皮炎，应保持局部皮肤清洁、干燥，必要时使用皮肤保护膜及红外线烤灯治疗 □新发预期或非预期压力性损伤做好上报和持续质量改进
跌倒、坠床预防管理	□评估跌倒风险	□见第一章第一节"跌倒风险的评估及处理"
胃肠道症状	□评估有无恶心、呕吐、腹泻，记录排便次数，排出物的性状、颜色及量，腹泻患者评估肛周皮肤情况 □是否发生腹胀、便秘等情况，持续时间及伴发症状，评估进食情况	□遵医嘱对症处理，及时追踪复评，做好饮食指导 □如果胀气，可遵医嘱使用小茴香顺时针环形热敷腹部，严禁长时间停留在一个位置，预防烫伤 □严重腹泻患者注意使用皮肤保护剂保护肛周皮肤 □腹泻查大便培养/涂片查菌群比（直接将大便置于干净、干燥的容器内） □伴胸、腹水但病因未明确时行胸、腹水培养：采用无菌试管、注射器、无菌瓶等，怀疑有细菌感染的培养液推荐接种于血培养瓶，每瓶接种 8~10 ml
血栓预防	□评估高危因素	□见第一章第五节"静脉血栓风险的评估及处理"
心理状况	□评估患者心理状况	□主动关心患者及家属 □向患者介绍有关结核病的用药知识，并及时告诉患者的治疗效果及身体恢复情况，减轻患者焦虑、孤独、悲观心理 □对于病情加重、治疗效果不佳、情绪异常、病情迁延不愈的患者，评估心理状况，必要时请心理卫生中心会诊

续表

项目	评估	处理
污物管理	□污物处置	□患者痰液存在含氯消毒液专用密闭的容器内 □患者的胸水、引流液及呼吸机管道冷凝水均用含氯消毒液消毒后排入医院污水处理系统 □患者的生活垃圾按感染性废物处理 □地面、物体表面清洁消毒：地面用2000 mg/L含氯消毒液湿式清洁和消毒，拖把严格分区、分室使用，并做好标记

（三）出院/转院/转科（见表4-7）

表4-7　重症肺结核患者出院/转院/转科

项目	评估	处理
出院指导	□患者疾病知识水平的评估 □对健康指导的掌握程度 □自我管理 □出院准备度 □出院带药	□对患者及家属进行控制感染源、切断传播途径、保护易感人群的疾病预防指导 □嘱患者合理休息，适当增加活动，保证营养，避免情绪波动及呼吸道感染，指导患者及家属保持居室通风、干燥，按要求对痰标本及污染物进行消毒处理 □向患者强调规律、全程、合理用药的重要性，保证全程督导短程化学治疗（DOTS）策略顺利完成，指导患者观察药物不良反应，督促患者治疗期间定期复查 □门诊随访计划（随访时间、方式及内容） □院外异常情况就诊流程介绍 □出院结算流程介绍
转科	□患者及家属转科意愿 □患者病情	□护理文书的转科交接单 □维持生命体征和静脉通道
转院	□患者病情稳定性 □患者转院需求	□做好出院指导（同上） □完善护理病历资料，准备好转院交接物品

（四）特殊检查（见表4-8）

表4-8 重症肺结核患者特殊检查

检查项目		检查时机	注意事项
病原体检查	影像学检查（X线、CT检查）	□入院时，病因未明确 □出现咳嗽持续2周以上、咯血、午后低热、乏力、盗汗、月经不调或闭经且有肺结核患者接触史时	□X线检查肺部有阴影者，如果难以确定性质，可经2周短期观察后复查，大部分炎症病变有所变化，而肺结核变化不大 □胸部CT检查可见微小或隐蔽的病灶，注意鉴别肺病变
	痰涂片	□入院时既往有结核病史 □有结核病的症状和体征、肺结核患者接触史	□为提高检出率，应收集患者深部痰液并连续多次送检
	痰培养	□入院时，反复咳痰病因却未明确时	□采集标本前，刷牙，取出义齿，清水漱口 □留取痰标本3次，嘱患者用力咳嗽，多次标本不要混入同一容器，咳痰困难者，可用灭菌用水雾化帮助排痰
	纤支镜检查	□肺内病灶需要活检 □提供病理学诊断或分泌物多，呼吸道受阻以及对支气管结核的诊断	□纤支镜检查术前4小时禁食、禁水，术前半小时给药，减少呼吸道分泌或镇静，术后2小时禁食、禁水
	血标本病原体常规检查（真菌、支原体和结核杆菌）	□入院时，病因未明确，治疗后疗效复查	□真菌G试验：使用G试验专用采血管采空腹静脉血3~5 ml □GM（曲霉菌）试验：采血3~5 ml 结核感染T细胞γ干扰素释放试验：采静脉血4~6 ml □肺炎支原体抗体：采静脉血4 ml
	血培养	□当患者体温≥39℃或寒战过程中	□培养瓶瓶盖需要消毒，单瓶成人抽血量＞10 ml，需同时至少抽两处不同部位的血培养，并在培养瓶上备注部位（如左上肢、右下肢），血培养时间一般为5天

续表

检查项目	检查时机	注意事项
尿常规	□入院时，怀疑尿路感染者	□留取随机尿、晨尿，晨尿为晨起第一次尿液，选用清洁中段尿液，避免大量喝水稀释尿液，留取尿量20~50 ml
大便培养/涂片查菌群比	□入院时，患者感染伴腹泻者	□直接将大便置于干净、干燥的容器内 □直肠拭子：将拭子插入肛门，轻轻旋转拭子从直肠陷凹处取样
胸、腹水培养	□肺部感染伴胸、腹水但病因未明确时	□采用无菌试管、注射器、无菌瓶等，怀疑有细菌感染的培养液推荐接种于血培养瓶，每瓶接种8~10 ml
分泌物、脓液、导管培养	□肺部感染伴管道皮肤周围分泌物异常时（分泌物增多、脓性分泌物等）	□创面分泌物拭子：将拭子插入病损深部并紧贴病损边缘处取样 □伤口脓液：用无菌生理盐水拭去表面分泌物再取 □导管标本：采用无菌剪刀剪下末端，对于5~8 cm长度的导管，从管尖到皮肤面3~5 cm；对于20 cm以上长度的导管，用两个管分装两端3~5 cm
其他检查	□病情需要时	血气分析、X线、CT、MRI

第三节　结核性胸膜炎的护理程序

一、名词定义

结核性胸膜炎是结核分枝杆菌及其代谢产物进入处于高敏状态的胸膜腔引起的胸膜炎症。依照临床经过的病理表现可分为结核性干性胸膜炎、结核性渗出性胸膜炎及结核性脓胸。

二、护理流程

（一）入院护理（见表 4-9）

表 4-9　结核性胸膜炎患者入院护理

项目	评估	处理
入院接待	□评估患者有无发热、胸痛、咳嗽、咳痰和呼吸困难等症状 □人、证是否一致、齐全	□如果有高热、胸痛、呼吸急促或呼吸困难者，立即通知医生及责任护士对症处理患者 □人、证不一致时，要求患者补齐资料，做好登记
护理评估	□测体温、血压、脉搏、呼吸频率、血氧饱和度（SpO₂）	□脉搏≥120 次/分，评估患者有无心慌、心悸等不适，休息后复测 □SpO₂≤90%，通知医生处理，给予氧气吸入，复测 SpO₂ □体温≥39℃，通知医生，立即降温处理 □遵医嘱处理其他需要处理的异常情况
	□一般情况	□评估身高、体重、意识、沟通能力、活动能力、饮食、睡眠、大小便等一般情况
	□专科评估（呼吸类型、咳嗽、咳痰情况，有无胸痛、胸闷、心累、气紧、乏力、潮热、盗汗、消瘦等情况，X 线、超声、胸部 CT 及胸腔积液检查结果等）	□如有异常，及时通知医生、遵医嘱处理，监测病情变化
	□自理能力（Barthel 指数）	□见第一章第四节"自理能力的评估及处理"
	□疼痛(疼痛 VAS 评分)	□见第一章第三节"疼痛的评估及处理"
	□心理状况	□见第一章第九节"心理状况的评估及处理"
选评	□压力性损伤（Braden 量表）	□见第一章第二节"压力性损伤风险的评估及处理"
	□跌倒（跌倒坠床风险评估）	□见第一章第一节"跌倒风险的评估及处理"

续表

项目	评估	处理
	□非计划拔管	□见第一章第六节"非计划拔管风险的评估及处理"
	□血栓风险评估	□见第一章第五节"静脉血栓风险的评估及处理"
沟通宣教	□患者知识水平、知识接受程度、宣教时机	□病情危重或沟通困难（受年龄、语言、知识水平所限）的患者，宣教对象应以家属为主 □各类沟通单（如入院评估表、侵入性操作沟通表、高危评估项目沟通表）由患者本人或授权人签署
专科宣教	□专科知识知晓情况	□宣教呼吸道隔离的重要性 □宣教咳嗽、咳痰方法及痰液的处置 □宣教痰杯的正确使用及处置 □宣教空气流通措施 □宣教口罩的正确选用 □宣教病房空气消毒机正确使用的方法 □宣教结核性胸膜炎发生、发展及预后

（二）在院护理（见表 4-10）

表 4-10　结核性胸膜炎患者入院护理

项目	评估	处理
体温	□体温	□37.3~38℃，指导患者饮水，每日 q6h 监测体温，直至降为正常 3 天后改 bid 监测 □38.1~38.8℃，通知医生，予温水擦浴，冰袋物理降，每日 q6h 监测体温，直至降为正常 3 天后改 bid 监测 □38.9℃及以上或伴寒战，通知医生，予药物降温，遵医嘱抽取血培养，单瓶成人抽血量>10 ml，需同时至少抽两处不同部位的血培养，并在培养瓶上备注部位（如左上肢、右下肢），每日 q4h 监测体温，直至降为正常 3 天后改 bid 监测

续表

项目	评估	处理
呼吸	□呼吸频率深浅，SpO_2，有无呼吸困难、胸闷、气紧 □呼吸运动，有无活动后心累气紧加重	□患者呼吸困难明显，或主诉感胸闷、心慌、气紧时，缺氧症状明显，应取舒适体位，如抬高床头、半卧位或端坐等，卧床时应取患侧卧位，监测 SpO_2 □$SpO_2<95\%$，遵医嘱予鼻塞吸氧，如果不能维持 SpO_2，可改面罩（氧流量>6 L/min） □$SpO_2<90\%$，遵医嘱行动脉血气分析检查，必要时无创呼吸机辅助呼吸 □做好吸氧安全宣教 □口鼻干燥者指导饮水，使用润滑剂（滴鼻液或唇膏） □指导患者进行肺康复训练
呼吸道清理能力	□有无咳嗽、咳痰，观察痰液性状、颜色、量等 □排痰能力	□观察痰液颜色、性状、量，做好记录，如有异常，需立即告知医生 □遵医嘱予痰培养：采集标本前，取出义齿，清水漱口 3 次，嘱患者用力咳出深部痰液送检；多次标本不要混入同一容器 □咳痰困难者，应指导患者咳嗽、咳痰及机械辅助排痰，必要时遵医嘱雾化帮助排痰 □端坐位雾化效果最佳，雾化后洗脸漱口；雾化后协助患者排痰，观察痰液性状
疼痛	□胸痛（疼痛程度、性质、部位、持续时间）	□协助患者采取舒适卧位，采用放松疗法：教会病员自我放松疗法，如深呼吸、听音乐、分散注意力，减轻疼痛，合理使用疼痛评估表 □见第一章第三节"疼痛的评估及处理"
营养管理	□进食情况 □体重 □白蛋白、血红蛋白、皮脂厚度	□进行饮食指导，必要时请营养科会诊 □进食困难者，静脉营养支持，必要时经鼻肠内营养 □见第一章第七节"营养风险的筛查与处理"
管道管理	□评估非计划拔管风险	□见第一章第六节"非计划拔管风险的评估及处理" □定期复评

续表

项目	评估	处理
	□胸腔引流管(是否固定稳妥,敷料情况,引流管内水柱波动情况)	□管道固定稳妥,根据引流情况更换水封瓶,观察置管处皮肤及敷料是否异常,及时更换敷料
用药管理	□评估药物剂量、用法、用药时间是否准确 □观察用药后不良反应	□严格按要求使用抗结核药,注意肝肾功能损害等不良反应的观察,详见药物说明书 □保肝药按要求使用,注意与其他药物之间的相互作用,详见药物说明书 □糖皮质激素药物使用时,注意胃肠道症状观察,先输注胃黏膜保护剂,再输注激素;口服激素与静脉激素不要同时使用
皮肤管理	□评估皮肤清洁、湿度状况,有无压力性损伤或潮湿性皮炎	□高危患者评估压力性损伤风险,极高危患者申报难免压力性损伤,严格执行翻身计划,必要时使用气垫床,使用无创呼吸机者鼻部常规使用压力性损伤贴保护 □见第一章第二节"压力性损伤风险的评估及处理"
跌倒管理	□评估跌倒风险	□见第一章第一节"跌倒风险的评估及处理"
血栓预防管理	□评估高危因素	□见第一章第五节"静脉血栓风险的评估及处理"
心理状况	□评估患者情绪,对治疗的积极性	□见第一章第九节"心理状况的评估及处理"

(三)出院/转科/转院(见表4-11)

表4-11 结核性胸膜炎患者出院/转科(院)

项目	评估	处理
出院	□患者自我管理知识水平 □对健康指导的掌握程度 □出院准备度 □出院带药	□出院结算流程介绍 □药物管理(认识药物、准时准量服用) □出院后的家庭康复和休养要点指导 □门诊随访计划(随访时间、方式及内容) □院外异常情况就诊流程介绍及定期复查流程介绍 □病历复印流程 □发放出院证

续表

项目	评估	处理
转科	□患者及家属转科意愿 □患者病情	□护理文书的转科交接单 □保持管道妥善固定，维持生命体征和静脉通道 □针对患者特殊情况进行特殊交接
转院	□患者病情稳定性 □患者转院需求	□做好出院指导（如上） □协助家属联系转院车辆

（四）辅助检查

患者特殊检查主要项目如下，已经包含以上部分内容。（见表4-12）

表4-12　结核性胸膜炎辅助检查

检查项目		检查时机	注意事项
影像学检查（如X片、CT、MRI）		□协助诊断 □检查有无并发症 □选择治疗方案 □评价效果及推测预后	□外出检查的用物准备（氧气枕/瓶、心电监护等） □不耐受时，通知医生 □增强CT时，准备抗高压留置针 □特殊检查如禁食、憋尿等要求，提前告知患者准备
病原体检查	血标本病原体常规检查（真菌、支原体和结核杆菌）	□入院时，病因未明确，治疗后，根据疗效复查	□结核感染T细胞γ干扰素释放试验：采静脉血4~6 ml □肺炎支原体抗体：采静脉血4 ml □真菌G试验：使用G试验专用采血管采空腹静脉血3~5 ml □GM（曲霉菌）试验：采血3~5 ml
	血培养	□当患者体温≥39℃或寒战过程中	□培养瓶瓶盖需要消毒，单瓶成人抽血量＞10 ml，需同时至少抽两处不同部位的血培养，并在培养瓶上备注部位（如左上肢、右下肢） □血培养时间一般为5天

续表

检查项目	检查时机	注意事项
痰培养痰涂片	□入院时，反复咳痰病因未明确	□采集标本前，取出义齿，清水漱口3次，嘱患者用力咳出深部痰液 □多次标本不要混入同一容器 □咳痰困难者，可用灭菌用水雾化帮助排痰
尿常规	□入院时，怀疑尿路感染者	□留取随机尿、晨尿，晨尿为晨起第一次尿液，选用清洁中段尿液，避免大量喝水稀释尿液，留取尿量20~50 ml
大便培养/涂片查菌群比	□入院时，患者感染伴腹泻者	□直接将大便置于干净干燥的容器内 □直肠拭子：将拭子插入肛门，轻轻旋转拭子从直肠陷凹处取样
胸腹水培养	□肺部感染伴胸腹水但病因未明确时	□采用无菌试管、注射器、无菌瓶等 □怀疑有细菌感染的培养液推荐接种于血培养瓶，每瓶接种8~10 ml
胸腔穿刺术（胸膜活检）	□胸腔积液性质不明者抽取积液，以协助诊断 □抽出胸腔积液或积气，减轻压迫症状 □脓胸抽脓灌洗治疗或胸腔内注入药物治疗	□术前：做好心理护理，解释穿刺的目的和注意事项，告知患者术中注意事项，若在病房行胸腔穿刺术，则协助医生做好用物准备和患者的准备工作 □术中：协助患者取合适体位，术中注意监测患者生命体征，若有异常，及时处理，注意抽取积液的颜色、性状、量（原则上一次性放液不超过1 000 ml） □术后：嘱患者半卧位或平卧位休息，监测生命体征，观察有无胸痛、呼吸困难，注意气胸、血胸、脓胸等并发症，并做好记录，观察穿刺处的情况，预防感染，若无并发症，

续表

检查项目	检查时机	注意事项
		术后1小时可恢复活动，24小时后可洗澡，避免感染，鼓励深呼吸，促进肺复张
胸腔闭式引流术	□自发性气胸、大量胸腔积液经反复胸腔穿刺抽吸疗效不佳者 □脓胸积液量多且黏稠者 □早期脓胸、胸膜及纵隔尚未固定者	□术前：解释穿刺的目的和注意事项，减轻焦虑情绪，告知患者术中注意事项，完善术前常规检查（血常规、出凝血时间、胸部X线片） □术中：监测患者生命体征，协助医生完成操作，若有异常，及时处理 □术后：监测患者生命体征，如有异常，及时处理，观察穿刺处的情况，非计划拔管评估，妥善固定管道以及预防管道滑脱相关宣教，观察引流液的量、色、性质，并做好相关记录，做好管道护理，指导肺功能锻炼

第四节　鼻咽癌同步放化疗患者放射性口腔黏膜炎的护理程序

一、名词定义

鼻咽癌是指来自鼻咽被覆上皮的恶性肿瘤。高发于我国南方和东南亚地区。广东为鼻咽癌最高发的地区，又称"广东瘤"。

同步放化疗是指患者在同一时期接受化疗和放疗的治疗方式。

放射性口腔黏膜炎是指由于放射线电离辐射而引起的急慢性口腔黏膜损伤。其发病率几乎可达100%，严重影响患者生存质量和预后。

二、护理流程

（一）入院护理（见表 4-13）

表 4-13 鼻咽癌同步放化疗患者入院护理

项目	评估	处理
入院接待	□人、证是否一致、齐全	□人、证不一致，资料不齐全者，要求患者本人登记，患者或授权代理人补齐资料
护理评估	□生命体征评估：体温、脉搏、血压、呼吸频率、疼痛	□体温：37.3~38.5℃，告知主管医生，遵医嘱物理降温，指导多饮水，随时监测体温变化 □体温≥38.5℃或伴寒战，遵医嘱抽取血培养（单瓶成人抽血量>10 ml），遵医嘱物理降温或药物降温，指导患者多饮水，严密监测体温变化，带经外周置入中心静脉导管（PICC）的患者血培养时需同时抽取导管血及对侧外周血 □脉搏≥120 次/分，评估患者有无心悸等不适，若无，则嘱患者休息后复测；若有以上症状则协助其取半卧位休息，予吸氧，安抚患者，并第一时间通知医生处理 □呼吸频率≥22 次/分，协助患者在病床休息，伴胸闷气紧不适者给予氧气吸入，同时通知医生处理，监测 SpO_2 □血压≤90/60 mmHg 或≥180/90 mmHg，协助患者在病床休息，伴头晕、心慌、冷汗者立即取平卧位或半卧位，监测血压和（或）血糖并通知医生床旁处理，必要时启动抢救程序 □见第一章第三节"疼痛的评估及处理"
	□一般情况	□评估身高、体重、意识、沟通能力、活动能力、饮食、睡眠、大小便等一般情况
	□自理能力（Barthel 指数）	□见第一章第四节"自理能力的评估及处理"
	□心理状况	□见第一章第九节"心理状况的评估及处理"
	□睡眠评估	□见第一章第十节"睡眠质量的评估及处理"

续表

项目	评估		处理
	□营养评估		□见第一章第七节"营养风险的筛查与处理"
	□血栓风险评估		□见第一章第五节"静脉血栓风险的评估及处理"
	选评	□压力性损伤（Braden量表）	□见第一章第二节"压力性损伤风险的评估及处理"
		□跌倒（跌倒坠床风险评估）	□见第一章第一节"跌倒风险的评估及处理"
		□非计划拔管	□见第一章第六节"非计划拔管风险的评估及处理"
宣教沟通	□患者知识水平、知识接受程度、宣教时机□宣教内容		□病情危重或沟通困难（受年龄、语言、知识水平所限）的患者，宣教对象应以家属或主要照护者为主 □各类沟通单（如入院评估表、侵入性操作沟通表、高危评估项目沟通表）由患者本人或其授权人签署 □患者入住病房后责任护士行入院指导和入院健康宣教，包括责任护士、主管医生、环境介绍、各类检查注意事项等
实验室检查	血常规、尿常规、大便常规、痰培养		□提前告知患者抽血时间及要求，如需抽空腹血时，告知患者抽血之前禁食禁饮8小时 □抽血前询问患者是否晕血，注意抽血环境安全 □留取随机尿、晨尿，晨尿为晨起第一次尿液，选用清洁中段尿液，避免大量喝水稀释尿液，留取尿量20~50 ml □大便常规：取一小勺大便置于大便杯内，告知患者标本放置处 □痰培养：先用清水漱口3次，以除去口腔中细菌，深吸气后用力咳出1~2口痰于培养容器中，及时送检

（二）在院护理（见表 4-14）

表 4-14 鼻咽癌同步放化疗患者在院护理

项目	评估	处理
放疗前健康宣教	□放疗注意事项	□介绍放疗作用、放疗步骤、放疗疗程以及可能的不良反应 □放疗配合：进入放疗室前去除一切金属物品，包括手表、义齿、金属牙套、项链、手镯等
口腔黏膜管理	□放射性口腔黏膜反应分级： 0 级：无变化 Ⅰ级：红斑或轻微疼痛，不需止痛 Ⅱ级：斑状黏膜，浆液渗出，重度疼痛，可使用止痛剂 Ⅲ级：融合成片纤维性黏膜炎，重度疼痛，需强止痛剂，半流质饮食 Ⅳ级：溃疡形成，出血或坏死，剧痛，不能进食，需停止治疗，行营养支持	□基本预防措施 ①放疗第一天起，每日饮水≥3 000 ml，缓慢吞咽，减轻放疗期间口干症状 ②每日餐后、睡前使用温水或淡盐水漱口，清除食物残渣，预防感染及龋齿发生 ③每日用软毛牙刷刷牙，建议使用含氟牙膏 ④饮食以软食及易消化清淡饮食为宜，禁烟酒，避免过冷、过热以及辛辣食物对口腔黏膜刺激 ⑤放疗 2 周前清除口腔内外的一切感染灶，进行全口洁治，拔除无法治愈的病牙，治疗仍能保留的龋齿、牙周炎等，拆除口腔内原有的金属义齿（假牙），活动义齿需在放疗后 1 年再行佩戴，以防黏膜损伤，放疗后 2 年不能拔牙，以防诱发骨髓炎，同时加重口腔黏膜炎 □不同分级护理措施： 0 级：保持基本预防措施 Ⅰ级：经常使用漱口水含漱，餐后睡前使用漱口液漱口，常用漱口水有温水、淡盐水、益口含漱液、口泰含漱液、朵贝尔含漱液等 Ⅱ级：□根据口腔细菌培养结果选择相应漱口液：5%碳酸氢钠、0.5%过氧化氢液、口泰含漱液、制霉菌素、阿昔洛韦等 □根据需要喷涂帮助或刺激口腔黏膜修复的药物：扶济复、康复新液、粒细胞集落刺激因子、谷氨酰胺等

续表

项目	评估	处理
		□低温护理：放疗前 20~30 分钟口腔含冰块 □口腔喷雾：雾化吸入 □服用细胞保护剂：维生素 E 等 □消炎止痛剂：丁卡因糖块、0.2%利多卡因、苄达明漱口液、芬太尼透皮贴、0.2%吗啡漱口液、0.5%凯舒漱口液（多虑平）等 Ⅲ级：□禁食、鼻饲或静脉营养支持，遵医嘱应用抗生素预防感染 □口腔局部用药同Ⅱ级，酌情暂停放疗，积极支持治疗 Ⅳ级：禁食，暂停放疗，积极对症支持，促进溃疡愈合
口腔功能锻炼	□评估患者有无口干（口腔干燥 Nishioka 分级）： 0 级：无口干症状 1 级：轻度，感觉轻微口干，无汤水能进食 2 级：中度，感觉中度口干，进食时常需要汤水 3 级：重度，口干症状明显，常常夜间醒来喝水 □评估患者口腔功能状况	□口干基础预防措施：每日饮水≥3 000 ml，含水慢饮；不断小口喝水 □口干治疗性护理措施 ①可饮西瓜汁、梨汁、绿豆汤等来减轻放疗后口腔干燥症状 ②雾化吸入：使用生理盐水或其他药物雾化 □口腔功能锻炼 ①舌肌运动：鼓励患者在口腔内运动舌头（卷舌、前伸、后缩，发声"哒哒哒"等） ②按摩口腔黏膜和齿龈，促进唾液分泌 ③口干严重的患者使用人工唾液或润滑液缓解症状，或咀嚼无糖胶体刺激唾液腺分泌 ④鼓励患者在放疗期间多"说话"，锻炼舌肌，促进唾液分泌
饮食营养指导	□进食状况 □营养状况	□忌食过冷、过硬、过烫、辛辣等刺激口腔黏膜的食物，禁烟酒，少食甜食及油炸、烧烤及腌制类食品

续表

项目	评估	处理
		□少食多餐，均衡饮食，宜食柔软、温热、富含蛋白质及维生素的食物，如牛奶、蛋、鱼肉、禽肉、十字花科类蔬菜；宜食各类帮助生津止渴或富含维生素的水果如梨、橙子等；宜食含锌较高的食物，如海产品、动物内脏等，有益于放射性口腔黏膜炎的预防和控制 □根据个人喜好适当增加食物的种类及口味，提高饮食中新鲜果蔬及全谷物的比例，少量多餐，促进食欲 □根据营养评估和（或）会诊结果，遵医嘱补充口服或静脉营养制剂
心理状况	□动态评估患者心理状况（同入院部分）	□对于病情加重治疗不佳、病情迁延不愈者发现情绪异常时，动态评估心理状况，行心理疏导，必要时请心理卫生中心会诊
其他	□动态评估疼痛、跌倒/坠床、压力性损伤、非计划拔管、血栓管理等	评估内容及处理同入院部分
影像学检查（如 CT、MRI）	□评估病情是否能够耐受外出影像学检查 □影像学检查注意事项	□根据病情需要准备外出检查的用物（氧气枕、心电监护等） □增强 CT 或增强 MRI 时，准备 22G 留置针；带耐高压 PICC 管道通畅，检查结束后冲、封管 □特殊检查如腹部、盆腔超声需禁食、憋尿等要求，提前告知患者准备 □放射性骨显像患者检查前后多饮水，检查完毕后远离孕妇、小孩 □告知患者进入检查室前注意事项：禁止佩戴手表等金属物品 □凭腕带前往心电图室行心电图检查，自理能力≤40 分或行动不便患者，行床旁心电图

（三）出院/转院/转科（见表4-15）

表4-15　鼻咽癌同步放化疗患者出院/转科/转院

项目	评估	处理
出院指导	□出院健康指导 □出院准备 □出院带药	□自我管理：监测口腔黏膜恢复情况，坚持漱口及口腔功能锻炼，评价患者自我护理能力和知识掌握程度 □药物管理：漱口液、止痛药等，告知患者药物使用时间、剂量、用法、用量、频率、保存条件、副反应预防及处理方法 □门诊随访计划：遵医嘱随访时间、方式及内容 □院外异常情况就诊流程介绍 □发放出院证 □出院结算流程介绍

（四）特殊检查（见表4-16）

表4-16　鼻咽癌同步放化疗患者特殊检查

检查项目		检查时机	注意事项
病原体检查	咽拭子培养（真菌/细菌培养）	□口腔黏膜炎伴口腔感染	□使用咽拭子培养皿取溃疡处分泌物送检

第五节　声带息肉的护理程序

一、名词定义

声带息肉是指好发于一侧声带的前、中1/3交界处边缘的半透明光滑肿物，是声音嘶哑的常见病因之一，也可见于双侧。

二、护理流程

（一）入院护理及术前检查（见表 4-17）

表 4-17 声带息肉患者入院护理及术前检查

项目	评估		处理
入院接待	□腕带基本信息是否正确 □人、证是否一致、齐全		□核实信息，佩戴腕带 □安置床位，通知责任护士接待患者 □人、证不一致时，要求患者补齐资料，做好登记
护理评估	□体温 □血压 □脉搏 □呼吸频率		□体温≥37.5℃/咳嗽咳痰，通知医生，是否退入院 □血压≥140/90 mmHg，休息后复测，如仍高，报告医生处理 □脉搏≥120 次/分，评估患者有无心慌等不适，休息后复测 □呼吸频率＞20 次/分、感气紧，评估患者是否过度活动或有无紧张等不良情绪，休息后复测，仍有气紧，报告医生处理 □有高血压史，且在服用"利血平"药物者，需报告医生，是否退入院 □绘制体温单，注意时间节点
	□一般情况		□评估身高、体重、意识、沟通能力、活动能力、饮食、睡眠、大小便等一般情况
	□专科评估（气紧、三凹征、喉鸣音、声音嘶哑、咽喉部异物感、吞咽疼痛）		□如有呼吸困难者遵医嘱予以吸氧、卧床休息等处理 □声音嘶哑影响语言交流者，指导家属备纸笔等书写交流
	□自理能力（Barthel 指数）		□见第一章第四节"自理能力的评估及处理"
	□心理状况		□见第一章第九节"心理状况的评估及处理"
	□疼痛		□见第一章第三节"疼痛的评估及处理"
	选评	□压力性损伤（Braden 量表）	□见第一章第二节"压力性损伤风险的评估及处理"
		□跌倒（跌倒坠床风险评估）	□见第一章第一节"跌倒风险的评估及处理"

续表

项目	评估	处理
宣教沟通	□患者知识水平、接受程度 □宣教时机	□病情危重或沟通困难（受年龄、语言、知识水平所限）的患者，宣教对象应以家属为主 □各类沟通单（如入院评估表、侵入性操作沟通表、高危评估项目沟通表）由患者本人或授权人签署 □宣教内容：病房环境、医院科室相关规章制度、陪伴及探视制度、疾病相关知识、术前注意事项、检查相关注意事项、医保相关流程并发放相关资料
实验室检查（如血常规、生化1+4、凝血常规、术前输血全套等）	□血管情况 □检查特殊要求	□抽血要求空腹时，提前做好患者宣教，询问患者禁食时间 □抽血前询问患者是否晕血，注意抽血环境安全 □血管情况极差者，可采取深静脉采血
心电图检查	□心电图检查完善情况	□确认患者是否在入院中心完成检查，有检查单未完成者予以指导 □不能在入院中心完成者，告知医生下床旁心电图医嘱，协助检查
影像学检查（如胸片、CT、MRI）	□检查单、下医嘱情况 □评估病情是否允许外出检查 □检查要求	□外出检查准备：检查单，必要时家属陪同 □病情不允许外出者，告知医生 □行增强CT/MRI时，准备抗高压留置针，检查完毕返回病房拔掉检查用留置针
专科及辅助检查（如纤维喉镜及取活检、动态喉镜、嗓音分析）	□检查特殊要求 □评估病情是否允许外出检查	□纤维喉镜检查：告知检查前禁食、禁饮时间，检查后1小时可进食 □嗓音分析由专人安排，提前告知患者做好准备 □病情不允许外出者，告知医生

续表

项目	评估	处理
血糖	□血糖值的变化	□糖尿病患者空腹血糖/随机血糖/餐后血糖＞11.1 mmol/L 或≤3.9 mmol/L，及时通知医生、遵医嘱处理，监测血糖变化，做好记录
饮食	□进食情况	□清淡饮食、禁烟酒
护理计划单	□是否体现专科特色 □有无漏项 □是否与医嘱相符	□体现专科特色，条目内容与医嘱相符 □医嘱有变化时及时修订
护理记录单	□专项评估情况 □特殊处理	□记录专项评估情况、护理措施及效果 □记录遵医嘱监测的血压等情况 □记录特殊病情、危急值及其处理情况

（二）术前准备（见表 4-18）

表 4-18　声带息肉患者术前准备

项目	评估	处理
术前宣教沟通	□患者知识水平、接受程度 □宣教时机	□病情危重或沟通困难（受年龄、语言、知识水平所限）的患者，宣教对象应以家属为主 □各类沟通单由患者本人或授权人签署 □宣教内容包括：禁食禁饮时间、术晨穿病员服、女性长头发的处理、糖尿病/高血压患者的服药要求等
术前准备及物资准备	□手术部位皮肤准备 □物资准备 □自护技能训练 □个人卫生	□男患者剃胡须 □备写字板、纸笔，不会写字患者需进行简单手势沟通 □手术体位训练：头颈过伸仰卧位，一天两次，每次 15~30 分钟（酌情） □深呼吸及吹气球练习，以预防术后声带黏连 □发放嗓音保健相关资料 □漱口液漱口

续表

项目	评估	处理
生命体征及血糖监测	□体温/咳嗽 □血压 □血糖	□体温≥37.5℃/咳嗽咳痰，通知医生，遵医嘱处理，做好记录 □血压≥140/90 mmHg，通知医生，遵医嘱处理，做好记录 □糖尿病患者空腹血糖/随机血糖/餐后2小时血糖>11.1 mmol/L 或≤3.9 mmol/L，通知医生，遵医嘱处理，做好记录
心理状况	□评估患者情绪，应对手术的反应	□主动关心患者及家属 □对于预估治疗效果不佳、情绪异常、病情迁延不愈的患者，复评心理状况，必要时请心理卫生中心会诊
睡眠	□评估患者睡眠情况	□主动关心患者，针对担心次日手术无法入睡患者，责任护士告知医生并下助眠药医嘱
双核查	□术前检查完成度 □医疗文书准备情况	□术前一天由医疗完成，护理核查，发现阳性体征及时干预
护理记录单	□术前准备情况 □术前健康宣教落实情况	□记录术前检查是否完善 □记录遵医嘱做抗生素皮试并记录结果 □记录术前健康宣教内容

（三）手术当日（见表 4-19）

表 4-19　声带息肉患者手术当日护理

项目	评估	处理
入手术室前准备	□生命体征 □患者准备 □家属准备 □病历准备 □药物准备 □血管情况	□体温超过 37.3℃、血压≥140/90 mmHg，予以重新复测，通知医生处理 □更换干净病员服，排尽大、小便，取下活动性义齿及饰品 □关心患者、家属情绪 □检查病历资料是否齐全 □根据医嘱准备术前用药 □建立建脉通道：选择 18G~20G 留置针，穿刺于患者左手臂或左下肢；留置针敷贴固定稳妥，注意观察穿刺部位皮肤 □做好补液管理

续表

项目	评估	处理
病房—手术室之间的转运	□患者信息 □有无带药 □病历 □有无特殊物品	□做好信息交接：核对患者信息及腕带，正确填写转科交接记录单 □物资交接：病历、药物、影像学资料及其他医嘱所需物品 □做好护理记录
术后手术室/复苏室—病房之间转运	□生命体征 □皮肤 □护理文书 □特殊情况	□患者交接：核对并确认患者无误，了解手术方式、麻醉、术中及复苏过程中的情况、重点监测内容；检查患者生命体征、各通路及受压部位皮肤等 □物资交接：病历、药物、影像学资料及其他物品 □规范填写、完整记录交接记录单，双方确认无误后签字 □做好护理记录，特殊情况告知医生并详细记录
术后宣教	□患者知识水平、接受程度 □宣教时机	□宣教内容：休声、饮食、体位要求，压力性损伤、跌倒、血栓的预防，术后用药情况，观察要点及并发症预防等 □仪器设备维护：讲解氧气及监护仪等的使用注意事项，各项指标的意义
体位管理	□评估患者意识及配合程度	□麻醉未清醒取平卧位，清醒后垫枕头、床头酌情抬高，以患者感舒适体位为宜 □指导其每1~2小时翻身一次，避免骨隆突处受压过久，预防压力性损伤 □术后6小时，如患者无头昏、呕吐、乏力等不适，即可鼓励下床适当活动
饮食指导	□进食情况	□指导患者术后2小时即可饮水，术后2~4小时进食 □指导患者进食清淡、易消化的温热软食，避免辛辣刺激食物

续表

项目	评估	处理
护理评估	□体温 □血压 □脉搏 □呼吸频率 □血氧饱和度	□遵医嘱予安置心电监护、吸氧，记录生命体征 □脉搏≥120次/分，评估患者有无心悸等不适，通知医生，遵医嘱处理 □体温≥38℃，通知医生，遵医嘱予处理 □血压≥140/90 mmHg，稍后复测，如仍高，报告医生处理 □呼吸频率>20次/分、感气紧，评估患者是否有紧张等不良情绪，安抚后复测，仍有气紧，报告医生处理 □指脉氧饱和度<95%，检查监护仪线路有无异常，线路无异常告知医生处理 □体温单：正确绘制生命体征，无错误及漏项
	□专科评估（呕血/咯血、声音、进食、颈部体征、口腔情况）	□观察患者有无呕血及咯血，口中分泌物的颜色、性质及量，发现异常及时报告医生，并做好相应的处理 □观察颈部体征，有无颈部肿胀、颈围增粗等 □观察有无气紧、喉鸣、喉痛、咳痰困难等情况，发现异常应及时报告医生，并做好相应的处理 □观察声音情况，如有声嘶加重等通知医生处理 □观察进食情况，如有误咽、呛咳等通知医生处理，并做好进食进饮指导 □观察患者口腔情况，注意口腔黏膜有无损伤，有无软腭裂伤、牙齿松脱、下颌关节脱位和舌体麻木等并发症 □是否有其他异常情况，及时通知医生，遵医嘱处理，监测病情变化
	□自理能力（Barthel指数）	□见第一章第四节"自理能力的评估及处理"

续表

项目	评估		处理
	□疼痛		□见第一章第三节"疼痛的评估及处理"
	选评	□压力性损伤（Braden 量表）	□见第一章第二节"压力性损伤风险的评估及处理"
		□跌倒（跌倒坠床风险评估）	□见第一章第一节"跌倒风险的评估及处理"
用药管理	□评估药物剂量、用法、用药时间是否准确 □观察用药不良反应		□有高血压患者根据血压指导用药，做好防跌倒宣教 □遵医嘱行雾化吸入，半卧位，平静呼吸 □口服/静脉使用激素者，注意胃肠道症状观察，吸入用者注意口腔护理
心理状况	□评估患者情绪，对治疗的积极性		□见第一章第九节"心理状况的评估及处理"
护理计划单	□是否体现专科特色 □有无漏项 □是否与医嘱相符		□体现专科特色，条目内容与医嘱相符 □医嘱有变化及时修订
护理记录单	□记录频次是否符合要求 □记录内容是否全面、是否体现专科特色及病情变化 □特殊情况		□首次记录需全面、详细，包括手术时间、手术方式、回病房时间、病情、护理措施、治疗等 □使用心电监护期间至少每2小时记录一次生命体征，每班次详细记录病情，有特殊情况随时按要求记录 □遵医嘱停用心电监护及吸氧，需记录时间、病情 □记录体现专科特色，各专项评估情况、护理措施、健康教育、压力性损伤高危患者皮肤动态情况，护理措施的落实情况，特殊情况及处理

（四）术后护理（见表 4-20）

表 4-20　声带息肉患者术后护理

项目	评估	处理
术后宣教沟通	□患者知识水平、知识接受程度 □宣教时机	□病情危重或沟通困难（受年龄、语言、知识水平所限）的患者，宣教对象应以家属为主 □各类沟通单由患者本人或授权人签署 □宣教内容包括：活动要求、饮食要求、伤口的观察、功能锻炼、嗓音保健、预防便秘等
饮食指导	□患者知识水平、接受程度 □宣教时机	□饮食逐步过渡到普食 □宜温热、清淡，禁辛辣、刺激性食物
生命体征及血糖监测	□体温 □血压 □脉搏 □呼吸频率 □血糖	□体温≥38℃，通知医生，遵医嘱予处理 □血压≥140/90 mmHg ，稍后复测，如仍高，报告医生处理 □脉搏≥120 次/分，评估患者有无心慌等不适，通知医生，遵医嘱处理 □呼吸频率>20 次/分，感气紧，评估患者是否过度活动或有无紧张等不良情绪，休息后复测，仍有气紧，报告医生处理 □糖尿病患者空腹血糖/随机血糖/餐后 2 小时血糖>11.1 mmol/L 或≤3.9 mmol/L，通知医生，遵医嘱处理，做好记录 □体温单：正确绘制生命体征，无错误及漏项
疼痛管理	□疼痛评估	□见第一章第三节"疼痛的评估及处理"
用药管理	□评估药物剂量、用法、用药时间是否准确 □观察用药不良反应	□激素：口服/静脉使用者注意胃肠道症状观察，吸入用者注意口腔护理 □降压药：根据血压指导用药，做好防跌倒宣教
心理状况	□评估患者情绪，应对手术的反应	□见第一章第九节"心理状况的评估及处理"

续表

项目	评估	处理
并发症	□咯血/呕血（患者口中持续咯出新鲜血液）	□严密监测患者生命体征的变化，记录口中分泌物的颜色及量 □防止患者剧烈咳嗽和用力咯痰，以免引起创口出血 □给予颈部冷敷或冰盐水漱口 □保持静脉输液通畅，遵医嘱使用止血药物 □做好手术准备，保守治疗无效者应及时行再次手术
	□呼吸困难和窒息（进行性呼吸困难、烦躁、发绀，甚至发生窒息）	□半卧位，保持呼吸道畅通；持续吸氧，监测血氧饱和度 □协助及鼓励患者排痰和深呼吸；及时吸出口腔内分泌物，避免分泌物阻塞气道 □遵医嘱使用减轻呼吸道水肿的药物 □急救准备：做好床旁气管切开的准备 □急救配合：积极配合医生进行床旁急救
	□舌体麻木（患者自诉舌头敏感度降低）	□重视患者主诉，告知患者舌体麻木的原因是由于术中喉镜压迫舌体、舌根时间长，引起舌肌供血不足造成 □进食温冷的半流质或软食，减少咀嚼 □观察患者的吞咽情况，吞咽困难者报告医生及时处理
护理计划单	□是否体现专科特色 □有无漏项 □是否与医嘱相符	□体现专科特色，条目内容与医嘱相符 □医嘱有变化时及时修订
护理记录单	□记录频次是否符合要求 □记录内容是否全面、是否体现专科特色及病情变化 □特殊情况	□医嘱改护理级别时，需记录时间、病情 □有特殊情况，需记录病情、处理措施及效果等 □记录体现专科特色、专项评估情况、压力性损伤高危患者皮肤动态情况，护理措施的落实情况，特殊情况及处理

（五）出院护理（见表 4-21）

表 4-21　声带息肉患者出院护理

项目	评估	处理
出院健康宣教	□患者自我管理知识水平 □对健康指导的掌握程度 □出院准备度 □出院带药 □疼痛评估	□休声：避免长时间用嗓或高声喊叫，使声带充分休息 □药物管理：认识药物、定时定量服用、漏服或多服的处理 □行疼痛评估，进行针对性宣教 □门诊随访计划：随访时间、方式及内容 □嗓音训练：手术医生配合嗓音训练师共同制订 □院外异常情况就诊流程介绍 □出院结算流程介绍 □征求患者及家属意见及建议，指导其填写满意度调查表
嗓音保健	□患者对嗓音保健知识的掌握程度	□多饮水，禁烟酒、忌辛辣刺激性食物 □适当增加体育锻炼 □注意正确的发音方法，注意语速及停顿，避免长时间用嗓或高声喊叫 □使用腹式呼吸方法讲话 □练习吹气球避免声带黏连 □使用合适的音调及音量讲话
护理文书	□各项评估单完善情况 □护理记录的完善及记录质量	□护理记录续页：记录患者病情、疼痛等专项评分情况，医嘱拟出院日期、出院健康宣教内容，检查书写质量并打印 □专项评估单：高危者需完善并打印 □自理能力评估单：复评及打印 □检查并打印固定血糖记录表 □检查体温单
出院当天	□评估患者及家属出院准备度	□再次强化出院宣教内容及嗓音保健措施 □再次征求意见及建议 □发放出院证 □完善体温单及打印

第六节　慢性阻塞性肺疾病的护理程序

一、名词定义

　　慢性阻塞性肺疾病是以持续气流受限为特征的可以预防和治疗的疾病，其气流受限多呈进行性发展，与气道和肺组织对香烟烟雾等有害气体或有害颗粒的异常慢性炎症反应有关。

二、护理流程

　　（一）入院护理（见表 4-22）

表 4-22　慢性阻塞性肺疾病患者入院护理

项目	评估	处理
入院接待	□评估患者有无呼吸急促、缺氧症状等体征 □核对患者，检查人、证是否一致、齐全	□如果呼吸急促、明显气紧无力者，立即通知责任护士对症处理患者 □核对人、证一致后为患者佩戴腕带，由责任护士带至床旁 □人、证不一致时，要求患者重新办理入院手续 □证件不齐全时，要求患者补齐资料，做好登记
护理评估	□体温、脉搏、呼吸频率、血压、血氧饱和度（SpO_2）	□体温≥37.5℃，通知医生，遵医嘱处理，1小时后复评，记录，并观察患者有无寒战，必要时抽取血培养 □脉搏≥120次/分，评估患者有无心慌等不适，休息后复测 □血压≥160 mmHg，评估患者有无头晕、头痛等不适，休息后复测 □SpO_2≤90%，立即给予氧气吸入，同时通知医生处理，复测 SpO_2
	□一般情况	□评估身高、体重、意识、沟通能力、活动能力、饮食、睡眠、大小便等一般情况

续表

项目	评估		处理
	□专科评估（皮肤发绀、咳嗽咳痰情况、呼吸形态，有无胸闷、心慌、心累、气紧、乏力等）		□如有异常，及时通知医生，遵医嘱处理，监测病情变化
	□自理能力（Barthel 指数）		□见第一章第四节"自理能力的评估及处理"
	□疼痛评估		□见第一章第三节"疼痛的评估及处理"录
	选评	□压力性损伤（Braden量表）	□见第一章第二节"压力性损伤风险的评估及处理"
		□跌倒（跌倒坠床风险评估）	□见第一章第一节"跌倒风险的评估及处理"
		□非计划拔管	□见第一章第六节"非计划拔管风险的评估及处理"
宣教沟通	□患者知识水平、知识接受程度、宣教时机		□病情危重或沟通困难（受年龄、语言、知识水平所限）的患者，宣教对象应以家属为主 □介绍病室及病区环境、相关规章制度、床单元及设备的使用方法 □各类沟通单（如入院评估表、侵入性操作沟通表、高危评估项目沟通表）由患者本人或授权人签署
实验室检查（如血常规、血生化、血气、痰培养、尿常规、大便常规）	□血管情况 □检查特殊要求		□抽血要求空腹时，询问患者禁食时间，提前做好患者宣教 □抽血前问问患者是否晕血，注意抽血环境安全 □动脉血应该在患者安静休息30分钟后，在安静状态下抽取 □抽血后指导患者动、静脉采血处的正确按压方法及时间

续表

项目	评估	处理
		□痰培养：晨起/抗生素使用前清水漱口 3 次，咳出深部痰液，避免收集唾液及多次标本混入同一容器；咳痰困难者，予负压吸引收集痰标本 □留取晨尿、随机尿，晨尿为晨起第一次尿液，选用清洁中段尿液，避免大量喝水稀释尿液，留取尿量 20~50ml □大便常规：用指定容器收集新鲜大便标本，大便量不超过容器半满，避免混入尿液和污水
影像学检查（如胸部 X 线、胸部 CT）	□评估病情是否能够耐受外出检查	□外出检查的用物准备（氧气枕/瓶、心电监护等） □不耐受时，通知医生 □增强 CT 时，准备抗高压留置针

（二）在院护理（见表 4-23）

表 4-23　慢性阻塞性肺疾病患者在院护理

项目	评估	处理
意识	□是否意识模糊、呼之能应、对答切题	□有意识障碍者留陪护，通知医生，病房防跌倒、坠床、走失、自伤等，必要时保护性约束，请精神科会诊 □处于嗜睡、昏睡、昏迷状态，应检查患者瞳孔大小、对光反射、压框反射情况及进行血气分析检查 □意识模糊患者，应判断其是否有空间、时间、地点定向障碍 □有癫痫史或抽搐史，床旁备负压吸引装置及吸痰管，防窒息或误吸
体温	□体温	□病危/心电监护患者 qid 监测；普通患者入院前 3 天 qid 监测，3 天后 bid 监测 □37.1~38℃，根据小便量指导患者饮水，q4h 监测，直至降为正常 3 天后 bid 监测

续表

项目	评估	处理
		□体温≥38.1℃，遵医嘱予降温处理，39℃及以上或伴寒战，遵医嘱抽取血培养，单瓶成人抽血量8~10ml，需同时至少抽两处不同部位的血培养，并在培养瓶上备注部位(如左上肢、右下肢)，体温≥38.1℃均需定时复测、记录，q4h监测，直至降为正常3天后bid监测
呼吸形态	□呼吸频率、深度、节律、SpO_2，有无胸闷、气紧 □吸氧（吸氧依从性，氧流量、湿化） □评估有无活动后心累气紧加重	□患者主诉感胸闷心慌、气紧时，缺氧症状明显，测SpO_2 □SpO_2<95%，遵医嘱予鼻塞吸氧，如果不能维持氧饱和度，改面罩吸氧（氧流量>6 L/min） □SpO_2<90%，遵医嘱行动脉血气检查，必要时无创呼吸机辅助呼吸 □吸氧依从性低者做好宣教沟通 □口鼻干燥者指导饮水，使用润滑剂（滴鼻液或唇膏） □抬高床头，鼓励床上活动，能耐受者下床活动，指导呼吸操锻炼
呼吸道清理能力	□有无咳嗽咳痰，痰液性状、颜色、量等 □咳痰能力 □雾化有效性	□观察痰液颜色、性状、量，如有痰中带血、粉红色泡沫痰等异常，需立即告知医生 □如有咳痰困难者，应指导患者咳嗽咳痰技巧及机械辅助排痰，必要时遵医嘱雾化 □取半卧位或端坐位，雾化前后洗脸漱口，雾化后协助患者排痰，观察痰液颜色、性状、量
呼吸机使用状态	□参数（S/T模式，初始IPAP=8 cmH_2O，EPAP= 4 cmH_2O，氧浓度根据医嘱调节，潮气量6~8 ml/kg，漏气量应在20~30 L/min）	□首次使用时调好参数，按下待机键，先给患者戴好面罩，再启动 □漏气量过低提示面罩过紧，会增加CO_2潴留量；漏气量过高提示面罩过松，会降低吸氧浓度或呼吸触发延迟；鼻面罩头戴松紧度以能伸进两横指为宜
	□湿化（温度、湿度）	□观察呼吸机面罩端管路水雾情况；观察患者痰液黏稠度；根据患者体验调节温度

续表

项目	评估	处理
	□带机适应性(评估患者是否耐受,有无气紧、呼吸困难加重)	□人机对抗明显患者,做好宣教,指导患者呼吸机送气时深吸气,自然呼气;能闭口呼吸者使用鼻罩,张口呼吸者使用鼻面罩 □根据患者情况适时调整呼吸机参数
	□面部皮肤管理(是否破损)	□长期带机者可预防性使用泡沫敷料外贴保护呼吸机鼻面罩受压部位皮肤,班班交接 □已发生压力性损伤的患者根据局部情况针对性进行压力性损伤护理,更换呼吸机鼻面罩受压部位
血压	□遵医嘱监测	□观察患者有无头痛、头晕、视物模糊等症状 □血压异常者,遵医嘱使用升压药/降压药时,需每2小时复测至正常范围
疼痛	□疼痛评估 □疼痛程度、性质、部位、持续时间	□见第一章第三节"疼痛的评估及处理"
管道护理	□评估非计划拔管风险	□见第一章第六节"非计划拔管风险的评估及处理"
	□导尿管(是否固定稳妥,有无尿道口疼痛、分泌物等,小便颜色、性状及量是否正常)	□导尿管水囊固定,并用3M弹性胶布在患者大腿间用高举平台法加强固定 □导尿管护理bid,观察尿道口疼痛及分泌物 □观察小便颜色、性状及量,必要时记录24小时尿量
	□胃管(是否固定稳妥,是否在胃内、置管深度,行胃肠减压者引流物颜色、性状、量)	□胃管在鼻尖用3M弹性胶布采用工字法初始固定,并用3M弹性胶布在脸颊部采用高举平台法加强固定 □每次鼻饲前或每班次观察胃管深度 □每次鼻饲前回抽胃液,检测胃管是否在胃内,喂食温度为38~40℃,每次量约200 ml,两次鼻饲间隔时间不低于2小时,鼻饲前后用温水约20 ml冲洗胃管 □鼻饲口服药后,胃肠减压需要至少暂停30分钟 □行胃肠减压者每日记录引流物颜色、性状、量

续表

项目	评估	处理
	□PICC/CVC（是否固定稳妥、敷料情况、插管深度）	□输注液体前后用10 ml预冲液进行脉冲式冲管及封管 □每周一更换PICC/CVC敷料及接头；如输注完毕血制品或脂肪乳制品及时更换PICC/CVC接头 □敷料污染或卷边及时更换 □不使用时需每周一次管道维护 □堵管不能强力冲管，应采用尿激酶稀释液溶栓
营养管理	□完成营养风险筛查 □进食情况 □白蛋白、血红蛋白、皮脂厚度	□见第一章第七节"营养风险的筛查与处理" □白蛋白低者，遵医嘱予人血白蛋白静脉输入
用药管理	□评估药物剂量、用法、用药时间是否准确 □观察用药不良反应	□严格间隔抗生素用药时间，详见药物说明书 □抗真菌药物注意谵妄等精神症状的观察，注意与其他药物之间的相互作用，详见药物说明书 □使用激素注意观察胃肠道症状，先输注胃黏膜保护剂，再输注激素，口服激素与静脉激素不要同时使用 □输注中成药时注意患者有无过敏反应，药物间有无配伍禁忌、相互作用等 □降压药根据血压指导用药，做好防跌倒宣教
皮肤及黏膜管理	□评估皮肤清洁、湿度状况，有无压力性损伤或浸渍性皮炎 □评估口腔黏膜情况	□见第一章第二节"压力性损伤风险的评估及处理" □已患压力性损伤根据具体情况行压力性损伤护理，定期观察、复评、记录 □浸渍性皮炎应保持局部皮肤干燥，必要时采用造口护肤粉及3M液体敷料处理 □高危因素改变时，及时复评 □指导能自理的患者定期刷牙 □不能自行刷牙者，行口腔护理，有感染者遵医嘱予漱口水含漱
跌倒/坠床管理	□评估跌倒/坠床风险	□见第一章第一节"跌倒风险的评估及处理"

续表

项目	评估	处理
胃肠道症状	□评估有无腹泻，记录大便次数，排出物的性状、颜色及量，腹泻患者评估肛周皮肤情况 □是否发生腹胀、便秘等情况，持续时间及伴发症状，评估进食情况	□遵医嘱对症处理，及时追踪复评，做好饮食指导 □腹泻查大便培养/涂片查菌群比（直接将大便置于干净干燥的容器内） □严重腹泻患者注意使用皮肤保护剂保护肛周皮肤 □腹胀患者使用小茴香热敷腹部或行床旁超声波导入（胃肠宁）治疗
心理状况	□心理状况评估	□见第一章第九节"心理状况的评估及处理"

（三）出院/转院/转科（见表 4-24）

表 4-24　慢性阻塞性肺疾病患者出院/转院/转科

项目	评估	处理
出院指导	□患者自我管理知识水平 □对健康指导的掌握程度 □出院准备度 □出院带药	□药物管理（认识药物、正确服药、漏服或多服的处理） □自我管理（起居有常、戒烟、避免花粉及刺激性气体吸入、换季及时增减衣物，饮食以优质蛋白、高维生素、适量脂肪、适量膳食纤维、低碳水化合物的食物为主，家庭氧疗大于 15 小时/天，增加体质锻炼及呼吸功能锻炼，预防感染、疫苗接种） □主管医师门诊时间表（随访时间、方式及内容） □院外异常情况就诊流程介绍 □发放出院证 □出院结算流程介绍 □完成出院患者满意度调查
转科	□患者及家属转科意愿 □患者病情	□护理文书的转科交接 □保持呼吸道通畅，维持生命体征和静脉通道
转院	□患者病情稳定性 □患者转院需求	□做好出院指导（如上） □协助家属联系转院车辆

（四）特殊检查（见表4-25）

表4-25　慢性阻塞性肺疾病患者特殊检查

检查项目		检查时机	注意事项
病原体检查	血标本病原体常规检查（真菌、支原体和结核分枝杆菌）	□病情需要时	□真菌（G）试验：空腹静脉血，使用G试验专用采血管采3~5 ml □曲霉菌（GM）试验：采血3~5 ml □结核感染T细胞γ干扰素释放试验：采静脉血4~6 ml □肺炎支原体抗体：采静脉血4 ml
	血培养	□当患者体温≥39℃或寒战过程中	□培养瓶瓶盖需要消毒，单瓶成人抽血量8~10 ml，需同时至少抽两处不同部位的血培养，并在培养瓶上备注部位（如左上肢、右下肢）
	痰培养	□病情需要时	□痰培养：接标本前清水漱口，咳出深部痰液，避免收集唾液及多次标本混入同一容器
实验室检查（如血常规、血生化、尿常规、大便常规、血气分析）		□病情需要时	□抽血要求空腹时，询问患者禁食时间，提前做好患者宣教，除干燥试管以外的采血管采血后均需将血与抗凝剂混匀 □留取晨尿、随机尿，晨尿为晨起第一次尿液，选用清洁中段尿液，避免大量喝水稀释尿液，留取尿量20~50 ml □大便常规：用指定容器收集新鲜大便标本，大便量不超过容器半满，避免混入尿液和污水
胸部X线检查		□病情需要时	□检查时需穿单层棉质内衣，取下所有金属饰物
胸部CT检查		□病情需要时	□增强CT需确定知情同意 □检查前一周不能吃含硫黄或重金属药物，避免伪影 □检查时需穿单层棉质内衣，取下检查部位所有金属类异物 □检查时保持呼吸平稳，并遵医生指令屏气

续表

检查项目	检查时机	注意事项
肺功能检测	□病情需要时	□血压不稳定或者心脏病发作的人暂时不能做肺功能检查 □在检查肺功能前，要调整呼吸，等呼吸稳定后再接受检查 □检查时要配合医生的要求做检查
纤支镜检测	□病情需要时	□术前禁食、凝血常规、血常规、胸部 CT、心电图（有服抗凝药的在病情允许情况下停药 1 周） □术后 2 小时喝温水，无呛咳后予流质饮食，再到软食 □术后正确咳嗽方法
超声波检测	□病情需要时	□腹部 B 超需空腹 8 小时，根据需要，检查前保持膀胱充盈

第七节 慢性阻塞性肺疾病急性加重期的护理程序

一、名词定义

慢性阻塞性肺疾病急性加重期是一种急性起病的过程，慢性阻塞性肺炎患者呼吸系统症状出现急性加重（典型表现为呼吸困难、咳嗽、痰量增多和／或痰液呈脓性），超出日常的变异，并且需要改变药物治疗。

二、护理流程

（一）入院护理（见表 4-26）

表 4-26　慢性阻塞性肺疾病急性加重期患者入院护理

项目	评估	处理
入院接待	□确认患者的基本信息及情况 □人、证是否一致、齐全	□通知责任护士和医生与转送医护人员一起交接患者 □人、证不一致时，要求患者、家属补齐资料，做好登记
护理评估	□心率、血压、脉搏、呼吸频率、血氧饱和度（SpO_2）、体温 □意识、瞳孔 □氧疗或呼吸支持方式 □管道 □药物	□心率≤60 次/分或心率≥120 次/分，评估患者意识状态，有无心悸等不适，并复测，复测仍异常时通知医生，立即给予相应处理 □血压≤90/60 mmHg 或血压≥140/90 mmHg，评估患者有无头晕、疼痛等不适，并复测，仍异常时通知医生，立即给予相应处理 □SpO_2≤90%，检查患者氧疗或呼吸支持情况，保持气道通畅，同时通知医生处理，复测 SpO_2 □体温≥38.5℃，通知医生，立即降温处理 □意识障碍或/和瞳孔异常，通知医生，给予相应处理 □遵医嘱处理其他需要处理的异常情况 □妥善固定各种管道 □正确使用药物
	□一般情况	□评估身高、体重、意识、沟通能力、活动能力、饮食、睡眠、大小便等一般情况
	□专科评估（呼吸功能：呼吸频率、节律、深度、呼吸方式、血氧饱和度、肺容积、呼吸动力学、呼吸肌功能、血气分析；循环功能：心率、心律、血压、心功能、出入量；肝功能：电解质、血氨；肾功能：血肌酐、小便	□如有异常，及时通知医生，遵医嘱处理，监测病情变化

续表

项目	评估	处理
	量；脑功能：意识状况、神经精神症状，有无肺性脑病或脑出血表现；凝血功能：有无皮肤、消化道、呼吸道出血；胃肠功能：有无恶心、呕吐、反流、误吸、腹痛、腹胀、腹泻、便秘等；肺部感染：呼吸、咳嗽、咳痰情况，有无发热、胸痛、气紧、乏力等）	
	□自理能力（Barthel 指数）	□见第一章第四节"自理能力的评估及处理"
	□疼痛评估	□见第一章第三节"疼痛的评估及处理"
	□镇静（RASS 评分）	□见第一章第八节"镇静状态的评估与处理"
	□Glasgow 昏迷评分	□镇静患者，不适用 Glasgow 昏迷评分 □最高分 15 分，提示意识清楚；12~14 分，提示轻度意识障碍；9~11 分，提示重度意识障碍；8 分及以下，提示昏迷 □有意识障碍者通知医生，并防跌倒、坠床、自伤等，必要时保护性约束，请精神科会诊 □处于嗜睡、昏睡、昏迷状态，应检查患者瞳孔大小、形状及变化 □意识模糊患者，应判断其是否有空间、时间、地点定向障碍 □有癫痫史或抽搐史患者，应防自伤及误吸
	□谵妄评估	□RASS 评分≤-4 分，不评谵妄 □患者发生谵妄，及时告知医生，遵医嘱处理，并做好家属的沟通，必要时请家属陪护

续表

项目	评估		处理
	选评	□压力性损伤（Braden量表）	□见第一章第二节"压力性损伤风险的评估及处理"
		□跌倒（跌倒/坠床风险评估）	□见第一章第一节"跌倒风险的评估及处理"
		□营养评估	□见第一章第七节"营养风险的筛查与处理"
		□非计划拔管	□见第一章第六节"非计划拔管风险的评估及处理"
		□血栓风险评估	□见第一章第五节"静脉血栓风险的评估及处理"
宣教沟通	□患者及家属知识水平、知识接受程度、宣教时机		□病情危重或沟通困难（受年龄、语言、知识水平所限）的患者，宣教对象应以家属为主 □各类沟通单（如入院评估表、侵入性操作沟通表、高危评估项目沟通表）由患者本人或授权人签署
实验室检查（如血常规、动脉血气分析、痰培养、尿培养）	□检查特殊要求		□向清醒患者做好解释，保证抽血环境安全 □收集痰液标时勿将漱口水，口腔、鼻咽分泌物混入痰液中 □无力咳嗽者或不配合者可采用吸痰器留取痰标本，操作时严格执行无菌技术，并做好职业防护 □痰标本采集后在2小时内送检 □留取尿培养时严格无菌操作
影像学检查（如X线、CT、MRI）	□评估病情是否能够耐受外出检查		□外出检查的用物准备（氧气瓶或转运呼吸机、心电监护仪、转运急救箱等） □不具备转运条件的患者，不可强行进行，应待病情平稳，再次评估安全后转运 □增强CT时，准备抗高压留置针 □使用血管活性药物时，护士应陪同前往

（二）在院护理（见表 4-27）

表 4-27　慢性阻塞性肺疾病急性加重期患者在院护理

项目	评估	处理
生命体征	□体温（q4h 监测） □心率或脉搏 □呼吸（频率、节律和深度） □血压	□持续心电监护，氧疗或呼吸循环支持，发现异常及时通知医生处理 □体温 38.5℃及以上，通知医生，遵医嘱予物理降温或药物降温 □39℃及以上或伴寒战，遵医嘱抽取血培养，单瓶成人抽血量>10 ml，需同时至少抽两处不同部位的血培养，并在培养瓶上备注部位（如左上肢、右下肢、导管血或外周血） □物理降温或药物降温后半小时监测体温
意识	□神志是否清楚，有无肺性脑病 □瞳孔形状、大小、对光反射	□有意识障碍者及时通知医生处理，并防跌倒、坠床、自伤等，必要时保护性约束 □出现意识障碍及瞳孔异常时及时通知医生，并备好抢救物资及设备
呼吸形态	□频率、节律、呼吸状态，SpO$_2$，有无胸闷、气紧、发绀，血气分析 □评估呼吸运动，有无活动后心累气紧加重	□患者主诉感胸闷、心慌、气紧时，缺氧症状明显，通知医生处理 □氧疗时 SpO$_2$<90%，通知医生，遵医嘱行动脉血气检查，必要时呼吸机辅助呼吸 □吸氧或无创通气依从性低者做好宣教沟通，指导患者缩唇呼吸及腹式呼吸 □有创机械通气时，遵医嘱给予适当镇痛镇静 □保持呼吸道通畅，及时清除呼吸道分泌物 □保持呼吸机管道通畅，及时处理呼吸机冷凝水 □口鼻干燥者指导饮水，使用润滑剂（滴鼻液或唇膏） □抬高床头，鼓励床上活动，能耐受者下床活动，指导呼吸锻炼
呼吸道清理能力	□有无咳嗽、咳痰，痰液性状、颜色、量等 □咳痰能力 □雾化（雾化有效性）	□置患者半卧位，指导患者有效咳嗽、咳痰 □观察痰液颜色、量，如有痰中带血、粉红色泡沫痰等异常，需立即告知医生 □咳痰困难者，应指导患者咳嗽、咳痰及机械辅助排痰，必要时遵医嘱雾化或吸痰 □雾化后漱口，并协助患者排痰，观察痰液性状和量

续表

项目	评估	处理
有创呼吸机使用状态	□参数（模式、潮气量、氧浓度等）	□根据患者病情和血气分析结果动态调节呼吸机参数 □监测患者潮气量、呼吸频率、气道压力等
	□通气效果（意识状态、生命体征、呼吸状态、血气分析、人机协调等）	□监测患者意识、瞳孔、生命体征、血氧饱和度有无改善 □观察患者呼吸频率、节律是否与呼吸机同步 □监测潮气量、气道压力等指标 □听诊双肺呼吸音 □动态观察血气分析
	□人工气道	□妥善固定气管导管，保持气管导管处于正确的位置 □加强气道温化、湿化，及时倾倒呼吸机管道冷凝水 □及时清除呼吸道分泌物，保持气道通畅 □口腔护理 qid □及时清除声门下分泌物 □监测插管深度及气囊压力
	□镇痛、镇静	□见第一章第八节"镇静状态的评估与处理"
	□早期活动	□根据患者病情及耐受情况制订康复训练计划 □不能自主活动者给予被动肢体活动 □鼓励患者主动运动，指导患者床上活动，病情允许时协助患者下床活动
	□有创通气相关并发症（通气不足、通气过度、气压伤、心血管抑制、肺部感染等）	□出现通气不足或通气过度，立即通知医生调节呼吸机参数或根据患者病情行相关处理 □出现低血压，立即通知医生处理 □观察有无气压伤（气胸、纵隔气肿、皮下气肿）发生，出现气压伤立即通知医生处理 □严格执行呼吸机相关性肺炎（VAP）防控措施，预防 VAP

续表

项目	评估	处理
无创呼吸机使用状态	□参数（模式、潮气量、吸气压力、呼气压力、氧浓度、漏气量等）	□首次使用时调好参数，按下待机键，先给患者戴好面罩，再开机，刚上无创呼吸机患者人机对抗反应可能较明显，可调节升压延迟时间为5分钟，提高患者适应性 □漏气量过低提示面罩过紧，高潮气量会增加 CO_2 潴留量
	□湿化（温度、湿度）	□根据患者体验调节温度
	□通气效果（意识状态、生命体征、呼吸状态、血气分析、人机协调等）	□使用鼻罩时要闭合嘴唇，张口呼吸者使用鼻面罩 □指导患者深呼吸、有效咳嗽、咳痰 □监测患者意识、瞳孔、生命体征、血氧饱和度有无改善 □观察患者呼吸频率、节律是否与呼吸机同步 □监测潮气量、漏气量、动脉血气分析等指标，听诊双肺呼吸音 □当出现人机对抗、呼吸困难加重、意识障碍时及时通知医生处理
	□镇痛、镇静	□见第一章第八节"镇静状态的评估与处理"
	□无创通气相关并发症（胃肠胀气、面部压伤、口咽干燥、误吸、排痰障碍、幽闭症等）	□指导患者用鼻吸气，用嘴呼气，避免张口呼吸，减少吞咽动作，必要时胃肠减压 □无创面罩松紧适宜，面部受压部位予减压贴保护 □指导患者咳嗽、咳痰，协助患者排痰，必要时吸痰 □应取半卧位，避免在通气时进食、饮水，以免引起误吸 □加强气道温、湿化（及时倾倒冷凝水），协助患者饮水 □加强心理护理和健康宣教，减轻患者焦虑、恐惧，提高人机协调性

续表

项目	评估	处理
	□口腔黏膜情况 □患者自理能力	□指导能自理患者刷牙 □不能自行刷牙者，行口腔护理，有感染者遵医嘱予漱口水含漱，无创呼吸机带机患者应在 SpO_2 ≥90%或呼吸稳定时做口腔护理
	□康复训练	□指导患者呼吸锻炼（如深呼吸、腹式呼吸、缩唇式呼吸等） □不能自主活动者给予被动肢体活动 □鼓励患者主动运动，根据病情及耐受情况合理安排运动
氧疗状态	□氧疗方式、氧浓度或氧流量、湿化 □氧疗效果 □呼吸道清理能力 □康复训练	□监测患者意识、瞳孔、生命体征、血氧饱和度 □观察患者呼吸频率、节律；听诊双肺呼吸音，动态观察动脉血气分析 □观察有无缺氧及 CO_2 潴留的症状和体征，当鼻导管和面罩氧疗不能改善血氧含量或 CO_2 潴留时，应及早进行机械通气治疗 □指导患者有效咳嗽、咳痰，咳痰困难者加强气道湿化、雾化，必要时吸痰 □指导患者深呼吸、缩唇呼吸、腹式呼吸等呼吸功能训练 □加强健康宣教，指导肢体功能锻炼，提高患者自理能力
用药管理	□评估药物剂量、用法、用药时间是否准确 □药物配伍禁忌及不良反应	□严格间隔抗生素用药时间，详见药物说明书 □使用激素注意胃肠道症状观察，先输注胃黏膜保护剂，再输注激素 □抗真菌药物注意谵妄等精神症状观察，注意与其他药物之间的相互作用，详见药物说明书 □吸入糖皮质激素后应充分漱口，保持口腔清洁 □注意药物配伍禁忌，观察用药疗效及不良反应
营养管理	□进食情况 □白蛋白、血红蛋白、皮脂厚度	□营养不良者进行饮食指导，必要时进行营养科会诊 □高碳酸血症患者，应适当控制糖类的摄入，防止加重 CO_2 潴留

续表

项目	评估	处理
		□不能进食者给予肠内营养，注意观察有无胃潴留、恶心、呕吐、腹胀、腹泻等 □对不能实施肠内营养患者给予肠外营养，注意观察肠外营养的并发症，监测营养指标和血糖变化
管道护理	□评估非计划拔管风险	□见第一章第六节"非计划拔管风险的评估及处理"
	□导尿管(是否固定稳妥，有无尿道口异常，有无分泌物、疼痛等，小便量、色及性状是否正常）	□予以二次固定，妥善固定导尿管 □导尿管护理 bid，观察尿道口及分泌物 □每日评估是否可以拔管
	□胃管(是否固定稳妥，因进食困难者安置胃管，护士应每次鼻饲前或每班次观察插管深度，胃肠减压的患者观察胃肠减压液体量、性状、颜色）	□予以二次固定，妥善固定胃管 □鼻饲前确认胃管是否在胃内，回抽胃液 □喂食温度为 38~40℃，每次量约 200 ml，两次鼻饲间隔时间不低于 2 小时，持续肠内营养泵滴注时每 2~4 小时用温开水冲洗管道，鼻饲结束后用温水约 20 ml 冲洗管道 □管喂给药后，胃肠减压至少需要暂停 30 分钟 □一次性肠内营养装置应每天更换，每日评估是否可以拔管
	□PICC/CVC（是否固定稳妥、敷料情况、插管深度）	□输注完毕后正确封管 □不使用时需定期进行管道维护 □堵管时不能强力冲管，应请静疗专科护士进行评估，给予相应处理措施 □每日评估是否可以拔管
皮肤管理	□评估皮肤清洁、湿度状况，有无压力性损伤或潮湿性皮炎	□高危患者评难免压力性损伤，贴标识，与家属沟通、签字，严格执行翻身计划，必要时使用气垫床预防压力性损伤，保持皮肤清洁、干燥，受压部位皮肤使用减压敷料预防压力性损伤

续表

项目	评估	处理
		□已患压力性损伤应由管床护士与伤口护士共同制订处理方案，定期换药，每班交接，做好评估和记录 □潮湿性皮炎应保持局部皮肤清洁干燥，必要时使用皮肤保护膜及红外线烤灯治疗 □新发预期或非预期压力性损伤做好上报和持续质量改进
跌倒/坠床预防管理	□评估跌倒/坠床风险	□高危患者做好健康宣教及标识，必要时予保护性约束，定期复评 □见第一章第一节"跌倒风险的评估及处理"
血栓预防	□评估高危因素	□见第一章第五节"静脉血栓风险的评估及处理"
心理状况	□评估患者情绪，对治疗的积极性	□见第一章第九节"心理状况的评估及处理"

（三）出院/转院/转科（见表 4-28）

表 4-28　慢性阻塞性肺疾病急性加重期患者出院/转院/转科

项目	评估	处理
出院指导	□患者自我管理知识水平 □对健康指导的掌握程度 □出院准备度 □出院带药	□戒烟、避免接触有害粉尘、气体等，预防呼吸道感染 □遵医嘱正确用药，掌握药物吸入技术 □讲解家庭氧疗的重要性和必要性，指导正确氧疗的方法和注意事项：每天低流量吸氧（氧流量1~2 L/min）15 小时以上，夜间睡眠时不中断氧疗，并注意用氧安全 □保持规律生活和乐观情绪，坚持循序渐进的功能锻炼 □自我病情监测（监测内容及方法，自我监测日记，预防感染，疫苗接种） □门诊随访计划（随访时间、方式及内容） □院外异常情况就诊流程介绍 □出院结算流程介绍

续表

项目	评估	处理
转科	□患者及家属转科意愿 □患者病情	□护理文书的转科交接单 □保持各类管道妥善固定,维持生命体征和静脉通道
转院	□患者病情稳定性 □患者转院需求	□做好出院指导(同上) □完善护理病历资料,准备好转院交接事宜

(四)特殊检查(见表 4-29)

表 4-29　慢性阻塞性肺疾病急性加重期患者辅助检查

检查项目		检查时机	注意事项
病原体检查	血标本病原体常规检查(真菌、支原体和结核分枝杆菌)	□入院时,病因未明确,治疗后疗效复查	□真菌(G)试验:使用 G 试验专用采血管采空腹静脉血 3~5 ml □曲霉菌(GM)试验:采血 3~5 ml □结核感染 T 细胞 γ 干扰素释放试验:采静脉血 4~6 m □肺炎支原体抗体:采静脉血 4 ml
	血培养	□当患者体温≥39℃或寒战过程中	□培养瓶瓶盖需要消毒,单瓶成人抽血量>10 ml,需同时至少抽两处不同部位的血培养,并在培养瓶上备注部位(如左上肢、右下肢、导管血、外周血),血培养时间一般为 5 天
	痰培养	□入院时,反复咳痰病因却未明确	□采集标本前,刷牙,取出义齿,清水漱口 3 次,嘱患者用力咳嗽,多次标本不要混入同一容器,咳痰困难者,可用灭菌用水雾化帮助排痰
	尿常规	□入院时,怀疑尿路感染者	□留取随机尿、晨尿,晨尿为晨起第一次尿液,选用清洁中段尿液,避免大量喝水稀释尿液,留取尿量 20~50 ml

续表

检查项目	检查时机	注意事项
大便培养/涂片查菌群比	□入院时，患者感染伴腹泻者	□直接将大便置于干净干燥的容器内 □直肠拭子：将拭子插入肛门，轻轻旋转拭子从直肠陷凹处取样
胸腹水培养	□肺部感染伴胸腹水但病因未明确时	□采用无菌试管、注射器、无菌瓶等，怀疑有细菌感染的培养液推荐接种于血培养瓶，每瓶接种8~10 ml
分泌物、脓液、导管培养	□肺部感染伴管道皮肤周围分泌物异常者（分泌物增多、脓性分泌物等）	□创面分泌物拭子：将拭子插入病损深部并紧贴病损边缘处取样 □伤口脓液：用无菌生理盐水拭去表面分泌物再取 □导管标本：采用无菌剪刀剪下末端，对于5~8 cm的导管，剪下从管尖到皮肤面3~5 cm的导管；对于20 cm以上的导管，用两个管分装两端3~5 cm
其他	□病情需要时	□血气分析、X线、CT、MRI

第八节　肺癌围手术期（肺叶切除）的护理程序

一、名词定义

围手术期是指围绕手术的一个全过程。具体指从确定手术开始直到与这次手术有关的治疗基本结束为止，时间在术前 5~7 天至术后 7~12 天。

肺叶切除是指按解剖结构分叶，行一叶切除。

二、护理流程

（一）入院护理（见表4-30）

表4-30 肺癌围手术期（肺叶切除）患者入院护理

项目	评估	处理
入院接待	□评估患者有无呼吸急促、缺氧症状等体征 □是否人、证一致、资料齐全	□如果呼吸急促、明显气紧无力者，立即通知责任护士对症处理 □人、证不一致/资料不齐时，要求患者补齐资料，做好登记
护理评估	□体温、血压、脉搏、呼吸频率、血氧饱和度（SpO_2）	□37~38℃，指导患者饮水 □38.1~38.5℃，通知医生，予温水擦浴，冰袋物理降温 □38.5~39℃，通知医生，药物降温 □39℃及以上或伴寒战，遵医嘱用药和抽取血培养，每日监测体温q4h，至降为正常3天后改bid监测 □脉搏≥100次/分，患者有心慌不适症状，通知医生，做心电图或安置心电监护，抽血查生化，明确是否有电解质紊乱导致心律失常，遵医嘱用药 □呼吸频率≥24次/分或SpO_2<95%，有呼吸困难、气紧、胸闷不适症状，通知医生，给予氧气吸入 □血压≥140/90 mmHg，通知医生遵医嘱用药，询问病员有无症状，密切监测血压变化，做好记录 □遵医嘱处理其他需要处理的异常情况
	□一般情况	□评估身高、体重、意识、沟通能力、活动能力、饮食、睡眠、大小便等一般情况
	□专科评估（呼吸、咳嗽、咳痰情况，有无胸痛、气紧、乏力等；检查：胸部CT、MRI等）	如有异常，及时通知医生、遵医嘱处理，监测病情变化
	□自理能力（Barthel指数）	□见第一章第四节"自理能力的评估及处理"

续表

项目	评估		处理
	□心理评估		□见第一章第九节"心理状况的评估及处理"
	□疼痛评估		□见第一章第三节"疼痛的评估及处理"
	选评	□压力性损伤（Braden量表）	□见第一章第二节"压力性损伤风险的评估及处理"
		□跌倒（跌倒坠床风险评估）	□见第一章第一节"跌倒风险的评估及处理"
		□营养评估	□见第一章第七节"营养风险的筛查与处理"
		□VTE 风险评估	□见第一章第五节"静脉血栓风险的评估及处理"
宣教沟通	□患者知识水平、知识接受程度、疾病了解程度		□病情危重或沟通困难（受年龄、语言、知识水平所限）的患者，宣教对象应以家属为主 □各类沟通单（如入院评估表、侵入性操作沟通表、高危评估项目沟通表）由患者本人或授权人签署
实验室检查（如肝、肾功能，血常规）	□血管情况 □检查特殊要求		□抽血要求空腹时，提前做好患者宣教 □抽血前询问患者是否晕血，注意抽血环境安全 □血管情况极差者，可考虑留置 CVC 或 PICC
影像学检查（如CT、MRI等）	□评估病情是否能够耐受外出检查		□外出检查时根据病情准备用物（氧气枕、心电监护等） □不耐受时，通知医生

（二）在院护理（见表4-31）

表4-31 肺癌围手术期（肺叶切除）患者在院护理

项目	评估	处理
生命体征	□体温、脉搏、呼吸频率、血压	□同入院护理
呼吸道管理	□有无咳嗽、咳痰，观察痰液性状、颜色、量等 □评估 SpO_2	□术前戒烟2周 □口鼻干燥者指导饮水，使用润滑剂（滴鼻液或唇膏） □鼓励床上活动，能耐受者下床活动，指导呼吸功能训练 □氧疗患者相关宣教
用药管理	□评估药物剂量、用法、用药时间是否准确 □观察用药不良反应	□严格间隔抗生素用药时间，详见药物说明书；其他药物按照药物作用有序输入 □抗真菌药物注意谵妄等精神症状观察，注意药物配伍禁忌，详见药物说明书 □降压药根据血压指导用药，做好防跌倒宣教
液体管理	评估液体种类、量、速度	□根据病情选择合适部位、血管进行穿刺 □巡视病房、保证输液通畅 □观察有无输液反应，出现输液反应，停止输液，通知医生处理
血栓预防	□评估高危因素	□同入院护理
疼痛	□疼痛程度、性质、部位、持续时间	□同入院护理
营养管理	□进食情况 □白蛋白、血红蛋白、皮脂厚度	□见第一章第七节"营养风险的筛查与处理" □进行饮食指导，必要时请营养科会诊，指导进高热量、高维生素、高蛋白食物，不能进食的患者给予补液，维持水电解质平衡 □进食困难者，可给予鼻饲，必要时予静脉营养支持

续表

项目	评估	处理
心理状况	□评估患者情绪，对治疗的积极性	□主动关心患者及家属 □对于病情加重治疗不佳、情绪异常、病情迁延不愈的患者，评估心理状况，必要时请心理卫生中心会诊
术前准备	□评估患者呼吸训练操掌握程度 □能否正确使用呼吸训练器 □床上解大、小便的接受程度 □评估患者的进食情况（合理、均衡）	□术前宣教（视频，示教） □术前戒烟2周，女性患者关注患者行经期 □配合医生完成各项术前检查（血常规，肝肾功能，输血全套，胸、腹部CT，头部MRI，骨扫描，痰标本的采集等） □呼吸训练操及呼吸训练器每天练习3次，每次15~20分钟，宣传术后咳痰的重要性，指导有效的咳嗽、咳痰；痰多者每日体位引流2~3次；遵医嘱使用抗生素、祛痰药和雾化吸入 □指导进食高热量、高维生素高蛋白食物，不能进食的患者给予补液，维持水、电解质平衡 □术前2~3日指导患者床上大、小便 □术前一日合血，查看术区皮肤是否完好，是否做术区标记，术前禁食8小时、禁饮4小时，术晨漱口、取下活动义齿交予家属保管，更换病员服 □入睡困难者遵医嘱给予安眠药 □术晨准备病历和胸部CT、MRI片子，术中用药等，交于接手术患者工作人员带入手术室
术后护理	□生命体征 □呼吸状态 □引流管情况 □伤口情况 □疼痛情况大、小便 □床上解的接受程度 □评估患者的进食情况（合理、均衡）	□患者由ICU转回病房，转科交接 □取合适体位，观察生命体征 □氧气吸入3 L/min，测SpO_2，不能随意调节氧流量 □根据病情指导进饮进食 □指导有效咳嗽咳痰 □固定引流管道，防反折、牵拉、移动，避免管道脱落 □出汗多患者及时更换衣服
管道护理	□评估非计划拔管风险	□见第一章第六节"非计划拔管风险的评估及处理"

续表

项目	评估	处理
	评估胸腔闭式引流管(是否固定稳妥，是否密闭，引流瓶是否低于引流管胸腔出口，观察胸腔引流颜色、性质、量，水柱是否随呼吸波动)	□班班交接，患者取半卧体位，1~2 小时从上而下挤压引流管 □每周更换引流瓶两次，引流液为脓液每天更换 □引流量为鲜红色，每小时引流量 100 ml，连续 3 小时，疑为活动性出血，及时通知医生，做好二次手术止血准备 □管道意外脱落时先用手捏闭伤口皮肤，消毒后用凡士林纱布密闭，协助医生进一步处理 □做好记录，记录 24 小时引流量
	□导尿管(是否固定稳妥，有无尿道口异常，有无分泌物、疼痛等，小便量、色及性状是否正常)	□导尿管护理 bid，观察尿道口及分泌物
伤口护理	评估伤口（伤口性质、合适换药时机、换药技术、选择合适敷料，观察伤口有无渗液、渗血）	□严格无菌操作 □无菌伤口无特殊情况术后 3~5 天换药一次 □感染伤口，分泌物较多应每天换药 □新鲜肉芽创面隔术后 1~2 天换药一次 □放置有卷烟引流条术后 1~2 天换药，每次换药后适时向外退出到暴露面 □橡皮引流管伤口，术后 3~5 天换药，引流 3~5 天更换或拔除 □术后伤口有渗血、渗液随时换药，不同性质伤口消毒顺序不同 □加强营养，监测糖尿病患者血糖，控制血糖在理想范围
胃肠道护理	□评估有无恶心、呕吐、腹泻，记录次数，排出物的性状、颜色及量，腹泻患者评估肛周皮肤情况	□遵医嘱对症处理，及时追踪复评，做好饮食指导 □如果胀气，可推荐患者使用小茴香热敷腹部，指导患者限制饮水量，观察小便量，通知医生对症处理 □便秘患者可予低聚果糖 qd 50 g/200 ml 温水口服，必要时给予不保留灌肠

续表

项目	评估	处理
	□是否发生腹胀、便秘等情况，持续时间及伴发症状，评估进食情况	□严重腹泻患者注意使用皮肤保护剂保护肛周皮肤 □腹泻查大便培养/涂片查菌群比（直接将大便置于干净干燥的容器内）
术后并发症管理	□心律失常	□安置心电监护，观察心率、心律变化，询问患者有无自觉症状 □遵医嘱用药，静脉泵入胺碘酮时防药物外渗；观察心律及心率，若心率低于 80 次/分停止泵入 □监测电解质，指导低钾患者进食富含钾的蔬菜水果如玉米、香蕉等
	□肺不张、肺部感染	□术后常规低、中流量吸氧，必要时面罩吸氧 □鼓励患者早期进行呼吸功能锻炼，定时协助患者进行有效的咳嗽排痰，早期鼓励患者下床活动，促进残余肺肺膨胀 □当患者因疼痛无法有效咳痰时可给予有效止痛 □如确诊肺部感染，应根据痰细菌培养结果选用敏感抗生素
	□出血	□观察患者的血压、脉搏、心率、血氧饱和度变化，注意有无血压进行性下降、脉搏细速、四肢湿冷和肢端发绀，以及精神烦躁等早期低血容量性体克征象 □给予半卧位，保证胸腔引流管通畅，严密观察胸腔引流液的量及性质，术后当日引流量大于 500 ml 或达到每小时 150 ml，持续 2 小时以上，引流出鲜红色或红色液体，性质较黏稠，易凝血，则考虑胸腔内有活动性出血，经保守治疗无效后，协助医生做好剖胸止血术的 准备
	□支气管胸膜瘘	□密切监测病情变化，如可疑发生支气管胸膜瘘时，及时向医生报告

续表

项目	评估	处理
		□加强呼吸道管理，鼓励并协助患者咳嗽咳痰；痰液无法自行咳出可行纤支镜吸痰；出现呼吸衰竭应及时行气管插管或气管切开，定期吸痰 □支气管胸膜瘘的治疗周期较长，充分引流至关重要，保持胸腔闭式引流管通畅，避免引流管脱落或堵塞 □积极抗感染治疗 □指导患者高蛋白饮食，对于进食差的患者，应注意补充营养物质，维持水、电解质平衡，必要时给予输注白蛋白、血浆以改善患者营养状况

（三）出院/转院/转科（见表4-32）

表4-32　肺癌围手术期（肺叶切除）患者出院或转院（科）

项目	评估	处理
出院指导	□患者自我管理知识水平 □对健康指导的掌握程度 □出院带药	□药物管理（认识药物、准时准量、储存方式） □自我管理（检测内容及方法、自我检测日记、预防感染、华法林服用者定期复查凝血酶原时间） □门诊随访计划（随访时间、方式及内容） □院外异常情况就诊流程介绍
转科	□见转科交接单	□填写转科交接单 □根据患者病情选择合适的转运工具，必要时准备急救物资及药品 □转运过程中密切观察患者病情变化，保持氧气管、引流管、静脉通道通畅，妥善固定 □病情及皮肤等交接

（四）特殊检查（见表4-33）

表4-33　肺癌围手术期（肺叶切除）患者特殊检查

检查项目	检查时机	注意事项
美蓝试验	诊断支气管胸膜瘘时	无

第九节　肺动脉血栓清除+肺动脉内膜剥脱术的护理程序

一、名词定义

肺栓塞是指肺静脉系统中的异常物质（如血栓等），经过右心进入肺动脉或其分支，造成肺动脉部分或大部分阻塞，甚至全部阻塞，影响肺部血液流通和气体交换，引起一系列呼吸循环症状的一种病症。其包括肺血栓栓塞症、脂肪栓塞综合征、羊水栓塞、空气栓塞、肿瘤栓塞等，其中肺血栓栓塞症是最常见的。

肺动脉血栓清除+肺动脉内膜剥脱术是治疗急性和慢性肺血栓栓塞症的手术方法，即在深低温体外循环下切开肺动脉摘出血管内栓子。

二、护理流程

（一）入院护理（见表4-34）

表4-34　肺动脉血栓清除+肺动脉内膜剥脱术患者入院护理

项目	评估	处理
入科交接	□评估患者病情，如体外循环时间长短、深低温停循环时间长短、肺血栓清除程度、术毕肺动脉平均压力等 □确认患者身份，患者实际入住床位与HIS系统床位信息是否一致 □患者物资齐全，如病历资料、CT报告单、衣服等	□为深低温停循环时间长的患者准备复温毯及亚低温治疗仪；术中止血困难者，密切观察引流量；肺动脉压力高的患者准备扩肺血管药物及一氧化氮气道吸入等处理 □确保患者与HIS系统床位信息一致，床位信息和患者信息一致 □物资不齐时，要求手术医生、患者家属患者补齐相关资料
护理评估	□体温、血压、心率、血氧饱和度（SpO_2）、平均肺动脉压力	□深低温停循环术后患者应连续监测体温变化，体温≤36℃，给予棉被保暖或使用复温毯

续表

项目		评估	处理
			□血压在术后早期维持在 90~100/50~70 mmHg,维持平均动脉压力在 60 mmHg 左右，如血压波动，及时找准原因进行相应处理
			□持续监测心率、节律等，出现异常，通知医生给予处理
			□持续呼吸机辅助呼吸，监测患者呼吸状态及血气分析结果，出现异常通知医生处理
			□遵医嘱处理其他需要处理的异常情况
			□持续监测肺动脉压力，维持平均肺动脉压力≤30 mmHg，如平均肺动脉压力波动，及时找准原因，进行相应处理，避免发生肺动脉高压危象
		□专科评估（氧分压、二氧化碳分压、平均肺动脉压力、右心功能、肺功能、凝血功能）	□如有异常，及时通知医生，遵医嘱处理，监测病情变化
		□自理能力（Barthel 指数）	□见第一章第四节"自理能力的评估及处理"
		□心理状况	□见第一章第九节"心理状况的评估及处理"
		□疼痛评估	□见第一章第三节"疼痛的评估及处理"
	评估	□压力性损伤（Braden 量表）	□见第一章第二节"压力性损伤风险的评估及处理"
		□跌倒（跌倒坠床风险评估）	□见第一章第一节"跌倒风险的评估及处理"
		□营养评估	□见第一章第七节"营养风险的筛查与处理"
		□非计划拔管	□见第一章第六节"非计划拔管风险的评估及处理"

续表

项目	评估	处理
	□血栓风险评估	□见第一章第五节"静脉血栓风险的评估及处理"
宣教沟通	□患者知识水平、知识接受程度、宣教时机	□病情危重或沟通困难（受年龄、语言、知识水平所限）的患者，宣教对象应以家属为主 □各类沟通单（如入院评估表、侵入性操作沟通表、高危评估项目沟通表）由患者本人或授权人签署
实验室检查（如血常规、生化、凝血常规、D-二聚体、心肌酶学、肌钙蛋白和尿常规）	□血管情况 □检查特殊要求	□抽血要求空腹时，提前做好准备，普食患者暂禁食，管喂患者暂停管喂 □可从动脉置管处或血管处直接采血，如血常规、生化、血气分析、肌钙蛋白等检查，抽血注意严格执行查对制度及无菌原则 □查凝血酶原时间（PT）、激活全血凝固时间（ACT）等凝血检查时，不能从输注有抗凝剂的血管处采血
影像学检查（如CT、核素肺扫描、磁共振肺血管造影、肺动脉造影）	□评估病情是否能够耐受外出检查	□外出检查的用物准备（氧气枕/氧气瓶／移动呼吸机、转移急救箱、心电监护等） □增强CT时，准备抗高压留置针 □特殊检查如禁食、憋尿等要求，提前予患者准备

（二）在院护理（见表4-35）

表4-35　肺动脉血栓清除+肺动脉内膜剥脱术患者在院护理

项目	评估	处理
体温	□体温	□病情稳定时常规监测外周温度，4小时记录一次

续表

项目	评估	处理
		□当低心排出量、中心温度较高时采用中心温度监测（膀胱温度或肛温） □术后体温低于36℃应保暖复温 □体温38℃时物理降温，使用冰枕、冰袋，乙醇擦浴 □38.1~38.8℃，通知医生，予温水擦浴，冰袋物理降温 □38.8~39℃，通知医生，予药物降温 □体温39℃时药物降温，变温毯降温 □体温超过38.3℃或伴寒战，遵医嘱抽取血培养，需氧及厌氧菌培养采血5~10 ml/瓶，需同时至少抽两处不同部位的血培养，并在培养瓶上备注部位（如左上肢、右下肢），持续监测
心率	□心率 □心电图Q波、ST、T波改变	□观察心率变化，心率低于60次/分或完全性房室传导阻滞予以异丙肾上腺素静脉泵入维持心率，必要时起搏器辅助；如有室性心律失常，可予以利多卡因、胺碘酮等药物处理；心率高于130次/分，可予胺碘酮、艾司洛尔等药物控制 □常规做床旁心电图、超声心动图，评估心功能 □心衰患者强心、利尿、扩血管治疗 □休克患者扩容及使用正性肌力药物
肺动脉高压危象预防与识别	□肺动脉压力	□维持平均肺动脉压力应≤30 mmHg □绝对卧床休息，保持患者安静，减少对患者的刺激，必要时镇静 □一氧化氮气道吸入，前列地尔静脉泵入 □激素治疗消除肺动脉血栓剥脱处术后水肿 □按需吸痰，吸痰前后100%纯氧支持 □患者出现平均肺动脉压力≥25 mmHg、肺动脉压和体循环血压比值≥1，左心功能衰竭表现时立即予以处理

续表

项目	评估	处理
肺再灌注损伤预防与处理	□血氧饱和度 □氧分压 □肺部分泌物的性状、颜色、量 □肺部胸片及肺部呼吸音 □中心静脉压	□机械通气至少 24 小时，辅助呼气末正压通气（PEEP） □低氧浓度氧气吸入 □术后早期 q1h 监测中心静脉压（CVP），严格限制液体的输入，保证小便≥1 ml/（kg·h），量出为入 □对于基础状态差的患者适当多补充白蛋白，有利于潴留在间质的液体回流到循环中来 □循环稳定的情况下加强利尿 □使用正性肌力药维持心功能 □按需吸痰，保持气道通畅
呼吸形态	□未带机者：呼吸频率、深浅，SpO_2，有无胸闷、气紧，有无活动后气紧，端坐呼吸 □吸氧（吸氧依从性、氧流量、湿化） □带机者：观察患者呼吸形态、节律、胸廓运动氧合是否下降，氧浓度、湿化	□未带机患者主诉感胸闷心慌，$SpO_2<95\%$，遵医嘱予面罩吸氧（氧流量>6 L/min），仍不能维持者予无创呼吸机辅助呼吸 □$SpO_2<90\%$，遵医嘱行动脉血气分析检查，必要时气管插管呼吸机辅助呼吸 □吸氧依从性低者做好宣教沟通，指导患者缩唇呼吸及腹式呼吸 □口鼻干燥者指导饮水，使用润滑剂（滴鼻液或唇膏） □抬高床头，鼓励患者床上活动，能耐受者下床活动，指导患者呼吸操锻炼 □根据患者氧合状况合理调整呼吸机参数 □选择合适的温化、湿化，保持吸入气体温度 37℃，相对湿度 100%
呼吸道清理能力	□吸氧者观察有无咳嗽、咳痰，观察痰液性状、颜色、量等，咳痰能力，雾化（雾化有效性、宣教） □带机者定时进行肺部听诊，判断痰液黏稠度，监测血氧饱和度变化，床旁胸片及 CT 检查	□观察咳痰力气，痰液颜色、量，如有痰中带血、粉红色泡沫痰等异常，需立即告知医生，及时处理，遵医嘱予痰培养；咳痰困难者，可用无菌注射液雾化帮助排痰 □带机者必要时清理气道分泌物，保持气道的通畅，观察痰液的颜色黏稠度及量，根据患者痰液形态选择合适的温化、湿化，根据痰液的性状和量适时做床旁纤支镜，每日做床旁胸片观察肺部渗出情况，必要时外出行胸部 CT 检查

续表

项目	评估	处理
呼吸机使用状态	□有创呼吸机参数〔同步间歇指令通气（SIMV）模式，初始频率12次，潮气量6~8 ml/kg，氧浓度50%〕 □无创呼吸机参数〔主动呼吸与被动呼吸（ST）模式，初始吸气压（IPAP）=12 cmH$_2$O，呼气压（EPAP）=4 cmH$_2$O，氧浓度根据医嘱调节，潮气量6~8 ml/kg，漏气量应在20~30 ml/min〕	□准备手术时调整好参数，待机，术后返回重症监护病房（ICU）后带机，查看带机情况，保持呼吸道通畅查血气分析，呼吸机参数设置为过度通气，维持二氧化碳分压（PCO$_2$）≤35 mmHg，持续一氧化氮吸入治疗，保持平均肺动脉压≤30 mmHg，必要时行纤支镜检查 □患者心功能良好、呼吸循环稳定，根据血气分析结果正常后可停止呼吸机支持，拔除气管插管导管，拔管后呼吸状态欠缺或仍需心功能支持者可予无创呼吸机辅助呼吸，同时排除影响患者呼吸状态的因素，刚上无创呼吸机患者人机对抗反应可能较明显，可调节升压延迟时间为5分钟，提高患者适应性 □漏气量过低提示面罩过紧，高潮气量会增加CO$_2$潴留量
	□湿化（温度、湿度）	□有创呼吸机温度37℃，湿度100%；无创呼吸机根据患者情况调节温度
	□带机适应性（评估患者是否耐受，有无气紧、呼吸困难）	□有创呼吸机带机者有人机对抗时找出原因对症处理，如因痰液堵塞需及时清理呼吸道，及时清理管道冷凝水，因患者躁动，需及时镇静镇痛 □无创呼吸机人机对抗明显患者，指导患者深呼吸，做好宣教，使用鼻罩时要闭合嘴唇，张口呼吸者需使用鼻罩
	□面部皮肤管理（是否破损）	□长期带机者由于胶布粘贴，谨防面部出现胶布过敏等，长期带无创呼吸机者可计划性贴预防压力性损伤的水胶体保护膜，以防面部压力性损伤
	□口腔黏膜情况 □患者自理能力	□带机者常规进行气管插管口腔护理3次/天，夜间行口腔冲洗一次 □拔管者指导患者自行刷牙 □不能自行刷牙者，行口腔护理，无创呼吸机带机者应SpO$_2$>95%且稳定时做口腔护理

续表

项目	评估	处理
意识	□瞳孔大小、对光反射 □能否对答切题、能否呼之能应、是否意识模糊	□积极纠正低氧和低血压 □密切观察，如患者逐渐出现嗜睡、昏睡、昏迷状态或双侧瞳孔不等大等圆，对光反射迟钝应立即通知医生给予处理 □意识模糊患者，应判断其是否有空间、时间、地点定向障碍 □有意识障碍者加强约束，通知医生，给予镇静、冬眠和药物治疗 □有癫痫史或抽搐史，床旁备负压吸引装置及吸痰管，防自吸或误吸
出血的预防与识别	□凝血功能 □引流管是否通畅 □引流液的量、颜色、性状 □血红蛋白	□保证复温充分 □积极控制血压 □适当补充纤维蛋白原、血小板、血浆等血制品纠正患者术后凝血异常 □血红蛋白<80 g/L，遵医嘱输血 □如 50 ml/h<引流量<200 ml/h，抽血查激活全血凝固时间（ACT），当数值高于基础值20%，给予鱼精蛋白静脉滴注后再次复查 ACT □记每小时引流量，若连续 3 小时颜色鲜红，引流量>200 ml/h，血红蛋白呈进行性下降，血压下降，心率增快，提示有活动性出血，准备再次手术
抗凝管理	□栓塞的发生或再发 □凝血功能	□术后若无出血倾向，术后 6 小时开始静脉使用低分子肝素静脉泵入，每 2 小时监测 ACT 一次，维持 ACT 在 200 秒左右，术后 48 小时改为低分子肝素皮下注射，维持活化部分凝血活酶时间（APTT）在 50 秒，术后第一天管喂华法林，维持国际标准化比值（INR）目标值：2~3
疼痛管理	□疼痛程度、性质、部位、持续时间	□见第一章第三节"疼痛的评估及处理"

续表

项目	评估	处理
营养管理	☐每日进行营养评分 ☐进食情况 ☐关注患者白蛋白情况	☐术后回来均行营养评分（NRS2002） ☐术后第一天拔除气管插管的患者进普食，术后第二天未拔管者营养科会诊予以肠内营养，营养差（消瘦、进食量减少、持续高热等情况）应评估营养，给予静脉营养 ☐营养不良者进行饮食指导，必要时营养科会诊 ☐因全麻术后消化功能差，进食困难者，加强静脉营养支持，关注生化检查结果中白蛋白情况，必要时补充人血白蛋白
管道护理	☐评估非计划拔管风险	☐见第一章第六节"非计划拔管风险的评估及处理"
	☐导尿管（是否固定稳妥，有无尿道口异常，有无分泌物、疼痛等，小便量、色及性状是否正常）	☐导尿管护理 bid，常规擦洗，3 天以上及月经期女性患者进行会阴冲洗，并观察尿道口及分泌物，必要时做细菌培养
	☐胃管（是否固定稳妥，无法进食者安置胃管，护士应每次鼻饲前或每班次观察插管深度，胃肠减压的患者观察胃肠减压液的量、性状、颜色）	☐鼻饲前回抽胃液，用 pH 试纸检验是否胃管在胃内，每次喂食量温度为 38~40℃，营养科每日评估根据患者消化情况确定每次量，两次鼻饲间隔时间不低于 2 小时，鼻饲结束用温水约 20 ml 冲洗胃管 ☐需要口服服药后，胃肠减压至少需要暂停30 分钟
	☐经外周导入中心静脉置管（PICC）/中心静脉导管（CVC）/肺动脉导管（是否固定稳妥、敷料情况、插管深度）	☐输注完毕液体，用 10 ml 及以上封管液冲管、封管 ☐不使用时需定期管道维护 ☐堵管不能强力冲管，应采用尿激酶稀释液溶栓 ☐术后 48 小时拔除肺动脉导管

续表

项目	评估	处理
	□心包纵隔引流管（是否固定妥当，观察引流液性状、量、颜色，是否堵管）	□管道妥善固定，并行二次固定，以防牵拉、打折 □每小时挤压管道，保持管道通畅，如堵管及时更换引流瓶，以防心包填塞 □记录引流液的性质、量、颜色
用药管理	□评估药物剂量、用法、用药时间是否准确 □观察用药不良反应	□严格间隔抗生素用药时间，常规手术当天用药后不再用药 □如术前对青霉素、头孢类药物过敏，术后直接遵医嘱使用克林霉素 □如患者有真菌感染，根据医嘱，使用抗真菌类药物 □升压药根据血压指导用药，严密监测血压变化，关注引流情况 □降压药根据血压指导用药，做好防跌倒宣教 □使用抗凝药物时，关注患者ACT、凝血常规，观察患者各伤口、牙龈有无出血，皮肤有无出血点 □有避光要求的药物必须避光 □预防感染：严格无菌操作，密切监测体温变化
皮肤管理	□皮肤清洁 □湿度状况，有无压力性损伤或潮湿性皮炎	□术后做好晨晚间护理，保持皮肤清洁干燥 □术后常规压力性损伤评估，高危患者评估压力性损伤风险，极高危患者评估难免压力性损伤，并标识，严格执行翻身计划，常规使用气垫床预防压力性损伤，使用无创呼吸机者常规使用泡沫鼻贴预防鼻梁及额头压力性损伤 □见第一章第二节"压力性损伤风险的评估及处理"
跌倒预防管理	□评估跌倒风险	□见第一章第一节"跌倒风险的评估及处理"

续表

项目	评估	处理
胃肠道管理	□是否发生腹胀 □评估便秘、腹泻等情况，持续时间及伴发症状，进食情况	□遵医嘱对症处理，及时追踪复评，做好饮食指导 □如果胀气，可推荐患者使用小茴香热敷腹部 □严重腹泻患者注意使用皮肤保护剂保护肛周皮肤 □腹泻查大便培养/涂片查菌群比（直接将大便置于干净干燥的容器内） □保持大便通畅，必要时行开塞露塞肛或灌肠
血栓预防	□评估高危因素	□见第一章第五节"静脉血栓风险的评估及处理" □手术中因止血彻底，术后慎用大剂量止血剂
心理状况	□评估患者情绪，对治疗的积极性	□见第一章第九节"心理状况的评估及处理" □拔除气管插管患者常规评估心理状况，对于病情加重、治疗效果不佳、情绪异常、病情迁延不愈的患者，必要时请心理卫生中心会诊

（三）出院/转院/转科（见表4-36）

表4-36　肺动脉血栓清除+肺动脉内膜剥脱术患者出院/转院/转科

项目	评估	处理
出院指导	□患者与家属自我管理知识水平 □对健康指导的掌握程度 □出院准备度 □出院带药	□药物管理（认识药物、准时准量、漏服或多服处理、呕吐和腹泻后处理） □自我管理（检测内容及方法，自我检测日记，预防感染） □门诊随访计划（随访时间、方式及内容） □院外异常情况就诊流程介绍 □出院结算流程介绍
转科	□患者及家属转科意愿 □患者病情	□护理文书的转科交接单 □保持呼吸管道妥善固定,维持生命体征和静脉通道
转院	□患者病情稳定性 □患者转院需求	□做好出院指导（如上） □协助家属联系转院车辆

（四）特殊检查（见表4-37）

表4-37 肺动脉血栓清除+肺动脉内膜剥脱术患者特殊检查

检查项目		检查时机	注意事项
病原体检查	血气分析	□q4h	□抽血要求空腹时，提前做好准备，普食患者暂禁食，管喂患者暂停管喂
	心肌酶学、肌钙蛋白	□入院当天	
	血生化、D-二聚体、血常规、凝血常规	□入院当天、术后2~3天一次，必要时随时复查	□抽凝血不能在有肝素的有创管道抽取，应选择在外周穿刺抽取 □血管情况极差者，可考虑留置CVC或PICC抽取 □血气分析需要采集动脉血
	尿常规	怀疑尿路感染者	□留取随机尿、晨尿，晨尿为晨起第一次尿液，选用清洁中段尿液，避免大量喝水稀释尿液，留取尿量20~50 ml
肺动脉造影		□在肺扫描不能确诊肺栓塞时；准备做肺动脉血栓剥脱术或下腔静脉手术时	□属于有创性检查，有一定的危险性，签署知情同意书
病情检查		□入科时、术后患者病情稳定后复查	□CT、MRI

第十节 肺癌化疗的护理程序

一、名词定义

肺癌是指起源于支气管黏膜或腺体的恶性肿瘤。肺癌可大致分为非小细胞肺癌和小细胞肺癌两大类，其中非小细胞肺癌占80%~85%，其余为小细胞肺癌。

化疗是指通过使用化学药物杀灭癌细胞达到治疗目的，是一种全身治疗的手段。对有全身播散倾向的肿瘤及已经转移的中晚期肿瘤，化疗是主要的治疗手段。

二、护理流程

（一）入院护理（见表4-38）

表4-38 肺癌化疗患者入院护理

项目	评估	处理
入院接待	□评估患者有无呼吸急促、缺氧症状等体征 □人、证是否一致、齐全	□呼吸急促、明显气紧无力者，立即通知医生对症处理患者 □人、证不一致时，要求患者补齐资料，做好登记
护理评估	□体温、血压、脉搏、呼吸频率、血氧饱和度（SpO_2）	□37~38℃，指导患者饮水 □38.1~38.5℃，通知医生，予以温水擦浴，冰袋物理降温 □38.5~39℃，通知医生，药物降温 □39℃及以上或伴寒战，遵医嘱用药和抽取血培养，每日q4h监测体温，至降为正常3天后改bid监测 □脉搏≥100次/分，患者有心慌、心悸不适症状，通知医生，做心电图或安置心电监护，抽血查生化，明确是否有电解质紊乱导致心律失常，遵医嘱用药 □呼吸频率≥24次/分或$SpO_2<95\%$，有呼吸困难、气紧、胸闷不适症状，通知医生，给予氧气吸入 □血压≥140/90 mmHg，通知医生遵医嘱用药，询问病员有无症状，密切监测血压变化，做好记录 □遵医嘱处理其他需要处理的异常情况
	□一般情况	□评估身高、体重、意识、沟通能力、活动能力、饮食、睡眠、大小便等一般情况
	□专科评估	□评估患者临床表现，如咳嗽咳痰情况、有无咯血、胸痛、胸闷、气紧、呼吸困难等 □评估病史，血常规，肝-肾功能及其他阳性检查结果 □非首次化疗患者，应评估化疗相关副作用

续表

项目	评估		处理
	□自理能力（Barthel指数）		□见第一章第四节"自理能力的评估及处理"
	□心理状况		□见第一章第九节"心理状况的评估及处理"
	□疼痛评估		□见第一章第三节"疼痛的评估及处理"
	□营养评估		□见第一章第七节"营养风险的筛查与处理"
	□血栓风险评估		□见第一章第五节"静脉血栓风险的评估及处理"
	选评	□压力性损伤（Braden量表）	□见第一章第二节"压力性损伤风险的评估及处理"
		□跌倒（跌倒坠床风险评估）	□见第一章第一节"跌倒风险的评估及处理"
		□非计划拔管	□见第一章第六节"非计划拔管风险的评估及处理"
		□PICC管路评估	□穿刺处局部皮肤情况、管路固定情况、管路是否通畅等
		□血栓风险评估	□见第一章第五节"静脉血栓风险的评估及处理"
宣教沟通	□患者知识水平、知识接受程度、宣教时机		□首次化疗患者健康教育，追踪评价宣教效果 □病情危重或沟通困难（受年龄、语言、知识水平所限）的患者，宣教对象应以家属为主 □各类沟通单（如入院评估表、侵入性操作沟通表、高危评估项目沟通表）由患者本人或授权人签署
实验室检查（如血常规、生化、尿常规）	□检查特殊要求		□抽血要求空腹时，提前做好患者宣教 □抽血前询问患者是否晕血，注意抽血环境安全 □留取随机尿、晨尿，晨尿为晨起第一次尿液，选用清洁中段尿液，避免大量喝水稀释尿液，留取尿量20~50 ml

续表

项目	评估	处理
影像学检查（如CT、MRI）	□评估病情是否能够耐受外出检查	□外出检查的用物准备（氧气枕、心电监护等） □不耐受时，通知医生

（二）在院护理（见表4-39）

表4-39　肺癌化疗患者在院护理

项目	评估	处理
生命体征	□体温、脉搏、呼吸频率、血压	□同入院护理
呼吸道清理能力	□有无咳嗽、咳痰，痰液性状、颜色、量等 □咳痰能力 □雾化（雾化有效性、宣教）	□观察痰液颜色、量，如有痰中带血、粉红色泡沫痰等异常，需立即告知医生 □遵医嘱正确留取痰标本 □如有咳痰困难者，应指导患者咳嗽、咳痰及机械辅助排痰，必要时遵医嘱雾化 □端坐位或站位雾化效果最佳，雾化后洗脸漱口，雾化后协助患者排痰，观察痰液性状
血栓预防	□评估高危因素	□高危患者进行血栓风险评估，按VTE预防制度执行 □留置PICC或CVC管道患者，进行宣教，做好早期活动指导，预防血栓
皮肤管理	评估皮肤清洁、湿度状况，有无压力性损伤或潮湿性皮炎	□见第一章第二节"压力性损伤风险的评估及处理"
跌倒预防管理	□评估跌倒风险	□化疗当天常规评跌倒风险 □评估为高风险者留陪护，做好健康宣教及标识，定期复评
疼痛	□疼痛程度、性质、部位、持续时间	□同入院护理

续表

项目	评估	处理
营养管理	□进食情况 □白蛋白、血红蛋白	□饮食指导，化疗期间，少食多餐，进食高蛋白、高维生素、易消化食物 □营养状况差（消瘦、进食量减少、持续高热等情况）的患者应评估营养评分（NRS2002），必要时营养科会诊 □化疗毒副反应致进食困难者，可静脉营养支持及肠内营养
心理状况	□评估患者情绪，对治疗的积极性	□同入院护理
血管通路管理	□血管条件 □留置针 □PICC/CVC	□评估患者化疗方案及周期，选择合适的血管通路，原则上留置 PICC 或 CVC □若为单药化疗、血管条件差或有置管禁忌证，酌情考虑使用留置针，需与患者及家属做好宣教，签署医患沟通表 □输注前应检查是否有回血，局部有无渗漏 □若发现外渗迹象，应及时另选注射部位，避免使用同一静脉远端 □输注完毕液体，用 10 ml 预充式注射液冲管、封管 □不使用时需定期管道维护 □若发生堵管，应采用尿激酶稀释液溶栓，不能强力冲管
用药管理	□评估药物剂量、用法、用药时间、溶媒、输液装置是否准确	□严格控制化疗药物输注速度，详见药物说明书 □准确掌握化疗药物剂量、溶媒及输液装置，详见药物说明书
	□加强巡视，观察用药不良反应	□注意观察输液部位有无疼痛、红肿、渗液 □注意观察胃肠道症状，先输注胃黏膜保护剂，止吐及化疗预处理药物，再输注化疗药物 □观察患者是否有心悸、胸闷、心律失常等不良反应，必要时检查心电图，发现异常立即停药 □观察患者皮肤、巩膜情况，小便情况，如有肝、肾功能损害，遵医嘱停药

续表

项目	评估	处理
骨髓抑制管理	□生命体征 □血常规检查 □凝血常规检查 □皮肤黏膜 □大便情况	□白细胞/粒细胞较少易感染，应给予升白细胞治疗，出现粒细胞减少性发热时应予抗生素抗感染治疗 □白细胞过低应进行预防性隔离，每日病房进行空气消毒 □血小板 $< 20 \times 10^9/L$ 警惕自发性颅内出血风险，避免剧烈活动，保持大便通畅，给予升血小板治疗，避免撞伤、跌伤，注意预防出血和观察出血倾向 □做好个人卫生，注意口腔卫生及皮肤清洁 □病室定时通风，减少外出，注意保暖 □加强营养，进高蛋白、高维生素、高热量饮食 □有头晕、乏力症状患者，做好防跌倒宣教
恶心、呕吐管理	□化疗呕吐（CINV）风险评估 □恶心、呕吐症状	□责任护士根据化疗方案进行健康宣教，给予饮食指导 □CINV 评估高风险，床旁粘贴高危标识，通知医生，遵医嘱用药 □观察恶心、呕吐症状，及时处理并记录

（三）出院/转院/转科（见表 4-40）

表 4-40　肺癌化疗患者出院/转院/转科

项目	评估	处理
出院指导	□患者自我管理知识水平 □对健康指导的掌握程度 □出院带药	□自我管理：行出院指导，告知出院注意事项及下次入院时间，嘱患者化疗后应每周复查血常规 2 次，肝、肾功 1 次，减少外出，预防感染，每月复查影像检查，监测疗效，早发现、早治疗 □药物管理：教会患者及家属认识药物、掌握药物用法、用量，准时准量 □CINV 管理：指导患者掌握 CINV 护理评估记录单记录方法，院外继续行 CINV 评估，定期电话随访 □PICC 管理：指导患者日常生活注意事项及导管维护时机，门诊定期维护 □院外异常情况就诊流程介绍 □门诊随访计划（治疗结束后 2 年内每 3 个月复查一次，2 至 5 年内每 6 个月复查一次，5 年后每年复查一次）

（四）特殊检查（见表4-41）

表4-41　肺癌化疗患者特殊检查

检查项目	检查时机	注意事项
血培养	□当患者体温≥39℃或寒战过程中	□培养瓶瓶盖需要消毒，单瓶成人抽血量>10 ml，需同时至少抽两处不同部位的血培养，并在培养瓶上备注部位（如左上肢、右下肢），血培养时间一般为5天
血标本病原体常规检查（真菌、支原体和结核杆分枝菌）	□入院时，治疗后疗效复查	□真菌（G）试验：使用G试验专用采血管采空腹静脉血3~5 ml □曲霉菌（GM）试验：采血3~5 ml □结核感染T细胞γ干扰素释放试验：采静脉血4~6 ml □肺炎支原体抗体：采静脉血4 ml
导管培养	□怀疑导管相关性血流感染时	□导管标本：采用无菌剪刀剪下末端，对于5~8 cm的导管，从管尖到皮肤面3~5 cm；对于20 cm以上的导管，用两个管分装两端约3~5 cm

第十一节　漏斗胸的护理程序

一、名词定义

漏斗胸是一种先天性的胸壁畸形，表现以胸骨体下端及剑突为中心，胸骨连同两侧肋软骨向内凹陷，形似漏斗。

漏斗胸的手术方式：NUSS漏斗胸矫正术。

二、护理流程

（一）入院护理及术前检查（见表 4-42）

表 4-42　漏斗胸患者的护理

项目	评估	处理
入院接待	□人、证是否一致、齐全 □知情同意书的签署 □身高、体重	□人、证不一致时，要求患者、家属补齐资料，做好登记 □核实信息，并协助患者佩戴腕带 □解释知情同意书的相关内容并指导家属签署 □指导患者测量身高、体重并记录
护理评估	□体温、血压、脉搏、氧饱和度 □一般情况	□测量患者生命体征，如有异常，及时通知医生处理 □严重畸形的患者应测量氧饱和度，低氧血症者应及时给予氧气吸入 □按照护理入院评估单首页填写患者一般情况 □遵医嘱处理其他需要处理的异常情况
	□专科评估（胸壁畸形的时间、程度及有无伴随症状）	□询问胸壁向内凹陷的发展时间及程度 □询问及观察患者是否存在脊柱侧弯及其他合并畸形 □询问及观察患者有无心悸、气紧、乏力及呼吸困难等情况 □注意观察患者是否存在畏缩、迟疑甚至抑郁等负面情绪 □查体胸壁畸形情况时需注意保护患者隐私
	□自理能力（Barthel 指数）	□见第一章第四节"自理能力的评估及处理"
	□疼痛评估	□见第一章第三节"疼痛的评估及处理"

续表

项目		评估	处理
	选评	□压力性损伤（Braden量表）	□见第一章第二节"压力性损伤风险的评估及处理"
		□跌倒（跌倒坠床风险评估）	□见第一章第一节"跌倒风险的评估及处理"
		□非计划拔管	□见第一章第六节"非计划拔管风险的评估及处理"
		□血栓风险评估	□见第一章第五节"静脉血栓风险的评估及处理"
沟通宣教		□宣教对象及时机	□患者一般为未成年人，宣教对象以家属为主，并根据患者年龄和理解水平给予适当健康指导 □各类沟通单（如入院评估表、侵入性操作沟通表、高危评估项目沟通表）由患者的授权人签署
		□入院集体宣教	□宣教内容：病房环境、医院科室相关规章制度、陪伴及探视制度、疾病相关知识、安全注意事项、检查相关注意事项等 □系统性呼吸训练操 □带领患者及家属了解病房陈设，如安全通道、标本柜、开水房的位置等
辅助检查		□实验室检查（如血生化及血常规等）	□抽血要求空腹时，询问患者禁食时间，提前做好宣教
		□影像学检查（胸部CT）	□发放预约单，并做好相关指导
		□其他检查（心电图/超声心动图/全套肺功能）	□疑有心肺功能障碍者，需测定心电图、超声心动图和全套肺功能，护士应做好解释及宣教工作

（二）在院护理

1. 术前一日护理（见表 4-43）

表 4-43　漏斗胸患者术前护理

项目	评估	处理
术前准备	□完善合血及皮试 □备齐术中带药	□遵医嘱完成合血和皮试准备,皮试阳性者应及时通知医生更改术中带药 □无须行皮试者或皮试阴性者,遵医嘱备齐术中用药，标识清晰以便查对
术前宣教	□术前集体宣教	□通知患者及家属术前一日下午参加手术前集体健康教育 □宣教对象应以家属为主 □宣教内容包括:外科手术常规术前宣教内容及胸外科术后加速康复管理内容 □责任护士确认患者及家属是否知晓术前宣教内容
心理状况	□评估患者情绪,应对手术的反应	□主动关心患者及家属，完成心理护理，了解手术期望，沟通手术效果
双人核查		□术前一天由医疗护理共同完成核查，检查手术标记，完成麻醉访视

2. 手术当日护理（见表 4-44）

表 4-44　漏斗胸患者术日护理

项目	评估	处理
建立静脉通道	□血管情况 □手术体位	□根据患者血管情况及术中体位要求,建立手术用静脉通道,留置针妥善固定,注意观察穿刺部位皮肤 □根据患者年龄及禁饮禁食情况做好补液管理
接入手术室	□做好交接管理	□做好交接管理(共同核对患者腕带及信息,交接病历、术中带药、影像学资料及其他手术需要的物品) □填写手术转科交接记录单并放入病历夹 □在手术转科交接记录单上记录送入手术室时间并签字，并写好护理记录

续表

项目	评估	处理
术后回病房	□做好交接管理 □妥善安置患者	□关注患者神志及全麻术后清醒程度,遵医嘱予以安置心电监护、鼻塞吸氧 3 L/min,q1h 监测生命体征 □做好交接管理(共同核对患者腕带及信息,交接病历、影像学资料及其他物品,并交接术中发生的特殊情况或重点监测内容),交接皮肤、伤口及静脉通道情况 □遵医嘱术后用药,更换肝素帽及头皮针 □在麻醉/转科交接单或复苏室交接单上签字确认
术后健康宣教	□患者意识恢复程度 □家属的文化及理解程度	□未完全清醒的患者,宣教对象应以家属为主 □宣教内容包括:术后饮食、日常生活护理、体位与肢体功能锻炼、安全管理、伤口的护理、镇痛的管理、术后观察要点及并发症预防等
护理评估	□体温、血压、脉搏、呼吸频率	□脉搏≥120 次/分,评估患者有无心悸等不适,通知医生,遵医嘱处理 □体温 37~38.5℃,温水擦浴物理降温 □体温>38.5℃,通知医生,遵医嘱予药物降温,必要时加用抗生素 □血压高于或低于正常值,稍后复测,如仍有异常,及时报告医生处理 □观察呼吸状态及频率,维持氧饱和度 95%以上 □遵医嘱处理其他需要处理的异常情况
	□专科评估(呼吸状态、伤口渗血情况、疼痛程度及胸壁畸形改善程度等)	□观察呼吸状态,有无呼吸困难表现,若有,应通知医生及时排除血胸、气胸、钢板移位等并发症 □观察伤口有无渗血、渗液及排斥反应,若有,应及时通知医生更换敷料或处理 □观察胸壁畸形改善程度、钢板形状有无异常等 □不常规安置胸腔闭式引流管,如有安置胸腔引流管的患者应观察水封瓶内水柱波动情况及引流液性状、颜色、量;正常情况下手术当天引流液为鲜红色,之后血性液逐渐变浅、变清,术后每小时引流量>200 ml、颜色呈暗红色并伴有血凝块应及时通知医生处理

续表

项目	评估		处理
			□不常规安置导尿管,术后当晚鼓励并协助患者自解小便,安置导尿管的患者在返回病房后及时拔除导尿管 □是否有其他异常情况或严重并发症,及时通知医生,遵医嘱处理,监测病情变化
	□自理能力（Barthel 指数）		□见第一章第四节"自理能力的评估及处理"
	□疼痛评估		□见第一章第三节"疼痛的评估及处理"
	选评	□非计划拔管风险	□见第一章第六节"非计划拔管风险的评估及处理"
		□压力性损伤（Braden 量表）	□见第一章第二节"压力性损伤风险的评估及处理"
		□跌倒	□见第一章第一节"跌倒风险的评估及处理"
		□血栓	□见第一章第五节"静脉血栓风险的评估及处理"
用药管理	□评估药物剂量、用法、用药时间是否准确 □观察用药不良反应		□遵医嘱合理用药,严格间隔抗生素用药时间,详见药物说明书,关注穿刺部位局部情况 □根据患者年龄体重合理选择镇痛方案 □评估患者有无用药不良反应 □做好用药宣教,提高依从性
饮食管理	□进食情况及全麻后胃肠道反应		□麻醉清醒后可进流质饮食,如无不适可进普食 □行饮食相关宣教,进食清淡易消化饮食
胃肠道症状	□评估恶心、呕吐程度		□遵医嘱对症处理,及时追踪复评 □呕吐厉害不能进者,通知医生,予以补液治疗
体位管理	□评估患者配合程度		□术后取仰卧位,术后 24 小时内不可侧卧,坐位或站立时应随时保持上身平直 □协助患者坐位时不可牵拉上肢以免矫形板移位

3. 术后护理（见表 4-45）

表 4-45　漏斗胸患者在院护理

项目	评估	处理
病情观察	□生命体征 □咳嗽、咳痰 □伤口及敷料 □胸廓外形 □疼痛程度	□严密观察病情及生命体征的变化，尤其是体温的变化，因矫形器的植入，有少数患者术后有低热的情况发生，遵医嘱采取物理或药物降温措施 □观察呼吸通畅情况，协助有效深呼吸及咳痰，但注意勿用力拍背或使用排痰仪 □做好基础护理，合理使用抗生素 □观察伤口有无渗血、渗液，及时更换敷料，严格无菌操作，预防伤口感染 □观察胸部外形是否正常，以判断矫正器是否移位 □关注患者疼痛情况，由于患者多为儿童，应结合非药物及药物镇痛措施，提高舒适度
宣教沟通	□患者年龄、理解程度、宣教时机	□未成年患者的宣教对象应以家属为主 □宣教内容包括：体位、胸部避免外伤及碰撞、饮食要求、伤口的观察、功能锻炼、呼吸训练、镇痛管理等
活动指导	□评估患者活动能力	□鼓励患者每日下床活动，坐位及活动时应保持上身直立，不屈曲或转动胸腰 □指导患者双侧上肢功能锻炼，但不可抬举过高 □活动时应避免碰撞胸部
并发症	□出血（胸腔引流管持续有新鲜血液流出，每小时引流量＞200 ml，或持续3小时以上）	□保守治疗：保证引流通畅，用止血药 □保守治疗无效者应及时行再次手术
	□皮下气肿及气胸（皮下气肿范围、呼吸困难、烦躁及发绀程度）	□关注呼吸状态，保持呼吸道畅通，吸氧 □关注皮下气肿范围及发展程度，及时通知医生处理 □关注氧饱和度及呼吸困难情况，术后第一天常规复查胸片，根据胸腔积液积气情况协助医生拔除或重置引流管 □胸腔漏气严重者遵医嘱安置胸腔负压吸引

续表

项目	评估	处理
		□张力性气胸的急救配合：积极配合医生进行床旁排气急救
	□伤口感染或钢板排斥（伤口周围红肿疼痛，伴有大量渗液）	□观察患者体温变化及伤口敷料情况，伤口敷料渗液予以及时更换，已感染伤口根据分泌物细菌培养结果选取敏感抗生素并定时换药 □由于钢板排斥引起的伤口不愈、局部水疱或皮肤溃疡，应通知医生处理或再次手术取出钢板
	□钢板滑动（移位或翻转）、固定片滑脱	□加强患者姿势及体位的宣教 □观察患者胸部外形，注意胸壁有无异常凸起或凹陷 □观察患者有无突发疼痛或特殊不适 □如有异常，及时通知医生，复查胸片以及早发现钢板及固定片问题
心理状况	□评估患者情绪及对矫形效果的满意度	□主动关心患者及家属，及时完成心理护理 □认真倾听患者，有效沟通，及时疏导

（三）出院护理（见表4-46）

表4-46　漏斗胸患者出院护理

项目	评估	处理
出院指导	□患者自我管理知识水平 □对健康指导的掌握程度 □出院准备度 □出院带药	□办理出院手续，完善相关护理文书 □行床旁出院指导并发放出院宣教单，宣教内容包括：姿势与体位的要求、术后活动的要求、伤口的管理、门诊随访及复查计划、如何识别异常情况并及时就诊 □院外异常情况就诊流程介绍 □发放出院证 □出院结算流程介绍
伤口管理	□患者住址远近及回医院换药的意愿	□本地患者换药拆线可至医院胸外科随访门诊及伤口中心 □回当地换药患者：告知拆线及换药日期

续表

项目	评估	处理
随访管理	□患者意愿	□复查时安排：复查项目为胸部正侧位X光，复查计划为术后一个月，第一年每3个月复查一次，之后每半年复查一次，如遇特殊情况或生长发育过者快则缩短间隔时间及时检查 □矫形器取出的时间一般为：年龄＜10岁，2年后取出；10~13岁，3年后取出；年龄＞13岁，4年后取出，医生也会根据矫形效果适当缩短或延长矫形器佩戴时间

第五章
循环系统常见疾病的护理程序

第一节　阵发性室上性心动过速射频消融术的护理程序

一、名词定义

阵发性室上性心动过速简称室上速，是以存在突发突止和规律而快速的心动过速为特征的临床综合征。

心脏经导管射频消融术是将电极导管经静脉或动脉血管送入心腔特定部位，释放射频电流导致局部心内膜及心内膜下心肌凝固性坏死，达到阻断快速心律失常异常传导束和起源点的介入性诊疗技术。

二、护理流程

（一）入院护理（见表 5-1）

表 5-1　阵发性室上性心动过速射频消融术患者入院护理

项目	评估		处理
入院接待	□核实人、证是否一致、齐全		□人、证不一致时，要求患者补齐资料，做好登记 □核实信息，入院证上确认签字，佩戴腕带
护理评估	□体温、血压、脉搏、呼吸频率		□体温≥37.5℃伴咳嗽、咳痰，遵医嘱处理 □脉搏≥100 次/分，评估患者有无心慌、胸闷等不适，休息后复测 □血压高于正常值，休息后复测，如仍高，报告医生处理 □遵医嘱处理其他需要处理的异常情况
	□一般情况		□评估身高、体重、意识、沟通能力、活动能力、饮食、睡眠、大小便等一般情况
	□专科评估（做心电图，评估有无心悸、胸闷、头晕等）		□如有异常包含在异常情况中，及时通知医生，遵医嘱处理，监测病情变化
	□自理能力（Barthel 指数）		□见第一章第四节"自理能力的评估及处理"
	□心理状况		□见第一章第九节"心理状况的评估及处理"
	□疼痛评估		□见第一章第三节"疼痛的评估及处理"
	选评	□压力性损伤（Braden 量表）	□见第一章第二节"压力性损伤风险的评估及处理"
		□跌倒（跌倒坠床风险评估）	□见第一章第一节"跌倒风险的评估及处理"
		□营养评估	□见第一章第七节"营养风险的筛查与处理"
		□非计划拔管	□见第一章第六节"非计划拔管风险的评估及处理"

续表

项目	评估	处理
宣教沟通	□患者知识水平、知识接受程度、宣教时机	□病情危重或沟通困难（受年龄、语言、文化水平所限）的患者，宣教对象应以家属为主 □各类沟通单（如入院评估表、侵入性操作沟通表、高危评估项目沟通表）由患者本人或授权委托人签署 □宣教内容：病房环境、医院和科室相关规章制度、陪伴及探视制度、疾病相关知识、术前注意事项、检查相关注意事项、医保相关流程等
实验室检查（如血常规，凝血常规，肝、肾功能，电解质，甲状腺功能，大、小便常规）	□检查特殊要求	□抽血要求空腹时，询问患者禁食时间，提前做好患者宣教 □抽血前询问患者是否晕血，注意抽血环境安全
影像学检查（如胸片）	□评估病情是否能够耐受外出检查	□外出检查的用物准备（氧气枕、心电监护等） □不耐受时，通知医生

（二）术前准备（见表 5-2）

表 5-2　阵发性室上性心动过速射频消融术患者术前准备

项目	评估	处理
术前宣教沟通	□患者文化水平、知识接受程度、宣教时机	□病情危重或沟通困难（受年龄、语言、知识水平所限）的患者，宣教对象应以家属为主 □宣教内容包括：手术时间、目的、方法、过程、麻醉方式、训练床上平卧位排便、无须禁食，术前一餐不宜过饱、术晨穿病员服排空大、小便等 □用物准备：盐袋 350 g/袋×4 袋

续表

项目	评估	处理
心理状况	□评估患者情绪，应对手术的反应	□主动关心患者及家属 □对于反复发作心律失常、治疗不佳、情绪异常患者，评估心理状况，必要时请心理卫生中心会诊
睡眠	□评估患者焦虑情绪	□主动关心患者，针对担心次日手术无法入睡患者，责任护士告知医生并遵医嘱用药
建立静脉通道	□血管情况	□常规为左上肢，固定稳妥，留置针妥善固定，注意观察穿刺部位皮肤
皮肤准备	□皮肤情况	□完成手术区域皮肤备皮（锁骨下静脉穿刺处备皮范围：上至下颌，下至双乳头平面，左右至双侧腋窝中线，包括腋窝及上臂的上 1/3；腹股沟处备皮范围：上至脐水平线，下至双侧大腿上 1/3 处，包括会阴部），备皮后注意清洁皮肤

（三）手术当日（见表 5-3）

表 5-3　阵发性室上性心动过速射频消融术患者术日护理

项目	评估	处理
接入手术室	□做好交接管理	□护士与中央运输工作人员做好交接（共同核对患者腕带及信息，交接病历、其他手术需要的物品） □准备好手术及转科交接记录单 □在手术及转科交接记录单上记录送入导管室时间并签字，并写好护理记录
术后回病房	□做好交接管理	□做好交接管理（共同核对患者腕带及信息，交接病历及其他物品，并交接术中发生的特殊情况或重点监测内容） □根据术后医嘱必要时安置心电监护仪、吸氧 □书写护理记录（包括执行医嘱、护理记录、交接单签字等）
术日宣教	□患者接受配合程度	□高龄、理解力差患者，宣教对象应以家属为主 □宣教内容包括：术后即可饮水、进食普食，注重体位与床上活动、术后观察要点及并发症预防等

续表

项目	评估	处理
护理评估	□体温、血压、脉搏、呼吸频率	□体温≥38℃，物理降温，通知医生，遵医嘱予药物降温 □脉搏≥100次/分，评估患者有无心悸等不适，通知医生，遵医嘱处理 □血压高于正常值，稍后复测，如仍高，报告医生处理 □遵医嘱处理其他需要处理的异常情况
	□专科评估（心电图、穿刺处、胸痛、呼吸困难、血压下降等症状等）	□观察穿刺处有无渗血渗液，若有，应及时通知医生予以更换敷料重新加压包扎 □观察穿刺处有无硬结、血肿，肿块质地，患者有无穿刺处疼痛，必要时行血管超声检查 □观察心包压塞症状，如面色苍白、胸痛、呼吸困难、血压下降等情况，如有立即通知医生处理并做好抢救准备 □床旁心电图有无节律异常，如有心律失常立即通知医生并协助处理 □是否有其他异常情况，及时通知医生，遵医嘱处理，监测病情变化
	□自理能力（Barthel指数）	□见第一章第四节"自理能力的评估及处理"
	□疼痛评估	□见第一章第三节"疼痛的评估及处理"
用药管理	□评估药物剂量、用法、用药时间是否准确 □观察用药不良反应	□注意口服阿司匹林肠溶片时机（空腹），注意胃肠道症状观察 □观察局部有无出血情况，如牙龈出血、皮下瘀斑或出血、大、小便颜色等
心理状况	□评估患者情绪，对治疗的积极性	□见第一章第九节"心理状况的评估及处理"
体位管理	□评估患者意识及配合程度	□患侧肢体制动和盐袋压迫静脉穿刺处4~6小时，压迫动脉穿刺处8~12小时 □取下盐袋后在床上进行肢体活动，穿刺处换药后逐步下床活动

（四）出院指导（见表5-4）

表5-4 阵发性室上性心动过速射频消融术患者出院护理

项目	评估	处理
出院指导	□患者自我管理知识水平 □对健康指导的掌握程度 □出院准备度 □出院带药	□药物管理（认识药物，了解药物作用与副作用观察、按时服用、剂量准确、漏服或多服的处理、出血后处理） □自我管理（监测内容及方法，自我监测日记，预防感染） □门诊随访计划（随访时间、方式及内容） □院外异常情况就诊流程介绍 □发放出院证 □出院结算流程介绍

（五）特殊检查（见表5-5）

表5-5 阵发性室上性心动过速射频消融术患者特殊检查

检查项目	检查时机	注意事项
血管超声检查	介入手术后，穿刺处疼痛局部有血肿或硬结触之疼痛加重时	□观察股静脉或动脉、锁骨下静脉穿刺处有无疼痛，周围有无硬结或血肿、肿块，触之疼痛感是否加剧

第二节 房间隔缺损介入治疗的护理程序

一、名词定义

先天性心脏病是指在人胚胎发育时期（怀孕初期2~3个月内），由于心脏及大血管的形成障碍而引起的局部解剖结构异常，或出生后应自动关闭的通道未能闭合（在胎儿属正常）的心脏病。

房间隔缺损是指原始房间隔在胚胎发育过程中出现异常，致左、右心房之间遗留空隙，心房水平存在分流，可引起相应的血流动力学异常。可单独发生，也可与其他类型的心血管畸形并存，女性多见，男女之比约1∶3，为临床上常见的先天性心脏病之一。

房间隔缺损封堵术是指经皮经输送鞘管将封堵器送至房间隔缺损

处并释放，封堵缺损部位，以达到纠正畸形，恢复正常血流动力学状态的目的。

二、护理流程

（一）入院护理（见表 5-6）

表 5-6　房间隔缺损介入治疗患者入院护理

项目	评估	处理
入院接待	□评估患者有无呼吸急促、口唇发绀等缺氧症状 □带患者到病床，佩戴腕带 □检查人、证是否一致、齐全	□如果呼吸急促、口唇发绀明显，立即通知责任护士引起重视，在未充分评估患者（尤其新生儿、小儿）的情况下，严禁擅自吸氧 □应通过姓名及年龄两种方式核对患者腕带信息，确认无误后戴到其左手手腕，腕带应该正对护士，便于操作时查对，松紧度适宜 □人、证不一致时，要求患者补齐资料并做好登记
护理评估	□体温、血压、脉搏、呼吸频率、血氧饱和度（SpO_2）	□监测四肢氧饱和度，血氧饱和度<90%，及时通知医生，明确诊断 □监测四肢血压 □遵医嘱处理其他需要处理的异常情况
	□一般情况	□评估身高、体重、意识、沟通能力、活动能力、饮食、睡眠、大小便等一般情况
	□专科评估（超声心动图，评估呼吸、发绀等情况，有无气紧、乏力，床旁描记 12 导联心电图等）	□如有异常，及时通知医生，遵医嘱处理，监测病情变化 □及时将心电图交给医生 □异常心电图应立即通知医生，遵医嘱处理，监测病情变化
	□自理能力（Barthel 指数）	□根据患者需要提供或协助生活护理，做好基础护理
	□心理状况	□见第一章第九节"心理状况的评估及处理"
	□疼痛评估	□每天常规评估一次 □胸痛：无论疼痛的程度如何，均应立即通知医生，医生综合评估患者病情后，护士遵医嘱进行处理，处理后 15 分钟再次评估疼痛情况 □其他疼痛见第一章第三节"疼痛的评估及处理"

续表

项目	评估		处理
	选评	□压力性损伤（Braden 量表）	□见第一章第二节"压力性损伤风险的评估及处理"
		□跌倒（跌倒坠床风险评估）	□见第一章第一节"跌倒风险的评估及处理"
宣教沟通	□患者知识水平、知识接受程度		□病情危重或沟通困难（受年龄、语言、知识水平所限）的患者，宣教对象应以家属为主 □各类沟通单（如入院评估表、侵入性操作沟通表、高危评估项目沟通表）由患者本人或其法定监护人或其授权人签署（必须与医疗文书的法定监护人或授权委托书签署人一致）
	□入院介绍		□内容包括病房环境设施，医护人员介绍，外出检查，订餐，陪伴探视制度，人身、财务及环境安全和其他注意事项，发入院宣教单一份
	□房间隔缺损介入治疗健康教育		□内容包括活动、饮食、生活等主要事项，发先天性心脏病健康教育单一份

（二）在院护理（见表 5-7）

表 5-7　房间隔缺损介入治疗患者在院护理

项目	评估	处理
体温	□体温	□37~37.9℃，根据尿量及心功能情况指导患者多饮水 □体温≥38℃，通知医生，遵医嘱处理 □如行物理降温或药物降温，半小时后需复测体温，并在体温单上绘制 □如需遵医嘱抽取血培养，单瓶成人抽血量>10 ml，需同时至少抽两处不同部位的血培养，并在培养瓶上备注部位（如左上肢、右下肢） □体温≥37℃，需连续监测 12 次体温（q4h） □体温≥39℃，需连续监测 18 次体温（q6h）

续表

项目	评估	处理
呼吸形态	□ 频率深浅，SpO_2，有无胸闷、气紧 □吸氧（吸氧依从性，氧流量、湿化） □评估呼吸运动，有无活动后心累气紧加重	□患者主诉感心累、气紧、呼吸困难或 SpO_2 低于其基础血氧饱和度，及时通知医生 □遵医嘱予氧疗 □遵医嘱协助医生行动脉血气检查，必要时呼吸机辅助呼吸 □口鼻干燥者指导饮水，使用润滑剂（滴鼻液或唇膏） □吸氧依从性低者做好宣教沟通 □每天行氧气管护理
血压	□血压	□收缩压≥160 mmHg 和（或）舒张压≥100 mmHg，评估患者有无头晕、头痛、乏力等不适，同时通知医生，遵医嘱进行处理，根据用药情况 5~30 分钟复测血压，直至血压平稳后，遵医嘱监测血压 □收缩压≤90 mmHg 和（或）舒张压≤60 mmHg，评估患者有无头晕等不适，同时通知医生，遵医嘱进行处理，根据用药情况 5~30 分钟复测血压，直至血压平稳后，遵医嘱监测血压 □静脉使用降压药或升压药的患者，应遵医嘱根据目标血压调整给药速度 □使用降压药患者做好防跌倒、坠床宣教
疼痛	□疼痛程度、性质、部位、持续时间	□每天常规评估一次 □胸痛：无论疼痛的程度如何，均应立即通知医生，医生综合评估患者病情后，护士遵医嘱进行处理，处理后 15 分钟再次评估疼痛情况 □其他疼痛见第一章第三节"疼痛的评估及处理"
实验室检查	□血管情况 □检查特殊要求	□抽血要求空腹时，询问患者禁食时间，提前做好患者宣教，3 岁以下儿童可不用空腹 □抽血前询问患者是否晕血，注意抽血环境安全 □婴幼儿血管条件极差时，可根据情况请会诊协助穿刺

续表

项目	评估	处理
专科检查	□心电图 □超声心动图	□入院时即完成心电图检查，并将心电图结果及时告知医生 □外出检查的用物准备（氧气枕、心电监护等） □不耐受时，通知医生 □配合较差的婴幼儿，医生据体重提前开好镇静剂（水合氯醛计算量为 0.3~0.6 g/kg）
影像学检查（如CT、MRI）	□评估病情是否能够耐受外出检查	□外出检查的用物准备（氧气枕、心电监护等） □不耐受时，通知医生 □增强 CT 时，准备抗高压留置针（3 岁以上 20G，1~3 岁 22G，1 岁以下 24G） □特殊检查如禁食、憋尿等要求，提前告知患者准备 □配合较差的婴幼儿，医生据体重提前开好镇静剂（水合氯醛计算量为 0.3~0.6 g/kg）
介入治疗术前准备	□备皮 □饮食指导 □其他术前准备	□肚脐平面至大腿上 1/3 处，包括会阴 □首先选取左手置入留置针 □行术前遵医嘱行抗生素皮试，皮试阳性者及时通知医生更换药物 □遵医嘱予指导成人患术前饮食指导，全麻手术患儿由麻醉医生决定禁食禁饮时间 □指导患者练习床上大、小便 □行疾病相关指导、宣教，心理护理 □注意保暖、避免感冒 □术前一天训练床上大、小便 □术前一晚保证充足的睡眠 □术前更换清洁病员服，排空膀胱 □术前取下眼镜、饰品、活动性义齿及助听器等贵重物品 □针对患者情况及 HIS 评估结果进行个性化的心理护理，消除紧张和恐惧，必要时指导患者掌握一些自我放松的方法 □家人与朋友给予患者更多关心和鼓励

续表

项目	评估	处理
介入治疗交接	□与中央运输进行交接	□术前识别患者身份，检查患者腕带、皮肤情况、术前准备是否完善后打印手术转科交接单、病历 □术前半小时静脉输入抗生素 □禁食禁饮患者饥饿明显时及时提醒医生补液
介入治疗术后护理措施	□术后交接患者	□了解麻醉和手术方式，术中情况，穿刺处、穿刺侧肢体、肢端循环、足背动脉搏动、受压部位皮肤、静脉通道情况 □签署手术交接单 □遵医嘱安置心电监护仪，严密监测生命体征，描记 12 导联心电图，通知医生并签字 □询问患者有无胸闷、胸痛、心累、气紧等自觉不适 □床档保护，防坠床
	□严密监测生命体征	□每小时巡视病房，严密监测患者生命体征及询问患者主诉
	□穿刺处观察及护理	□每小时观察穿刺处有无渗血、渗液，有无血肿或搏动性肿块，足背动脉是否搏动良好，肢端颜色、温度、感觉是否良好；取沙袋后每 2 小时观察一次，直至术后第二天 □经股静脉穿刺，沙袋压迫 6~8 小时，患肢保持平直 6~8 小时 □询问患者有无腹痛等不适，警惕腹膜后血肿发生
	□体位与活动	□全麻清醒后至术后 6~8 小时以内平卧，患肢制动 □取沙袋以后卧床休息，可适度床上活动 □术后 24 小时以后可下床活动，避免穿刺侧肢体用力 □术后 3 天起可适当增加活动度，一周内避免下蹲活动，半年内避免剧烈运动 □患者活动能力据患者心功能情况循序渐进

续表

项目	评估	处理
	□用药护理	□评估药物剂量、用法、用药时间是否准确 □术后半小时静脉输入抗生素 □术后 6 小时、18 小时分别遵医嘱皮下注射低分子肝素 □术后遵医嘱予口服阿司匹林 6~12 个月 □观察用药后不良反应，观察皮下注射低分子肝素局部有无结节、血肿；使用抗凝药物后有无出血症状
	□排尿护理	□观察患者能否自行床上小便，若不能自解小便，应及时给予诱导排尿，必要时给予导尿，避免尿潴留
	□饮食护理	□全麻患儿麻醉清醒后先试少量饮水无呛咳后进食流质饮食，逐渐过渡到术前饮食 □成人术后卧床期间应给予清淡易消化饮食，避免产气食品，如牛奶、豆浆、甜食等，起床活动后可恢复正常进食，但应避免辛辣、油腻饮食
	□基础护理	□做好口腔护理、导尿管护理、患者清洁等工作
	□做好护理记录	□记录内容包括患者手术回病房时间、手术名称、穿刺部位及情况、术后健康指导相关内容 □根据情况修改护理计划单、行自理能力评定，行疼痛评估，选择性进行压力性损伤及跌倒评估，如有管道，需要进行非计划拔管风险评估 □书写交班：特别交接取沙袋时间、低分子肝素注射时间 □按规定频次记录，病情变化动态记录
术后并发症	穿刺处出血或血肿	□观察穿刺处敷料、穿刺处周围是否触及肿块以及皮肤张力是否增高，询问患者有无腹痛等症状、警惕腹膜后血肿，血管彩超可确诊 □术后嘱患者平卧，穿刺侧肢体制动 6~8 小时，避免过早活动，加强巡视，一旦发现出血立即通知医生进行有效压迫止血，并重新进行加压包扎；血肿可以给予 50% 硫酸镁或六合丹湿敷，促进血肿吸收；对局部出血明显或血肿过大者，配合医生考虑行外科手术修补及血肿清除

续表

项目	评估	处理
□假性动脉瘤		□穿刺处周围可触及动脉搏动一致的搏动性肿块，患者有疼痛感，血管彩超可确诊 □较小的假性动脉瘤(小于 2.5 cm)可按压 20~30 分钟，待假性动脉瘤体消失后再用无菌纱布及绷带加压包扎 2~3 天，同时患肢制动，多数可消失；对于压迫包扎效果不佳者，可在超声引导下将用生理盐水稀释后的凝血酶（100~400 U/ml）注入假性动脉瘤腔内，以致形成血栓堵住破口，假性动脉瘤瘤体较大者，可外科手术治疗
□穿刺动脉夹层及闭塞		□患者足背动脉搏动减弱或消失，穿刺侧肢体有麻木、疼痛感，皮肤苍白，触及皮温较对侧低，血管彩超可确诊 □术后注意观察足背动脉，穿刺侧肢体的活动情况等，遵医嘱使用抗血小板药，并注意观察药物的作用及不良反应
□封堵器脱落		□术中和术后注意观察，术后 3~6 个月应避免剧烈活动和用力咳嗽，避免封堵器的脱位；如发生脱位，可积极配合医生，行外科手术取出封堵器，并给予重新安置
□心脏压塞		□表现为突发的胸闷、胸痛等症状，常伴有心律增快、血压下降，心脏彩超可确诊 □术中及术后严密观察随访病情，心包积液量少，患者一般状况良好，严密监测血压、心率，采取保守治疗大量心包积液时应立即行心包穿刺，如心包穿刺仍不能缓解急性心脏压塞的症状，应尽早外科手术处理
□心律失常		□多发生于术后 1 周以内 □注意观察患者有无心悸、头晕、黑蒙、晕厥等表现，注意心电图的变化 □对发生心率缓慢的交界心律可静脉泵入异丙肾上腺素 □出现三度房室传导阻滞，除使用激素外，可用维生素 C 及营养心肌药物，并酌情置入临时起搏器

续表

项目	评估	处理
疼痛	□疼痛程度、性质、部位、持续时间	□每天常规评估一次 □胸痛：无论疼痛的程度如何，均应立即通知医生，医生综合评估患者病情后，护士遵医嘱进行处理，处理后15分钟再次评估疼痛情况 □其他疼痛见第一章第三节"疼痛的评估及处理"
管道护理	□评估非计划拔管风险	□见第一章第六节"非计划拔管风险的评估及处理"
	□导尿管（是否固定稳妥，有无尿道口异常，有无分泌物、疼痛等，小便量、色及性状是否正常）	□导尿管护理bid，观察尿道口及分泌物
皮肤管理	评估皮肤清洁、湿度状况，有无压力性损伤或潮湿性皮炎	□见第一章第二节"压力性损伤风险的评估及处理"
跌倒、坠床预防管理	□评估跌倒、坠床风险	□见第一章第一节"跌倒风险的评估及处理"
胃肠道症状	□评估有无恶心、呕吐、腹泻，记录次数，排出物的性状、颜色及量，腹泻患者评估肛周皮肤情况 □是否发生腹胀、便秘等情况，持续时间及伴发症状，评估进食情况	□遵医嘱对症处理，及时追踪复评，做好饮食指导 □如果胀气，可推荐患者使用小茴香热敷腹部 □严重腹泻患者注意使用皮肤保护剂保护肛周皮肤 □腹泻查大便培养/涂片查菌群比（直接将大便置于干净干燥的容器内）
心理状况	□评估患者情绪、对治疗的积极性	□见第一章第九节"心理状况的评估及处理"

（三）出院/转院/转科（见表 5-8）

表 5-8 房间隔缺损介入治疗患者出院/转院/转科

项目	评估	处理
出院指导	□患者自我管理知识水平 □对健康指导的掌握程度 □出院穿刺处护理 □术后活动指导 □门诊随访计划 □出院准备度	□遵医嘱服药，避免自行停药及增减药物，常规口服阿司匹林肠溶片 6~12 个月 □观察皮肤黏膜、鼻腔、消化道、神经系统等有无出血倾向（出血点、瘀斑、鼻血、解黑大便、剧烈头痛、呕吐等） □自我病情监测：有无胸闷、胸痛、气促、心悸等不适 □自我管理：避免剧烈活动，术后一周内避免下蹲动作，出院后可从事一般体力劳动，半年内避免剧烈运动，进食普通饮食 □注意保持穿刺点的干燥，沐浴后予以消毒，注意有无皮下瘀斑及硬结，结痂待其自行脱落 □门诊随访：出院后 1 个月、3 个月、6 个月、1 年、2 年需到门诊复查，复查前先到普通门诊完善出院证要求的相关复查检查后携带结果找专科医生看诊，出院后出现病情变化据情况及时到门诊或急诊就诊 □院外异常情况就诊流程介绍：院外发生任何不适，应及时就医 □出院手续办理参见办理出院手续标准化流程
转科	□患者及家属转科意愿 □患者病情	□护理文书的转科交接单 □维持生命体征和病情稳定
转院	□患者病情稳定性 □患者转院需求	□做好出院指导（同上） □协助家属按出院流程办理

（四）特殊检查（见表5-9）

表 5-9 房间隔缺损介入治疗患者特殊检查

检查项目	检查时机	注意事项
床旁心电图（床旁护士完成）	□入院时、手术后、出院当天，以及病情变化时	□12 导联心电图 □各导联定位准确 □若出现异常心电图立即通知医生
生化 1+4	□入院后的常规检查	□血标本、红头管 □需要空腹（头天晚上通知患者）
血常规	□入院后的常规检查 □术后监测有无溶血	□血标本、深紫头管 □无须空腹
凝血检查	□入院后的常规检查	□血标本、蓝头管 □无须空腹
BNP	□入院后患者可能有心功能不全时检查	□血标本、绿头管 □无须空腹
尿常规	□入院后的常规检查 □术后监测有无溶血	□留取随机尿、晨尿，晨尿为晨起第一次尿液，选用清洁中段尿液，避免大量喝水稀释尿液，留取尿量 20~50 ml □患者或家属将尿液留标本柜
大便培养	□入院后的常规检查	□直接将大便置于干净干燥的专用大便留取容器内 □患者或家属大便留标本柜
超声心动图	□入院后的常规检查 □评估心脏结构与心功能	□中央运输护送
放射性核素心肌显影	□入院后需全面了解患者心肌缺血情况时进行	□中央运输护送
动态心电图		□中央运输护送到动态心电图室检查 □第二天由中央运输床旁取监测仪器
心脏磁共振	□全面评估心脏结果功能	□中央运输护送 □心脏 MRI，至少提前 1 小时准备抗高压留置针（3 岁以上 20G，1~3 岁 22G，1 岁以下 24G）
心脏 CT	□全面评估心血管系统结构异常	□中央运输护送 □心脏 CT，至少提前 1 小时准备抗高压留置针（3 岁以上 20G，1~3 岁 22G，1 岁以下 24G）

第三节　主动脉瓣重度狭窄介入治疗的护理程序

一、名词定义

主动脉瓣重度狭窄是指由风湿热的后遗症、先天性主动脉瓣结构异常或老年性主动脉瓣钙化等所致的一种慢性瓣膜疾病。正常成人主动脉瓣口面积为 3.0~4.0 cm^2，当瓣口面积小<1.5 cm^{2}时，就会出现有意义的血流动力学改变；若瓣口面积≤1.0 cm^2，则为主动脉瓣重度狭窄。或根据主动脉瓣膜的跨瓣压差进行分级，当左心室主动脉压差为 50~100 mmHg 时为主动脉瓣重度狭窄。

经导管主动脉瓣植入术（transcatheter aorticvalve implantation）是指利用特制的导管和输送系统将人工瓣膜植入目标位置，将病变瓣膜进行扩张、替代，使狭窄的主动脉瓣口面积扩大，平均跨瓣压差下降，从而改善患者的心功能、临床症状及全身供血的一种内科介入治疗方法。

二、护理流程

（一）入院护理（见表 5-10）

表 5-10　主动脉瓣重度狭窄介入治疗患者入院护理

项目	评估	处理
入院接待	□评估患者有无胸闷、胸痛、心累、气紧、晕厥等症状 □带患者到病床，佩戴腕带 □检查人、证是否一致、齐全	□如胸闷、胸痛、心累、气紧等症状明显时，立即通知医生对症处理患者 □应通过姓名及年龄两种方式核对患者腕带信息，确认无误后戴到左手手腕，腕带应该正对护士，便于操作时查对，松紧度适宜 □人、证不一致时，要求患者补齐资料并做好登记

续表

项目	评估	处理
护理评估	□体温、脉搏、呼吸频率、血压	□体温≥38℃，通知医生，遵医嘱行降温处理 □脉搏≥100次/分或脉搏≤50次/分，评估患者有无心悸、头昏、胸闷等不适，休息后复测，并通知医生 □收缩压≥160 mmHg和（或）舒张压≥100 mmHg，收缩压≤90 mmHg和（或）舒张压≤60 mmHg，评估患者有无头晕、头痛等不适，同时通知医生，遵医嘱进行处理，并及时复测 □遵医嘱处理其他需要处理的异常情况
	□一般情况	□评估身高、体重、意识、沟通能力、活动能力、饮食、睡眠、大小便等一般情况
	□专科评估（有无胸闷、胸痛、心累、气紧、头昏、乏力、水肿等症状及体征，心功能分级，尿量，床旁描记12导联心电图）	□如有异常，及时通知医生，遵医嘱处理，监测病情变化 □及时将心电图交给医生，如有心律失常及ST–T明显改变应立即通知医生，遵医嘱处理，监测病情变化
	□自理能力（Barthel指数）	□根据患者需要提供或协助生活护理，做好基础护理 □见第一章第四节"自理能力的评估及处理"
	□心理状况	□见第一章第九节"心理状况的评估及处理"
	□疼痛评估	□每天常规评估一次 □胸痛：无论疼痛的程度如何，均应立即通知医生，医生综合评估患者病情后，护士遵医嘱进行处理，处理后15分钟再次评估疼痛情况 □其他疼痛见第一章第三节"疼痛的评估及处理"

续表

项目	评估		处理
	选评	□压力性损伤（Braden 量表）	□见第一章第二节"压力性损伤风险的评估及处理"
		□跌倒（跌倒坠床风险评估）	□见第一章第一节"跌倒风险的评估及处理"
		□营养评估	□见第一章第七节"营养风险的筛查与处理"
		□血栓风险评估	□见第一章第五节"静脉血栓风险的评估及处理"
		□非计划拔管	□见第一章第六节"非计划拔管风险的评估及处理"
宣教沟通	□患者知识水平、知识接受程度、宣教时机		□病情危重或沟通困难者（受年龄、语言、知识水平所限），宣教对象应以家属为主 □各类沟通单（如入院评估表、侵入性操作沟通表、高危评估项目沟通表）由患者本人或其法定监护人或其授权人签署（必须与医疗文书的法定监护人或授权委托书签署人一致）
	□入院介绍		□内容包括病房环境设施，医护人员介绍，外出检查，订餐，陪伴探视制度，人身、财务及环境安全和其他注意事项，发入院宣教单一份
	□TAVI 健康教育		□内容包括冠心病发作时的症状、常见诱因、健康生活方式、药物及介入治疗介绍等
实验室检查（如血常规，凝血常规，肝、肾功能，电解质，输血前全套，血型，合血，大、小便常规等）	□血管情况 □检查特殊要求		□抽血要求空腹时，询问患者禁食时间，提前做好患者宣教 □抽血前询问患者是否晕血，注意抽血环境安全 □血管情况极差者，可考虑留置 CVC 或 PICC □留取随机尿、晨尿，晨尿为晨起第一次尿液，选用清洁中段尿液，避免大量喝水稀释尿液，留取尿量 20~50ml □告知患方大、小便标本放置地点

续表

项目	评估	处理
影像学检查（如胸片、CT、MRI）	□评估病情是否能够耐受外出检查	□外出检查的用物准备（氧气枕、心电监护等） □不耐受时，通知医生 □增强CT、MRI时，至少提前1小时准备抗高压留置针（20G） □特殊检查如禁食、憋尿等要求，提前告知患者准备

（二）在院护理（见表5-11）

表5-11　主动脉瓣重度狭窄介入治疗患者在院护理

项目		评估	处理
术前	监测生命体征	□体温、脉搏、呼吸频率、血压、血氧饱和度（SpO₂）	□37~37.9℃，根据尿量及心功能情况指导患者多饮水 □体温≥38℃，通知医生，遵医嘱处理 □如行物理降温或药物降温，半小时后需复测体温，并在体温单上绘制 □如需遵医嘱抽取血培养，单瓶成人抽血量>10 ml，需同时至少抽两处不同部位的血培养，并在培养瓶上备注部位（如左上肢、右下肢） □体温≥37℃，需连续监测12次体温（每天4次），体温≥39℃，需连续监测18次体温（每天6次） □脉搏≥100次/分，评估患者有无心悸等不适；描记12导联心电图，评估患者有无房颤、室早等心律失常，如有异常通知医生 □呼吸频率及节律：呼吸浅快或SpO₂<90%，通知医生，遵医嘱鼻导管或面罩吸氧；必要时予以无创呼吸机辅助呼吸 □血压：收缩压≤90 mmHg或（和）舒张压≤60 mmHg，通知医生，必要时遵医嘱安置心电监护仪，密切观察，遵医嘱用药 □遵医嘱处理其他需要处理的异常情况

续表

项目	评估	处理
主诉症状	□心累、气紧 □胸闷、胸痛 □头晕、乏力 □有无晕厥史	□加强医患沟通，制订个性化的活动计划 □必要时卧床休息 □氧气吸入 □24 小时留陪护 □保持大便通畅，勿用力排便 □做好护理记录 □遵医嘱对症处理
心功能状况	□心功能分级 □患者活动及自理能力 □体重 □心脏彩超的各项指标，尤其是心脏射血分数（EF） □脑钠肽（BNP）	□注意休息，必要时卧床 □根据病情采用合适的氧气吸入方式 □遵医嘱用强心、利尿、血管活性药物，β受体阻滞剂等，并观察药物的疗效及副作用
出入量	□饮入量 □输入量 □尿量 □其他出量（呕吐物、胸水等）	□教会患者及家属正确记录出入量的方法 □定时统计出入量并汇报医生 □遵医嘱用药
电解质	□血钾 □血钠 □心电图	□采集静脉血时防止溶血 □严格记录出入量 □遵医嘱使用利尿剂并观察效果 □遵医嘱口服及静脉补钾，保证剂量的正确性及用药的及时性
影像学检查（如心电图、心脏彩超、胸部 X 线、CT 血管成像、肺功能检测等）	□评估病情是否能够耐受外出检查	□外出检查的用物准备（氧气枕、心电监护等） □不耐受时，通知医生 □增强 CT 时，准备抗高压留置针（20G） □特殊检查如禁食、憋尿等要求，提前告知患者准备

续表

项目	评估	处理
心理护理	□家庭及社会支持系统	□鼓励患者表达自身感受 □鼓励患者术前多接触一些术后患者 □教会患者自我放松的方法 □予以个性化的心理护理 □鼓励患者家属和朋友给予关心和支持
健康教育	□患者受教育情况 □患者对疾病相关知识的了解情况 □患者易于接受的健康教育方式	□解释手术的必要性、手术方式、注意事项 □指导患者术前戒烟 □避免感冒 □训练正确的咳嗽咳痰及深呼吸方法 □训练床上大、小便
术前准备	□皮肤 □静脉通道	□术前 1 天协助麻醉科医生访视患者 □术前 1 天遵医嘱行抗生素皮试，准备好术中带药，发放病员服 □术前 1 天由责任护士准备好手术核查单 □术前 1 天协助患者做好皮肤清洁 □术前 1 天了解手术台次及时间，交代家属需提前到达病房、家属人数要求及术中等待地方 □术前 1 天告知患者及家属准备住院所需用物，如抽纸、湿纸巾、毛巾、盆子、水杯等 □术前 1 天告知患者手术当天需取下眼镜、饰品、活动性义齿及助听器等，强调贵重物品妥善保管 □根据手术台次告知术前 8 小时禁食，2 小时禁饮，但需正常服药 □保证充足睡眠，对于精神紧张的患者，可在术前 1 天晚上遵医嘱使用镇静药 □手术前晚准备好病历 □术晨协助患者更换病员服 □遵医嘱使用术前药物，例如安定、吗啡、苯妥拉明等

续表

项目		评估	处理
术后			□必要时建立术中静脉通道，术前抗生素将在手术室输入 □责任护士与手术室工人完成交接：病历交接，共同查对患者床号、姓名、住院号、腕带、手术名称，交接术中用药，主管护士填写并打印手术患者转运交接单，并在转运交接单上签全名
术后	病情观察	□神志及意识 □生命体征 □心电图 □出入量 □心功能分级 □肢端循环 □主诉症状 □实验室指标	□备齐抢救设备及抢救药品 □安置心电监护，严密监测心率、心律、氧饱和度及血压 □主动询问患者有无胸闷、胸痛、心累、气紧、心悸等不适 □每天描记12导联心电图，监测有无心律失常、心肌缺血 □准确记录患者24小时出入量，做好保留导尿管的护理 □根据患者心功能控制补液速度 □观察肢端温、湿度变化等循环状况 □密切跟踪血清电解质、凝血功能、心肌酶学等指标 □若有异常，及时通知医生并配合处理
术后	血流动力学	□无创血压 □有创动脉血压 □中心静脉压 □动脉搏动情况 □肢端温度	□密切观察并记录各项数据 □检查管道固定情况，防止折叠、脱落；保持敷料清洁干燥，无渗血；观察置管处有无红肿及脓性分泌物等 □若有异常，及时通知医生并配合处理
术后	呼吸道管理	□呼吸机使用情况 □呼吸频率、节律、幅度 □呼吸音、有无湿啰音或痰鸣音 □氧饱和度及血气分析	□密切观察呼吸机工作状态，及时排除和处理呼吸机报警；保持呼吸机管道通畅，及时清除管道内的积水；调节合适的温、湿度；面部受压部位适当使用无压力性损伤贴进行局部保护 □适时采取雾化吸入或气道湿化、吸痰等方式，促进痰液排出

续表

项目	评估	处理
	□咳嗽、排痰情况	□教会并鼓励患者深呼吸和正确的拍背方式协助排痰 □观察痰液的量、颜色及性状
临时起搏器	□固定情况 □工作状态 □穿刺处情况	□定时检查临时起搏器固定是否稳妥 □观察临时起搏感知及带动功能、电池有无耗竭 □穿刺处红肿、疼痛、渗血等异常及时处理
动脉切开处伤口及穿刺处	□伤口或穿刺处周围及敷料 □肢端循环 □足背动脉搏动	□每日检查动脉切开处伤口及穿刺处 □术后需绝对卧床24小时，动脉切开侧肢体制动10~12小时，股动脉穿刺侧肢体在穿刺处予沙袋压迫10~12小时并制动，取沙袋后可调整至半卧位并在床上活动肢体 □穿刺处有瘀斑、血肿应做好标记，并记录具体大小 □术后24小时候需更换敷料一次；敷料有渗血，需及时更换 □伤口有红肿或脓性分泌物，及时处理 □7~10天后拆线
并发症的观察	□出血（皮肤、黏膜、口腔、消化道、泌尿道） □脑栓塞 □冠脉缺血（胸闷、胸痛） □心律失常（室性心律失常、传导阻滞） □瓣膜移位 □严重的瓣周漏	□怀疑并发症时，及时通知医生 □完善相关检查，明确诊断 □配合医生积极处理
皮肤管理	□评估皮肤清洁、湿度状况，有无压力性损伤或潮湿性皮炎	□见第一章第二节"压力性损伤风险的评估及处理"

续表

项目	评估	处理
跌倒预防管理	□评估跌倒风险	□见第一章第一节"跌倒风险的评估及处理"
管道护理	□非计划拔管	□见第一章第六节"非计划拔管风险的评估及处理"
心理护理	□评估患者情绪，对治疗的积极性	□见第一章第九节"心理状况的评估及处理"
活动指导	□心功能状况 □管道情况 □精神状态	□病情稳定、无并发症发生即应尽早活动 □遵循循序渐进的原则，从床旁坐位休息、床旁活动、病室内活动过渡到病房走廊慢走等，逐步增加活动量 □在活动过程中动态评估患者的心功能变化和活动耐力情况，适时调整活动方案 □以不发生心累、心悸、气紧、乏力等症状为宜 □避免下蹲等增加腹压动作，避免颈部过度活动，以免影响临时起搏器外固定等，桡动脉穿刺侧上肢暂不要提重物
饮食指导		□指导患者进食低盐低脂、清淡易消化饮食，建议少食多餐；多进食粗纤维饮食，预防便秘，保持大便通畅
用药护理		□遵医嘱用药，包括抗生素、抗血栓药物（阿司匹林、氯吡格雷、低分子肝素）、血管活性药、强心药、利尿剂、止痛药物等，并观察用药疗效和副作用
诱因预防指导		□诱因预防指导：避免饱餐，避免感冒，避免情绪激动，避免寒冷刺激，避免用力解大便
护理记录		□记录内容包括患者手术回病房时间，手术名称，穿刺部位及情况，各种管道、皮肤情况，术后健康指导相关内容

续表

项目	评估	处理
		□根据情况修改护理计划单、行自理能力评定，行疼痛评估，选择性进行压力性损伤及跌倒评估，如有管道，需要进行非计划拔管风险评估 □书写交班 □按规定频次记录，病情变化动态记录

（三）出院/转院/转科（见表5-12）

表5-12　主动脉瓣重度狭窄介入治疗患者出院/转院/转科

项目	评估	处理
出院指导	□患者自我管理知识水平 □对健康指导的掌握程度 □出院准备 □出院带药	□用药指导（认识药物、准时准量） □术后1个月、3个月、半年、1年、2年时需复查随访，复查血常规、血糖、血脂、肝肾功能、凝血功能、心肌酶学；心脏彩超以了解心功能的恢复状况，复查24小时动态心电图了解心律失常情况，告知随访途径 □饮食、休息、活动、诱因预防的指导（避免过劳、饱餐、感冒、情绪激动、寒冷刺激、用力解大便、在密闭环境洗澡，洗澡水不能过热） □病情自我监测的主要指标及方法（如出入量、水肿情况） □院外异常情况就诊流程介绍 □出院手续办理参见办理出院手续标准化流程
转科	□患者及家属转科意愿 □患者病情	□护理文书的转科交接单 □保持呼吸管道妥善固定，维持生命体征和静脉通道
转院	□患者病情稳定性 □患者转院需求	□做好出院指导（如上） □协助家属联系转院车辆

（四）特殊检查（见表 5-13）

表 5-13　主动脉瓣重度狭窄介入治疗患者特殊检查

检查项目	检查时机	注意事项
食道超声	□手术前	□检查前需禁食 8 小时以上；术后 2 小时饮水无呛咳方可进食
心脏 MRI	□手术前	□至少提前 1 小时准备抗高压留置针（20G）
呼吸功能检测	□手术前	□通气功能障碍、血压不稳定或者心脏病发作者，暂时不能做
增强血管 CT	□手术前	□至少提前 1 小时准备抗高压留置针（20G）
冠状动脉造影、左室及大动脉造影	□手术前	□为介入治疗，按常规做好术前准备及术后观察
动态心电图	□手术前、拔除临时起搏器前	□防止电极脱落；记录好患者活动时间及不适症状

第四节　日间手术下肢静脉曲张的护理程序

一、名词定义

下肢静脉曲张是指下肢静脉系统处于伸长、蜿蜒而曲张状态。

国际日间手术合作联盟指出：日间手术是指患者入院、手术和出院在一个工作日内完成的手术，除外医师诊所或医院开展的门诊手术。中国日间手术合作联盟指出：日间手术是指患者在一日（24 小时）内入、出院完成的手术或操作，补充说明"如有特殊病例由于病情需要延期住院的，住院最长时间不超过 48 小时"，称为日间手术住院延期患者。

日间手术院前是指门诊医生开具入院证到患者入院前的这一时间

段。

日间手术院中是指患者入院到出院这一时间段。

日间手术院后是指日间手术患者出院后回到家庭或社区医院康复的这一阶段，一般情况为术后 28 天。

二、护理流程

（一）院前护理（见表 5-14）

表 5-14　下肢静脉曲张日间手术患者院前护理

项目	评估	处理
预约接待	□人、证是否一致、齐全 □患者是否知晓日间手术模式 □导诊单检查项目是否完善	□人、证不一致时，要求患者修改资料，并做相关登记 □不知晓日间手术模式者，介绍日间手术相关信息 □不完善者补检查单 □完善者指导进行术前检查 □特殊患者开启绿色通道，及时完成术前检查
术前检查资料审核	□资料是否齐全 □专科检查：腹部静脉彩超、双下肢彩超 □术前检查：血常规、凝血常规、输血前全套、生化 1+4，胸部正侧位摄片、心电图 □麻醉风险评估单是否完善，麻醉风险是否符合要求	□资料不齐的患者，协助其补齐资料 □如彩超提示深静脉血栓，左髂静脉受压，与手术医生沟通，进一步检查 □血常规：血红蛋白≤70g/L，白细胞≥10×10^9/L，血小板≤70×10^9/L，通知医生进行处理 □凝血常规：PT、APTT 超过正常值通知医生进行处理 □输血前全套：梅毒阳性，指导患者做 TRUST 实验；HIV 初筛阳性，指导患者做确诊实验 □生化 1+4：空腹血糖值≥8.0 mmol/L，通知医生进行处理 □胸片：胸片报告异常通知医生进行处理 □心电图：心电图出现异常通知医生进行处理 □麻醉医生完善相关评估；ASA 评分≥3 分，则不符合日间手术病房标准

续表

项目	评估	处理
预约手术	□确定手术时间 □核对患者基本信息是否正确（姓名、性别、年龄、电话号码、地址、身高、体重） □手术相关信息：手术医生、手术方式和麻醉方式是否准确	□以患者意愿、医生手术日及病房的床位数来确定 □如信息有误及时修改
患方教育	□患方知识水平、知识接受程度、教育时机及方式	□沟通困难（受语言、知识水平所限）的患者，教育对象应以家属为主 □告知预约处电话，若有疑问可及时沟通 □术前6小时禁食固体食物，2小时禁饮 □手术当日携带所有检查报告及相关资料 □需一名成人家属陪伴 □高血压患者做好血压管理，晨起口服降压药；糖尿病患者术晨勿在家注射胰岛素 □多种方式的健康宣教+个性化的健康教育 □准备弹力袜
术前电话提醒并排程	□患者术前准备完善率 □排程准确性	□如患者术前准备不完善（如感冒、基础疾病控制不达标、生理期等）协助其更改手术时间 □患者爽约时，及时填补空缺（将预约在后面并同意提前的患者提前手术），做好健康宣教，确定完善相关术前准备 □根据患者基本情况，进行预排程 □根据预排程顺序，再次进行个体化的健康宣教 □排程信息异常，及时联系相关科室处理 □再次与手术医生确认手术时间

（二）院中护理（见表 5-15）

表 5-15　下肢静脉曲张日间手术患者院中护理

项目	评估	处理
入院接待	□人、证是否一致 □检查资料是否完备	□人、证不一致时，要求患者修改资料，并做相关登记 □资料不齐的患者，协助其补齐资料 □资料异常者，再次协助完备检查
护理评估	□专科评估：评估患者的皮肤有无破损等	□皮肤发生破损，联系手术医生处理 □患肢肿胀，联系手术医生处理
	□一般情况、体温、血压、脉搏、身高、体重、有无过敏史	□感冒的患者及时与手术室麻醉医生联系，再次进行麻醉评估，决定是否手术 □体温≥37.3℃的患者，积极询问最近病史，并与手术医生联系 □血压≥160/100 mmHg 的患者，询问有无高血压病史，行心理护理，通知医生，遵医嘱处理
	□禁食禁饮情况	□禁食禁饮时间不够者，及时汇报手术医生、麻醉医生，并进行手术台次的变更或重新预约手术时间
	□一般情况	□评估身高、体重、意识、沟通能力、活动能力、饮食、睡眠、大小便等一般情况
健康宣教	□患者知识水平、知识接受程度、宣教时机	□沟通困难（受年龄、语言、知识水平所限）的患者，宣教对象应以家属为主 □各类沟通单（如入院评估表、侵入性操作沟通表、高危评估项目沟通表）由患者本人或授权人签署 □心理护理：根据患者情况，给予个体化入院宣教，缓解患者紧张、焦虑等负性情绪 □手术相关知识：告知患者手术相关信息，如手术方式、麻醉方式、手术时间 □饮食指导：按照手术台次对患者进行个体化的饮食指导，术前 2 小时可进食少量清亮饮料，6 小时禁食固体食物 □活动指导：功能锻炼，指导患者做股四头肌伸缩运动，踝关节旋转运动，防止术后静脉血栓形成

续表

项目	评估	处理
		□用药指导：告知药物名称、作用、用法及不良反应，术后遵医嘱静脉滴注罗奥 40mg，改善微循环 □指导正确使用弹力袜 □家属指导：加强对家属的健康指导
体温	□体温	□进行体温 qid 监测 □37.3~38℃，指导患者对饮水 □38.1~38.8℃，通知医生，予温水擦浴，冰袋物理降温 □38.8℃及以上或伴寒战，通知医生，予药物降温，遵医嘱抽取血培养（单瓶成人抽血量>10 ml）
血压	□血压	□术后测血压 6 小时，q2h 监测，收缩压<90 mmHg 或>140 mmHg，舒张压<60 mmHg 或>90 mmHg，通知医生进行评估，并遵医嘱进行相关处理，密切观察，做好相关记录并及时追踪复评
呼吸	□呼吸	□术后监测呼吸 6 小时，q2h 监测，低于或超过正常范围，通知医生进行评估，并遵医嘱进行相关处理，密切观察，做好相关记录并及时追踪复评
脉搏	□脉搏	□术后监测脉搏 6 小时，q2h 监测，低于或超过正常范围，通知医生进行评估，并遵医嘱进行相关处理，密切观察，做好相关记录并及时追踪复评
血氧饱和度	□血氧饱和度	□术后监测血氧饱和度 6 小时，q2h 监测，低于或超过正常范围，通知医生进行评估，并遵医嘱进行相关处理，密切观察，做好相关记录并及时追踪复评
疼痛	□疼痛程度、性质、部位、持续时间	□见第一章第三节"疼痛的评估及处理" □静脉曲张剥脱术，疼痛性质较轻，一般 VAS<4 分；如果通过上述护理措施不能缓解者，通知医生，警惕有无骨筋膜室综合征等并发症发生

续表

项目	评估	处理
手术伤口	□伤口是否有异常	□保持伤口敷料清洁干燥,如有少量渗血、渗液,继续观察;异常渗液,遵医嘱更换敷料,加压包扎患肢
肢端循环	□观察患肢血循环情况	□手术后抬高患肢 30°一个月 □密切观察患肢的颜色、皮温、足背动脉搏动情况与健侧对比,如患者主诉患肢疼痛,VAS≥4 分,检查绷带是否包扎过紧,遵医嘱适量松解疼痛处绷带,缓解压迫,继续观察,qid 记录肢端循环情况
静脉血栓预防	□患者活动情况	□指导患肢功能锻炼,预防静脉血栓形成,全麻清醒后,即可活动患肢,每小时做股四头肌伸缩锻炼 20 次+踝关节旋转运动 20 次,每天 400 次即可 □指导患者深呼吸、咳嗽,协助更换体位等 □用静脉血栓表评估血栓发生风险等级,给予相应的预防血栓措施的指导 □见第一章第五节"静脉血栓风险的评估及处理"
饮食管理	□术后进饮进食	□个体化饮食指导 □麻醉清醒无不适可饮用少许清水浸润口腔,术后 2 小时可少量多次饮水,术后 6 小时可进普食,若进食后出现恶心、呕吐等情况,暂禁食禁饮,通知医生,进行相应的处理,密切观察,做好相关记录并及时追踪复评
小便情况	□评估排便是否通畅	□自解小便困难者,指导患者多饮水,给予诱导排尿措施,必要时遵医嘱导尿,并做好相关观察、记录及标识
用药管理	□评估药物剂量、用法、用药时间是否准确 □观察用药不良反应	□严格药物的正确使用,追踪复评 □发生不良反应,遵医嘱进行相关处理,并填报药物不良反应报告表,做好相关记录
跌倒预防管理	□评估跌倒风险	□见第一章第一节"跌倒风险的评估及处理"

续表

项目	评估	处理
管道护理（选评）	□评估非计划拔管风险 □导尿管（是否固定稳妥，有无尿道口异常，有无分泌物、疼痛等，小便量、色及性状是否正常）	□见第一章第六节"非计划拔管风险的评估及处理" □导尿管护理，观察尿道口及分泌物，进行宣教、标识和记录 □有异常报告医生，遵医嘱进行相关处理，并做好相关记录
出院指导指导	□身体状况 □疾病知识 □出院后的应对能力 □期望得到的社会支持	□做好出院评估，如不符合出院标准协助医生做好后续工作 □出院准备度的评估，为做好出院准备，进行相应护理（教育、培训、指导） □告知进行自我管理（肢端循环的观察、伤口的观察、体温的观察），每日饮水量约 2 000 ml，戒烟、戒酒 □出院后随访计划（随访时间、方式及内容），院外异常情况就诊流程介绍，可获得的社区资源介绍 □做好家属的健康教育和指导
转科	□患者病情	□完善护理文书 □维持生命体征和静脉通道
转社区医院	□患者仍需继续观察 □患者有转社区的需求	□做好出院指导（如上） □与社区医院做好交接工作 □协助家属联系转院车辆

（三）出院后护理（见表 5-16）

表 5-16　下肢静脉曲张日间手术患者院后护理

项目		评估	处理
术后常规随访	术后第1、第2次随访	□伤口 □肢端循环 □功能锻炼 □用药指导 □饮食指导	□伤口无渗出，如伤口异常渗液，红肿热痛，及时到医院就诊，术后第 3 天拆除弹力绷带，更换伤口敷料，指导使用弹力袜，2 周拆线 □指导患者观察肢端循环情况，伤口 VAS＜3 分，肢端温暖，能主动活动足趾，避免影响下肢血液循环不良的因素

续表

项目		评估	处理
			□坚持功能锻炼，防止静脉血栓形成 □口服地奥司明 450 mg bid，伤口周围涂擦喜辽妥；勿停服基础疾病药物，如降压药、降糖药等 □个体化健康指导，每日饮水 2 000 ml，戒烟、戒酒
	术后第 3 次随访	□恢复质量评估 □就医体验调查	□进行相应指导，必要时门诊复查 □对就医期间医务人员工作满意度进行调查
特殊随访		□患者出院后出现特殊情况，如伤口感染、相关并发症等	□患肢肿胀明显，随访护士对患者进行初步评估，并给予相应指导，如有必要，汇报手术医生，并做好记录、追踪 □若出现发热＞39℃，患肢疼痛，VAS≥4 分等情况，立即启动应急预案，随访护士做好记录、追踪

第五节　下肢静脉曲张的护理程序

一、名词定义

下肢静脉曲张是指下肢浅静脉瓣膜关闭不全，使静脉内血液倒流，远端静脉瘀滞，继而病变静脉壁扩张、变形，出现不规则膨出和扭曲。下肢静脉曲张是静脉系统最常见的疾病，好发于长期站立工作及重体力劳动者，女性多于男性。

二、护理流程

（一）入院护理及术前检查（见表 5-17）

表 5-17　下肢静脉曲张患者入院护理及术前检查

项目	评估	处理
入院接待	□人、证是否一致、齐全	□人、证不一致时，要求患者补齐资料，做好登记 □核实信息，佩戴腕带
护理评估	□体温、血压、脉搏、呼吸频率 □一般情况	□脉搏≥120 次/分，评估患者有无心悸等不适，休息后复测 □体温≥37.5℃或有咳嗽、咳痰，通知医生，重新评估 □血压高于正常值，休息后复测，如仍高，报告医生处理 □遵医嘱处理其他需要处理的异常情况
	□合并症	□如合并有高血压、心脏病、糖尿病等，通知医生，遵医嘱处理
	□专科评估（浅静脉瓣膜功能试验、深静脉通畅试验、穿通静脉瓣膜功能试验、下肢静脉和腹部静脉彩色多普勒超声，下肢皮肤温度、色泽及完整性等）	如有未愈合的静脉溃疡，则通知医生，遵医嘱给予保护创面、换药等处理
	□自理能力（Barthel 指数）	□见第一章第四节"自理能力的评估及处理"
	□心理状况	□见第一章第九节"心理状况的评估及处理"
	□疼痛评分	□见第一章第三节"疼痛的评估及处理"
	□血栓风险评估	□见第一章第五节"静脉血栓风险的评估及处理"
	□营养评估	□见第一章第七节"营养风险的筛查与处理"
	□睡眠	□见第一章第十节"睡眠质量的评估及处理"

续表

项目	评估		处理
	选评	□压力性损伤（Braden量表）	□见第一章第二节"压力性损伤风险的评估及处理"
		□跌倒（跌倒坠床风险评估）	□见第一章第一节"跌倒风险的评估及处理"
		□非计划拔管	□见第一章第六节"非计划拔管风险的评估及处理"
宣教沟通	□患者知识水平、知识接受程度、宣教时机		□病情危重或沟通困难（受年龄、语言、知识水平所限）的患者，宣教对象应以家属为主 □各类沟通单（如入院评估表、侵入性操作沟通表、高危评估项目沟通表）由患者本人或授权人签署 □宣教内容：病房环境、医院科室相关规章制度、陪伴及探视制度、疾病相关知识、术前注意事项、检查相关注意事项、医保相关流程，并发放相关资料
实验室检查（如血常规、凝血常规、输血全套、血生化等）	□血管情况 □检查特殊要求		□抽血要求空腹时，询问患者禁食时间，提前做好患者宣教 □抽血前询问患者是否晕血，注意抽血环境安全 □空腹血糖/随机血糖>11.1 mmol/L，及时通知医生，遵医嘱处理，监测血糖变化
影像学检查（如彩超、胸片、CT）	□评估病情是否能够耐受外出检查		□外出检查的用物准备（氧气枕、心电监护等） □评估患者有无药物过敏史 □增强CT时，准备抗高压留置针 □特殊检查如禁食、膀胱充盈等要求，提前告知患者准备
功能锻炼	□患者知识水平、知识接受程度、锻炼时机		□练习卧床解大、小便（酌情） □学习Buerger运动 □发放相关资料

（二）术前准备（见表5-18）

表5-18　下肢静脉曲张患者术前准备

项目	评估	处理
术前宣教沟通	□患者知识水平、知识接受程度、宣教时机	□病情危重或沟通困难（受年龄、语言、知识水平所限）的患者，宣教对象应以家属为主 □各类沟通单（如术前宣教确认）由患者本人或授权人签署 □宣教内容包括：禁食禁饮时间、个人卫生管理、术晨穿病员服、下肢皮肤准备、糖尿病/高血压患者的服药要求等
皮肤准备	□下肢体毛 □下肢皮肤完整性	□下肢体毛较多者术前需刮去腿部毛发 □用纱布蘸取消毒液，从脚尖到腹部平脐范围内擦拭消毒，消毒3次，两次消毒之间需待干；擦拭完毕后，用剩余消毒液与温水以1∶7的比例混合浸泡足部 □有下肢皮肤破溃者，做好换药消毒准备
心理状况	□评估患者情绪，应对手术的反应	□见第一章第九节"心理状况的评估及处理"
睡眠	□评估患者焦虑情绪	□主动关心患者，针对担心次日手术无法入睡患者，责任护士告知医生并下助眠药医嘱

（三）手术当日（见表5-19）

表5-19　下肢静脉曲张患者术日护理

项目	评估	处理
手术当日准备	□生命体征 □患者准备 □文件准备 □药物准备	□患者生命体征参照前文"护理评估"中的处理方案 □患者贴身穿好病员服 □建立手术及转科交接记录单 □查看术前医嘱，准备好带入手术室药品、物品 □需使用聚多卡醇，提前做好药物准备
建立静脉通道	□血管情况	□选择适宜型号的留置针（18G或20G）和穿刺部位（上肢），并妥善固定，注意观察穿刺部位皮肤 □做好补液管理

续表

项目	评估	处理
病房—手术室之间的转运	□有无带药 □交接管理	□做好交接管理（共同核对患者腕带及信息，交接病历、带入手术室药物、影像学资料及其他手术需要的物品） □准备好带入药品、手术及转科交接记录单 □在手术及转科交接记录单上记录入手术室时间并签字，写好护理记录
手术室/PACU—病房之间的转运	□做好交接管理（药品、物品等） □了解术中特殊情况	□遵医嘱安置心电监护、吸氧 □做好交接管理（共同核对患者腕带及信息，交接病历、带入手术室的剩余药物、影像学资料及其他物品，并交接术中发生的特殊情况或重点监测内容） □书写护理记录（包括执行医嘱、书写体温单、护理记录、交接签字等）
术日宣教	□患者意识恢复程度	□未完全清醒的患者，宣教对象应以家属为主 □宣教内容包括：术后 2 小时即可饮水、逐步过渡至普食、注重体位与床上活动、预防导尿管脱落、鼓励做足背屈伸旋转运动、术后观察要点及并发症预防等
生命体征监测	□体温、血压、脉搏	□37.3~38℃，根据小便量指导患者饮水 □38.1~38.8℃，通知医生，予温水擦浴，冰袋物理降温 □38.8℃及以上或伴寒战，通知医生，予药物降温，遵医嘱抽取血培养（均需抽取厌氧和需氧两瓶），予药物降温或物理降温，并观察体温变化 □发热患者应每日 q6h 监测体温变化，体温正常 3 天后改 bid 监测 □脉搏≥120 次/分，评估患者有无心悸等不适，通知医生，遵医嘱处理 □血压高于正常值，稍后复测，如仍高，报告医生处理 □遵医嘱处理其他需要处理的异常情况

续表

项目	评估	处理
	□呼吸状况，SpO_2，有无胸闷、气紧 □吸氧（吸氧依从性，氧流量、湿化）	□监测患者呼吸状况和 SpO_2，观察有无胸闷、心慌、气紧不适 □持续低流量（3 L/min）鼻塞吸氧，根据 SpO_2 调整患者的吸氧流量及吸氧方式（鼻塞或面罩） □吸氧依从性低者做好宣教沟通，指导患者做深呼吸 □口鼻干燥者，指导饮水，使用润滑剂（滴鼻液或唇膏） □抬高床头床尾，鼓励床上活动
	□评估全麻后患者的呼吸道管理（有无咳嗽、咳痰、痰液性状、颜色、量等） □咳痰能力 □雾化（雾化有效性、宣教）	□咽喉部不适者，鼓励患者可饮水时多饮水，遵医嘱行雾化治疗 □观察痰液颜色、量，如有痰中带血、粉红色泡沫痰等异常情况，需立即告知医生 □如有咳痰困难者，应指导患者咳嗽、咳痰或机械辅助排痰 □必要时行雾化吸入，雾化后协助患者排痰，观察痰液性状
	□意识情况（是否对答切题，能否呼之能应，是否意识模糊）	□处于嗜睡、昏睡、昏迷状态者，应检查患者瞳孔大小、性状及变化 □意识模糊患者，应判断其是否有空间、时间、地点定向障碍 □有意识障碍者留陪护，通知医生，病房防跌倒、坠床、走失、自伤等，必要时保护性约束，请精神科会诊
护理评估	□专科评估(伤口、肢端感觉及运动情况等）	□观察伤口有无渗血、渗液，若有，做好标记，以便观察出血进展 □足背动脉能否扪及，皮温是否正常，足背是否肿胀，感觉是否正常，如有异常及时通知医生 □是否有其他异常情况，及时通知医生，遵医嘱处理，监测病情变化
	□尿潴留	□指导促进排小便的方法，若仍无效，通知医生进行处理

续表

项目	评估		处理
	□自理能力 （Barthel 指数）		□见第一章第四节"自理能力的评估及处理"
	□疼痛评分		□见第一章第三节"疼痛的评估及处理"
	选评	□非计划拔管风险	□见第一章第六节"非计划拔管风险的评估及处理"
		□导尿管	□观察尿道口及分泌物 □导尿管按照导尿管护理常规进行，一般术中留置导尿管者术后第一日可拔除导尿管，术后留置导尿管者则视病情遵医嘱拔管，拔管后注意关注患者自行排尿情况
		□压力性损伤 （Braden 量表）	□见第一章第二节"压力性损伤风险的评估及处理"
		□跌倒(跌倒坠床风险评估)	□见第一章第一节"跌倒风险的评估及处理"
并发症	□下肢深静脉血栓形成（下肢肿胀、疼痛及浅静脉怒张等）		□卧床期间，指导患者行足背伸屈运动，鼓励患者术后 24 小时下地行走，促进下肢静脉回流，防止下肢深静脉血栓形成 □鼓励患者多饮水，预防血液黏稠 □遵医嘱使用抗血栓药物，并观察疗效及副作用
	□瘀斑和血肿		□较小的瘀斑和皮下血肿的处理应抬高患肢，加压包扎 □血肿进行性增大或合并感染时，应及时手术探查，进行止血、血肿清除和引流
	□皮肤感觉障碍或麻木		□皮神经、隐神经或腓肠神经的分支损伤，导致手术切口、大隐静脉分布的区域皮肤出现感觉障碍或麻木感，症状多不严重，常在 1 年之内逐渐消失
	□伤口感染和淋巴瘘		□淋巴瘘发生后，多数能够自愈，应注意更换伤口敷料，保持伤口敷料的清洁干燥，避免伤口的感染 □局部物理治疗、加压包扎均可促进愈合

续表

项目	评估	处理
用药管理	□评估药物剂量、用法、用药时间是否准确 □观察用药不良反应	□严格间隔抗生素用药时间，详见药物说明书 □使用抗凝药/抗血小板药期间，密切观察有无出血倾向 □降压药根据血压指导用药，做好防跌倒宣教 □观察药物疗效及副反应
营养管理	□进食情况 □白蛋白、血红蛋白、皮脂厚度	□营养状况差（消瘦、进食量减少、持续高热等情况）的患者应再次评估营养评分（NRS2002） □营养不良者进行饮食指导，必要时进行营养科会诊
胃肠道症状	□评估恶心、呕吐程度	□遵医嘱对症处理，及时追踪复评，做好饮食指导 □呕吐厉害不能进食者，通知医生，予以补液治疗
心理状况	□评估患者情绪，对治疗的积极性	□见第一章第九节"心理状况的评估及处理"
体位管理	□评估患者意识及配合程度	□麻醉清醒后取半卧位休息，有利于呼吸和引流 □抬高下肢，利于下肢静脉血液回流 □患肢尽量避免弯曲，每天坚持做足背屈伸旋转运动

（四）术后护理（见表5-20）

表5-20　下肢静脉曲张患者术后护理

项目	评估	处理
术后宣教沟通	□患者知识水平、知识接受程度、宣教时机	□病情危重或沟通困难（受年龄、语言、知识水平所限）的患者，宣教对象应以家属为主 □各类沟通单（如术前宣教确认）由患者本人或授权人签署 □宣教内容包括活动要求、饮食要求、伤口的观察、功能锻炼、预防便秘等

续表

项目	评估	处理
饮食指导	□患者知识水平、知识接受程度、宣教时机	□建议进食清淡、易消化、高营养的饮食，随后逐渐过渡至普食 □鼓励患者多饮水、进食蔬菜水果，保持大、小便通畅 □糖尿病患者进食糖尿病餐，并监测血糖变化
导尿管管理	□评估患者自解小便情况	□一般术中留置导尿管术后第一日可拔除导尿管，拔管后注意关注患者自行排尿情况 □术后留置导尿管者遵医嘱拔管，留置导尿管者给予保留导尿管护理 □拔除导尿管后鼓励患者多饮水，自解小便 □若患者拔管后解便不尽，评估患者膀胱充盈情况，通知医生，遵医嘱予以重置导尿管
用药管理	□评估药物剂量、用法、用药时间是否准确 □观察用药不良反应	□严格间隔抗生素用药时间，详见药物说明书 □使用抗凝药/抗血小板药期间，密切观察有无出血倾向 □降压药根据血压指导用药，做好防跌倒宣教 □观察药物疗效及副反应
疼痛管理	□疼痛评分	□见第一章第三节"疼痛的评估及处理"
活动指导	□评估患者活动能力	□鼓励患者床上及下床活动，下床后床旁坐 5~10 分钟，无头晕不适再活动 □指导患者 Buerger 运动
心理状况	□评估患者情绪，应对手术的反应	□见第一章第九节"心理状况的评估及处理"
并发症		参照前文并发症及处理

（五）出院及转科（见表 5-21）

表 5-21　下肢静脉曲张患者出院及转科

项目	评估	处理
出院指导	□患者自我管理知识水平 □对健康指导的掌握程度 □出院准备度 □出院带药	□伤口的管理，遵医嘱换药和拆线 □药物管理（认识药物、准时准量、漏服或多服处理） □门诊随访计划（随访时间、方式及内容） □院外异常情况就诊流程介绍 □发放出院证明 □出院结算流程介绍
转科	□患者及家属转科意愿 □患者病情	□护理文书的转科交接单 □维持生命体征和静脉通道

（六）特殊检查（见表 5-22）

表 5-22　下肢静脉曲张患者特殊检查

检查项目		检查时机	注意事项
静脉采血	凝血常规	入院时	无
	D-二聚体	入院时	无
	血栓弹力图	入院时	无
下肢静脉彩超		术前	无
腹部静脉彩超		术前	空腹
大隐静脉瓣膜功能试验（Trendelenburg 试验）		术前	无
深静脉通畅试验（Perthes 试验）		术前	无
静脉造影		术前	有创检查

第六章
血液系统常见疾病的护理程序

第一节　急性白血病合并肺部感染的护理程序

一、名词定义

急性白血病是指造血干细胞的恶性克隆性疾病，发病时骨髓中异常的原始细胞及幼稚细胞（白血病细胞）大量增殖并抑制正常造血，可广泛浸润肝、脾、淋巴结等各种脏器，表现为贫血、出血、感染和浸润等征象。

肺部感染是指由病原微生物引起的，发生在终末气道、肺泡和肺间质的感染。

二、护理流程

（一）入院护理（见表 6-1）

表 6-1 急性白血病合并肺部感染患者入院护理

项目	评估	处理
入院接待	□评估患者有无呼吸急促、缺氧症状 □人、证是否一致、齐全	□呼吸急促、明显气紧无力者，立即通知医生对症处理患者 □人、证不一致时，要求患者补齐资料，做好登记 □行入院宣教和健康教育
护理评估	□体温、血压、脉搏、呼吸频率、血氧饱和度（SpO₂）	□脉搏≥120 次/分，评估患者有无心悸等不适，休息后复测 □SpO₂≤90%，立即通知医生处理，遵医嘱予氧气吸入，复测 SpO₂ □体温≥38℃，通知医生，遵医嘱处理 □遵医嘱处理其他需要处理的异常情况
	□一般情况	□评估身高、体重、意识、沟通能力、活动能力、饮食、睡眠、大小便等一般情况
	□专科评估（出血情况：皮肤出血点/瘀点/紫癜/瘀斑、鼻出血、牙龈出血、眼底出血、便血、呕血、阴道出血等；贫血情况：面色/口唇/甲床苍白、乏力、心累气促、头晕、耳鸣等；器官和组织浸润：肝/脾/淋巴结肿大、骨骼/关节疼痛、牙龈肿胀/增生、皮下结节等；肺部感染：呼吸、咳嗽、咳痰情况，有无胸痛、气紧等；其他部位感染：口腔溃疡、咽部充血、肛周脓肿等）	□严重出血者立即协助患者卧床休息，并立即通知医生，遵医嘱采取止血措施 □其余如有异常，及时通知医生，遵医嘱处理，监测病情变化
	□自理能力（Barthel 指数）	□见第一章第四节"自理能力的评估及处理"

续表

项目	评估		处理
	□心理状况		□见第一章第九节"心理状况的评估及处理"
	□疼痛		□见第一章第三节"疼痛的评估及处理"
	选评	□压力性损伤（Braden量表）	□见第一章第二节"压力性损伤风险的评估及处理"
		□跌倒（跌倒坠床风险评估）	□见第一章第一节"跌倒风险的评估及处理"
		□营养评估	□见第一章第七节"营养风险的筛查与处理"
		□非计划拔管	□见第一章第六节"非计划拔管风险的评估及处理"
宣教沟通	□患者知识水平、知识接受程度、宣教时机		□病情危重或沟通困难（受年龄、语言、知识水平所限）的患者，宣教对象应以家属为主 □各类沟通单（如入院评估表、侵入性操作沟通表、高危评估项目沟通表）由患者本人或授权人签署
实验室检查（如血常规、血生化、出凝血检查，骨髓细胞形态学检查、免疫学检查、细胞遗传学检测、分子学检测）	□血管情况 □穿刺部位周围皮肤情况 □检查特殊要求		□抽血要求空腹时，询问患者禁食时间，提前做好患者宣教 □抽血前询问患者是否晕血，注意抽血环境安全 □避免剧烈震荡，防止标本溶血 □延长穿刺部位按压时间，减少出血 □骨髓穿刺术后注意观察穿刺处出血情况，指导患者72小时内不要弄湿穿刺处、不要擅自揭除敷料
影像学检查（如CT、MRI）	□评估病情是否能够耐受外出检查		□外出检查的用物准备（氧气枕、心电监护等） □不耐受时，通知医生 □增强CT时，准备抗高压留置针 □特殊检查如禁食、憋尿等要求，提前告知患者准备

（二）在院护理（见表 6-2）

表 6-2　急性白血病合并肺部感染患者在院护理

项目	评估	处理
体温	□体温	□37~38℃，指导患者饮水，物理降温 □38℃及以上，通知医生，遵医嘱予物理或药物降温 □遵医嘱抽取血培养，单瓶成人抽血量＞10ml，需同时至少抽两处不同部位的血培养，并在培养瓶上备注部位（如左上肢、右下肢） □高热（＞39℃）患者每日 q4h 监测，其余发热患者 qid 监测，至体温正常 3 天后改为 bid 监测
呼吸形态	□频率、深浅，SpO₂，有无胸闷、气紧 □吸氧（吸氧依从性，氧流量、湿化） □评估呼吸运动，有无活动后心累气紧加重	□患者主诉感胸闷、心慌、气紧、缺氧症状明显时，测 SpO_2 □出现低氧血症时，遵医嘱予鼻塞吸氧，如仍不能改善，则改面罩吸氧 □必要时遵医嘱行动脉血气检查、呼吸机辅助呼吸 □吸氧依从性低者做好宣教沟通，指导患者缩唇呼吸及腹式呼吸 □口鼻干燥者指导饮水，使用润滑剂（滴鼻液或唇膏） □抬高床头，鼓励床上活动，能耐受者下床活动，指导呼吸操锻炼 □湿化水每天更换，氧气湿化瓶每周更换两次，氧气管、面罩必要更换
呼吸道清理能力	□有无咳嗽、咳痰，观察痰液性状、颜色、量等 □咳痰能力 □雾化（雾化有效性、宣教）	□观察痰液颜色、量，如有痰中带血、粉红色泡沫痰等异常，需立即告知医生 □遵医嘱予痰培养：采集标本前，刷牙，取出义齿，清水漱口 3 次，嘱患者用力咳嗽，多次标本不要混入同一容器，咳痰困难者，可用灭菌用水雾化帮助排痰 □如有咳痰困难者，应指导患者咳嗽、咳痰及机械辅助排痰，必要时遵医嘱雾化 □端坐位或站位雾化效果最佳，雾化后洗脸漱口，雾化后协助患者排痰，观察痰液性状
呼吸机使用状态	□管路连接是否紧密、恰当	□首次使用时需医生调好参数，按下待机键，先连接好管道并给患者戴好面罩，再开机 □呼吸机管路、面罩/鼻罩、过滤器每周更换 □封闭式吸痰管每周更换，吸痰所用生理盐水每 24 小时更换

续表

项目	评估	处理
	□湿化（温度、湿度、水位）	□根据患者体验调节温度 □注意观察湿化器水位，保持在规定水位线范围内 □湿化器每周更换
	□带机适应性（评估患者是否耐受，有无气紧、呼吸困难）	□根据患者情况选择合适大小的鼻罩或鼻面罩 □人机对抗明显患者，指导患者深呼吸，做好宣教，使用鼻罩时要闭合嘴唇，张口呼吸者使用鼻面罩
	□呼吸机报警	□根据报警类型进行相应处理，详见呼吸机使用说明书
	□面部皮肤管理（是否破损）	□保持皮肤清洁干燥，做好日常观察和交接班 □长期带机者可计划性贴预防压力性损伤的水胶体保护膜
	□口腔黏膜情况 □患者自理能力	□指导能自理患者定期刷牙，注意使用软毛牙刷，动作轻柔，防出血 □不能自行刷牙者，行口腔护理，有感染、口腔溃疡或出血者遵医嘱予相应漱口水含漱，无创呼吸机带机患者应在$SpO_2>95\%$且病情较稳定时做口腔护理
意识	□是否对答切题，能否呼之能应，是否意识模糊	□有意识障碍者留陪护，通知医生，注意防跌倒、坠床、走失、自伤等，必要时保护性约束或请精神科会诊 □处于嗜睡、昏睡、昏迷状态，应检查患者瞳孔大小、形状、对光反射等 □意识模糊患者，应判断其是否有空间、时间、地点定向障碍 □有癫痫史或抽搐史，床旁备负压吸引装置及吸痰管，防窒息或误吸
感染性休克	□生命体征：体温、脉搏、呼吸频率、血压 □尿量 □意识	□出现体温>38℃或<36℃、心率>90次/分、呼吸频率>20次/分、收缩压低于90 mmHg或较原基础血压下降40 mmHg、少尿、意识改变等感染性休克症状时，立即通知医生，遵医嘱进行急救复苏、液体治疗、升压治疗、抗感染治疗、支持治疗等，并进行微生物培养、真菌试验等标本留取和送检

续表

项目	评估	处理
		□严密监测生命体征、尿量、患者复苏情况、感染控制情况和出血情况 □做好基础护理，预防压力性损伤、静脉血栓、出血等并发症
其他部位的感染	□评估有无其他部位感染（口腔、胃肠道、肛周、泌尿系统等）	□做好手卫生、无菌技术等，避免医源性感染 □如出现口腔溃疡、腹泻、肛周脓肿、尿频、尿急、血尿等，及时通知医生，遵医嘱对症处理
多重耐药菌管理	□是否出现了多重耐药菌	□做好手卫生、无菌技术、消毒隔离、环境和物品的清洁消毒，遵医嘱合理使用抗菌药物，以预防和控制多重耐药菌的出现和传播 □出现多重耐药菌时做好相应标识，健康指导，班班交接 □遵医嘱选用敏感抗菌药物，控制感染
出血情况	□皮肤出血点（瘀点/紫癜/瘀斑）、鼻出血、牙龈出血、眼底出血、便血、呕血、阴道出血等 □血小板 □凝血功能	□有出血的患者应多卧床休息，减少活动、避免剧烈运动，休息和变换体位时动作宜缓慢 □避免抓、挠、抠皮肤黏膜，避免碰撞 □遵医嘱应用止血药、输注血小板、凝血因子、升血小板药物等，并做好相应的用药护理 □护理操作时动作轻柔，交替选择穿刺部位，各类穿刺后需延长按压时间，必要时加压包扎 □患者高热需及时遵医嘱予降温措施，避免加重出血 □遵医嘱监测患者血小板、凝血功能，及时对症处理 □观察并记录患者出血情况
用药管理	□评估药物剂量、用法、用药时间是否准确 □观察用药不良反应	□抗生素和抗真菌药注意现配现用，严格间隔用药时间，详见药物说明书 □使用抗真菌药和抗生素注意观察有无谵妄等精神症状，注意输液速度、是否避光等要求及与其他药物之间的相互作用，详见药物说明书 □使用两性霉素 B 时注意有无低血钾表现，必要时遵医嘱补钾

续表

项目	评估	处理
		□注意留置针处静脉炎观察和预防，并严防药液外渗，详见药物说明书 □使用激素注意观察有无胃肠道症状，先输注胃黏膜保护剂，再输注激素；口服激素与静脉激素不要同时使用 □丙种球蛋白注意输注速度，详见说明书 □长期用药患者注意遵医嘱监测肝、肾功能，血电解质，尿常规等，有异常及时处理
皮肤管理	□评估皮肤清洁、湿度状况，有无压力性损伤或破损	□见第一章第二节"压力性损伤风险的评估及处理"
跌倒预防管理	□评估跌倒风险	□见第一章第一节"跌倒风险的评估及处理"
管道护理	□评估非计划拔管风险	□见第一章第六节"非计划拔管风险的评估及处理"
	□PICC/CVC（是否固定稳妥，观察敷料情况、皮肤情况、插管深度）	□输液结束时用10 ml生理盐水冲管、肝素稀释液封管 □每周维护管道，必要时应立即维护 □每日观察导管情况，出现导管相关并发症时按照专科护理规范进行处理
营养管理	□进食情况 □体重变化 □白蛋白、血红蛋白	□营养状况差（消瘦、进食量减少、持续高热等情况）的患者应评估营养风险（NRS2002） □根据评估结果进行饮食指导，必要时进行营养科会诊 □进食困难者，静脉营养支持，必要时经鼻肠内营养
疼痛	□疼痛程度、性质、部位、持续时间	□见第一章第三节"疼痛的评估及处理"
心理状况	□评估患者和家属情绪，对治疗的配合程度	□主动关心患者及家属 □对于病情加重、疗效不佳、情绪异常、病情迁延不愈者，评估心理状况，必要时请会诊

（三）出院/转院/转科（见表6-3）

表6-3　急性白血病合并肺部感染患者出院/转院/转科

项目	评估	处理
出院指导	□患者自我管理知识水平 □对健康指导的掌握程度 □出院准备度 □出院带药	□发放出院带药，并进行用药指导 □自我管理指导（自我监测内容及方法、饮食指导、预防出血、预防感染） □院外异常情况就诊流程介绍 □发放出院证 □出院结算流程介绍 □输血报销流程介绍
转科	□患者及家属转科意愿 □患者病情	□备齐护理转科交接单和医疗护理病历 □保持各类管道妥善固定，维持生命体征和静脉通道 □转科用仪器设备功能完好 □联系中央运输工人推送患者，必要时主管医生/护士陪护
转院	□患者病情稳定性 □患者转院需求	□做好出院指导（如上） □协助家属联系转院车辆

（四）特殊检查（见表6-4）

表6-4　急性白血病合并肺部感染患者特殊检查

检查项目		检查时机	注意事项
病原体检查	血标本病原体常规检查（真菌、支原体和结核分枝杆菌）	□入院时，病因未明确，治疗后疗效复查	□真菌（G）试验：使用G试验专用采血管采空腹静脉血3~5 ml □曲霉菌（GM）试验：采血3~5 ml □结核感染T细胞γ干扰素释放试验：采静脉血4~6 ml □肺炎支原体抗体：采静脉血4 ml
	血培养	□当患者体温≥38.5℃、寒战过程中或其他需要进行血培养的时机，具体遵医嘱	□培养瓶瓶盖需要消毒，单瓶成人抽血量＞10 ml，需同时至少抽两处不同部位的血培养，并在培养瓶上备注部位（如左上肢、右下肢），血培养时间一般为5天

续表

检查项目	检查时机	注意事项
痰培养	□入院时，反复咳痰病因却未明确	□采集标本前，刷牙，取出义齿，清水漱口 3 次，嘱患者用力咳嗽，多次标本不要混入同一容器，咳痰困难者，可用灭菌用水雾化帮助排痰
尿常规	□入院时，怀疑尿路感染者，或其他需监测尿常规的时机，具体遵医嘱	□留取随机尿、晨尿，晨尿为晨起第一次尿液，选用清洁中段尿液 20~50ml，避免大量喝水稀释尿液
大便培养/涂片查菌群比	□入院时，患者感染伴腹泻者，或其他需检查的时机，具体遵医嘱	□直接将大便置于干净干燥的容器内 □直肠拭子：将拭子插入肛门，轻轻旋转拭子从直肠陷凹处取样
胸腹水培养	□肺部感染伴胸腹水但病因未明确时，或其他需检查的时机，具体遵医嘱	□怀疑有细菌感染的培养液推荐接种于血培养瓶，每瓶接种 8~10 ml
分泌物、脓液、导管培养	□肺部感染伴管道皮肤周围分泌物异常者（分泌物增多、脓性分泌物等），或其他需检查的时机，具体遵医嘱	□创面分泌物拭子：将拭子插入病损深部并紧贴病损边缘处取样 □伤口脓液：用无菌生理盐水拭去表面分泌物再取样 □导管标本：无菌状态下取出导管并剪下 5 cm 导管末梢置于无菌容器送检
CT、MRI	□病情需要时，具体遵医嘱	□检查前须取下一切含金属的物品 □增强CT需提前准备抗高压留置针 □其他特殊要求见检查预约单
血气分析	□病情需要时，具体遵医嘱	□抽血后尽快将针头斜面刺入橡皮塞内以免空气进入影响结果，并尽快将标本进行分析检测 □穿刺处需用无菌棉球重压至少10 分钟

续表

检查项目	检查时机	注意事项
降钙素原、内毒素	□病情需要时，具体遵医嘱	□抽血前询问患者是否晕血，注意抽血环境安全 □延长穿刺部位按压时间，减少出血 □避免剧烈震荡，防止标本溶血

第二节　急性早幼粒细胞白血病化疗的护理程序

一、名词定义

急性早幼粒细胞白血病（APL）是一种特殊类型的急性髓系白血病，绝大多数患者具有特异性染色体异位 t（15；17）（q22；q12），形成 PML-RARα 融合基因，其蛋白产物导致细胞分化阻滞和凋亡不足，是 APL 发生的主要分子机制。

化疗，全称"化学药物治疗"，指通过化学药物杀伤肿瘤细胞，从而控制肿瘤细胞生长，以达到治疗肿瘤、控制疾病、缓解症状的目的。

二、护理流程

（一）入院护理（见表 6-5）

表 6-5　急性早幼粒细胞白血病化疗入院护理

项目	评估	处理
入院接待	□评估患者有无严重出血、头痛、意识障碍等症状 □人、证是否一致、齐全	□如果有严重出血、意识障碍者，立即通知医生对症处理患者 □人、证不一致时，要求患者补齐资料，做好登记 □行入院宣教和健康教育

续表

项目	评估		处理
护理评估	□一般情况		□评估身高、体重、意识、沟通能力、活动能力、饮食、睡眠、大小便等一般情况
	□专科评估［出血情况：皮肤出血点（瘀点/紫癜/瘀斑）、鼻出血、牙龈出血、眼底出血、便血、呕血、阴道出血等；贫血情况：面色/口唇/甲床苍白、乏力、心累气促、头晕、耳鸣等；感染：口腔溃疡、牙龈炎、咽峡炎、咳嗽咳痰、腹泻、肛周脓肿等；组织浸润：骨骼/关节疼痛、牙龈肿胀/增生等；白细胞、血小板计数；既往化疗情况］		□严重凝血功能障碍或严重出血者立即协助患者卧床休息，并通知医生，遵医嘱采取止血措施，输注血小板、冷沉淀、凝血因子、凝血酶原复合物、纤维蛋白原、新鲜冰冻血浆等，并尽早进行原发病治疗 □高白细胞血症（白细胞>100×10⁹/L）患者，立即通知医生，遵医嘱进行化疗等 □中性粒细胞下降时，应积极预防感染；中性粒细胞<0.5×10⁹/L时，应行保护性隔离，并遵医嘱给予粒细胞集落刺激因子治疗 □遵医嘱监测血小板、凝血功能、DIC指标、白细胞等
	□自理能力（Barthel指数）		□见第一章第四节"自理能力的评估及处理"
	□心理状况		□见第一章第九节"心理状况的评估及处理"
	□疼痛		□见第一章第三节"疼痛的评估及处理"
	选评	□压力性损伤（Braden量表）	□见第一章第二节"压力性损伤风险的评估及处理"
		□跌倒（跌倒坠床风险评估）	□见第一章第一节"跌倒风险的评估及处理"
		□营养评估	□见第一章第七节"营养风险的筛查与处理"
		□非计划拔管	□见第一章第六节"非计划拔管风险的评估及处理"

续表

项目	评估	处理
宣教沟通	□患者知识水平、知识接受程度、宣教时机	□病情危重或沟通困难（受年龄、语言、知识水平所限）的患者，宣教对象应以家属为主 □各类沟通单（如入院评估表、侵入性操作沟通表、高危评估项目沟通表）由患者本人或授权人签署
实验室检查（血液检查、骨髓检查、尿常规、大便常规）	□血管情况 □穿刺部位周围皮肤情况 □检查特殊要求	□抽血要求空腹时，询问患者禁食时间，提前做好患者宣教 □抽血前询问患者是否晕血，注意抽血环境安全 □避免剧烈震荡，防止标本溶血 □延长穿刺部位按压时间，减少出血 □骨髓穿刺术后注意观察穿刺处出血情况，指导患者72小时内不要弄湿穿刺处、不要擅自揭除敷料 □正确留取尿标本、大便标本（见"特殊检查"）
影像学检查（必要时进行心电图、超声心动图、胸片、B超、CT或MRI、血气分析等检查）	□评估病情是否能够耐受外出检查	□外出检查的用物准备（氧气枕、心电监护等） □不耐受时，通知医生 □特殊检查如禁食、憋尿等要求，提前告知患者准备 □其余检查注意事项见"特殊检查"

（二）在院护理（见表 6-6）

表 6-6 急性早幼粒细胞白血病化疗患者在院护理

项目	评估	处理
出血	□皮肤出血点（瘀点/紫癜/瘀斑）、鼻出血、牙龈出血、眼底出血、便血、呕血、阴道出血等 □血小板 □凝血功能	□有出血的患者应多卧床休息，减少活动、避免剧烈运动，休息和变换体位时动作宜缓慢 □避免抓、挠、抠皮肤黏膜，避免碰撞 □遵医嘱应用止血药，输注血小板、凝血因子、纤维蛋白原、升血小板药物等，并做好相应的用药护理 □护理操作时动作轻柔，交替选择穿刺部位，各类穿刺后需延长按压时间，必要时加压包扎 □患者高热需及时遵医嘱予降温措施，避免加重出血 □遵医嘱监测患者血小板、凝血功能，及时对症处理 □观察并记录患者出血情况
感染	□体温 □各部位感染表现：呼吸系统、消化系统、泌尿系统等	□指导患者和陪护、探视人员戴口罩，注意手卫生、饮食卫生，注意皮肤黏膜、口腔、鼻腔、肛周、会阴部的清洁，预防感染 □医护人员做好手卫生和无菌技术，避免医源性感染 □37~38℃，指导患者饮水，物理降温 □38℃及以上，通知医生，遵医嘱予物理或药物降温 □必要时遵医嘱抽取血培养，单瓶成人抽血量＞10 ml，需同时至少抽两处不同部位的血培养，并在培养瓶上备注部位（如左上肢、右下肢） □高热（＞39℃）患者每日 q4h 监测，其余发热患者 qid 监测，至体温正常 3 天后改为 bid 监测 □遵医嘱应用抗菌药物，控制感染
用药管理	□化疗同意书 □评估药物剂量、用法、用药时间是否准确 □观察用药不良反应	□对化疗方案和剂量有疑问时，应立即与主治医生确认后再给药 □化疗药注意输液速度、是否避光等要求，详见药物说明书 □做好化疗药物的职业防护 □观察化疗相关不良反应，密切监测肾功能、肝功能、肺功能、心电图等，有异常及时处理（详见下述内容）

续表

项目	评估	处理
□静脉炎和药物外渗（静脉通道是否通畅、可抽出回血，穿刺血管及周围皮肤有无红、肿、疼痛，化疗药物输注是否顺畅）	□有条件者，尽量留置中心静脉导管 □经外周静脉输注化疗药物时需选择粗、直、有弹性的血管和易固定的部位，且每日更换留置针 □化疗药物输注前应抽回血并先输注少量生理盐水，化疗药物输注完毕也应使用生理盐水冲管 □化疗药物输注过程中严密观察输液部位情况，出现滴速减慢、不滴、疼痛等外渗表现时立即停止输液，并进行相应处理	
□APL分化综合征（体温、脉搏、呼吸频率和呼吸形态、血压、体重、尿量、血氧饱和度、白细胞、肾功能、肺功能等）	□白细胞$>10 \times 10^9$/L并持续增长时，遵医嘱停用或减量使用全反式维A酸或亚砷酸；密切关注体液容量负荷和肺功能状态，尽早使用地塞米松 □患者出现不明原因发热、呼吸困难、胸腔或心包积液、肺部浸润、肾脏衰竭、低血压、体重增加5 kg及以上等分化综合征的表现时，应立即通知医生并遵医嘱处理	
□消化系统不良反应（有无恶心、呕吐、食欲下降、便秘、腹泻等）	□在化疗前遵医嘱给予止吐药，必要时重复给药 □选择合适的进食时间，避免在胃肠道反应较重时进食 □化疗期间多休息，避免异味、不良环境等刺激 □做好饮食指导，嘱患者化疗期间多饮水，饮食清淡、易消化，多食新鲜蔬菜水果 □腹泻期间注意肛周清洁 □腹泻或便秘严重时遵医嘱给予相应的药物治疗	
□骨髓抑制（血常规：白细胞、中性粒细胞、红细胞、血红蛋白、血小板等；有无感染、出血、贫血表现）	□遵医嘱监测患者血常规，并进行相应处理（如下） □中性粒细胞下降时，应积极预防感染；中性粒细胞$<0.5 \times 10^9$/L时，应行保护性隔离，必要时遵医嘱给予粒细胞集落刺激因子等 □血红蛋白偏低时，注意观察患者有无头晕、乏力、缺氧等症状，做好防跌倒措施；必要时吸氧、遵医嘱输注红细胞悬液 □血小板$\leqslant 50 \times 10^9$/L时，应积极采取预防出血的措施（同"出血情况"部分的处理），指导患者减少活动；血小板$\leqslant 20 \times 10^9$/L或有明显出血征象时，应严格卧床，并监测生命体征、神志和出血情况，及时遵医嘱给予预防和处理出血的治疗措施；必要时遵医嘱输注血小板	

续表

项目	评估	处理
	□心脏毒性（心率、心律、血压；有无胸痛、胸闷、心悸等）	□用药（尤其是砷剂）前应评估患者心脏健康状况，可行心电图等检查 □用药期间密切监测心率、心律、血压等，必要时遵医嘱安置心电监护 □发现胸痛、胸闷、心悸等，及时通知医生
	□肝功能损害（肝功能监测：ALT、AST、总胆红素、直/间接胆红素等；有无黄疸等）	□遵医嘱给予保肝药物 □必要时遵医嘱调整化疗方案或暂停化疗
	□尿酸性肾病（血尿酸、血压，有无水肿、痛风等，尿量，肾功能）	□化疗期间嘱患者大量饮水，遵医嘱补液，保证尿量 □低嘌呤饮食（少食内脏、海鲜等） □遵医嘱予碱化尿液、抑制尿酸生成的药物 □监测肾功能，出现异常及时处理
	□肿瘤溶解综合征（尿酸、血钾、血磷、血钙、心率、心律、血压，尿量、肾功能，有无手足抽搐、心律失常等）	□化疗期间嘱患者大量饮水，遵医嘱补液，保证尿量 □遵医嘱予利尿、碱化尿液、降低尿酸、纠正电解质失衡等措施，必要时进行血液透析或连续肾脏替代治疗 □出现急性肾功能衰竭、严重心律失常、心搏骤停等紧急情况时，立即通知医生并进行抢救 □密切监测尿量、血电解质、尿常规、肾功能等
	□其他（皮肤黏膜损害：色素沉着、皮疹、唇炎、黏膜干燥、脱发等；神经系统反应：麻木感、头痛、头晕等）	□注意观察患者皮肤黏膜情况、神经系统症状，有异常及时通知医生，并遵医嘱处理
跌倒预防管理	□评估跌倒风险	□见第一章第一节"跌倒风险的评估及处理"

续表

项目	评估	处理
管道护理	□评估非计划拔管风险	□见第一章第六节"非计划拔管风险的评估及处理"
	□PICC/CVC（是否固定稳妥，观察敷料情况、皮肤情况、插管深度）	□输液结束时用10 ml生理盐水冲管、肝素稀释液封管 □每周维护管道，必要时应立即维护 □每日观察导管情况，出现导管相关并发症时进行相应处理
营养管理	□进食情况 □体重变化 □白蛋白、血红蛋白	□营养状况差（消瘦、进食量减少、持续高热等情况）的患者应评估营养风险（NRS2002） □根据评估结果进行饮食指导，必要时进行营养科会诊 □进食困难者，静脉营养支持，必要时经鼻肠内营养
心理状况	□评估患者和家属情绪，对治疗的配合程度	□主动关心患者及家属 □对于病情加重、疗效不佳、情绪异常、病情迁延不愈者，评估心理状况，必要时请心理卫生中心会诊

（三）出院/转院/转科（见表6-7）

表6-7　急性早幼粒细胞白血病化疗患者出院/转院/转科

项目	评估	处理
出院指导	□患者自我管理知识水平 □对健康指导的掌握程度 □出院准备度 □出院带药	□发放出院带药，并进行用药指导 □自我管理指导（自我监测内容及方法，饮食指导，预防出血，预防感染） □院外异常情况就诊流程介绍 □发放出院证 □出院结算流程介绍 □输血报销流程介绍
转科	□患者及家属转科意愿 □患者病情	□备齐护理转科交接单和医疗护理病历 □保持各类管道妥善固定，维持生命体征和静脉通道 □转科用仪器设备功能完好
转院	□患者病情稳定性 □患者转院需求	□做好出院指导（如上） □协助家属联系转院车辆

（四）特殊检查（见表6-8）

表6-8 急性早幼粒细胞白血病化疗患者特殊检查

检查项目		检查时机	注意事项
实验室检查	血液检查（血常规、血型、外周血涂片、血生化、DIC相关指标检查、输血前有关传染性病原学检查、血培养）	□入院时，输血前，化疗前、中、后，怀疑DIC，怀疑感染或其他需要检查的时机，具体遵医嘱	□抽血要求空腹时，询问患者禁食时间，提前做好患者宣教 □抽血前询问患者是否晕血，注意抽血环境安全 □避免剧烈震荡，防止标本溶血 □延长穿刺部位按压时间，减少出血 □血培养瓶瓶盖需要消毒，单瓶成人抽血量＞10 ml，需同时至少抽两处不同部位的血培养，并在培养瓶上备注部位（如左上肢、右下肢），血培养时间一般为5天
	骨髓检查［细胞形态学和组织化学、免疫分型、细胞遗传学、分子生物学；微小残留病（MRD）监测］	□入院时，监测治疗效果时	□骨髓穿刺术后注意观察穿刺处出血情况，指导患者72小时内不要弄湿穿刺处、不要擅自揭除敷料
	尿常规	□入院时，监测药物不良反应时，怀疑尿路感染者，或其他需监测尿常规的时机，具体遵医嘱	□留取随机尿、晨尿，晨尿为晨起第一次尿液，选用清洁中段尿液20~50 ml，避免大量喝水稀释尿液
	大便（大便常规、大便培养/涂片查菌群比）	□入院时，患者感染伴腹泻者，或其他需检查的时机，具体遵医嘱	□直接将大便置于干净干燥的容器内 □直肠拭子：将拭子插入肛门，轻轻旋转拭子从直肠陷凹处取样
	导管培养	□怀疑导管相关感染时，具体遵医嘱	□导管标本：无菌状态下取出导管并剪下5 cm导管末梢置于无菌容器送检

续表

检查项目		检查时机	注意事项
影像学检查	心电图、超声心动图、胸片、B超、CT或MRI检查等	□入院时、化疗前、或其他需要检查的时机，具体遵医嘱	□嘱患者着相对宽松的衣服 □特殊检查如禁食、憋尿等要求，提前告知患者准备 □CT和MRI检查前须取下一切含金属的物品 □增强CT需提前准备抗高压留置针
血气分析		□病情需要时，具体遵医嘱	□抽血后尽快将针头斜面刺入橡皮塞内以免空气进入影响结果，并尽快将标本进行分析检测

第三节　弥漫大 B 细胞淋巴瘤化疗的护理程序

一、名词定义

淋巴瘤起源于淋巴结和淋巴组织，其发生大多与免疫应答过程中淋巴细胞增殖分化产生的某种免疫细胞恶变有关，是免疫系统的恶性肿瘤。淋巴瘤分为霍奇金淋巴瘤和非霍奇金淋巴瘤。弥漫大 B 细胞淋巴瘤是非霍奇金淋巴瘤中最常见的一种类型，占 35%~40%。

二、护理程序

（一）入院护理（见表 6-9）

表 6-9　弥漫大 B 细胞淋巴瘤化疗患者入院护理

项目	评估	处理
入院接待	□评估患者情况 □核实人、证是否一致、齐全	□若患者出现疼痛及心累气紧明显的症状，立即通知管床医生及责任护士对症处理 □人、证不一致时，要求患者补齐资料，做好登记 □行入院宣教和健康教育

续表

项目	评估	处理
护理评估	□一般状况评估	□评估身高、体重、意识、沟通能力、活动能力、饮食、睡眠、大小便等一般情况
	□专科评估（全身有无淋巴结肿大、压迫症状；全身皮肤有无皮下结节、浸润性斑块、出血点、瘀点、紫癜、瘀斑；有无腹痛、腹泻、胸闷、气促；有无面颈部及上肢浮肿、呼吸困难、头晕、头痛、颈静脉怒张、胸壁静脉显露等上腔静脉综合征症状）	□心累气紧明显者，通知医生，遵医嘱立即处理 □禁止进行上肢静脉输液及颈外静脉、锁骨下静脉穿刺，宜选用下肢静脉穿刺或股静脉穿刺置管输液
	□自理能力评估（Barthel 指数）	□见第一章第四节"自理能力的评估及处理"
	□心理状况	□见第一章第九节"心理状况的评估及处理"
	□疼痛评估	□见第一章第三节"疼痛的评估及处理"
	选择评估 □跌倒/坠床风险评估	□见第一章第一节"跌倒风险的评估及处理"
	□压力性损伤（Braden 量表）	□见第一章第二节"压力性损伤风险的评估及处理"
	□非计划拔管评估	□见第一章第六节"非计划拔管风险的评估及处理"
	□营养评估	□见第一章第七节"营养风险的筛查与处理"
沟通与宣教	□患者知识水平、知识接受程度、宣教时机	□病情危重或沟通困难（受年龄、语言、知识水平所发）的患者，宣教对象应以家属为主 □各类沟通单（如入院评估表、侵入性操作沟通表、高危评估项目沟通表）由患者本人或授权人签署

续表

项目	评估	处理
实验室检查（血、尿、大便常规等）	□血管情况 □穿刺部位周围皮肤情况 □检查特殊要求	□抽血要求空腹时，询问患者禁食时间，提前做好患者宣教 □抽血前询问患者是否晕血，注意抽血环境安全 □留取随机尿、晨尿，晨尿为晨起第一次尿液，选用清洁中段尿液20~50 ml，避免大量喝水稀释尿液 □大便常规检查：嘱患者排便于清洁便器内，用便匙取中央部分或黏液脓血部分约5g送检，隐血标本时避免造成假阳性，腹泻时的水样便应盛于容器中送检 □静脉穿刺后延长穿刺部位按压时间，减少出血
影像学检查（CT、MRI、PET-CT、腹部B超等）	□评估病情能否外出检查	□不能外出时，尽量安排床旁检查 □外出检查时做好用物准备（如氧气枕、心电监护仪等），病情危重者需医生跟随 □外出检查不耐受时，及时通知医生， □增强CT时，准备抗高压留置针 □PET-CT时，7日内避免钡餐检查，6小时内禁食，并禁止饮入和输入含糖液体，可饮白水；糖尿病患者将血糖水平控制在11.1 mmol/L以下，必要时自备胰岛素；寒冷季节注意保暖；带齐与患者病情相关资料 □特殊检查如有禁食、憋尿等要求，提前告知患者准备
骨髓穿刺（骨髓形态学、活检、免疫分型、染色体检查等）	□评估穿刺处有无疼痛、渗血、渗液	□提前解释操作目的，取得患者配合 □观察穿刺处有无渗血、渗液，保持敷料清洁干燥 □48~72小时内避免弄湿穿刺处，避免剧烈活动，防止感染

续表

项目	评估	处理
淋巴组织活检（淋巴组织常规病理、免疫病理）	□评估活检部位皮肤情况，穿刺处或者伤口有无渗血、渗液	□观察穿刺处或者伤口有无渗血、渗液，有无红肿热痛，及时更换无菌敷料，保持穿刺处或伤口清洁干燥，避免剧烈运动，防止出血，避免感染

（二）在院护理（见表 6-10）

表 6-10　　弥漫大 B 细胞淋巴瘤化疗患者在院护理

项目	评估	处理
监测生命体征	□体温	□37~38℃，指导患者多饮水，物理降温 □38℃及以上，通知医生，根据病情遵医嘱予物理或药物降温 □遵医嘱抽取血培养，单瓶成人抽血量>10 ml，需同时至少抽两处不同部位的血培养，并在培养瓶上备注部位（如左上肢、右下肢） □高热（≥39℃）患者每日 q4h 监测，至体温正常 3 天后改为 bid 监测 □遵医嘱应用抗菌药物，控制感染 □指导患者和陪护、探视人员戴口罩，注意手卫生、饮食卫生，注意皮肤黏膜、口腔、鼻腔、肛周、会阴部的清洁，预防感染 □医护人员做好手卫生和无菌技术，避免医源性感染
	□脉搏：评估脉搏频率、节律、强弱	□找出异常脉搏的原因，嘱患者卧床休息，适量活动，减少心肌耗氧量，遵医嘱用药并观察治疗效果及不良反应
	□呼吸：评估呼吸频率、形态、深浅等，有无肿瘤压迫呼吸道引起呼吸困难，是否出现胸闷、气紧等症状	□监测血氧饱和度，低氧血症者遵医嘱给予氧气吸入，必要时使用呼吸机辅助呼吸，感染引起呼吸困难者积极抗感染治疗

续表

项目	评估	处理
	□血压	□遵医嘱定期监测血压变化，血压低于90/60 mmHg告知医生，根据患者情况遵医嘱予以补液、升压等积极对症处理
皮肤黏膜管理	□评估皮肤是否有散在出血点/瘀点/紫癜/瘀斑，有无鼻出血、牙龈出血、眼底出血、便血、呕血、阴道出血等	□有出血的患者应多卧床休息，减少活动、避免剧烈运动，休息和变换体位时动作宜缓慢 □避免抓、挠、抠皮肤黏膜，避免碰撞 □遵医嘱应用止血药，输注血小板、凝血因子、纤维蛋白原、升血小板药物等，并做好相应的用药护理 □护理操作时动作轻柔，交替选择穿刺部位，各类穿刺后需延长按压时间，必要时加压包扎 □患者高热需及时遵医嘱予降温措施，避免加重出血 □遵医嘱监测患者血小板、凝血功能，及时对症处理
	□评估全身皮肤有无带状疱疹	□遵医嘱使用抗病毒及营养神经的药物，做好局部皮肤护理及接触隔离
	□评估眼睑、指甲、口唇等部位，患者是否发生贫血	□嘱患者卧床休息，遵医嘱予以氧气吸入，必要时遵医嘱静脉输血，做好输血护理
	□评估骨髓穿刺及淋巴结活检部位皮肤情况	□72小时内避免弄湿穿刺处，避免剧烈活动，防止感染 □观察穿刺处或者伤口有无渗血、渗液，有无红肿热痛，及时更换无菌敷料，保持穿刺处或伤口清洁干燥，避免剧烈运动，防止出血，避免感染
	□评估口腔、会阴、肛周有无溃疡、糜烂等感染情况	□勤漱口，根据口腔黏膜情况选择合适的漱口液，疼痛时可予以利多卡因稀释液漱口 □保持会阴清洁，每日清洗两次 □保持肛周清洁，根据肛周感染情况选择适宜的坐浴药物，必要时予以红外线烤灯治疗

续表

项目	评估	处理
	□评估全身皮肤黏膜有无黄染	□监测肝功能，遵医嘱予以保肝药物
	□评估全身皮肤黏膜肿瘤处有无破溃、伤口、感染	□及时更换敷料，保持敷料清洁干燥，必要时遵医嘱进行分泌物培养及使用抗菌药物
	□评估全身皮肤有无皮疹、丘疹、风团，是否出现皮肤瘙痒等	□遵医嘱予以抗过敏及止痒药物，予以温水擦拭，避免抓挠皮肤
疼痛管理	□评估疼痛的部位、性质、持续时间	□见第一章第三节"疼痛的评估及处理"
用药护理	□评估药物剂量、用法、用药时间是否准确 □观察用药不良反应	□对化疗方案和剂量有疑问时，应立即与主治医生确认后再给药 □化疗药注意输液速度、是否避光等要求，详见药物说明书 □做好化疗药物的职业防护 □观察化疗相关不良反应，密切监测肾功能、肝功能、肺功能、心电图等，有异常及时处理（详见下述内容）
	□静脉炎和药物外渗（静脉通道是否通畅、可抽出回血；穿刺血管及周围皮肤有无红、肿、疼痛；化疗药物输注是否顺畅）	□有条件者，尽量留置 PICC 导管 □经外周静脉输注化疗药物时需选择粗、直、有弹性的血管和易固定的部位，且每日更换留置针 □化疗药物输注前应抽回血并先输注少量生理盐水，化疗药物输注完毕也应使用生理盐水冲管 □化疗药物输注过程中严密观察输液部位情况，出现滴速减慢、不滴、疼痛等外渗表现时立即停止输液，进行相应处理，做好交接班
	□使用利妥昔单抗注射液的护理	□首次使用利妥昔单抗注射液或有输注反应者，输注时安置心电监护 □输注利妥昔单抗注射液前30分钟遵医嘱予以抗过敏药物，严格控制输液速度，密切观察用药后的不良反应，积极准备抢救措施

续表

项目	评估	处理
	□消化系统不良反应（有无恶心、呕吐、食欲下降、便秘、腹泻等）	□在化疗前遵医嘱给予止吐药，必要时重复给药 □选择合适的进食时间，避免在胃肠道反应较重时进食 □化疗期间多休息，避免异味、不良环境等刺激 □做好饮食指导，嘱患者化疗期间多饮水，饮食清淡、易消化，多食新鲜蔬菜水果 □腹泻期间注意肛周清洁 □腹泻或便秘严重时遵医嘱给予相应的药物治疗
	□心脏毒性（心率、心律、血压；有无胸痛、胸闷、心悸等）	□用药（尤其是砷剂）前应评估患者心脏健康状况，可行心电图等检查 □用药期间密切监测心率、心律、血压等，必要时遵医嘱安置心电监护 □发现胸痛、胸闷、心悸等，及时通知医生
	□肝功能损害（肝功能监测：LDH、ALT、AST、总胆红素、直接或间接胆红素等；有无黄疸等）	□遵医嘱给予保肝药物 □必要时遵医嘱调整化疗方案或暂停化疗
	□尿酸性肾病（血尿酸、血压；有无水肿、痛风等；尿量；肾功能）	□化疗期间嘱患者大量饮水，遵医嘱补液，保证尿量 □低嘌呤饮食（少食内脏、海鲜等） □遵医嘱予碱化尿液、抑制尿酸生成的药物 □监测肾功能，出现异常及时处理
	□骨髓抑制（血常规：白细胞、中性粒细胞、红细胞、血红蛋白、血小板等；有无感染、出血、贫血表现）	□遵医嘱监测患者血常规，并进行相应处理（如下） □中性粒细胞下降时，应积极预防感染；中性粒细胞<0.5×10⁹/L时，应行保护性隔离 □血红蛋白偏低时，注意观察患者有无头晕、乏力、缺氧等症状，做好防跌倒措施；必要时吸氧、遵医嘱输注红细胞悬液

续表

项目	评估	处理
		□血小板≤50×10⁹/L 时，应积极采取预防出血的措施，指导患者减少活动；血小板≤20×10⁹/L 或有明显出血征象时，应严格卧床，并监测生命体征、神志和出血情况，及时遵医嘱给予预防和处理出血的治疗措施；必要时遵医嘱输注血小板
	□其他（脱发、末梢神经炎反应、神经系统反应等）	□注意观察患者有无肢体远端对称性感觉、运动和自主神经功能障碍，观察患者神经系统症状，如有异常及时通知医生，并遵医嘱处理
营养与饮食管理	□评估消化道不良反应及进食情况，如有无恶心、呕吐、食欲下降等，观察呕吐程度，呕吐物的量、颜色、性状	□化疗期间遵医嘱予以护胃、止吐的药物，必要时重复给药 □监测电解质情况，遵医嘱予以补液及补充电解质，呕吐严重者必要时遵医嘱行胃肠外营养支持 □饮食指导：进食清淡、易消化、富含维生素的清洁饮食 □选择合适的进食时间，避免在胃肠道反应较重时进食 □营养状况差（消瘦、进食量减少、持续高热等情况）的患者应评估营养风险（NRS2002）
	□体重变化	□每天监测体重变化，遵医嘱予以营养支持
	□白蛋白变化	□观察患者有无水肿，腹水严重者，每天测量腹围，定期检测白蛋白情况，必要时遵医嘱静脉输入白蛋白
管道护理	□评估非计划拔管风险	□见第一章第六节"非计划拔管风险的评估及处理"
	□PICC/CVC（是否固定稳妥，观察敷料情况、皮肤情况、插管深度）	□输液结束时用 10 ml 生理盐水冲管、肝素稀释液封管 □每周维护管道，必要时应立即维护 □每日观察导管情况，出现导管相关并发症时进行相应处理

续表

项目	评估	处理
	□导尿管（评估导尿管是否固定稳妥，观察尿液的量、颜色、性状、气味是否正常）	□导尿管护理 bid，观察尿道口及分泌物
	□胃管（评估胃管是否固定稳妥，胃管是否在胃内，胃肠减压者，评估胃肠减压的液体量、颜色、性状）	□鼻饲前回抽胃液，用 pH 试纸检验是否胃管在胃内，每次喂食量温度为 38~40℃，每次量约 200 ml，两次鼻饲间隔时间不低于 2 小时，鼻饲结束用温水约 20 ml 冲洗胃管。口服服药后，胃肠减压至少需要暂停 30 分钟
	□其他管理护理（如胸腔、腹腔引流管等，评估各管道是否固定稳妥，穿刺处有无渗血、渗液，敷贴情况，胸腹腔引流管引流液量、颜色、性状）	□观察置管处皮肤及敷料情况，保持敷料清洁干燥，及时更换
跌倒/坠床管理	□评估跌倒/坠床风险	□见第一章第一节"跌倒风险的评估及处理"
压力性损伤管理	□评估压力性损伤风险	□见第一章第二节"压力性损伤风险的评估及处理"
心理状况	□评估患者和家属情绪，对治疗的配合程度	□主动关心患者及家属 □对于病情加重、疗效不佳、情绪异常、病情迁延不愈的患者，评估心理状况，必要时请心理卫生中心会诊

（三）出院或转科/转院（见表6-11）

表6-11　弥漫大B细胞淋巴瘤化疗患者出院/转院/转科

项目	评估	处理
出院指导	□患者自我管理知识水平 □对健康指导的掌握程度 □出院准备度 □出院带药	□发放出院带药，并进行用药指导 □自我管理指导（自我监测内容及方法，饮食指导，预防出血，预防感染） □院外异常情况就诊流程介绍 □发放出院证 □出院结算流程介绍 □输血报销流程介绍
转科	□患者及家属转科意愿 □患者病情	□备齐护理转科交接单和医疗护理病历 □保持各类管道妥善固定，维持生命体征和静脉通道 □转科用仪器设备功能完好
转院	□患者病情稳定性 □患者转院需求	□做好出院指导（如上） □协助家属联系转院车辆

（四）特殊检查（见表6-12）

表6-12　弥漫大B细胞淋巴瘤化疗患者特殊检查

检查项目	检查时机	注意事项
实验室检查	血液检查（血常规、血生化、血型、凝血功能、输血前检查、病毒学检测、免疫球蛋白、自身免疫系统疾病筛查、血培养）	□入院时，输血前，化疗前、中、后，怀疑DIC，怀疑感染或其他需要检查的时机，具体遵医嘱	□抽血要求空腹时，询问患者禁食时间，提前做好患者宣教 □抽血前询问患者是否晕血，注意抽血环境安全 □避免剧烈震荡，防止标本溶血 □延长穿刺部位按压时间，减少出血 □血培养瓶瓶盖需要消毒，单瓶成人抽血量＞10 ml，需同时至少抽两处不同部位的血培养，并在培养瓶上备注部位（如左上肢、右下肢），血培养时间一般为5天

续表

检查项目		检查时机	注意事项
	骨髓检查［细胞形态学和组织化学、免疫分型、细胞遗传学、分子生物学；微小残留病（MRD）监测］	□入院时，监测治疗效果时	□骨髓穿刺术后注意观察穿刺处出血情况，指导患者72小时内不打湿穿刺处、不要擅自揭除敷料
	淋巴组织活检（淋巴组织常规病例、免疫病理）	□入院时	□观察穿刺处或者伤口有无渗血、渗液，有无红肿热痛，及时更换无菌敷料，保持穿刺处或伤口清洁干燥，避免剧烈运动，防止出血，避免感染
	尿常规	□入院时，监测药物不良反应时，怀疑尿路感染者，或其他需监测尿常规的时机，具体遵医嘱	□留取随机尿、晨尿，晨尿为晨起第一次尿液，选用清洁中段尿液20~50 ml，避免大量喝水稀释尿液
	大便（大便常规、大便培养/涂片查菌群比）	□入院时，患者感染伴腹泻，或其他需检查的时机，具体遵医嘱	□直接将大便置于干净干燥的容器内 □直肠拭子：将拭子插入肛门，轻轻旋转，从直肠陷凹处取样
	导管培养	□怀疑导管相关感染时，具体遵医嘱	□导管标本：无菌状态下取出导管并剪下5 cm导管末梢置于无菌容器送检
影像学检查	心电图、超声心动图、胸片、B超、CT、MRI、PET-CT检查等	□入院时、化疗前，或其他需要检查的时机，具体遵医嘱	□嘱患者着相对宽松的衣服 □特殊检查如有禁食、憋尿等要求，提前告知患者准备 □CT和MRI检查前须取下一切含金属的物品 □增强CT需提前准备抗高压留置针

续表

检查项目	检查时机	注意事项
		□PET-CT 时，7 日内避免钡餐检查，6 小时内禁食，并禁止饮入和输入含糖液体，可饮白水；糖尿病患者将血糖水平控制在 11.1 mmol/L 以下，必要时自备胰岛素；寒冷季节注意保暖；带齐与患者病情相关资料
血气分析	□病情需要时，具体遵医嘱	□抽血后尽快将针头斜面刺入橡皮塞内以免空气进入影响结果，并尽快将标本进行分析检测

第七章

消化系统常见疾病的护理程序

第一节 彩超引导肝脏穿刺活检术的护理程序

一、名词定义

彩超引导肝脏穿刺活检术是指用穿刺针经皮穿刺至肝脏采取肝组织标本的一种手段。利用肝组织标本可以进行组织学检查或制成涂片做细胞学检查，以明确肝脏疾病的诊断，或了解肝病程度、观察治疗的效果及判断预后。同时，肝脏穿刺对某些局灶性肝脏疾病也是一种有效的治疗方法。

二、护理流程

（一）入院护理（见表 7-1）

表 7-1　彩超引导肝脏穿刺活检术患者入院护理

项目	评估	处理
入院接待	□评估患者有无腹痛、黄疸症状	□如果患者腹痛严重，通知医生对症处理

续表

项目	评估		处理
	□人、证是否一致、齐全		□人、证不一致时，要求患者补齐资料，做好登记
护理评估	□体温、血压、脉搏、呼吸频率		□若有异常情况，通知医生及时处理
	□一般情况		□评估身高、体重、意识、沟通能力、活动能力、饮食、睡眠、大小便等一般情况
	□专科评估（食欲；有无腹水、气紧、乏力、腹痛）		□如有异常，及时通知医生，遵医嘱处理，监测病情变化
	□营养评估		□见第一章第七节"营养风险的筛查与处理"
	□自理能力评估		□见第一章第四节"自理能力的评估及处理"
	□心理状况		□见第一章第九节"心理状况的评估及处理"
	选评	□压力性损伤	□见第一章第二节"压力性损伤风险的评估及处理"
		□跌倒	□见第一章第一节"跌倒风险的评估及处理"
		□非计划拔管	□见第一章第六节"非计划拔管风险的评估及处理"
		□血栓风险评估	□见第一章第五节"静脉血栓风险的评估及处理"
宣教沟通	□患者知识水平、知识接受程度、宣教时机		□病情危重或沟通困难（受年龄、语言、知识水平所限）的患者，宣教对象应以家属为主 □各类沟通单（如入院评估表、侵入性操作沟通表、高危评估项目沟通表）由患者本人或授权人签署

续表

项目	评估	处理
实验室检查（如血常规、血型、凝血功能、血小板计数和肝功能）	□检查特殊要求	□抽血要求空腹时，提前做好患者宣教；抽血前询问患者禁食时间
影像学检查（胸部X线/CT/MRI检查）	□评估病情是否能够耐受外出检查	□外出检查的用物准备（氧气枕、心电监护等） □不耐受时，通知医生 □增强CT，准备抗高压留置针 □特殊检查如要求禁饮、禁食、憋尿等，提前告知患者准备

（二）在院护理（见表7-2）

表7-2　彩超引导肝脏穿刺活检术患者在院护理

项目		评估	处理
术前	体温	□体温变化情况	□动态监测体温 □发热者，告知医生，遵医嘱予以降温处理 □根据发热原因，对症处理
	实验室检查	□血小板指标 □凝血酶原时间 □肝功能	□抗凝药物需停用3天以上 □血小板计数低于50×10^9，应考虑输血小板 □必要时输注血浆、维生素K_1、纤维蛋白溶解抑制剂等预防或控制出血
	疼痛	□疼痛程度、性质、部位、持续时间（VAS）	□见第一章第三节"疼痛的评估及处理"
	营养状况	□NRS2002评估 □进食情况 □白蛋白、血红蛋白 □营养治疗	□营养状况差（消瘦、进食量减少、持续高热等情况）的患者应评估营养评分 □营养不良者，行饮食指导，必要时请营养科会诊

续表

项目		评估	处理
			□肝功能损害较轻者,进食高蛋白、高热量、高维生素、低脂饮食;肝功能严重受损者,限制蛋白质及含氨食物摄入 □少量多餐,食物以碳水化合物为主,避免粗糙、干硬、带刺食物 □进食困难者,静脉营养支持,必要时给予全胃肠外营养
	血压	□血压	□收缩压>170 mmHg,遵医嘱口服降压药或静脉用药降压,每2小时复测至正常范围;如血压不能降至140 mmHg,与医生沟通,暂停手术时间
	血糖	□血糖	□监测空腹、三餐后2小时和/或睡前血糖值
术后	意识	□意识清楚 □嗜睡 □意识模糊 □昏睡 □昏迷 □谵妄	□嗜睡、昏睡、昏迷状态,应检查患者瞳孔大小、形状及变化 □意识模糊患者,应判断其是否有空间、时间、地点定向障碍及计算能力下降 □意识障碍者,留陪护,通知医生,防跌倒、坠床、走失、自伤等,必要时保护性约束,请精神科会诊 □有癫痫史或抽搐史,床旁备负压吸引装置及吸痰管,防窒息或误吸 □生理盐水+白醋或弱酸性溶液保留灌肠 □口服乳果糖,限制蛋白质的摄入 □避免诱因:如上消化道出血、高蛋白饮食、感染、便秘、应用麻醉剂、镇静催眠药、手术等
	疼痛	□疼痛程度、性质、部位、持续时间	□见第一章第三节"疼痛的评估及处理"
	穿刺点及敷料管理	□观察穿刺处敷料有无渗血 □观察穿刺点皮下有无渗血	□严格卧床休息4小时,24小时后下床活动 □穿刺处或伤口敷料有渗血、渗液者,通知医生,及时对症处理

续表

项目		评估	处理
	出血	□血压 □心率 □出血时间、次数、量 □有无继续出血	□收缩压<90 mmHg，心率>100 次/分，通知医生，遵医嘱迅速补充血容量，纠正体液不足 □迅速建立两条静脉通道 □遵医嘱抽血查血型，交叉配血
	用药管理	□评估药物剂量、用法、用药时间是否准确 □观察用药不良反应	□严格遵医嘱使用止血药物、保肝药物，详见药物说明书 □观察药物作用及副作用
	输液通道	□输液部位有无红肿、渗漏	□主动巡视输液通道，观察输液局部皮肤颜色、有无疼痛 □输注高浓度液体时，需定时冲洗管道，防堵塞
	排泄情况	□小便 □大便	□术后 6~8 小时自行排尿情况 □排尿困难者，诱导排尿失败，予以保留导尿并记录 □询问患者是否解大便
	皮肤管理	□评估皮肤清洁、湿度状况，有无压力性损伤 □皮肤的损伤预防	□高危患者评估压力性损伤风险，极高危评难免压力性损伤并标识，严格执行翻身计划，必要时使用气垫床预防压力性损伤 □压力性损伤应根据分期采用相应的护理措施 □用湿毛巾外敷弹力胶带黏附处后，取掉胶带，避免医用胶粘剂相关性皮肤损伤（MARSI）的发生 □发生 MARSI 时，使用消毒液消毒创面，必要时使用保护敷贴
	跌倒/坠床预防管理	□评估跌倒/坠床风险	□高危患者，留陪护，做好健康宣教及标识，定期复评 □高危因素改变时，及时复评
	血栓预防	□评估血栓风险	□见第一章第五节"静脉血栓风险的评估及处理"

续表

项目	评估	处理
心理状况	□评估患者情绪，对治疗的积极性	□见第一章第九节"心理状况的评估及处理"

（三）出院或转科（见表7-3）

表7-3 彩超引导肝脏穿刺活检术患者出院或转科

项目	评估	处理
出院指导	□患者自我管理知识水平 □对健康指导的掌握程度 □出院准备度 □出院带药	□药物管理（认识药物、准时准量、漏服或多服处理） □门诊随访计划（随访时间、方式及内容） □院外异常情况就诊流程介绍 □发放出院证 □出院结算流程介绍
转科	□患者及家属转科意愿 □患者病情	□护理文书的转科交接单 □保持静脉通道通畅，生命体征平稳

（四）特殊检查（见表7-4）

表7-4 彩超引导肝脏穿刺活检术患者特殊检查

检查项目	检查时机	注意事项
心电图	□入院时	□无特殊
血常规	□入院时，病因未明确时，治疗后疗效复查	□无特殊
凝血常规	□入院后，术前	□无特殊
生化1+4	□入院后，术前	□无特殊
输血前全套	□入院后，术前	□无特殊
碘过敏试验	□入院后，术前（介入室）	□无特殊
D-二聚体	□入院后，术前	□无特殊
GGT、GLU	□入院后，术前	□无特殊

续表

检查项目	检查时机	注意事项
AFP	□入院时，病因未明确时	□无特殊
癌胚抗原（CEA）/CA199	□入院时，病因未明确时	□无特殊
肝脏彩超	□入院时，病因未明确时	无
上腹部 CT 增强扫描	□入院时，病因未明确时	无

第二节　胃癌的护理程序

一、名词定义

胃癌是指恶性胃肿瘤起源于胃壁最表层的黏膜上皮细胞，可发生于胃的各个部位（胃窦幽门部最多，胃底、贲门部次之，胃体部略少），可侵犯胃壁的不同深度和广度。

二、护理流程

（一）入院护理及术前检查（见表7-5）

表7-5　胃癌患者入院护理及术前检查

项目	评估	处理
入院接待	□人、证是否一致、齐全	□人、证不一致时，要求患者补齐资料，做好登记 □核实信息，佩戴腕带，发陪伴证 □观看入院健康宣教片，入住病房
护理评估	□体温、血压、脉搏、呼吸频率	□询问是否有心肺疾病 □脉搏≥120次/分，评估患者有无心悸等不适，休息后复测 □体温≥37.5℃或伴有咳嗽、咳痰，通知医生，是否退入院

续表

项目	评估	处理
		□询问是否有高血压病史，血压高于140/90 mmHg，休息后复测，如仍高，报告医生处理 □遵医嘱处理其他需要处理的异常情况
	□一般情况	□□评估身高、体重、意识、沟通能力、活动能力、饮食、睡眠、大小便等一般情况，对于有药物过敏的患者床头标识
	□专科评估（胃癌专科胃镜检查，有无贫血面貌，有无腹部体征，如上腹部有无包块、压痛、反跳痛等，有无呃逆、嗳气、反复呕吐，有无呕血或解便血史等）	□入院时如有严重贫血面貌、呕吐、解血便等及时通知医生，遵医嘱处理，监测病情变化
	□自理能力（Barthel 指数）	□见第一章第四节"自理能力的评估及处理"
	□心理状况	□见第一章第九节"心理状况的评估及处理"
	□营养评估	□见第一章第七节"营养风险的筛查与处理"
	□血栓风险评估（Caprini 评估量表）	□见第一章第五节"静脉血栓风险的评估及处理"
	□请患者本人或其授权委托人签字	□侵入性沟通操作单
	□疼痛（疼痛 VAS 评分）	□见第一章第三节"疼痛的评估及处理"
	选评 □压力性损伤（Braden 量表）	□见第一章第二节"压力性损伤风险的评估及处理"
	□跌倒（跌倒坠床风险评估）	□见第一章第一节"跌倒风险的评估及处理"
	□非计划拔管	□见第一章第六节"非计划拔管风险的评估及处理"

续表

项目	评估	处理
	□睡眠（匹兹堡睡眠量表）	□见第一章第十节"睡眠质量的评估及处理"
宣教沟通	□患者知识水平、知识接受程度、宣教时机	□病情危重或沟通困难（受年龄、语言、知识水平所限）的患者，宣教对象应以家属为主 □各类沟通单（如入院评估表、侵入性操作沟通表、高危评估项目沟通表）由患者本人或授权人签署 □宣教内容包括病房环境、医院科室相关规章制度、陪伴及探视制度、疾病相关知识、术前注意事项、检查相关注意事项、医保相关流程，并发放相关资料
实验室检查（如血常规、癌胚抗原等）	□血管情况 □检查特殊要求	□抽血要求空腹时，询问患者禁食时间，提前做好患者宣教 □抽血前询问患者是否晕血，注意抽血环境安全
影像学检查（如胸片、CT、MRI、彩超、胃镜）	□评估病情是否能够耐受外出检查	□外出检查的用物准备（氧气枕、心电监护等） □不耐受时，通知医生 □增强CT时，准备抗高压留置针 □特殊检查如有禁食、膀胱充盈等要求，提前告知患者准备 □告知检查时间，禁食禁饮的时间，询问患者有无其他相关疾病不能进行胃镜检查，提前告知医生
血糖	□测血糖，遵医嘱	□空腹血糖/随机血糖>11.1mmol/L，及时通知医生，遵医嘱处理，监测血糖变化（以血糖管理小组流程为准），告知患者血糖监测时间

（二）术前准备（见表 7-6）

表 7-6　胃癌患者术前准备

项目	评估	处理
术前宣教沟通	□患者知识水平、知识接受程度、宣教时机	□病情危重或沟通困难（受年龄、语言、知识水平所限）的患者，宣教对象应以家属为主 □各类沟通单（如术前宣教确认）由患者本人或授权人签署 □宣教内容包括禁食禁饮时间，术晨穿病员服，取下首饰、活动义齿、眼镜，女性长头发的处理，糖尿病/高血压患者的服药要求等
术中带药	□询问有无抗菌药物过敏史	□遵医嘱做皮试 □皮试阳性，请示医生更改术中带药
心理状况	□评估患者情绪，应对手术的反应	□主动关心患者及家属 □对于病情加重、治疗效果不佳、情绪异常、病情迁延不愈者，评估心理状况，必要时请心理卫生中心会诊
睡眠	□评估患者焦虑情绪	□主动关心患者，针对担心次日手术无法入睡患者，责任护士告知医生并下助眠药医嘱
双核查		□术前一天由医疗完成，护理核查，检查手术标记

（三）手术当日（见表 7-7）

表 7-7　胃癌患者术日护理

项目	评估	处理
术前护理评估	□监测生命体征	□脉搏≥120 次/分，评估患者有无心悸等不适，通知医生，遵医嘱处理 □体温≥38℃，物理降温，通知医生，遵医嘱予药物降温，是否停手术 □血压高于 140/90 mmHg，稍后复测，如仍高，报告医生处理 □复测并做好记录

续表

项目	评估	处理
建立静脉通道	□血管情况	□留置针妥善固定，注意观察穿刺部位皮肤 □做好补液管理
术前安置胃管	□鼻咽部有无病史	□固定稳妥、保持通畅，防止脱落和折叠，注意观察鼻部有无受压 □做好管道的管理
接入手术室	□有无带药 □做好交接管理	□做好交接管理（共同核对患者腕带及信息，交接病历、带入手术室药物、影像学资料及其他手术需要的物品） □准备好带入药品及手术及转科交接记录单 □在手术及转科交接记录单上记录进入手术室时间并签字，并写好护理记录
术后回病房	□做好交接管理	□遵医嘱予安置心电监护、吸氧 □做好交接管理（共同核对患者腕带及信息，交接病历、带入手术室的剩余药物、影像学资料及其他物品，并交接术中发生的特殊情况或重点监测内容） □书写护理记录（包括执行医嘱、体温单、护理记录、交接签字等）
术日宣教	□患者意识恢复程度	□未完全清醒的患者，宣教对象应以家属为主 □宣教内容包括患者在回病房后前 2 小时睡觉不要打鼾，会影响呼吸，术后禁食禁饮，预防胃管、引流管、导尿管脱落，氧气及监护设备按照患者病情设置参数，勿随意调整静脉输液滴数，术后观察要点及并发症预防等
护理评估	□体温、血压、脉搏、呼吸频率	□脉搏≥120 次/分，评估患者有无心悸等不适，通知医生，遵医嘱处理 □发热者，通知医生，遵医嘱予以降温处理 □血压高于 140/90 mmHg，稍后复测，如仍高，报告医生处理 □遵医嘱处理其他需要处理的异常情况

续表

项目	评估	处理
	□专科评估（腹部体征、伤口、胃管、引流管、导尿管等）	□观察腹部体征，有无腹痛、腹胀等 □观察伤口有无渗血、渗液，若有，应及时通知医生并更换敷料 □观察胃管的固定是否妥当，胃管长度是否合适，胃液性状、颜色、量是否正常，若有异常及时处理 □观察引流液性状、颜色、量；正常情况下手术当天引流液为红色，24小时量<200 ml，以后血性液逐渐变浅、变清，若术后24小时后仍有新鲜血液流出，应通知医生，给予止血药物，必要时再次手术止血 □观察导尿管是否通畅、颜色是否正常，准确记录尿量 □是否有其他异常情况，及时通知医生，遵医嘱处理，监测病情变化
	□自理能力（Barthel指数）	□见第一章第四节"自理能力的评估及处理"
	□疼痛	□见第一章第三节"疼痛的评估及处理"
	□压力性损伤（Braden量表）	□见第一章第二节"压力性损伤风险的评估及处理"
	□跌倒（跌倒坠床风险评估）	□见第一章第一节"跌倒风险的评估及处理"
	□血栓风险评估（Caprini评估量表）	□见第一章第五节"静脉血栓风险的评估及处理"
	□非计划拔管风险	□见第一章第六节"非计划拔管风险的评估及处理"
用药管理	□评估药物剂量、用法、用药时间是否准确 □观察用药不良反应	□严格间隔抗生素用药时间，详见药物说明书 □静脉补钙的患者需关注留置针处有无渗血、渗液，查看有无药物外渗或静脉炎的现象 □使用激素注意观察胃肠道症状，先输注胃黏膜保护剂，再输注激素 □降压药根据血压指导用药，做好防跌倒宣教 □行雾化时，半卧位，平静呼吸即可

续表

项目	评估	处理
营养管理	□进食情况 □白蛋白、血红蛋白、皮脂厚度	□营养状况差（消瘦、进食量减少、持续高热等情况）的患者应再次评估营养评分（NRS2002） □营养不良者进行饮食指导，必要时进行营养科会诊 □进食困难者，静脉营养支持，必要时经鼻肠内营养
胃肠道症状	□评估恶心、呕吐程度	□遵医嘱对症处理，及时追踪复评，做好饮食指导 □呕吐厉害不能进食者，通知医生，予以补液治疗
心理状况	□评估患者情绪，对治疗的积极性	□见第一章第九节"心理状况的评估及处理"

（四）术后第一天（见表7-8）

表7-8　胃癌患者术后第一日护理

项目	评估	处理
术后宣教沟通	□患者知识水平、知识接受程度、宣教时机	□病情危重或沟通困难（受年龄、语言、知识水平所限）的患者，宣教对象应以家属为主 □各类沟通单（如术前宣教确认）由患者本人或授权人签署 □宣教内容包括活动要求、饮食要求、引流管/伤口的观察、功能锻炼、预防便秘等
活动指导	□评估患者活动能力	□辅助拍背咳痰，协助患者雾化 □协助半卧位休息，利于引流，鼓励床上活动
饮食指导	□是否进食、饮水	□禁食禁饮 □口腔护理，保持口腔清洁
引流管护理	□固定情况 □是否通畅 □引流液量、色、性质	有异常时及时报告医生处理

续表

项目	评估	处理
疼痛管理	□疼痛（疼痛 VAS 评分）	□见第一章第三节"疼痛的评估及处理"
自理能力管理	□自理能力（Barthel 指数）	□见第一章第四节"自理能力的评估及处理"

（五）术后第二天至出院前（见表 7-9）

表 7-9　胃癌患者术后护理

项目	评估	处理
宣教沟通	□患者知识水平、知识接受程度、宣教时机	□病情危重或沟通困难（受年龄、语言、知识水平所限）的患者，宣教对象应以家属为主 □宣教内容包括活动要求、饮食要求、引流管/伤口的观察、功能锻炼促进肛门排气等
活动指导	□评估患者活动能力	□鼓励床上活动，协助下床活动 □辅助拍背咳痰，协助患者雾化
疼痛管理	□疼痛（疼痛 VAS 评分）	□见第一章第三节"疼痛的评估及处理"
引流管护理	□固定情况 □是否通畅 □引流液量、色、性质	有异常时及时报告医生处理
并发症	□出血：一般 24 小时内，术中残留或缝合创面少量渗血；正常：胃管可引出少量暗红或咖啡色胃液，24 小时后自行停止	□若胃管引出大量鲜血，出现呕血、黑便者，给予止血、输血及输液等药物治疗后，血压仍下降（<90/60 mmHg），趋向休克，应考虑行再次手术 □禁食，使用止血药物及输新鲜血液，必要时手术
	□切口感染：术后 3 天，切口有脓性分泌物流出，切口红肿，体温升高	□有效引流 □分泌物送细菌培养 □抗生素的应用 □加强伤口换药

续表

项目	评估	处理
	□十二指肠残端破裂（多发生在术后 3~6 天，急性弥漫性腹膜炎症状）	□立刻手术治疗
	□十二指肠残端瘘（突发上腹部或右上腹持续性疼痛，发热并持续增高，腹腔引流液为胆汁样的液体，伴恶心、呕吐绿色胆汁样液）	□禁食，胃肠减压 □全肠外营养 □生长抑素抑制胆汁、胰液、胃肠道消化液的分泌 □加强抗感染治疗，注意维持水电解质及酸碱平衡
	□胃肠吻合破裂或瘘（发生在术后 5~7 天吻合瘘破裂 — 严重腹膜炎，立即手术治疗。发生较晚，形成局部脓肿或外瘘，行引流、胃肠减压及营养支持疗法）	□吻合口瘘经久不愈应手术治疗
	□吻合口狭窄（多发生在食管下端吻合口，除了操作技术上的原因外，还与反流性食管炎有关）	□轻度者：可以施行扩张治疗 □严重者：应再次手术，切除狭窄部，重新吻合，同时去除消化液反流的因素
	□残胃蠕动无力或胃排空延迟	□轻者：禁食水 3~4 天可自愈 □重者：频繁呕吐，可持续 20~30 天 □禁食禁饮、胃肠减压、输液、输血咀嚼口香糖
	□术后梗阻（包括输入段梗阻、吻合口梗阻、输出段梗阻；症状多为大量呕吐，不能进食，停止排便、排气）	□禁食 □胃肠减压 □症状不能缓解应手术治疗
	□晚期倾倒综合征/低血糖综合征（多发生在进食后 2~4 小时，出现心慌、无力、眩晕、出汗、手颤、嗜睡、甚至虚脱）	□进食糖类食物 □预防：少食多餐

续表

项目	评估	处理
	□营养不良和贫血（全胃切除后，食物排空加速，影响消化吸收，导致营养不良和内因子缺乏，是造成贫血的原因）	□可补充维生素 B_{12} 及其他营养物质治疗
	□反流性食管炎（由于碱性肠液、胆液和胰液逆流至食管下端引起炎性反应）	□以解痉止痛及减少体液分泌为主
自理能力管理	□自理能力（Barthel 指数）	□见第一章第四节"自理能力的评估及处理"
心理状况	□评估患者情绪，应对手术的反应	□见第一章第九节"心理状况的评估及处理"

（六）出院及转科/转院（见表7-10）

表7-10　胃癌患者出院及转科（院）

项目	评估	处理
出院指导	□患者自我管理知识水平 □对健康指导的掌握程度 □出院准备度 □出院带药	□患者不能自行走出医院时，预约轮椅推送 □完善所有护理书写资料（如体温单首页、续页等） □伤口/引流管的管理，遵医嘱换药、拔管和拆线 □术后营养支持（营养专科门诊） □药物管理（认识药物、准时准量、漏服或多服处理） □门诊随访计划（随访时间、方式及内容） □介绍院外异常情况就诊流程 □发放出院证 □介绍出院结算流程

续表

项目	评估	处理
伤口管理	□患者住址远近及回医院换药的意愿	□出院证标明换药及拆线日期安排 □回住处当地换药者，告知拆线及换药日期
转科	□患者及家属转科意愿 □患者病情	□护理文书的转科交接单 □维持生命体征和静脉通道
转院	□患者病情稳定性 □患者转院需求	□做好出院指导（如上） □协助家属联系转院车辆

（七）特殊检查（见表 7-11）

表 7-11 胃癌患者特殊检查

检查项目		检查时机	注意事项
病原体检查	血培养	□当患者体温≥39℃或寒战过程中	□培养瓶瓶盖需消毒，单瓶成人抽血量＞10 ml，需同时至少抽两处不同部位的血培养，并在培养瓶上备注部位（如左上肢、右下肢），血培养时间一般为5天
	痰培养	□入院时，反复咳痰病因却未明确时	□采集标本前，刷牙，取出义齿，清水漱口3次，嘱患者用力咳嗽，多次标本不要混入同一容器，咳痰困难者，可用灭菌用水雾化帮助排痰
	尿常规	□入院时，怀疑尿路感染者	□留取随机尿、晨尿，晨尿为晨起第一次尿液，选用清洁中段尿液，避免大量喝水稀释尿液，留取尿量20~50 ml
	大便培养/涂片查菌群比	□入院时，患者感染伴腹泻者	□直接将大便置于干净干燥的容器内 □直肠拭子：将拭子插入肛门，轻轻旋转拭子从直肠陷凹处取样

续表

检查项目		检查时机	注意事项
	分泌物、脓液、导管培养	□管道分泌物异常者（分泌物增多、脓性分泌物等）	□创面分泌物拭子：将拭子插入病损深部并紧贴病损边缘处取样 □伤口脓液：用无菌生理盐水拭去表面分泌物再取
病情检查		□入院时，病情需要时	□胃镜、钡餐、专科彩超、胸片、CT、MRI

第三节　胃癌术后化疗的护理程序

一、名词定义

胃癌是指源于胃黏膜上皮细胞的恶性肿瘤，是最常见的消化道恶性肿瘤之一。

化疗是指利用化学药物阻止癌细胞的增殖、浸润、转移，直至最终杀灭癌细胞的一种治疗方式。它是一种全身性治疗手段，和手术、放疗一起，并称为癌症的三大治疗手段。

二、护理流程

（一）入院护理（见表7–12）

表7–12　胃癌术后化疗患者入院护理

项目	评估	处理
入院接待	□核对患者信息，审核患者病理活检报告，签床 □人、证是否一致、齐全	□如果患者无本院病理活检报告，要求患者补齐 □人、证不一致时，要求患者补齐资料，做好登记
护理评估	□体温、血压、脉搏、呼吸频率、身高、体重	□体温37.1~38.4℃，指导多饮水，温水擦浴 □体温≥38.5℃，安排血培养、血常规检查，遵医嘱药物降温，冰袋物理降温

续表

项目		评估	处理
		□一般情况	□评估身高、体重、意识、沟通能力、活动能力、饮食、睡眠、大小便等一般情况
		□专科评估（胃功能，如进食量是否下降＞25%，有无反酸、呃逆、消化不良、恶心、呕吐、腹胀、腹痛等）	□如有异常，及时通知医生，遵医嘱处理，追踪病情变化 □必要时请营养科会诊
		□自理能力（Barthel 指数）	□见第一章第四节"自理能力的评估及处理"
		□心理状况	□见第一章第九节"心理状况的评估及处理"
		□疼痛（NRS 评估）	□见第一章第三节"疼痛的评估及处理"
		□营养评估	□见第一章第七节"营养风险的筛查与处理"
		□血栓风险评估（Caprini 评估量表）	□见第一章第五节"静脉血栓风险的评估及处理"
		□匹兹堡睡眠指数	□见第一章第十节"睡眠质量的评估及处理"
	选评	□压力性损伤（Braden 量表）	□见第一章第二节"压力性损伤风险的评估及处理"
		□跌倒（跌倒/坠床风险评估）	□见第一章第一节"跌倒风险的评估及处理"
		□营养评估	□见第一章第七节"营养风险的筛查与处理"
		□非计划拔管	□见第一章第六节"非计划拔管风险的评估及处理"
宣教沟通		□患者知识水平、知识接受程度、宣教时机	□病情危重或沟通困难（受年龄、语言、知识水平所限）的患者，宣教对象应以家属为主 □各类沟通单（如入院评估表、侵入性操作沟通表、高危评估项目沟通表）由患者本人或授权人签署

续表

项目	评估	处理
实验室检查（如血常规、免疫组化、大、小便常规等）	□血管情况 □检查特殊要求	□抽血要求空腹时，询问患者禁食禁饮时间，提前做好患者宣教 □抽血前询问患者是否晕血，注意抽血环境安全 □血管情况极差者，可考虑留置 CVC 或 PICC □留取随机尿、晨尿，晨尿为晨起第一次尿液，选用清洁中段尿液，避免大量喝水稀释尿液，留取尿量 20~50 ml □若大便异常，留取有黏液或血液部分做大便常规检查
影像学检查（如增强 CT、MRI）	□评估病情是否能够耐受外出检查 □检查特殊要求	□外出检查的用物准备（氧气枕、心电监护等） □不耐受时，通知医生 □增强 CT 时，准备抗高压留置针 □特殊检查如有禁食、憋尿等要求，提前告知患者准备

（二）在院护理（见表 7-13）

表 7-13　胃癌术后化疗患者在院护理

项目	评估	处理
生命体征	□体温 □脉搏 □呼吸频率 □血压	□TPR 入院前 3 天，qid 监测，之后 bid 监测，血压遵医嘱评估 □体温 37.1~38.4℃，通知医生，予温水擦浴、冰袋物理降温 □体温 38.5~39℃，通知医生，予药物降温 □体温>39℃或伴寒战，遵医嘱抽取血培养，单瓶成人抽血量>10 ml，需同时至少抽两处不同部位的血培养，并在培养瓶上备注部位（如左上肢、右下肢），每日 q4h 监测，至降为正常 3 天后改 bid 监测 □收缩压>170 mmHg，遵医嘱口服降压药或静脉用药降压，每 2 小时复测至正常范围

续表

项目	评估	处理
疼痛	□疼痛病因和类型 □疼痛发作情况（疼痛的部位、性质、时间、程度、加重或减轻的因素） □止痛治疗效果及副反应（NRS评估）	□见第一章第三节"疼痛的评估及处理"
静脉通道管理	□评估非计划拔管风险	□见第一章第六节"非计划拔管风险的评估及处理"
	□PICC/CVC（是否固定稳妥，敷料情况，外露长度）	□液体输注完毕，用10 ml封管液封管 □不使用时，每7天维护一次（特殊情况及时维护） □堵管时不能强力冲管，应采用肝素/尿激酶稀释液溶栓
	□留置针（是否固定稳妥，敷料情况，穿刺点情况）	□液体输注完毕，用5 ml封管液封管 □异常情况，拔除留置针
局部不良反应	□静脉炎 □化疗药物外渗	□留置针相关性静脉炎，更换输液位置，遵医嘱使用喜辽妥等对症处理，PICC相关性静脉炎，选用康惠尔透明贴等敷贴，敷贴外药物对症处理 □化疗药物外渗 　①立即停止输液，保留针头，尽量吸出局部渗漏的残液 　②局部环形封闭（奥沙利铂外渗常用2%利多卡因4 ml+葡萄糖注射液6 ml+地塞米松磷酸钠注射液1 ml） 　③渗漏24小时内，给予热敷，奥沙利铂外渗处不主张冷敷 　④局部适量药物外涂，促进恢复，如喜辽妥、硫酸镁、如意金黄散，也可用银离子敷料外敷 　⑤抬高患肢48小时，以利于静脉回流 　⑥如经非手术治疗2~3天，仍持续疼痛或发生溃疡应进行外科处理，溃疡不愈合者可考虑外科植皮手术

续表

项目	评估	处理
全身不良反应	□胃肠道反应（是否出现恶心、呕吐、腹泻、便秘等症状）	□化疗后呕吐的干预 　①保持良好治疗环境 　②鼓励患者少食多餐，延长用药与进食时间，恶心呕吐频繁时，暂停进食，缓解后逐渐缓慢进流食或半流食 　③准确使用止吐药（5-HT抑制剂：托烷司琼、昂丹司琼；多巴胺受体拮抗剂：甲氧氯普胺；糖皮质激素：甲泼尼龙、地塞米松；NK1受体拮抗剂：阿瑞匹坦等） 　④观察有无便秘、腹胀、头痛等止吐药物的不良反应 　⑤观察恶心呕吐相关并发症，判断患者有无营养失调、电解质失衡、吸入性肺炎及马-韦综合征等严重并发症，并及时处理 □腹泻的干预 　①观察大便次数、性质、颜色及量 　②遵医嘱服用止泻药物，补充液体及电解质 　③做好肛周皮肤护理，注意消毒隔离，防止交叉感染 □便秘的干预 　①排除肠梗阻 　②遵医嘱予乳果糖、麻仁丸等对症处理 　③腹部按摩 　④嘱患者多饮水，进食富含纤维素饮食
	□骨髓抑制（监测血常规：红细胞、白细胞、血小板等，体温是否异常）	□严密监测患者血常规结果；遵医嘱予升白细胞/血小板/红细胞药物治疗，预防感冒，避免磕碰，鼓励进食 □Ⅳ度骨髓抑制的处理 　①下病危通知书，班班交接，严密观察并记录病情变化 　②保护性隔离：采用单间隔离，使用500 mg/L含氯消毒液擦拭病房内所有物品2次/天，空气消毒2次/天，定时开窗通风，维持室内适宜温

续表

项目	评估	处理
		湿度；集中各项治疗、护理操作，严格无菌技术；控制家属探视，陪护及医护人员进入病房需戴口罩、帽子 ③用药指导：遵医嘱停止化疗，每天监测血常规， 按医嘱及时、准确地给予升白细胞、升血小板、升红细胞药物治疗，如吉赛欣、巨和粒、非格司亭等，必要时抗感染，输入血制品时，严格"三查八对"制度，密切观察不良反应 □出血的预防及护理 ①嘱患者严格卧床休息，缓慢活动，避免磕碰，观察皮肤黏膜有无出血点、瘀斑 ②监测生命体征，观察患者有无意识障碍、头痛、头晕、视物模糊、呕吐等颅内出血的表现 ③各部位穿刺后应局部压迫 5~10 分钟，减少局部出血 ④保持鼻腔的清洁、湿润，勿用手抠鼻腔，防鼻出血 ⑤保持口腔卫生，刷牙时使用软毛牙刷，动作轻柔，勿用牙签剔牙，避免损伤黏膜 ⑥避免服用阿司匹林等药物；注意监测出血、凝血时间；女性患者月经期间注意出血量和持续时间，必要时使用药物推迟月经 ⑦饮食指导，充分营养支持，鼓励患者进食高蛋白质、高热量、高维生素饮食等，如鱼肉、鸡肉、牛奶等，必要时给予口服营养补充或肠外营养
	□四肢末梢神经感觉（是否出现四肢麻木、触电感等）	□告知患者注意保暖，避免冷刺激，可戴棉手套、脚套，用温水刷牙，忌食生冷食物，水果用热水浸泡后方可食用等 □宜选用 PICC 或 CVC 输注奥沙利铂，如患者使用静脉留置针，应选择上肢粗、直、弹性好的静脉，化疗结束当天拔除 □奥沙利铂输注时间宜控制在 2~6 小时

续表

项目	评估	处理
		□加强护患沟通，密切监测患者四肢麻木、感觉异常、肌肉关节酸痛等症状转归 □选择康惠尔透明贴外敷静脉穿刺点上方，中药外敷等 □遵医嘱用药，如B族维生素、维生素E、三磷酸胞甘二钠等
□过敏反应（是否出现皮肤瘙痒、荨麻疹、面色潮红、呼吸困难等症状）		□多次应用奥沙利铂化疗的患者更易发生过敏反应，应加强观察 □出现过敏反应后，立即停止输入化疗药物，遵医嘱给予抗过敏药物，如地塞米松磷酸钠注射液、盐酸异丙嗪注射液等 □若患者体温升高，应严密监测患者体温变化，指导患者饮水量大于1500 ml/d，宜采用物理降温
		□患者出现皮肤反应，指导患者剪短指甲，切勿搔抓皮肤，动态观察患者瘙痒、皮疹累及范围和颜色，如患者生命体征平稳，皮疹无加重，可继续缓慢滴注奥沙利铂 □若发生呼吸道反应，立即停止输注化疗药物，协助患者取半卧位，给予氧气吸入3~4 L/min，遵医嘱用药，必要时配合医生进行紧急人工通气，做好抢救准备 □Ⅰ~Ⅱ度过敏反应，待症状完全缓解后可重新输注，以10~15滴/分速度开始输注，10分钟后无不良反应可将滴速增加为20~30滴/分，10分钟后无不良反应将滴速改为50~60滴/分，直至药液滴完 □脱敏疗法：对出现Ⅰ~Ⅲ级过敏反应的患者在下次化疗时，可进行脱敏疗法，具体做法为：化疗前30分钟，常规使用苯海拉明20 mg肌内注射、地塞米松磷酸钠注射液10 mg静脉推注预防过敏，用输液泵精确控制奥沙利铂的输液速度，由慢到快，第1小时滴速为25 ml/h，第2小时

续表

项目	评估	处理
		滴速 50 ml/h，第 3 小时滴速 75 ml/h，第 4 小时滴速 100 ml/h，第 5、6 小时滴速 125 ml/h，患者出现不适马上调回至 25 ml/h，症状缓解后重新按第一次顺序递增滴速，总滴注时间不少于 6 小时
意识	□是否对答切题，能否呼之能应，是否意识模糊	□有意识障碍者留陪护，通知医生，预防跌倒、坠床、走失、自伤等，必要时保护性约束，请精神科会诊 □处于嗜睡、昏睡、昏迷状态患者，应检查其瞳孔大小、形状及变化 □意识模糊患者，应判断其是否有空间、时间、地点定向障碍 □有癫痫史或抽搐史者，床旁备负压吸引装置及吸痰管，防自吸或误吸
营养管理	□营养风险筛查（NRS2002） □全面营养评估 □血液指标（白蛋白、血红蛋白等）	□见第一章第七节"营养风险的筛查与处理" □进食困难者，静脉营养支持，必要时经鼻肠内营养 □血白蛋白≤30 g/L，遵医嘱静脉输入人血白蛋白；急性出血者血红蛋白≤70 g/L、慢性出血者血红蛋白≤60 g/L，遵医嘱予静脉输入红细胞悬液
管道护理	□评估非计划拔管风险	□见第一章第六节"非计划拔管风险的评估及处理"
	□导尿管（是否固定稳妥，有无尿道口异常，有无分泌物、疼痛等，小便量、色及性状是否正常）	□保持导尿管通畅，避免导尿管受压扭曲、堵塞 □导尿管护理 bid，定期更换集尿袋 □鼓励患者多饮水，训练膀胱反射功能，间歇性夹闭引流管

续表

项目	评估	处理
	□胃管（是否固定稳妥，因进食困难者安置胃管，护士应每次鼻饲前或每班次观察插管深度，胃肠减压的患者观察胃肠减压液体量、性状、颜色）	□鼻饲前回抽胃液，检验是否胃管在胃内，每次喂食量温度为 38~40℃，每次量约 200 ml，两次鼻饲间隔时间不低于 2 小时，鼻饲结束用温水约 20 ml 冲洗胃管 □口服药物后，胃肠减压需要暂停至少 30 分钟
	□腹腔引流管（是否固定稳妥，引流液量、色及性状是否正常）	□腹腔灌注化疗药物前检查管道的位置是否妥善、引流是否通畅等 □治疗后，每 15 分钟变换一次体位，注意防管道脱落
用药管理	□评估药物剂量、用法、用药时间是否准确	□奥沙利铂必须使用葡萄糖溶液稀释 □氟尿嘧啶持续输入 46 小时共 1000 ml，每小时约 21.7 ml □输注化疗药前后应用等渗液冲洗 □化疗药使用 0.2 μm 或 0.22 μm 避光微孔径过滤输液器输注 □所有化疗药物标明警示标识，预防外溢 □化疗药不慎溢出后，采用溢出包及时处理 □化疗废弃物，放置于细胞毒性药物专用垃圾桶内，锐器及易碎物品放入锐器回收盒
皮肤管理	□评估皮肤清洁、湿度状况，有无压力性损伤或失禁相关性皮炎	□见第一章第二节"压力性损伤风险的评估及处理"
跌倒预防管理	□评估跌倒风险	□高危患者留陪护，做好健康宣教及标识，每周复评 □病情变化时，及时复评

续表

项目	评估	处理
血栓预防	□评估高危因素	□见第一章第五节"静脉血栓风险的评估及处理"
心理状况	□心理状况	□见第一章第九节"心理状况的评估及处理" □对于病情恶化或治疗效果差者，必要时行死亡教育 □心理关爱小组定期对患者及家属进行团体心理治疗（音乐放松＋正念减压）

（三）出院/转院/转科（见表 7-14）

表 7-14　胃癌术后化疗患者出院/转院/转科

项目	评估	处理
出院指导	□对健康指导的掌握程度 □出院准备度 □出院带药	□出院宣教（注意休息，加强营养，预防感染；每周复查 1~2 次血常规及肝、肾功能；预约下次入院时间；病情变化随时就诊） □PICC 出院注意事项（PICC 置管患者） □药物管理（认识药物、准时准量、漏服或多服处理、呕吐和腹泻后处理） □门诊随访计划（随访时间、方式及内容） □院外异常情况就诊流程介绍 □发放出院证 □出院结算流程介绍
转科	□患者及家属转科意愿 □患者病情	□护理文书的转科交接单 □保持管道妥善固定，维持生命体征和静脉通道通畅
转院	□患者病情稳定性 □患者转院需求	□做好出院指导（如上） □协助家属联系转院车辆

（四）特殊检查（见表 7-15）

表 7-15　胃癌术后化疗患者特殊检查

检查项目	检查时机	注意事项
血常规、凝血常规、癌胚抗原、HER-2 免疫组化等检查	□入院次日晨，抽取血标本	□落实查对制度，选择恰当血管；需空腹等特殊情况提前告知患者；告知结果查看的时间、途径及方式
大、小便常规	□入院次日	□随机尿、晨尿：晨尿为晨起第一次尿液，选用清洁中段尿液，避免大量喝水稀释尿液，尿量 20~50 ml；大便留取有黏液或血液部分
心电图	□入院当日或次日	□佩戴好腕带，注意外出安全
影像学检查如增强 CT、MRI、胸片	□首次入院或疗效评价时 □PICC 定位时行胸片检查	□佩戴腕带；留置抗高压留置针；取下金属饰品等；有特殊要求如空腹、饮水等提前告知患者；告知结果查看的时间、途径及方式
分泌物、脓液、导管培养	□管道皮肤周围分泌物异常者（分泌物增多、脓性分泌物等）	□创面分泌物拭子：将拭子插入病损深部并紧贴病损边缘处取样 □伤口脓液：用无菌生理盐水拭去表面分泌物再取 □导管标本：采用无菌剪刀剪下末端，对于 5~8 cm 的导管，从管尖到皮肤面 3~5 cm；对于 20 cm 以上的导管，用两个管分装两端约 3~5 cm
病情检查	□入院时，病情需要时	□胃肠镜、SPECT 等

第四节　日间手术内镜下肠息肉切除术的护理程序

一、名词定义

肠息肉是指肠黏膜表面突出的异常生长的组织，在没有确定病理性质前统称为息肉。

内镜下息肉电切除术是指利用高频电流产生的热效应使组织蛋白及血管发生凝固，达到息肉切除效果的治疗技术，可作为消化系统疾病的择期手术，是消化道息肉的首选治疗方法，不产生神经效应，对心肌和其他神经肌肉无影响，保证人体安全。

二、护理流程

（一）院前护理（见表 7-16）

表 7-16　内镜下肠息肉切除日间手术患者入院前护理

项目	评估	处理
预约接待	□人、证是否一致、齐全 □患者是否知晓日间手术模式 □导诊单检查项目是否完善	□人、证不一致时，要求患者补齐资料，并做相关登记 □不知晓日间手术模式者，介绍日间手术相关信息 □检查单不完善者补检查单 □检查单完善者指导进行术前检查 □特殊患者开启绿色通道，及时完成术前检查
术前检查资料审核	□资料是否齐全 □专科检查：全结肠镜检查	□资料不齐的患者，协助其补齐资料 □肠息肉直径>1.5 cm，指导患者在消化内科进一步治疗 □提示黏膜隆起样病变，指导患者完成超声内镜检查或者活检结果为息肉，方可做日间手术

续表

项目	评估	处理
	□术前检查：血常规、凝血常规、心电图	□血常规：血红蛋白≤70 g/L，白细胞≥10×10^9/L，血小板≤70×10^9/L，通知医生进行处理 □凝血常规：PT、APTT 超过正常值通知医生进行处理
	□麻醉风险评估单是否完善，麻醉风险是否符合要求	□麻醉医生完善相关评估：ASA 评分≥3 分，则不符合日间手术病房标准，指导患者消化内科就诊
预约手术	□确定手术时间 □核对患者基本信息是否正确（姓名、性别、年龄、电话号码、地址、身高、体重） □手术相关信息：手术医生、手术方式和麻醉方式是否准确 □评估患者近期有无服用抗凝药物（阿司匹林、华法林等）	□以患者意愿、医生意愿、手术室及病房的床位资源数来确定手术时间，一项不符及时沟通协调 □如信息有误及时修改 □收到确认短信，未收到及时再确认 □近期服用抗凝药物者，要求患者在门诊专科医生指导下调整用药 2 周后方能手术
患方教育	□患方知识水平、知识接受程度、教育时机及方式	□沟通困难（受语言、知识水平所限）的患者，教育对象应以家属为主 □告知预约处电话，若有疑问可及时沟通 □手术当日携带所有检查报告、缴费单据、社保卡、身份证原件及复印件 □一名患者需带一名成人家属陪伴，并自备基本生活用品和陪伴用品 □注意保暖，防止感冒 □术前禁食 6 小时，禁饮 2 小时，按要求完善肠道准备 □高血压患者做好血压管理，晨起口服降压药；糖尿病患者术晨勿在家注射胰岛素 □多种方式的健康宣教+个性化的健康教育

续表

项目	评估	处理
术前电话提醒并排程	□患者术前准备完善率 □排程准确性	□患者术前准备不完善（如感冒、基础疾病控制不达标、生理期等）时，协助其更改手术时间 □患者爽约时，及时填补空缺，做好健康宣教 □根据患者基本情况，进行预排程 □根据预排程顺序，再次进行个体化的健康宣教 □排程信息异常，及时联系相关科室处理 □再次与手术医生确认

（二）在院护理（见表7-17）

表7-17　内镜下肠息肉切除日间手术患者在院护理

项目	评估	处理
入院接待	□人、证是否一致 □检查资料是否完备	□人、证不一致时，要求患者补齐资料，并做相关登记 □资料不齐的患者，协助其补齐资料 □检查资料异常者，再次协助完备检查
护理评估	□肠道准备是否充分	□肠道准备不充分,在禁饮时间内继续完善肠道准备，仍不充分，通知医生评估，改期手术
	□一般情况、体温、血压、脉搏、身高、体重、有无过敏史	□感冒的患者，及时与手术室麻醉医生联系，再次进行麻醉评估，决定是否手术 □体温≥37.3℃的患者，积极询问最近病史，并与手术医生联系 □血压≥160/100 mmHg的患者，询问有无高血压病史，行心理护理，通知医生，遵医嘱处理
	□禁食禁饮情况	□禁食禁饮时间不够，及时汇报手术医生、麻醉医生,进行手术台次的变更或重新预约手术时间
	□一般情况	□评估身高、体重、意识、沟通能力、活动能力、饮食、睡眠、大小便等一般情况

续表

项目	评估	处理
健康教育	□患者知识水平、知识接受程度、宣教时机	□沟通困难（受年龄、语言、知识水平所限）的患者，宣教对象应以家属为主 □各类沟通单（如入院评估表、侵入性操作沟通表、高危评估项目沟通表）由患者本人或授权人签署 □心理护理：根据患者情况，给予个体化入院宣教，缓解患者紧张、焦虑等负性情绪 □手术相关知识：告知患者手术相关信息，如手术方式、麻醉方式、手术时间 □饮食指导：按照手术台次对患者进行个体化的饮食指导，术前 2 小时可进食少量清亮饮料，术后 2 小时可进食普通饮食，保持大便通畅 □活动指导：告知患者术后早期活动的重要性，若无不适指导其术后先从床上肢体活动到床旁站立，再到病房活动，循序渐进，术后 2 周避免重体力活动 □用药指导：告知药物名称、作用、用法及不良反应 □家属指导：加强对家属的健康指导
体温	□体温	□发热者，告知医生，遵医嘱予以降温处理
血压	□血压	□收缩压＜90 mmHg 或＞140 mmHg，舒张压＜60 mmHg 或＞90 mmHg，通知医生进行评估，并遵医嘱进行相关处理，密切观察，做好相关记录并及时追踪复评
呼吸	□呼吸频率	□低于或超过正常范围，通知医生进行评估，并遵医嘱进行相关处理，密切观察，做好相关记录并及时追踪复评
脉搏	□脉搏	□低于或超过正常范围，通知医生进行评估，并遵医嘱进行相关处理，密切观察，做好相关记录并及时追踪复评
疼痛	□疼痛程度、性质、部位、持续时间	□见第一章第三节"疼痛的评估及处理"

续表

项目	评估	处理
腹部体征	□腹部体征	□若腹部有腹胀、压痛及反跳痛的情况，通知医生进行相应的处理，密切观察，做好相关记录并及时追踪复评
饮食管理	□术后早期经口进食情况	□根据患者术后不同情况进行个体化的饮食指导 □麻醉清醒无不适可饮用少许清水湿润口腔，术后2小时可适量饮水，再进食普通饮食，若进食后出现恶心、呕吐等情况，暂禁食禁饮，通知医生，进行相应的处理，密切观察，做好相关记录并及时追踪复评
活动	□术后活动耐受情况	□指导患者术后早期下床活动，从床上肢体运动到床旁站立再到病房走动，循序渐进，2周内不做剧烈活动，若活动后出现不耐受情况，协助患者回病床休息，通知医生，进行相应的处理，密切观察，做好相关记录并及时追踪复评
胃肠道症状	□评估恶心、呕吐等情况，持续时间及伴发症状	□遵医嘱对症处理，密切观察，做好相关记录并及时追踪复评
大便	□大便颜色、性状、量	□出现大便异常，通知医生，遵医嘱对症处理，密切观察，做好相关记录并及时追踪复评
用药管理	□评估药物剂量、用法、用药时间是否准确 □观察用药不良反应	□严格药物的正确使用，追踪复评 □发生药物不良反应，遵医嘱进行相关处理，并填报药物不良反应报告表并做好相关记录
跌倒预防管理	□跌倒风险	□见第一章第一节"跌倒风险的评估及处理"
出院指导	□身体状况 □疾病知识 □出院后的应对能力 □期望得到的社会支持	□做好出院评估，如不符合出院标准协助医生做好后续工作 □出院准备度的评估，若未做好出院准备，进行相应护理（教育、培训、指导） □告知患者进行自我管理（腹部体征的观察、大便的观察） □出院后随访计划（随访时间、方式及内容），院外异常情况就诊流程介绍，可获得的社区资源介绍 □做好家属的健康教育和指导

续表

项目	评估	处理
转科	□患者病情	□完善护理文书 □维持生命体征和静脉通道通畅
转社区医院	□患者仍需继续观察 □患者有转社区的需求	□做好出院指导（如上） □与社区医院做好交接工作 □协助家属联系转院车辆

（三）出院后护理（见表 7-18）

表 7-18 内镜下肠息肉切除日间手术患者出院后护理

项目	评估		处理
常规随访	术后第1、2次随访	□饮食情况 □大便情况 □腹部体征 □恶心、呕吐 □生命体征 □活动情况 □病检结果	□指导患者清淡、易消化饮食 □保持大便通畅，评估大便情况，进行相应指导 □告知患方腹部隐痛为正常现象，必要时门诊复查 □评估恶心、呕吐情况，进行相应指导，必要时门诊复查 □出现生命体征异常，评估情况，进行相应指导，必要时门诊复查 □指导患者避免剧烈活动，预防出血 □追踪病检结果，并门诊复查
	术后第3次随访	□恢复质量评估 □就医体验调查	□进行相应指导，必要时门诊复查 □对就医期间医务人员的工作满意度进行调查
特殊随访	□患者出院后出现特殊情况，如出血、相关并发症等		□随访护士对患者进行初步评估，并给予相应指导，如有必要，汇报手术医生，并做好记录、追踪 □若出现血便，腹部体征阳性，生命体征不稳定，启动应急预案，随访护士做好记录、追踪
社区随访	□患者信息下转情况 □效果评价		□将下转社区的患者信息及时下发社区医院 □指导督促社区完成术后随访工作 □术后 28 天对患者进行回访，评价社区随访工作

（四）特殊检查（见表 7-19）

表 7-19 内镜下肠息肉切除日间手术患者特殊检查

检查项目	检查时机	注意事项
超声内镜检查	肠镜报告示黏膜隆起	无
腹部彩超	术后腹部体征阳性	无

第五节 内镜下消化道息肉切除术的护理程序

一、名词定义

从广义上来说，任何突出于消化道黏膜表面的隆起性病变都可称为消化道息肉，息肉按组织学类型分为腺瘤性息肉、错构瘤性息肉、炎性息肉和增生性息肉。

内镜下消化道息肉切除术是指通过内镜技术切除有癌变风险或导致了腹痛、腹泻、消化道出血等症状的息肉，具有方法简单、创伤小、省时、费用低等优点，是治疗消化道息肉的首选措施。

二、护理流程

（一）入院护理（见表 7-20）

表 7-20 内镜下消化道息肉切除术

项目	评估	处理
入院接待	□询问患者目前是否服用抗凝药物及停药时间 □评估患者身高、体重 □评估患者有无头晕、乏力等症状 □人、证是否一致、齐全	□如停用抗凝药物<5 天，征求相关医师意见决定是否入院 □体温单上进行入院时间、身高、体重登记 □如果有头晕、乏力者，立即通知责任护士对症处理 □人、证不一致时，要求患者补齐资料，做好登记

续表

项目	评估		处理
护理评估	□体温、血压、脉搏、呼吸频率		□脉搏≥120次/分或血压高于140 mmHg/90 mmHg（老年人或高血压患者除外），评估患者有无心悸等不适，休息后复测 □血压低于90 mmHg/60 mmHg，评估患者有无头晕、黑蒙、肢软、冷汗、心悸、少尿等不适，可分别测量卧位和站立位血压，同时询问患者有无服用降压药物 □遵医嘱处理其他需要处理的异常情况
	□一般情况		□评估身高、体重、意识、沟通能力、活动能力、饮食、睡眠、大小便等一般情况
	□专科评估（上消化道息肉症状与体征：有无上腹部腹胀、腹痛、恶心、呕吐、厌食、消瘦、贫血等表现；下消化道息肉症状与体征：有无大便习惯改变、下腹部腹胀、腹痛不适；合并消化道出血表现：呕血、黑便等）		□如有异常，及时通知医生，遵医嘱处理，监测病情变化
	□自理能力（Barthel指数）		□见第一章第四节"自理能力的评估及处理"
	□心理状况		□见第一章第九节"心理状况的评估及处理"
	□疼痛（疼痛VAS评分）		□见第一章第三节"疼痛的评估及处理"
	□营养评估		□见第一章第七节"营养风险的筛查与处理"
	选评	□压力性损伤（Braden量表）	□见第一章第二节"压力性损伤风险的评估及处理"
		□跌倒（跌倒/坠床风险评估）	□见第一章第一节"跌倒风险的评估及处理"
		□非计划拔管风险	□见第一章第六节"非计划拔管风险的评估及处理"
		□血栓风险评估（Caprini评估量表）	□见第一章第五节"静脉血栓风险的评估及处理"

续表

项目	评估	处理
宣教沟通	□患者知识水平、知识接受程度、宣教时机	□病情危重或沟通困难（受年龄、语言、知识水平所限）的患者，宣教对象应以家属为主 □各类沟通单（如入院评估表、侵入性操作沟通表、高危评估项目沟通表）由患者本人或授权人签署 □入院环境、患者安全、疾病相关知识指导

（二）在院护理（见表 7-21）

表 7-21　内镜下消化道息肉切除术患者在院护理

项目		评估	处理
术前	实验室检查（如血常规，出、凝血时间，生化，大、小便常规，输血前八项，ABO 血型等）	□检查特殊要求	□抽血要求空腹时，询问患者禁食时间，提前做好患者宣教 □留取随机尿、晨尿，晨尿为晨起第一次尿液，选用清洁中段尿液，避免大量喝水稀释尿液，留取尿量 20~50 ml □大便隐血：检查前指导患者应避免服用铁剂、动物血、肝类、瘦肉以及大量绿叶蔬菜 3 天
	心电图	□胸前皮肤完整性 □有无安置心脏起搏器	□如胸前皮肤不完整或有伤口，电极片应避开该部位 □安置心脏起搏器者，电极片避开起搏器囊袋处 □其他特殊情况的处理
	心理状况	□患者及家属有无焦虑或恐惧	□如有焦虑/恐惧者，应向患者及家属详细介绍手术目的、配合方法及注意事项，解除患者的思想顾虑，使其配合治疗及护理 □签署手术同意书

续表

项目		评估	处理
	病情评估	□评估患者病情（如有无出血性疾病史、麻醉史及过敏史、凝血机制异常） □特殊用药（如服用抗凝药、抗血小板药等）	□术前应详细了解患者病情，遵医嘱对症处理，待病情稳定，凝血机制纠正后行手术 □服用抗凝药，需停用7天才进行手术 □其他特殊情况处理
	胃肠道准备	□手术方式：无痛胃肠镜或普通胃肠镜 □评估患者/家属是否知晓胃肠道准备的注意事项及依从性 □评估肠道准备的效果	□行无痛胃肠镜检查治疗者，告知患者手术前一天下午需在病房等待麻醉医生术前访视 □向患者/家属详细讲解术前消化道准备注意事项，并签字 □上消化道息肉患者术前8小时禁食禁饮，高血压患者根据情况术前3小时可服用降压药 □下消化道息肉患者术前1天进食无渣饮食，术前8小时禁食禁饮，按预约通知单说明或洗肠液说明行肠道准备，禁用20%甘露醇和山梨醇类药物行肠道准备 □大便呈淡黄色或清水样，无粪渣，为最佳的肠道清洁效果，如肠道准备不佳，可重复上述肠道准备方法
	患者准备	□穿着、饰物是否符合要求	□更换病员服，取下所有金属导电物品、活动性义齿交家属保管
	手术前交接	□评估患者生命体征 □术中所用物品及通道是否完善（病历、静脉留置针、转科交接单等） □评估患者病情是否耐受外出手术	□测量生命体征，并填写手术转科交接单及书写术前护理记录，血压过高者，可遵医嘱使用降压药物 □准备患者病历，如患者无静脉通道应立即建立静脉通道备用 □必要时准备氧气枕、心电监护仪等

续表

	项目	评估	处理
术后	手术后交接	□明确手术方式及效果 □评估患者生命体征及疼痛 □专科疾病评估（上消化道息肉：有无恶心、呕吐、上腹部腹胀、腹痛；下消化道息肉：有无下腹部腹胀、腹痛；有无合并术后出血或穿孔的症状） □自理能力、压力性损伤、跌倒评估	□查阅病历资料，确定手术类型并签字 □测量生命体征，如有异常，立即通知医生，对症处理 □见第一章第三节"疼痛的评估及处理" □如有术后轻度不适，通知医生，对症处理，缓解症状；如合并出血或穿孔并发症，则应立即通知医生，采取紧急内镜下止血、外科手术、抗感染、补液等处理措施，并做好记录 □见第一章第四节"自理能力的评估及处理" □根据术后病情必要时对患者进行压力性损伤、跌倒评估，高危者应打印相应的沟通单，对患者/家属进行宣教并签字记录
	心理状况	□患者有无焦虑或恐惧不安	□见第一章第九节"心理状况的评估及处理" □如有焦虑/恐惧者，应安慰患者，保持乐观的心理状况，鼓励其家属参与支持患者，转移注意力，减轻焦虑
	休息与活动	□根据病情及活动能力，制订术后休息与活动计划	□术后早期卧床休息，避免用力过猛以及增加腹内压的动作，以减少机体能量消耗，预防术后出血或穿孔，待病情稳定后可适当轻体力活动
	饮食管理	□根据患者病情及手术类型制订个体化饮食计划，并动态观察饮食过程中的病情变化	□上消化道息肉切除术后一般先禁食禁饮24小时，必要时根据情况延长禁食时间，开始进食时，先饮温凉水后无腹痛、腹胀再给予温凉流质饮食，逐渐过渡到半

续表

项目	评估	处理
		流质饮食、软食、普通饮食，少食多餐 □下消化道息肉切除术后一般先禁食禁饮 6 小时，必要时根据情况延长禁食时间，开始进食时，先饮温凉水后无腹痛、腹胀再给予温凉流质饮食，逐渐过渡到半流质饮食、软食、普通饮食，少食多餐，限制豆制品及乳制品的摄入 2~4 天，以减少肠道内气体
用药	□评估药物种类、药理、使用方法及用效果和不良反应 □患者静脉通道是否适用 □有无药物过敏等	□术后常规给予静脉补液、止血治疗 □根据病情遵医嘱使用抗炎药物，用药前必要时进行皮试，注意观察用药后的不良反应 □上消化道息肉切除术后可使用抑酸和保护胃黏膜药物 □合理安排输液顺序及用药时间 □观察静脉留置针是否通畅、穿刺处有无红肿渗液、患者有无自觉疼痛情况，如出现以上情况需更换通道后继续治疗
并发症	□评估患者是否有术后出血的症状与体征（监测血压、脉搏、神志等生命体征，有无心慌、血压下降、脉搏加快、呕血、腹痛、血便等） □评估患者是否有术后穿孔的症状与体征，以及穿孔部位（食管穿孔：吞咽困难、胸痛、颈及上胸部皮下气肿；十二指肠及胃穿孔：瞬间剧烈腹痛，	□少量渗血可不处理，如大量渗血或活动性出血，出现有心慌、血压下降、脉搏加快、呕血、腹痛、血便等周围循环衰竭的表现，需立即内镜下止血，经内镜下处理后再出血者，则需行手术治疗 □腹腔内穿孔或食管穿孔均应尽早手术治疗，否则易发生败血症、感染、休克甚至死亡，腹腔外穿孔一般保守治疗即可 □出现其他特殊并发症时，立即通知医生，遵医嘱协助医生进行处理

续表

项目	评估	处理
	数小时后呈弥漫性腹膜炎的症状体征，腹部平片可见膈下游离气体；大肠穿孔：如为腹腔外穿孔可无临床表现，腹腔内穿孔可有腹痛、腹胀、下腹部皮下气肿等表现） □评估是否出现其他并发症	

（三）出院/转院/转科（见表7-22）

表7-22 内镜下消化道息肉切除术患者出院/转院/转科

项目	评估	处理
出院指导	□患者自我管理知识水平 □对健康指导的掌握程度 □出院准备度 □出院带药	□药物管理（认识药物、准时准量、用药后不良反应的处理） □自我管理（疾病自我观察内容，预防感染，饮食、生活以及心理指导） □门诊随访计划（随访时间、方式及内容） □院外异常情况就诊流程介绍 □发放出院带药，指导用药，发放出院证 □介绍出院结算流程 □填写住院满意度
转科	□患者及家属转科意愿 □患者病情	□护理文书资料以及转科交接单填写 □患者病情交接，维持生命体征稳定，皮肤、管道、静脉通道等特殊情况交接
转院	□患者病情稳定性 □患者转院需求	□做好出院指导（如上） □协助家属联系转院车辆

（四）特殊检查（见表7-23）

表7-23 内镜下消化道息肉切除术患者特殊检查

检查项目	检查时机	注意事项
血常规	□入院前或入院后术前	□无特殊

续表

检查项目	检查时机	注意事项
凝血常规	□入院后，术前	□无特殊
生化 1+4	□入院后，术前	□无特殊
输血前全套	□入院后，术前	□无特殊
胃肠镜检查	□入院前或入院后术前	
上腹部 CT 增强扫描	□入院前或入院后术前	

第六节　大肠癌化疗的护理程序

一、名词定义

大肠癌是结直肠癌的统称，是肿瘤细胞在结肠或直肠的上皮组织中穿过黏膜肌层到黏膜下层的恶性肿瘤。

化疗指利用化学药物阻止癌细胞的增殖、浸润、转移，直至最终杀灭癌细胞的一种治疗方式。它是一种全身性治疗手段，和手术、放疗一起并称为癌症的三大治疗手段。

二、护理流程

（一）入院护理（见表 7-24）

表 7-24　大肠癌化疗患者入院护理

项目	评估	处理
入院接待	□核对患者信息，审核患者病理活检报告 □人、证是否一致、齐全	□如果患者无本院病理活检报告，要求患者补齐 □人、证不一致时，要求患者补齐资料，做好登记

续表

项目	评估	处理
护理评估	□体温、血压、脉搏、呼吸频率、身高、体重	□体温 37.1~38.4℃，指导多饮水，温水擦浴 □体温≥38.5℃，予抽血培养、血常规检查，遵医嘱药物降温，冰袋物理降温
	□一般情况	□评估身高、体重、意识、沟通能力、活动能力、饮食、睡眠、大小便等一般情况
	□专科评估（腹胀、腹痛、肠造瘘、排便习惯、大便颜色、性质、量等）	□若患者有腹胀、腹痛，通知医生排查病因，必要时行急诊 CT，若非急腹症，遵医嘱对症处理 □若患者有肠造瘘，密切观察造口相关并发症，如有异常，及时通知伤口护士及主管医生进行专业评估及处理，必要时请胃肠外科会诊 □其他异常情况，及时告知主管医生，遵医嘱处理，追踪病情变化
	□自理能力（Barthel 指数）	□见第一章第四节"自理能力的评估及处理"
	□心理状况	□见第一章第九节"心理状况的评估及处理"
	□疼痛评估	□见第一章第三节"疼痛的评估及处理"
	□营养评估	□见第一章第七节"营养风险的筛查与处理" □一周后复评 NRS2002
	□静脉血栓栓塞症风险评估（Caprini 评估量表）	□见第一章第五节"静脉血栓风险的评估及处理"
	□睡眠情况	□见第一章第十节"睡眠质量的评估及处理"

续表

项目	评估		处理
	选评	□压力性损伤（Braden 量表）	□见第一章第二节"压力性损伤风险的评估及处理"
		□跌倒（跌倒/坠床风险评估）	□见第一章第一节"跌倒风险的评估及处理"
		□营养评估	□见第一章第七节"营养风险的筛查与处理"
		□非计划拔管风险	□见第一章第六节"非计划拔管风险的评估及处理"
宣教沟通	□患者知识水平、知识接受程度、宣教时机		□病情危重或沟通困难(受年龄、语言、知识水平所限)的患者，宣教对象应以家属为主 □各类沟通单（如入院评估表、侵入性操作沟通表、高危评估项目沟通表）由患者本人或授权人签署
实验室检查（如血常规、免疫组化、大、小便常规等）	□血管情况 □检查特殊要求		□抽血要求空腹时，询问患者禁食禁饮时间，提前做好患者宣教 □抽血前询问患者是否晕血，注意抽血环境安全 □血管情况极差者，可考虑留置 CVC 或 PICC □留取随机尿、晨尿，晨尿为晨起第一次尿液，选用清洁中段尿液，避免大量喝水稀释尿液，留取尿量 20~50 ml □若大便异常，留取有黏液或血液部分的大便进行检查
影像学检查（如增强 CT、MRI）	□评估病情是否能够耐受外出检查 □检查特殊要求		□外出检查的用物准备（氧气枕、心电监护等） □不耐受时，通知医生 □增强 CT 时，准备抗高压留置针 □特殊检查如有禁食、憋尿等要求，提前告知患者准备

（二）在院护理（见表 7-25）

表 7-25　大肠癌化疗患者在院护理

项目	评估	处理
生命体征	□体温 □脉搏 □呼吸频率 □血压	□体温、脉搏、呼吸频率入院前 3 天，qid 监测，之后 bid 监测，血压遵医嘱评估 □体温 37.1~38.4℃，通知医生，予温水擦浴，冰袋物理降温 □体温 38.5~39℃，通知医生，予药物降温 □体温 39℃及以上或伴寒战，遵医嘱抽取血培养，单瓶成人抽血量＞10 ml，需同时至少抽两处不同部位的血培养，并在培养瓶上备注部位（如左上肢、右下肢），每日 q4h 监测，至降为正常 3 天后改 bid 监测 □收缩压＞170 mmHg，遵医嘱口服降压药或静脉用药降压，每 2 小时复测至正常范围
疼痛	□疼痛病因和类型 □疼痛发作情况（疼痛的部位、性质、时间、程度、加重或减轻的因素） □止痛治疗效果及副反应	□见第一章第三节"疼痛的评估及处理" □特殊情况，请疼痛科会诊
静脉通道管理	□非计划拔管风险	□见第一章第六节"非计划拔管风险的评估及处理"
	□PICC/CVC（是否固定稳妥，敷料情况，外露长度）	□液体输注完毕，用 10 ml 封管液封管 □不使用时每周维护一次（特殊情况及时维护） □堵管时不能强力冲管，应采用肝素/尿激酶稀释液溶栓
	□留置针（是否固定稳妥、敷料情况、穿刺点情况）	□液体输注完毕，用 5 ml 封管液封管 □异常情况，拔除留置针

续表

项目	评估	处理
静脉通路相关不良反应	□静脉炎 □化疗药物外渗	□出现留置针相关性静脉炎，更换输液位置，遵医嘱使用喜辽妥等对症处理；出现 PICC 相关性静脉炎，选用透明贴等敷贴，敷贴外用药物对症处理 □化疗药物外渗 　①立即停止输液，保留针头，尽量吸出局部渗漏的残液 　②局部环形封闭：奥沙利铂外渗常用 2% 利多卡因 4 ml+葡萄糖注射液 6 ml+地塞米松磷酸钠注射液 1 ml 　③渗漏 24 小时内，给予热敷，奥沙利铂外渗处不主张冷敷 　④局部适量药物外涂，促进恢复，如喜辽妥、硫酸镁，也可用银离子敷料外敷 　⑤抬高患肢 48 小时，以利于静脉回流 　⑥如经非手术治疗 2~3 天，仍持续疼痛或发生溃疡应进行外科处理，溃疡不愈合者可考虑外科植皮手术
化疗所致不良反应	□胃肠道反应（是否出现急性腹泻或迟发性腹泻、恶心、呕吐、便秘等症状）	□使用伊立替康前 30 分钟肌内注射阿托品 □观察大便次数、性质、颜色及量 □遵医嘱服用止泻药物，洛哌丁胺首次口服剂量为 4 mg，之后每 2 小时口服 2 mg，直至最后一次腹泻后 12 小时，服药总时长不超过 48 小时 □必要时补充液体及电解质 □做好肛周皮肤护理，注意消毒隔离，防止交叉感染 □化疗后呕吐的干预 　①保持良好治疗环境 　②鼓励患者少食多餐，延长用药与进食时间，恶心、呕吐频繁时，暂停进食，缓解后逐渐缓慢进流质饮食或半流质饮食 　③准确使用止吐药（5-HT 抑制剂：托烷司琼、昂丹司琼；多巴胺受体拮抗剂：甲氧氯普胺；糖皮质激素：甲泼尼龙、地塞米松；NK1 受体拮抗剂：阿瑞匹坦等）

续表

项目	评估	处理
		□观察有无便秘、腹胀、头痛等常见止吐药物的不良反应 □观察有无恶心、呕吐相关并发症，判断患者有无营养失调、电解质失衡、吸入性肺炎及马-韦综合征等严重并发症，及时处理 □便秘的干预 　①排除肠梗阻 　②遵医嘱予乳果糖、麻仁丸等对症处理 　③腹部按摩 　④嘱患者多饮水，进食富含纤维素饮食
	□骨髓抑制（监测血常规：红细胞、白细胞、血小板等，体温是否异常）	□严密监测患者血常规结果；遵医嘱予升白细胞/血小板/红细胞药物治疗，预防感冒，避免磕碰，鼓励进食 □Ⅳ度骨髓抑制的处理 　①下病危通知书，班班交接，严密观察并记录病情变化 　②保护性隔离：采用单间隔离，使用 500 mg/L 含氯消毒液擦拭病房内所有物品 2 次/天，空气消毒 2 次/天；定时开窗通风，维持室内适宜温湿度；集中各项治疗、护理操作，严格无菌技术；控制家属探视，陪护及医护人员进入病房需戴口罩、帽子 　③用药指导：遵医嘱停止化疗，每天监测血常规，按医嘱及时准确地给予升白细胞、升血小板、升红细胞药物治疗，必要时抗感染，输入血制品时，严格"三查八对"制度，密切观察不良反应 □出血的预防及护理 　①嘱患者严格卧床休息，缓慢活动，避免磕碰，观察皮肤黏膜有无出血点、瘀斑 　②监测生命体征，观察患者有无意识障碍、头痛、头晕、视物模糊、呕吐等颅内出血的表现 　③各部位穿刺后应局部压迫 5~10 分钟，减少局部出血

续表

项目	评估	处理
		④保持鼻腔的清洁、湿润,勿用手抠鼻腔, 防鼻出血 ⑤保持口腔卫生, 刷牙时使用软毛牙刷,动作轻柔, 勿用牙签剔牙, 避免损伤黏膜 ⑥避免服用阿司匹林等药物;注意监测出血、凝血时间;女性患者月经期间注意出血量和持续时间, 必要时使用药物推迟月经 ⑦饮食指导, 充分营养支持, 鼓励患者进食高蛋白质、高热量、高维生素饮食等,如鱼肉、鸡肉、牛奶等, 必要时给予口服营养补充或肠外营养
	□四肢末梢神经感觉(是否出现四肢麻木、触电感等)	□告知患者注意保暖, 避免冷刺激,可戴棉手套、脚套, 用温水刷牙, 忌食生冷食物, 水果用热水浸泡后方可食用等 □宜选用 PICC 或 CVC 输注奥沙利铂,如患者使用静脉留置针, 应选择上肢粗、直、弹性好的静脉, 化疗结束当天拔除 □奥沙利铂输注时间宜控制在 2~6 小时 □加强护患沟通, 密切监测患者有无四肢麻木、感觉异常、肌肉关节酸痛等症状 □选择康惠尔透明贴外敷静脉穿刺点上方, 中药外敷等 □遵医嘱用药, 如 B 族维生素、维生素 E、三磷酸胞甘二钠等
	□过敏反应(是否出现皮肤瘙痒, 荨麻疹, 面色潮红, 呼吸困难等症状)	□多次应用奥沙利铂化疗的患者更易发生过敏反应, 应加强观察 □发生过敏反应后立即停止输入化疗药物, 遵医嘱给予抗过敏药物, 如地塞米松磷酸钠注射液、盐酸异丙嗪注射液等 □若患者体温升高, 应严密监测患者体温变化, 指导患者多饮水, 宜采用物理降温 □若患者出现皮肤反应, 指导患者剪短指甲, 切勿搔抓皮肤, 动态观察患者瘙痒、皮疹累及范围和颜色, 如患者生命体征平稳, 皮疹无加重, 可继续缓慢滴注奥沙利铂

续表

项目	评估	处理
		□若发生呼吸道反应，立即停止输注化疗药物，协助患者取半卧位，给予氧气吸入 3~4 L/min，遵医嘱用药，必要时配合医生进行紧急人工通气，做好抢救准备 □Ⅰ～Ⅱ度过敏反应待症状完全缓解后可重新输注，以 10~15 滴/分的速度开始输注，10 分钟后无不良反应可将滴速增加为 20~30 滴/分，10 分钟后无不良反应将滴速改为 50~60 滴/分直至药液滴完 □脱敏疗法：对出现Ⅰ～Ⅲ级过敏反应的患者在下次化疗时，可进行脱敏疗法，具体做法为：化疗前 30 分钟，常规使用苯海拉明 20 mg 肌内注射、地塞米松磷酸钠注射液 10 mg 静脉推注预防过敏，用输液泵精确控制奥沙利铂的输液速度，由慢逐渐增快，第 1 小时滴速为 25 ml/h，第 2 小时滴速 50 ml/h，第 3 小时滴速 75 ml/h，第 4 小时滴速 100 ml/h，第 5、第 6 小时滴速 125 ml/h，患者出现不适马上调回 25 ml/h，症状缓解后重新按第一次顺序递增滴速，总滴注时间不少于 6 小时
肠造瘘并发症	□造口并发症 □造口周围并发症	□造口并发症 　①造口出血：棉球压迫/溃疡粉外用/0.1%肾上腺素外敷/缝合结扎 　②造口缺血和坏死：易发生于术后 24~48 小时，去除加重缺血的因素，评估造口活力，宜使用一件式透明造口袋，必要时重建造口 　③造口皮肤黏膜分离：清洗后上溃疡粉及底板恰当 　④造口回缩：使用凸面底版，严重者需手术、结肠灌洗 　⑤造口狭窄：扩张造口、排出大便、引起肠梗阻需手术 　⑥造口脱垂：最好选用一件式造口袋/最大口径/观察梗阻及坏死/回纳后固定及观察/必要时手术

续表

项目	评估	处理
		⑦造口肉芽肿：有无缝线未脱落/硝酸银棒点着/与增生的鉴别
		⑧造口撕裂：重新评估患者更换造口袋的技术/造口袋底板是否柔软及尺寸是否标准/轻度用溃疡粉，注意止血/形成瘘管需手术治疗
		□造口周围并发症
		①粪水性皮炎：去除原因，治疗皮肤问题，重新选择造口用品，指导正确安装技术
		②过敏性皮炎：询问过敏史，若原因不明做Patch 试验，外用药(上药 10 分钟后再清洗贴袋)，必要时请皮肤科诊治
		③放射性皮炎：治疗时动作轻柔，用铅板保护，破损时用亲水性敷料
		④毛囊炎：小心清除造口周围皮肤的毛囊，重新评估患者换造口袋技术
		⑤造口周围脓肿：穿刺抽脓，遵医嘱使用抗生素，按时换药
		⑥造口旁疝：术后 6~8 周避免腹压增加，选择较软底板，停灌洗，减腹压及体重，早期使用凸面底板加腹带
意识	□是否对答切题，能否呼之能应，是否意识模糊	□有意识障碍者留陪护，通知医生，防跌倒、坠床、走失、自伤等，必要时保护性约束，请精神科会诊
		□处于嗜睡、昏睡、昏迷状态患者，应检查其瞳孔大小、形状及变化
		□意识模糊患者，应判断其是否有空间、时间、地点定向障碍
		□有癫痫史或抽搐史的患者，床旁备负压吸引装置及吸痰管，防自吸或误吸
营养管理	□营养风险筛查（ NRS2002 ）	□见第一章第七节 "营养风险的筛查与处理"
	□血液指标（白蛋白、血红蛋白等）	□血白蛋白≤30 g/L，遵医嘱静脉输入人血白蛋白，急性出血者血红蛋白≤70 g/L，慢性出血者血红蛋白≤60 g/L，遵医嘱予静脉输入红细胞悬液

续表

项目	评估	处理
管道护理	□非计划拔管风险	□见第一章第六节"非计划拔管风险的评估及处理"
	□导尿管（是否固定稳妥，有无尿道口异常，有无分泌物、疼痛等，小便量、色及性状是否正常）	□保持导尿管通畅，避免导尿管受压扭曲、堵塞 □导尿管护理 bid，定期更换集尿袋 □鼓励患者多饮水，训练膀胱反射功能，间歇性夹闭引流管
	□胃管（检查胃管是否固定稳妥，护士应每次鼻饲前或每班次观察插管深度，胃肠减压的患者观察胃肠减压液体量、性状、颜色）	□鼻饲前回抽胃液，检验胃管是否在胃内 □每次喂食量温度为 38~40℃，每次量约 200 ml，两次鼻饲间隔时间不低于 2 小时，鼻饲结束用温水约 20 ml 冲洗胃管 □口服药物后，胃肠减压需要暂停至少 30 分钟
	□腹腔引流管（是否固定稳妥，引流液量、色及性状是否正常）	□腹腔灌注化疗药物前检查管道的位置、引流是否通畅等 □治疗后，15 分钟 1 次变换体位，注意防管道脱落
用药管理	□药物剂量、用法、用药时间是否准确	□奥沙利铂必须使用葡萄糖溶液稀释 □氟尿嘧啶持续输入 46 小时共 1 000 ml，速度约 21.7 ml/h □输注化疗药物前后应用等渗液冲洗 □化疗药物使用 0.2 μm 或 0.22 μm 避光微孔径过滤输液器输注 □所有化疗药物标明警示标识，预防外溢 □化疗药物不慎溢出后，采用溢出包及时处理 □化疗废弃物，放置于细胞毒性药物专用垃圾桶内，锐器及易碎物品放入锐器回收盒

续表

项目	评估	处理
皮肤管理	□皮肤清洁、湿度状况，有无压力性损伤或潮湿性皮炎，有无肠造瘘周围皮肤异常	□高危患者评估压力性损伤风险，极高危评难免压力性损伤，并标识，严格执行翻身计划，必要时使用气垫床预防压力性损伤，使用无创呼吸机者常规使用气垫床预防压力性损伤 □压力性损伤应按医院压力性损伤管理委员会制定的处理及会诊流程进行相应的管理 □造瘘周围皮肤异常时处理见肠造口周围并发症处理
跌倒预防管理	□跌倒风险	□见第一章第一节"跌倒风险的评估及处理"
血栓预防	□高危因素	□见第一章第五节"静脉血栓风险的评估及处理"
心理状况	□患者情绪，对治疗的积极性	□见第一章第九节"心理状况的评估及处理"

（三）出院/转院/转科（见表7-26）

表7-26　大肠癌化疗患者出院/转院/转科

项目	评估	处理
出院指导	□对健康指导的掌握程度 □出院准备度 □出院带药	□出院宣教（注意休息，加强营养，预防感染；每周复查1~2次血常规及肝、肾功能；预约下次入院时间；病情变化随时就诊） □指导肠造瘘患者进行并发症观察及日常维护，必要时就医 □PICC出院注意事项（PICC置管患者） □药物管理（认识药物、准时准量、漏服或多服处理、呕吐和腹泻后处理） □门诊随访计划（随访时间、方式及内容） □院外异常情况就诊流程介绍 □发放出院证 □介绍出院结算流程
转科	□患者及家属转科意愿 □患者病情	□护理文书的转科交接单 □保持呼吸管道妥善固定，维持生命体征和静脉通道通畅

续表

项目	评估	处理
转院	□患者病情稳定性 □患者转院需求	□做好出院指导（如上） □协助家属联系转院车辆

（四）特殊检查（见表 7-27）

表 7-27 大肠癌化疗患者特殊检查

检查项目	检查时机	注意事项
血常规、凝血常规、CEA、CA19-9、RAS、BRAF、KRAS免疫组化等检查	□入院次日晨，抽取血标本	□落实查对制度，恰当选择血管；需空腹等特殊情况提前告知患者；告知结果查看的时间、途径及方式
大、小便常规	□入院时次日	□留取随机尿、晨尿，晨尿为晨起第一次尿液，选用清洁中段尿液，避免大量喝水稀释尿液，留取尿量 20~50 ml，大便留取有黏液或血液部分
心电图	□入院当日或次日	□戴好腕带，注意外出安全
影像学检查如增强CT、MRI、胸片、彩超	□首次入院或疗效评价时、PICC 定位时行胸片检查	□佩戴腕带；留置抗高压留置针；取下金属饰品等；有特殊要求如空腹、饮水等提前告知患者；告知结果查看的时间、途径及方式
分泌物、脓液、导管培养	□管道皮肤周围分泌物异常者（分泌物增多、脓性分泌物等）	□创面分泌物拭子：将拭子插入病损深部并紧贴病损边缘处取样 □伤口脓液：用无菌生理盐水拭去表面分泌物再取 □导管标本：采用无菌剪刀剪下末端，对于 5~8 cm 的导管，从管尖到皮肤面 3~5 cm；对于 20 cm 以上的导管，用两个管分装两端约 3~5 cm
病情检查	□入院时，病情需要时	□纤维结直肠内镜、SPECT 等

第七节 结肠癌的护理程序

一、名词定义

结肠癌是胃肠道中常见的恶性肿瘤，以 41~65 岁发病率高。多数来自腺瘤癌变，形态上分为增生、腺瘤及癌变三阶段。

二、护理流程

（一）入院护理及术前检查（见表 7-28）

表 7-28 结肠癌患者入院护理及术前检查

项目	评估	处理
入院接待	□评估患者有无腹痛、消化道出血等症状 □人、证是否一致、齐全	□若患者有腹痛、消化道出血、心率＞120 次/分钟、血压＜90/60 mmHg 等生命体征不稳的急症，立即通知责任护士或主管医生，对症处理 □人、证不一致时，要求患者补齐资料，做好登记 □核实信息，佩戴腕带 □发放健康宣教手册 □通知责任护士和主管医生收治患者
护理评估	□体温、血压、脉搏、呼吸频率	□常规入院准备：监测体温、血压、脉搏、呼吸频率，如有心率＞120 次/分钟、血压＜90/60 mmHg 等生命体征不稳的急性症状，根据医嘱安置心电监护，必要时建立静脉通路 □血压＞140/90 mmHg，休息后复测，如仍高，报告医生处理 □遵医嘱处理其他需要处理的异常情况 □常规宣教：病区环境、医护人员、消防、饮食、安全管理等 □发放病员服，准备床头卡

续表

项目	评估	处理
	□一般情况	□评估身高、体重、意识、沟通能力、活动能力、饮食、睡眠、大小便等一般情况
	□专科评估	□观察腹部体征，有无腹部压痛、反跳痛、腹肌紧张 □带入管路患者，评估管路是否通畅
	□自理能力（Barthel 指数）	□见第一章第四节"自理能力的评估及处理"
	□心理状况	□见第一章第九节"心理状况的评估及处理"
	□疼痛（疼痛 VAS 评分）	□见第一章第三节"疼痛的评估及处理"
	□压力性损伤（Braden 量表）	□见第一章第二节"压力性损伤风险的评估及处理"
	□跌倒（跌倒/坠床风险评估）	□见第一章第一节"跌倒风险的评估及处理"
	□营养评估	□见第一章第七节"营养风险的筛查与处理"
	□非计划拔管（患者入院时带有保留导尿管、PICC 置管等管道时）	□见第一章第六节"非计划拔管风险的评估及处理"
	□血栓风险评估（Caprini 评估量表）	□见第一章第五节"静脉血栓风险的评估及处理"
宣教沟通	□评估患者知识水平、知识接受程度、宣教时机	□入院宣教：介绍医院、病房环境；介绍主管医生及责任护士；介绍病房规章制度（陪伴探视制度、作息时间、订餐、检查治疗配合、安全宣教、医保相关流程、优质护理病房等）；介绍疾病相关知识（疾病发生，发展，医学处理）；介绍饮食指导、戒烟、预防感冒、预防皮肤破损、消防安全等相关知识

续表

项目	评估	处理
		□病情危重或沟通障碍（受知识年龄、语言、知识水平所限）的患者，宣教对象应以家属为主 □各类沟通单（如入院评估表、侵入性操作沟通表、高危评估项目沟通表）由患者本人或授权人签署
实验室检查（如血常规、肠镜等）	□血管情况 □检查特殊要求	□抽血要求空腹时，询问患者禁食时间，提前做好患者宣教 □抽血前询问患者是否晕血，注意抽血环境安全 □留取随机尿、晨尿，晨尿为晨起第一次尿液，选用清洁中段尿液，避免大量喝水稀释尿液，留取尿量 20~50 ml □大、小便标本及时送检，以免放置过久细菌污染 □结直肠镜检查评估患者肠道准备情况（无渣水样便）
影像学检查（如胸片、CT、MRI）	□评估病情是否能够耐受外出检查	□危重患者外出检查时准备用物（氧气枕、心电监护等），必要时医生陪同 □不耐受时，通知医生，必要时可行床旁拍片 □做增强 CT 时，准备抗高压留置针 □特殊检查如有禁食、禁水、膀胱充盈等要求，提前告知患者准备
血糖	□遵医嘱监测血糖	□空腹血糖/随机血糖＞11.1 mmol/L 时，及时通知医生，遵医嘱处理，监测血糖变化
功能锻炼	□患者知识水平、知识接受程度、锻炼时机	□床上大、小便 □呼吸功能锻炼 □发放相关资料

（二）术前准备（见表 7-29）

表 7-29　结肠癌患者术前准备

项目	评估	处理
术前宣教沟通	□生命体征 □患者及家属准备 □药物准备 □肠道准备 □用物准备	□监测患者生命体征，如有异常，及时通知医生处理 □高血压患者指导服用降压药 □监督患者禁食禁饮：规定时间内服用营养液 □病情危重或沟通困难（受年龄、语言、知识水平所限）的患者，宣教对象应以家属为主 □各类沟通单（如术前宣教确认）由患者本人或授权人签署 □术前宣教内容包括禁食禁饮时间、术晨穿病员服、女性长头发的处理、糖尿病/高血压患者的服药要求等 □建立静脉通道，补充患者体液，外周血管情况极差者，可考虑颈外静脉穿刺或留置 CVC 或 PICC □抗生素皮试 □肠道准备：口服磷酸盐液等 □检查患者腕带、手术部位标记，确保无活动性义齿、无金属饰品，准备腹带、护理垫
心理状况	□评估患者情绪，应对手术的反应	□见第一章第九节"心理状况的评估及处理" □介绍手术价值及意义、手术相关费用及其用途 □主动关心患者，针对担心次日手术无法入睡患者，责任护士告知医生并下助眠药医嘱
双核查	□评估术前双核查表	□术前一天由医生完成，护士核查，检查手术部位标记

（三）手术当日（见表 7-30）

表 7-30　结肠癌患者术日护理

项目	评估	处理
手术当日术前准备	□建立静脉通道	□留置针妥善固定，注意观察穿刺部位皮肤 □做好补液管理

续表

项目	评估	处理
接入手术室	□药物准备 □做好交接管理	□做好交接管理（共同核对患者腕带及信息，交接病历、带入手术室药物、影像学资料及其他手术需要的物品） □术中带药 □打印手术转科交接单，记录入手术室时间并签字，书写护理记录
术后回病房	□评估患者意识	□与麻醉师或复苏室护士共同评估患者意识，麻醉是否清醒 □是否对答切题，能否呼之能应 □若患者处于嗜睡、昏睡、昏迷状态，应检查患者瞳孔大小、形状及变化 □意识障碍患者，立即联系麻醉师及主管医生，遵医嘱处理 □有意识障碍者，留陪护，防跌倒、坠床、走失、自伤等，必要时保护性约束，请精神科会诊
患者交接	□做好交接管理	□遵医嘱予安置心电监护、吸氧 □评估伤口和管道性质、数量及引流液的性状、量，并妥善固定管道 □做好交接管理（共同核对患者腕带及信息，交接病历、带入手术室的剩余药物、影像学资料及其他物品，并交接术中发生的特殊情况或重点监测内容，交接单签字）
护理评估	□体温、血压、脉搏、呼吸频率	□至少每 2 小时监测一次患者脉搏、血压、呼吸，若有异常及时通知医生处理 □脉搏≥120 次/分，评估患者有无心悸等不适，通知医生，遵医嘱处理 □体温≥38℃，物理降温；体温≥38.5℃，通知医生，遵医嘱予药物降温；体温≥39℃，通知医生并遵医嘱做血培养、生化检查，药物降温，酌情更换抗生素 □血压>140/90 mmHg，报告医生，及时复测 □遵医嘱处理其他需要处理的异常情况

续表

项目	评估	处理
	□专科评估（伤口、腹部体征、引流管、水电解质平衡）	□观察伤口有无渗血、渗液，若有，应及时通知医生并更换敷料，腹带加压包扎伤口 □观察腹部体征，有无压痛、反跳痛、腹肌紧张 □观察引流管种类、数量并妥善固定 □监测患者水电解质情况，有无低钾血症、高钾血症、低钠血症、高钠血症等，发现异常及时通知医生处理 □是否有其他异常情况，及时通知医生，遵医嘱处理，监测病情变化
	□自理能力（Barthel 指数）	□见第一章第四节"自理能力的评估及处理"
	□疼痛	□见第一章第三节"疼痛的评估及处理"
	□非计划拔管风险	□见第一章第六节"非计划拔管风险的评估及处理"
	□压力性损伤（Braden 量表）	□见第一章第二节"压力性损伤风险的评估及处理"
	□跌倒（跌倒/坠床风险评估）	□见第一章第一节"跌倒风险的评估及处理"
	□静脉血栓栓塞症风险评估（Caprini 评估量表）	□见第一章第五节"静脉血栓风险的评估及处理"
	□导尿管	□观察尿道口及分泌物有无异常 □导尿管按照导尿管护理常规进行，一般术后第二日可拔除导尿管，拔管后注意关注患者自行排尿情况，有无尿潴留 □监测尿量，过少时及时通知医生补液
	□胃管	□在加速康复理念下，术前不常规安置胃管和血浆引流管 □胃管稳妥固定，工字形或蝶形固定，每班次观察插管深度 □观察胃肠减压液体量、性状、颜色，术后第一日拔出胃管 □口服药物后，胃肠减压需要暂停至少 30 分钟

续表

项目	评估	处理
	□血浆引流管	□在加速康复理念下，术中不常规安置血浆引流管 □观察引流液性状、颜色、量；正常情况下手术当天引流液为红色，24 小时量<200 ml，以后血性液逐渐变浅、变清，若术后 24 小时后仍有新鲜血液流出，应通知医生，给予止血药物，必要时再次手术探查止血 □管道妥善固定，每班定时挤压引流管，保持引流通畅 □引流管性状异常及时通知医生处理
用药管理	□评估药物剂量、用法、用药时间是否准确 □观察用药不良反应	□严格间隔抗生素用药时间 □按照静脉补液原则补液：先盐后糖，先晶后胶，见尿补钾，根据病情、年龄、药物性状调节补液速度 □降压药根据血压指导用药，做好防跌倒宣教 □止痛药物注意用药间隔时间，观察用药反应并记录 □行雾化时，半卧位，平静呼吸即可 □观察用药不良反应，若出现药物不良反应，及时通知医生积极对症处理，并填写药物不良反应报告单，及时上报医院药事部门
营养管理	□进食情况 □白蛋白、血红蛋白、皮脂厚度	□营养状况差者（消瘦、进食量减少、持续高热等情况）的患者应再次评估营养评分（NRS2002） □营养不良者进行饮食指导，必要时进行营养科会诊 □进食困难者，静脉高营养支持，必要时经鼻肠内营养
心理状况	□患者情绪，对治疗的积极性	□主动关心患者及家属 □对于病情加重、治疗效果不佳、情绪异常、病情迁延不愈者，评估心理状况，必要时请心理卫生中心会诊
体位管理	□患者意识及配合程度	□辅助拍背咳痰，协助患者雾化 □清醒后半卧位休息，利于呼吸和引流 □每 2 小时改变一次体位

续表

项目	评估	处理
术后宣教	□患者意识恢复程度	□未完全清醒的患者，宣教对象应以家属为主 □宣教内容包括术后2小时即可酌情饮水、逐步过渡至普通饮食、注重体位与床上活动、预防引流管/导尿管脱落、用药、术后观察要点及并发症预防等

（四）术后第一至三天（见表7-31）

表7-31 结肠癌患者术后护理（一）

项目	评估	处理
术后常规护理	□生命体征 □腹部体征 □病情 □疼痛 □饮食及营养 □引流管管理	□一级护理，根据医嘱监测生命体征，如有异常及时通知医生，协助处理，并及时记录 □观察患者腹部体征及肠道功能恢复情况 □监测患者病情变化，如有患者伤口渗液、切口肿胀、引流量异常、体温异常、疼痛异常等异常情况，及时与医生联系并处理 □每日一次疼痛评估，如患者急性疼痛，随时评估，按评分进行相应处理 □指导患者进食高蛋白、高维生素、低脂、低纤维流质饮食，不能进食者可静脉高营养治疗 □观察引流液性状、颜色、量，性状异常及时通知医生处理 □一般术后第二日可拔除导尿管，拔管后注意关注患者自行排尿情况，评估患者膀胱充盈情况，若患者自解小便困难，通知医生，遵医嘱予以重置导尿管
功能锻炼	□患者依从性、患肢肌力	□积极指导患者早期进行功能锻炼，术后一日应以床上功能锻炼为主，促进肠蠕动恢复
胃肠道症状	□有无腹胀、恶心	□遵医嘱对症处理，及时追踪复评，做好饮食指导 □腹部胀气，鼓励患者多床上活动

续表

项目	评估	处理
疼痛管理	□疼痛	□见第一章第三节"疼痛的评估及处理"
心理状况	□评估患者情绪,应对手术的反应	□见第一章第九节"心理状况的评估及处理"
术后宣教沟通	□患者知识水平、知识接受程度、宣教时机	□病情危重或沟通困难(受年龄、语言、知识水平所限)的患者,宣教对象应以家属为主 □宣教内容包括活动要求、饮食要求、引流管/伤口的观察、功能锻炼、肠道功能恢复等

(五)术后第四天至出院前(见表7-32)

表7-32 结肠癌患者术后护理(二)

项目	评估	处理
术后常规护理	□生命体征 □腹部体征 □病情 □疼痛 □饮食及营养	□二级护理,遵医嘱监测生命体征,如有异常及时通知医生,协助处理 □观察患者腹部体征及肠道功能恢复情况 □监测患者病情变化,如有患者伤口渗液、切口肿胀、引流量异常、体温异常、疼痛异常等异常情况,及时与医生联系并处理 □每日一次疼痛评估,如患者急性疼痛,随时评估,按评分进行相应处理 □指导患者进食高蛋白、高维生素、低脂、低纤维饮食
管道护理	□引流管管理	□观察引流液性状、颜色、量,性状异常及时通知医生处理 □拔除引流管患者观察管口愈合情况,有无腹痛、腹胀
活动指导	□患者活动能力	□鼓励患者下床活动,渐进活动,下床前床旁坐30分钟,以不感觉头晕为准

续表

项目	评估	处理
胃肠道症状	□有无腹胀、恶心	□遵医嘱对症处理，及时追踪复评，做好饮食指导 □腹部胀气，鼓励患者多下床活动，腹部顺时针环形按摩，可推荐患者使用小茴香热敷腹部
并发症	□出血	□密切观察引流液的颜色、量、性状 □引流管持续有新鲜血液流出，2小时内引流出鲜红色血液＞100 ml或24小时＞200 ml时，及时通知医生 □保守治疗：用止血药、补液、输血 □保守治疗无效者应及时行再次手术
	□肠梗阻	□腹部体征：有无压痛、反跳痛、腹肌紧张 □协助及鼓励患者下床活动 □肠梗阻时禁食禁饮，必要时胃肠减压 □全胃肠外营养 □必要时手术
	□切口感染	□合理应用抗生素 □保持伤口清洁干燥 □观察体温变化，局部切口有无红、肿、热、痛 □发生感染，及时换药，必要时开放伤口，彻底清创
	□吻合口瘘	□加强营养 □观察引流管性状，发现异常及时处理 □术后6~7天进食后，是否有腹痛、发热，引流液是否有粪性物质 □瘘口小时，禁食禁饮，胃肠减压，全胃肠外营养，持续低负压吸引，充分引流，应用生长抑素 □瘘口大伴腹膜炎者，需再次手术
心理状况	□患者情绪，应对手术的反应	□见第一章第九节"心理状况的评估及处理"

（六）出院/转科/转院（见表 7-33）

表 7-33   结肠癌患者出院/转科/转院

项目	评估	处理
出院指导	□满意度调查 □对健康指导的掌握程度 □出院准备度 □出院带药 □出院流程	□就诊卡填写满意度评价 □药物管理（认识药物、准时准量、漏服或多服处理） □门诊随访计划（随访时间、方式及内容） □介绍院外异常情况就诊流程 □发放出院证 □办理出院手续
伤口管理	□患者住址远近及回医院换药的意愿	□伤口护士进行出院换药 □回伤口治疗中心换药：做好换药及拆线日期安排 □回住处当地换药：告知拆线及换药日期
随访	□复查及随访	□术后 1~2 周复查 □前 3 个月每月一次 □3 个月后每 3 个月一次，连续两年 □两年后每 6 个月一次，持续 5 年 □定期随访
转科	□患者及家属转科意愿 □患者病情	□护理文书的转科交接单 □维持生命体征和静脉通道
转院	□患者病情稳定性 □患者转院需求	□做好出院指导 □协助家属联系转院车辆

（七）特殊检查（见表 7-34）

表 7-34   结肠癌患者特殊检查

检查项目	检查时机	注意事项
血培养	□当患者体温≥39℃或寒战过程中	□培养瓶瓶盖需要消毒，单瓶成人抽血量＞10 ml，需同时至少抽两处不同部位的血培养，并在培养瓶上备注部位（如左上肢，右下肢），血培养时间一般为 5 天
尿常规	□入院时，怀疑尿路感染者	□留取随机尿、晨尿，晨尿为晨起第一次尿液，选用清洁中段尿液，避免大量喝水稀释尿液，尿量 20~50 ml

续表

检查项目	检查时机	注意事项
分泌物、脓液、导管培养	□肺部感染伴管道皮肤周围分泌物异常者（分泌物增多、有脓性分泌物等）	□创面分泌物拭子：将拭子插入病损深部并紧贴病损边缘处取样 □伤口脓液：用无菌生理盐水拭去表面分泌物再取 □导管标本：采用无菌剪刀剪下末端，对于 5~8 cm 的导管，从管尖到皮肤面 3~5 cm；对于 20 cm 以上的导管，用两个管分装两端约 3~5 cm
病情检查	□入院时，病情需要时	□血常规、B 超、腹部立位平片、CT 等

第八节　胆囊结石/息肉疾病的护理程序

一、名词定义

胆囊结石，主要见于成年人，女性多于男性，40 岁后发病率随年龄增长而增高。按成分分为胆固醇型结石、胆色素型结石及混合型结石。

胆囊息肉，又称为胆囊息肉样病变（PLG），指胆囊壁向囊腔内呈息肉样隆起的一类病变，可分为良性或恶性病变，一般认为直径10 mm 以上的胆囊息肉样病变需行手术治疗。

二、护理流程

（一）入院护理及术前准备（见表 7-35）

表 7-35　胆囊结石/息肉患者入院护理及术前准备

项目	评估	处理
入院接待	□评估患者有无腹痛、发热等症状 □身份证、医保卡是否与本人一致、资料齐全	□如果腹痛、发热，立即通知医生对症处理 □身份证、医保卡不一致时，要求患者补齐资料，做好登记，核实信息，佩戴腕带 □测量体重、身高，安排床位

续表

项目	评估	处理
护理评估	平诊患者 2 小时内完成，急诊患者立即完成 一般情况： □意识（有无意识障碍） □体温（有无寒战、高热） □脉搏（短绌、不整齐） □呼吸（频率，有无心累气促、呼吸困难） □血压（服药及控制情况） □疼痛（性质、程度、急性、慢性、持续时间）	□体温≥39℃及以上或伴寒战，遵医嘱抽取血培养，予物理或药物降温，q4h 监测体温 □脉搏≥110 次/分，评估患者有无心悸、胸闷等不适，休息后复测 □呼吸频率快及呼吸状态差，立即通知医生处理，戒烟戒酒 □血压高于正常值，休息后复测，同时询问用药情况，如口服利血平、波立维或抗凝剂，及时通知医生是否需要退入院及做相应处理 □VAS≥4 分时，通知医生，采取止痛措施，30 分钟后复评 □遵医嘱处理其他需要处理的异常情况
	□专科评估 □腹部体征 □有无皮肤和巩膜黄染、瘙痒致皮肤破损 □既往病史（高血压、糖尿病、心脑肺疾病等）	□处理原则：解痉、止痛、抗感染 □如有异常，及时通知医生，遵医嘱处理，监测病情变化 □控制血糖、血压在正常范围内，必要时请相应科室会诊
	□自理能力（Barthel 指数）	□见第一章第四节"自理能力的评估及处理"
	□心理状况	□见第一章第九节"心理状况的评估及处理"
	□营养评估	□见第一章第七节"营养风险的筛查与处理"
	□血栓风险评估（Caprini 评估量表）	□见第一章第五节"静脉血栓风险的评估及处理"
	□睡眠	□见第一章第十节"睡眠质量的评估及处理"

续表

项目		评估	处理
	选评	□压力性损伤（Braden 量表）	□见第一章第二节"压力性损伤风险的评估及处理"
		□跌倒（跌倒坠床风险评估）	□见第一章第一节"跌倒风险的评估及处理"
		□非计划拔管风险	□见第一章第六节"非计划拔管风险的评估及处理"
宣教沟通		□患者知识水平、知识接受程度、宣教时机	□各类沟通单（如入院评估表、侵入性操作沟通表、高危评估项目沟通表）由患者本人或授权人签署 □宣教内容：安全知识、病房环境、床旁设施的使用、用物规范存放、垃圾的分类存放、医院科室相关规章制度、陪伴及探视制度、主管医生及责任护士、疾病相关知识、疼痛相关知识、静脉血栓防控相关知识、饮食及营养相关知识、术前注意事项、检查相关注意事项、医保相关流程并发放相关资料 □病情危重或沟通困难（受年龄、语言、知识水平所限）的患者，宣教对象应以家属为主
实验室检查		□检查特殊要求	□抽血要求空腹时，询问患者禁食时间，提前做好患者宣教 □抽血前询问患者是否晕血，注意抽血环境安全
辅助检查		□评估病情是否能够耐受外出检查 □检查禁忌	□患者病情平稳时外出检查，不耐受时，通知医生陪同，准备心电监护仪及氧气枕 □行增强 CT/MR 时，取下所有金属饰品；询问患者是否对碘剂过敏；建立抗高压留置针通路 □特殊检查如有禁食、膀胱充盈等要求，提前告知患者准备

（二）术前准备（见表 7-36）

表 7-36　胆囊结石/息肉患者术前准备

项目	评估	处理
术前宣教沟通	□患者知识水平、知识接受程度、宣教时机	□病情危重或沟通困难（受年龄、语言、知识水平所限）的患者，宣教对象应以家属为主 □各类沟通单由患者本人或授权人签署 □宣教内容包括禁食禁饮时间、更衣、三短六洁、床上便器使用、糖尿病/高血压患者的服药要求等
心理状况	□患者情绪，应对手术的反应	□主动关心患者及家属并进行相应的心理疏导 □对于病情加重、情绪异常者，及时评估心理状况及请心理卫生中心会诊进行专业处理
疼痛管理	□患者对疼痛评估方法掌握情况 □患者对疼痛认识情况	□指导患者学会疼痛评估 □指导患者正确认识疼痛 □于术前晚口服塞来昔布（西乐葆）（如磺胺过敏、消化道出血、近期心脏搭桥术后禁用此药）
睡眠	□患者焦虑情绪	□见第一章第九节"心理状况的评估及处理" □主动关心患者，针对担心次日手术无法入睡患者，责任护士告知医生并下助眠药医嘱
血糖、血压	□血糖、血压是否控制在正常范围	□异常情况通知医生及时处理 □稳定患者情绪
双核查	□手术相关资料是否完善、齐全	□术前一天由医生完成所有手术相关资料准备，护士核查资料及手术部位的标记情况，没有完成的及时通知医生补充完善

（三）术晨准备（见表 7-37）

表 7-37　胆囊结石/息肉患者术晨准备

项目	评估	处理
手术当日准备	□生命体征 □患者准备 □病历资料准备	□监测生命体征，血压高的患者通知医生及时处理 □术前两小时口服复方碳水化合物制剂 200 ml □核查腕带信息、切口标记、病历资料及检查资料是否备齐

续表

项目	评估	处理
建立静脉通道	□血管情况	□选择左手前臂大血管穿刺，妥善固定留置针，注意观察穿刺部位皮肤，防药液外渗
病房与手术室交接	□做好交接管理	□做好交接管理（共同核对患者腕带及信息，交接病历及其他手术需要的物品） □准备好带入药品及手术及转科交接记录单 □在手术及转科交接记录单上记录入手术室时间并签字，并写好护理记录

（四）术后护理（见表 7–38）

表 7–38　　胆囊结石/息肉患者术后护理

项目	评估	处理
术后回病房	□做好交接管理	□遵医嘱予安置心电监护、吸氧 □做好交接管理（共同核对患者腕带及信息，交接病历、术中物品、患者皮肤、静脉通路、术中发生的特殊情况或重点监测内容） □书写护理记录（包括执行医嘱、体温单、护理记录、交接签字等）
术后宣教	□患者意识恢复程度、宣教时机、自理能力、活动、体位、疼痛、管道	病情危重或沟通困难（受年龄、语言、知识水平所限）或未完全清醒的患者，宣教对象应以家属为主 宣教内容包括： □伤口、腹部体征的观察 □卧位：麻醉清醒后半卧位 □活动：早期活动的要求及重要性（血栓的预防、压力性损伤跌倒的预防、肠功能的恢复等） □疼痛：疼痛评分及用药 □管道：有腹腔引流管患者预防管道脱落、折叠 □禁饮禁食/进饮进食时间
护理评估	□神志、生命体征、尿量、疼痛	□异常情况处理同术前 □处理原则见术后疼痛管理
	□自理能力（患者配合程度）	□见第一章第四节"自理能力的评估及处理"

续表

项目	评估		处理
	选评	□压力性损伤（Braden量表）	同入院评估
		□跌倒	同入院评估
专科评估	□伤口（有无渗血、渗液） □腹部体征		□伤口有渗血、渗液及时通知医生处理，必要时缝扎止血 □有腹腔出血、胆瘘、腹痛、腹胀，腹部压痛、反跳痛、腹肌紧张等情况发生及时通知医生处理 □有其他异常情况，及时通知医生处理
疼痛管理	□疼痛评估及用药 □疼痛、性质、时间、程度		□疼痛评估：术后回病房30分钟内进行术后首次疼痛评估，手术当天进行一次睡前评估，病情发生变化进行动态评估 □镇痛方案及实施：术后回病房30分钟内静脉注射特耐（帕瑞昔布钠）40 mg（有磺胺过敏、消化道出血史、近期心脏搭桥术后禁用） □VAS≥4分时，通知医生采取解救措施（如使用阿片类药物），用药后30分钟进行疼痛复评 □出院时若VAS≥4，带西乐葆出院 □遵医嘱处理其他需要处理的异常情况
管道管理	一般无引流管，若有： □评估非计划拔管风险		□见第一章第六节"非计划拔管风险的评估及处理"
	□引流管是否保持无菌、固定、通畅，引流液的颜色、性状及量		□稳妥固定防脱落（必要时二次固定） □保持无菌、防止管道折叠、引流通畅 □观察引流液性状、颜色、量；正常情况下手术当天引流液为淡血性，24小时量<200 ml，以后血性液逐渐变浅、呈浆性，若术后24小时后仍有新鲜血液流出，应通知医生，给予止血药物，必要时再次手术止血 □医生根据病情，一般术后无出血、胆瘘，引流管尽量在术后1天内拔除，拔管后关注腹部体征及伤口有无渗血、渗液 □鼓励患者自解小便

续表

项目	评估	处理
		□若患者解不尽，评估患者膀胱充盈情况，及时处理
饮食及营养管理	□营养状况 □患者进食情况	□见第一章第七节"营养风险的筛查与处理" □讲解早期进食的优点 □进食原则：由少到多，由稀到稠循序渐进，清醒后饮温开水 50 ml，无恶心、呕吐、腹胀后口服复方碳水化合物制剂 200 ml—进食流质—半流质饮食—软食—普通饮食 □根据进食量的多少及进食后胃肠道反应选择是否需要补液治疗
并发症	□腹腔内出血：腹部体征、腹腔管引流鲜红色液体＞100 ml/h，持续 3 小时以上伴心率增快、血压下降	□严密观察生命体征及腹部体征、神志、尿量，及时通知医生，防止发生低血容量性休克 □用止血药，观察用药后效果，保守治疗无效者应及时行再次手术 □关注患者及家属情绪
	□胆瘘 （有无腹部体征、血浆引流管引流液的颜色、性状）	□观察神志、生命体征及有无腹痛、腹胀、腹肌紧张、腹部压痛、腹部反跳痛 □保持引流通畅 □禁饮禁食，抗感染、营养支持治疗 □保守治疗无效，病情加重者需及时手术处理

（五）出院指导（见表 7-39）

表 7-39 胆囊结石/息肉患者出院指导

项目	评估	处理
出院指导	□患者自我管理知识水平 □对健康指导的掌握程度 □出院准备度	□伤口护理：遵医嘱换药、拆线（告知换药、拆线日期） □伤口疼痛评估并处理 □饮食指导：低盐、低脂、高蛋白、高维生素饮食 □院外异常情况处理方式及就诊流程介绍 □取活检报告的时间地点及病历复印时间、流程 □院方随访时间、频次、方式及内容 □出院结算流程介绍 □满意度评价

续表

项目	评估	处理
转科	□患者病情 □患者及家属转科意愿	□护理文书的转科交接单 □维持生命体征和静脉通道通畅

第九节　日间手术腹腔镜下胆囊切除术的护理程序

一、名词定义

腹腔镜下胆囊切除术（LC）是以一种特制导管插进腹膜腔，再注入二氧化碳约 2~5 升，达到一定压力后再在腹部开 3~4 个 0.5~1.5 cm 的小洞，解剖胆囊三角区结构，离断并夹闭胆囊管、胆囊动脉，然后切除包括结石在内的整个胆囊。

二、护理流程

（一）院前阶段（见表 7-40）

表 7-40　腹腔镜下胆囊切除术患者院前护理

项目	评估	处理
预约接待	□人、证是否一致、齐全 □患者是否知晓日间手术模式 □检查单检查项目是否完善	□人、证不一致时，要求患者修改资料，并做相关登记 □不知晓日间手术者，介绍日间手术相关信息 □检查单不完善者补检查单 □检查单完善者指导进行术前检查 □特殊患者开启绿色通道，及时完成术前检查
术前检查资料审核	□资料是否齐全 □专科检查：上腹部 B 超	□资料不齐的患者，协助其补齐资料 □如彩超提示胆总管扩张，与手术医生沟通，进一步检查

续表

项目	评估	处理
	□术前检查：血常规、凝血常规、输血前全套、生化1+4,胸部正侧位X线摄片、心电图 □麻醉风险评估单是否完善，麻醉风险风险是否符合要求	□生化1+4：空腹血糖值≥8.0 mmol/L，总胆红素、转氨酶异常者，通知医生进行处理 □血常规：血红蛋白≤70 g/L、白细胞≥10×10^9/L、血小板≤70×10^9/L，通知医生进行处理 □凝血常规：PT、APTT超过正常值通知医生进行处理 □输血前全套：梅毒阳性时，指导患者做TRUST实验；HIV初筛阳性时，协助患者做确诊实验 □胸片：胸片报告异常通知医生进行处理 □心电图：心电图出现异常通知医生进行处理 □麻醉医生完善相关评估；ASA评分≥3分，则不符合日间手术病房标准，指导患者门诊就诊
预约手术	□确定手术时间 □核对患者基本信息是否正确（姓名、性别、年龄、电话号码、地址、身高、体重） □手术相关信息：手术医生、手术方式、麻醉方式及住院相关信息是否准确	□以患者意愿、医生意愿、手术室及病房的床位资源数来确定，一项不符及时沟通协调 □如信息有误及时修正 □患者是否收到确认短信，未收到及时再确认
患方教育	□患方知识水平、知识接受程度、教育时机及方式	□沟通困难（受语言、知识水平所限）的患者，教育对象应以家属为主 □告知预约处电话，若有疑问可及时沟通 □术前6小时禁食固体食物，2小时禁饮 □手术当日携带所有检查报告、缴费单据、社保卡、身份证原件及复印件 □需一名成人家属陪同 □高血压患者做好血压管理，晨起口服降压药；糖尿病患者术晨勿在家注射胰岛素 □多种方式的健康宣教+个性化的健康教育

续表

项目	评估	处理
术前电话提醒并排程	□患者术前准备完善率 □排程准确性	□如患者术前准备不完善（如感冒、基础疾病控制不达标、生理期等）与医生沟通协助其更改手术时间 □患者爽约时，及时填补空缺，做好健康宣教，完善相关术前准备 □根据患者基本情况，进行预排程 □根据预排程顺序，再次进行个体化的健康宣教 □排程信息异常时，及时联系相关科室处理 □再次告知与手术医生排程，如有变动及时确认

（二）院中阶段（见表 7-41）

表 7-41 腹腔镜下胆囊切除术患者院中护理

项目	评估	处理
入院接待	□人、证是否一致 □检查资料是否完备	□人、证不一致时，要求患者修改资料，并做相关登记 □资料不齐的患者，协助其补齐资料 □资料异常者，告知医生，并再次协助完备检查
护理评估	□专科评估：评估患者的黄染、疼痛史等	□如有皮肤巩膜黄染，请专科医生进行评估 □如近一月内有急性上腹痛发作病史，请专科医生进行评估
	□一般情况、体温、血压、脉搏、身高、体重、有无过敏史	□感冒的患者及时与手术室麻醉医生联系，再次进行麻醉评估，决定是否手术 □体温≥37.3℃的患者，积极询问最近病史，并与手术医生联系 □血压≥160/100 mmHg 的患者，询问其有无高血压病史，行心理护理，通知医生，遵医嘱处理
	□禁食禁饮情况	□禁食禁饮时间不合要求者，及时汇报手术医生、麻醉医生，进行手术台次的变更或重新预约手术时间
	□一般情况	□评估身高、体重、意识、沟通能力、活动能力、饮食、睡眠、大小便等一般情况

续表

项目	评估	处理
健康教育	□患者知识水平、知识接受程度、宣教时机	□沟通困难（受年龄、语言、知识水平所限）的患者，宣教对象应以家属为主 □各类沟通单（如入院评估表、侵入性操作沟通表、高危评估项目沟通表）由患者本人或授权人签署 □心理护理：根据患者紧张情况，给予个体化入院宣教，缓解患者紧张、焦虑等负性情绪 □手术相关知识：告知患者手术相关信息，如手术方式、麻醉方式、手术时间 □饮食指导：按照手术台次对患者进行个体化的饮食指导，术前 2 小时可进食少量清亮饮料，6 小时禁食固体食物 □活动指导：告知患者术后早期活动的重要性，指导其术后若无不适，先从床上肢体活动到床旁站立再到病房活动，循序渐进 □用药指导：告知药物名称、作用、用法及不良反应 □家属指导：加强对家属的健康指导
体温	□体温，qid	□发热者告知医生，遵医嘱予以降温处理
血压	□血压，术后 6 小时，q2h	□收缩压＜90 mmHg 或＞140 mmHg，舒张压＜60 mmHg 或＞90 mmHg，通知医生进行评估，并遵医嘱进行相关处理，密切观察，做好相关记录并及时追踪复评
呼吸	□呼吸，术后 6 小时，q2h	□低于或超过正常范围，通知医生进行评估，并遵医嘱进行相关处理，密切观察，做好相关记录并及时追踪复评
脉搏	□脉搏，术后 6 小时，q2h	□低于或超过正常范围，通知医生进行评估，并遵医嘱进行相关处理，密切观察，做好相关记录并及时追踪复评
SpO_2	□SpO_2，术后 6 小时，q2h	□低于或超过正常范围，通知医生进行评估，并遵医嘱进行相关处理，密切观察，做好相关记录并及时追踪复评

续表

项目	评估	处理
疼痛	□疼痛程度、性质、部位、持续时间	□手术切口引起的疼痛：见第一章第三节"疼痛的评估及处理" □气腹引起疼痛与不适：患者出现肩背部疼痛时，解释疼痛引起的原因，协助其更换体位，必要时通知医生进行评估，并遵医嘱进行相关处理，密切观察，做好相关记录并及时追踪复评 □麻醉插管引起不适：出现咽喉部疼痛不适，术后遵医嘱予生理盐水 4 ml 雾化吸入，必要时通知医生进行评估，并遵医嘱进行相关处理，密切观察，做好相关记录并及时追踪复评
手术伤口	□伤口是否有异常	□若有异常，通知医生进行相应的处理，密切观察，做好相关记录并及时追踪复评
腹部体征	□腹部体征	□若腹部有腹胀、压痛及反跳痛的情况通知医生，进行相应的处理，密切观察，做好相关记录并及时追踪复评
皮肤巩膜	□皮肤、巩膜是否黄染	□若有黄染等情况，通知医生，进行相应的处理，密切观察，做好相关记录并及时追踪复评
饮食管理	□术后早期经口进食情况	□根据患者术后不同情况进行个体化的饮食指导 □麻醉清醒无不适者可饮用少许清水湿润口腔，术后 2 小时可少量多次饮水，术后 4 小时可进流食，若进食后出现恶心、呕吐等情况，暂禁食禁饮，通知医生，进行相应的处理，密切观察，做好相关记录并及时追踪复评
活动	□术后活动耐受情况	□指导患者早期下床活动，从床上肢体运动到床旁站立再到病房走动，循序渐进，若活动后出现不耐受情况，协助患者回病床休息，通知医生，进行相应的处理，密切观察，做好相关记录并及时追踪复评
胃肠道症状	□评估是否发生恶心、呕吐、腹胀、便秘等情况，持续时间及伴发症状	□遵医嘱对症处理，密切观察，做好相关记录并及时追踪复评

续表

项目	评估	处理
小便情况	□评估排便是否通畅	□自解小便困难者,指导患者多饮水,给予诱导排尿措施,必要时遵医嘱导尿,并做好相关观察、记录及标识
用药管理	□评估药物剂量、用法、用药时间是否准确 □观察用药不良反应	□严格药物的准确使用,追踪复评 □发生不良反应,遵医嘱进行相关处理,并填报药物不良反应报告表,做好相关记录
跌倒预防管理	□跌倒风险	□见第一章第一节"跌倒风险的评估及处理"
管道护理（选评）	□非计划拔管风险	□见第一章第六节"非计划拔管风险的评估及处理"
	□血浆引流管（管道是否固定稳妥,观察伤口情况,引流液的颜色、性状及量）	□观察伤口情况及引流液的情况,进行宣教、标识和记录 □有异常情况,报告医生,遵医嘱进行相关处理,并做好相关记录
	□导尿管（管道是否固定稳妥,有无尿道口异常,有无分泌物、疼痛等,小便量、色及性状是否正常）	□导尿管护理,观察尿道口及分泌物,进行宣教、标识和记录 □有异常情况,报告医生,遵医嘱进行相关处理,并做好相关记录
出院指导	□出院评估 □身体状况 □疾病知识 □出院后的应对能力 □期望得到的社会支持	□做好出院评估,如不符合出院标准协助医生做好后续工作 □出院准备度的评估,若未做好出院准备,进行相应护理（教育、培训、指导） □告知进行自我管理（腹部体征的观察、伤口的观察、体温及皮肤、巩膜的观察） □出院后随访计划（随访时间、方式及内容）,院外异常情况就诊流程介绍,可获得的社区资源介绍 □做好家属的健康教育和指导
转科	□患者病情	□完善护理文书 □维持生命体征和静脉通道通畅

续表

项目	评估	处理
转社区医院	□患者仍需继续观察 □患者有转社区的需求	□做好出院指导（如上） □与社区医院做好交接工作 □协助家属联系转院车辆

（三）院后阶段（见表 7-42）

表 7-42　腹腔镜下胆囊切除术患者院后护理

项目	评估		处理
常规随访	术后第 1、2 次随访	□伤口情况 □饮食情况 □排泄情况 □头晕、心慌、气紧 □恶心、呕吐 □巩膜黄染 □腹痛 □发热 □用药指导 □病检结果	□伤口出现红、肿、热、痛、渗液等特殊情况，则应联系病房随访组并就诊 □指导患者进食低脂饮食 □告知患者近期出现腹泻为正常情况，必要时门诊复查；小便颜色加深或呈酱油色应前往急诊处理 □评估恶心、呕吐情况，进行相应指导，必要时门诊复查 □若出现腹部腹胀、压痛、反跳痛，则应联系病房 □体温监测，若出现体温>39℃，则应就诊 □指导患者口服西乐葆 bid □追踪病检结果，并门诊复查
	术后第 3 次随访	□恢复质量评估 □就医体验调查	□进行相应指导，必要时门诊复查 □对就医期间医务人员工作满意度进行调查
特殊随访		□患者出院后出现特殊情况，如伤口感染、相关并发症等	□随访护士对患者进行初步评估，并给予相应指导，如有必要，及时汇报手术医生，并做好记录、追踪 □若出现发热>39℃，伤口异常，严重恶心、呕吐，小便茶色或酱油色等情况，启动应急预案，随访护士做好记录、追踪

续表

项目	评估	处理
社区随访	□患者信息下转情况 □效果评价	□将下转社区的患者信息及时下发社区医院 □指导督促社区完成术后随访工作 □术后28天对患者进行回访,评价社区随访工作

（四）特殊检查（见表 7-43）

表 7-43　腹腔镜下胆囊切除术特殊检查

检查项目	检查时机	注意事项
磁共振	怀疑有继发胆总管结石时	无

第十节　肝癌的护理程序

一、名词定义

肝癌是常见的消化系统恶性肿瘤,可分为原发性和继发性两大类,主要以原发性肝癌为主。根据病理组织学分型,主要包括:肝细胞癌、胆管细胞癌和混合型肝癌三种,肝细胞癌（HCC）为最常见的类型,约占 90%,具有易复发、转移、死亡率高、预后差等特点。

二、护理流程

（一）入院护理（见表 7-44）

表 7-44　肝癌患者入院护理

项目	评估	处理
入院接待	□人、证资料是否一致、齐全	□播放入院宣教视频,收集入院证,协助患者佩戴腕带,指导患者了解更多围术期健康知识 □人、证不一致时,要求患者补齐资料,做好登记

续表

项目	评估		处理
	□腕带信息是否正确		□确认腕带信息后，为患者佩戴腕带，正面向外，标签文字正对查看者
护理评估	□体温、脉搏、呼吸频率、身高、体重、必要时测量血氧饱和度（SpO_2）		如有异常，通知医生处理，并做好记录和效果评价
	□一般情况		□评估身高、体重、意识、沟通能力、活动能力、饮食、睡眠、大小便等一般情况
	□专科情况		□皮肤、巩膜有无黄染 □腹部有无压痛及反跳痛 □实验室及影像学检查：AFP，腹部彩超/CT，肝、肾功能，凝血等
	选评	自理能力	□见第一章第四节"自理能力的评估及处理"
		疼痛	□见第一章第三节"疼痛的评估及处理"
		心理状况评估	□见第一章第九节"心理状况的评估及处理"
		营养风险评估（NRS2002）	□见第一章第七节"营养风险的筛查与处理"
		跌倒风险评估	□见第一章第一节"跌倒风险的评估及处理"
		压力性损伤风险评估（Braden 量表）	□见第一章第二节"压力性损伤风险的评估及处理"
		非计划拔管风险评估（非计划拔管风险评估量表）	□见第一章第六节"非计划拔管风险的评估及处理"
		血栓风险评估（Caprini 评估量表）	□见第一章第五节"静脉血栓风险的评估及处理"
影像学检查（如CT、MRI）	□评估病情是否能够耐受外出检查		□外出检查的用物准备（氧气枕、心电监护等） □不耐受时，通知医生 □增强 CT 时，准备抗高压留置针 □特殊检查时如有禁食、憋尿等要求，提前告知患者准备

续表

项目	评估	处理
实验室检查（如血常规、尿常规）	□血管情况 □检查特殊要求	□抽血要求空腹时，询问患者禁食时间，提前做好患者宣教 □抽血前询问患者是否晕血，注意抽血环境安全 □血管情况极差者，可考虑留置 CVC 或 PICC
宣教沟通	□患者知识水平、知识接受程度、宣教时机	□病情危重或沟通困难（受年龄、语言、知识水平所限）的患者，宣教对象应以家属为主 □各类沟通单（如入院评估表、侵入性操作沟通表、高危评估项目沟通表）由患者本人或授权人签署
功能锻炼	□患者知识水平、知识接受程度、宣教时机	□计量式呼吸功能训练：每日 3 次，每次 10~15 分钟 □踝泵运动：每日 3 次，每次 10~15 分钟

（二）在院–术前（见表 7–45）

表 7–45 肝癌患者术前护理

项目	评估	处理
术前准备	□术前检查是否完善 □术前抗菌药准备 □合血、胃肠道准备	□核对术前实验室、影像学检查是否完善 □严格"三查八对"做好合血备血 □遵医嘱皮试，肠道准备
术前教育	□患者自身准备（饮食时间、皮肤、着装等） □评估患者功能康复训练掌握情况	□饮食指导：告知患者术前禁食 6 小时，禁饮 2 小时 □其他：术晨着病员服等，再次强化呼吸训练操和踝泵运动训练
	□患者知识水平、知识接受程度、宣教时机	根据患者不同特点，采用个性化、多样化的健康教育
心理	□评估患者对手术的认知、情绪状态、社会支持系统	□见第一章第九节"心理状况的评估及处理" □主管护士主动关心患者及家属，必要时可请精神心理卫生中心会诊
睡眠	□评估睡眠质量及影响睡眠生理因素及环境因素	□教会患者放松训练技术缓解焦虑情绪 □夜间入睡困难患者，可建议医生开具辅助睡眠药 □其他：睡前泡脚、听放松音乐等

续表

项目	评估	处理
双核查	□是否做好手术部位标记，标记是否准确	□由护士手术前一晚，依据医嘱核查患者是否做好手术部位标记，标记是否准确；如未标记，应联系医生做好处理

（三）在院–手术日（见表7-46）

表7-46   肝癌患者术日护理

项目	评估	处理
接入手术室前	□评估患者术前准备完善状况 □评估患者血管情况	□核对患者信息，遵医嘱建立静脉通道
病房、手术室转运交接	□评估术中用药、影像学资料，病历、手术转科交接单是否备齐	□与中央运输工人核对患者信息（交接病历、带入手术室药物、影像学资料及其他手术需要的物品） □填写打印手术转科交接记录单，并签字记录
护理评估	□一般情况： 患者麻醉清醒状态 生命体征	□麻醉未完全清醒的患者，给予去枕平卧位，头偏向一侧，烦躁者必要时约束 □关注体温：发热者，告知医生，遵医嘱予以降温处理 □心率≥120次/分，血压<90/60 mmHg，评估患者意识状态、腹部体征、腹腔引流液性质及量，警惕术后腹腔内出血，通知医生，遵医嘱处理，维持双通道补液
	□专科情况： 腹部伤口 腹部体征 管道：血浆引流管、胃管、导尿管、静脉管道	□腹部查体，观察腹部体征、检查伤口敷料情况 □胃管、导尿管：妥善固定，观察记录引流液颜色、量 □血浆引流管：妥善固定，观察引流液颜色、量，如24小时引流量≥500 ml则立即联系医生 □静脉通道：有无红肿、渗血、渗液

续表

项目	评估		处理
	专项评估	疼痛评估	□见第一章第三节"疼痛的评估及处理"
		自理能力	□见第一章第四节"自理能力的评估及处理"
		跌倒风险评估	□见第一章第一节"跌倒风险的评估及处理"
		压力性损伤风险评估	□见第一章第二节"压力性损伤风险的评估及处理"
		非计划拔管风险评估	□见第一章第六节"非计划拔管风险的评估及处理"
		血栓风险评估	□见第一章第五节"静脉血栓风险的评估及处理"
用药管理	□评估药物剂量、用法、用药时间是否准确 □观察用药不良反应		□严格间隔抗生素用药时间,严格按照药物说明书 □降压药根据血压指导用药,做好防跌倒宣教 □行雾化时,半卧位,平静呼吸即可
营养管理	□进食情况 □白蛋白、转铁蛋白		如术中未安置胃管,则在麻醉清醒后6小时口服100 ml温开水,如无恶心、呕吐,予口服复合碳水化合物200 ml
心理状况	□评估患者情绪,对治疗的积极性		□主动关心患者及家属 □见第一章第九节"心理状况的评估及处理"
体位管理	□评估患者意识及配合程度		平卧或侧卧位、踝泵运动,如出现呕吐应将头部偏向一侧
健康教育	□未完全清醒的患者,宣教对象应以家属为主		□风险防范:防跌倒、防压力性损伤、防导管脱落,并发症预防教育 □用药指导:药物作用、副作用及不良反应

（四）在院–术后（见表 7–47）

表 7–47　肝癌患者术后护理

项目	评估	处理
术后宣教沟通	□患者知识水平、知识接受程度、宣教时机	□病情危重或沟通困难（受年龄、语言、知识水平所限）的患者，宣教对象应以家属为主 □各类沟通单（如术前宣教确认）由患者本人或授权人签署 □宣教内容包括活动要求、饮食要求、引流管/伤口的观察、功能锻炼、预防便秘等
饮食指导	□患者知识水平、接受程度、宣教时机	饮水、清淡流质饮食，如出现恶心、呕吐不适应暂停饮食
导尿管管理	□患者自解小便情况	□一般术后第一日可拔除导尿管，拔管后注意关注患者自行排尿情况 □鼓励患者多饮水，自解小便 □若患者解不尽，评估患者膀胱充盈情况，通知医生，遵医嘱予以重置导尿管
引流管管理	□引流管通畅情况，固定稳妥，准确标识	□引流管：妥善固定，准确标识，严密观察引流颜色、量，如 24 小时引流量≥500 ml 则立即联系医生，根据病情做好动态记录
静脉管道管理	静脉置管（留置针、CVC、PICC）通畅情况，固定稳妥，准确标识	□静脉通道：妥善固定，准确标识，严密观察有无红肿、渗血渗液
疼痛管理	□VAS 疼痛评分	□见第一章第三节"疼痛的评估及处理"
常规护理	□一般情况：意识状态、生命体征、腹部体征	□患者神志淡漠或精神萎靡，心率≥120 次/分，血压<90/60 mmHg 或进行性下降，评估患者腹部体征、腹腔引流液性质及量，警惕术后腹腔内出血，通知医生，遵医嘱处理 □体温≥39℃，物理降温，并通知医生，遵医嘱处理 □SpO_2 持续<96%，给予低流量吸氧，必要时面罩吸氧 □若患者病情稳定，生命体征正常，遵医嘱停止心电监护

续表

项目	评估	处理
	□基础护理 　　口腔、尿道口、头发、皮肤护理等	协助患者做好口腔、尿道口、皮肤、头发、指甲等基础护理
	□专科护理	□腹腔引流管固定稳妥、定时更换、准确观察和记录引流液颜色、量、性质等 □腹部伤口予腹带固定，配合医生做好伤口处理，预防伤口感染 □雾化吸入、拍背咳痰，预防肺部感染
	□专项护理 　　疼痛、跌倒、压力性损伤、非计划拔管、营养、血栓风险	根据患者病情做好动态评估，评估患者是否出现疼痛、跌倒、压力性损伤、非计划拔管、营养、血栓风险，并根据评估结果采取有效措施，降低护理风险
并发症管理	□出血 　　患者是否出现神志淡漠、精神萎靡，甚至昏迷、晕厥；心率增快或≥120次/分；血压低于90/60 mmHg或进行性下降；患者腹部膨隆，腹腔引流管持续有新鲜血液引流出或短时间内大量新鲜血液等	□立即通知医生，积极组织抢救 □立即心电监护、吸氧 □立即建立静脉通道（至少两条），抗休克治疗 □遵医嘱给予止血药物 □遵医嘱合血，动态监测血常规，必要时输血治疗 □积极术前准备，必要时再次手术止血
	□肺部感染 　　体温升高、血氧饱和度下降、肺部听诊湿啰音、痰培养阳性	□体温≥39℃，物理降温，通知医生，遵医嘱处理 □SpO_2<95%，遵医嘱予鼻塞吸氧，如果不能维持血氧饱和度，改面罩（氧流量>6 L/min），必要时行动脉血气分析或呼吸机辅助呼吸 □雾化吸入、拍背、咳痰、呼吸训练：如使用计量式呼吸训练器、指导患者缩唇呼吸及腹式呼吸

续表

项目	评估	处理
	□急性肝衰竭、肝昏迷 皮肤、巩膜黄染、腹痛、腹胀、腹水、凝血功障碍等 意识障碍、性格改变（激惹）、定向力和理解力下降等	□做好患者意识、情绪、生命体征监测 □配合医生进行实验室检查 □患者躁动不安，必要时予约束带约束，并做好家属沟通和皮肤护理 □遵医嘱用药、口服乳果糖、白醋灌肠等 □予以优质植物蛋白、高维生素、低脂饮食
健康教育	□患者知识水平、知识接受程度、宣教时机、周围环境 □患者对饮食、活动、心理、呼吸训练等健康知识知晓程度	□体位与活动：如病情平稳，术后1~2日床边活动，术后3~4日离床活动 □饮食与营养：如术中未安置胃管，则术日麻醉清醒后6小时口服100 ml温开水，如无恶心、呕吐，予以口服复合碳水化合物200 ml；术后1~2日进食流质饮食，术后3~4日进食软食 □康复训练：呼吸训练、抬臀训练、踝泵运动等 □用药指导：药物作用、副作用及不良反应

（五）出院或转科/转院（见表7-48）

表7-48   肝癌患者术出院/转院/转科

项目	评估	处理
出院指导	□由医生评估患者病情后决定是否出院 □护士评估患者出院准备度 ①自理能力 ②疼痛程度 ③心理状况 ④用药复查知识	□医护人员做好患者出院准备度评估，拟定出院计划，并告知患者/家属 □护士依据出院计划实施出院指导 ①服药：告知患者出院后如何正确服用抗乙肝病毒药物 ②并发症自我监测：肝衰竭、肿瘤复发等 ③饮食、活动等 ④复查：复查频率为术后每月一次 □指导出院流程办理 □定期出院随访
转科	□患者及家属转科意愿 □患者病情	□护理文书的转科交接单 □保持呼吸管道妥善固定，维持生命体征和静脉通道通畅
转院	□患者病情稳定性 □患者转院需求	□做好出院指导（同上） □协助家属联系转院车辆

第十一节　急性胰腺炎的护理程序

一、名词定义

急性胰腺炎（AP）是指多种病因引起的胰酶激活，继以胰腺局部炎症反应为主要特征，病情较重者可发生全身炎症反应综合征（SIRS），并可伴有器官功能障碍的疾病。其临床表现为腹痛、恶心及呕吐，伴有血淀粉酶、脂肪酶升高，或伴有胰腺炎症、水肿或坏死的影像学表现。

二、护理流程

（一）入院护理（见表7-49）

表7-49　急性胰腺炎患者入院护理

项目	评估	处理
入院接待	□评估患者病情严重程度 □核对患者，检查人、证是否一致、齐全 □确认社保信息	□护士核对患者信息，佩戴腕带，将患者安置到相应的床位 □如果患者病情重，安排在监护室病床，立即通知医生对症处理患者 □人、证不一致时，要求患者及家属更换资料 □证件不齐全时，要求患者补齐资料，做好登记
护理评估	□生命体征	□有异常情况，及时通知医生处理
	□一般情况	□评估身高、体重、意识、沟通能力、活动能力、饮食、睡眠、大小便等一般情况
	□专科评估（生化：血淀粉酶、血脂肪酶，血气分析、血糖、CT、B超等，腹部症状体征，大、小便情况）	□如有异常，及时通知医生，遵医嘱处理，监测病情变化
	□自理能力（Barthel指数）	□见第一章第四节"自理能力的评估及处理"

续表

项目	评估		处理
	□疼痛		□见第一章第三节"疼痛的评估及处理"
	选评	□压力性损伤（Braden 量表）	□见第一章第二节"压力性损伤风险的评估及处理"
		□跌倒（跌倒坠床风险评估）	□见第一章第一节"跌倒风险的评估及处理"
		□非计划拔管	□见第一章第六节"非计划拔管风险的评估及处理"
宣教沟通	□患者知识水平、知识接受程度、宣教时机		□病情危重或沟通困难(受年龄、语言、知识水平所限)的患者，宣教对象应以家属为主 □各类沟通单（如入院评估表、侵入性操作沟通表、高危评估项目沟通表）由患者本人或授权人签署
实验室检查（如三大常规、生化1+4、血气分析、PCT、C-反应蛋白等）	□血管情况 □检查特殊要求		□抽血要求空腹时，询问患者禁食时间，提前做好患者宣教 □抽血前询问患者是否晕血，注意抽血环境安全 □抽血后指导患者动、静脉采血处的正确按压方法 □血管情况极差者，可考虑留置 CVC 或 PICC □留取随机尿、晨尿，晨尿为晨起第一次尿液，选用清洁中段尿液，避免大量喝水稀释尿液，留取尿量 20~50 ml □大便常规：用指定容器收集新鲜大便标本，大便量不超过大便杯半满，避免混入尿液和污水

续表

项目	评估	处理
影像学检查（如 CT、MRI、腹部 B 超）	□病情是否能够耐受外出检查	□做好外出检查的用物准备（氧气枕、氧气筒、心电监护等），病情严重者须医生陪同检查 □不耐受时，通知医生 □行腹部 B 超时，暂不予六合丹外敷腹部，须检查结束后行此治疗 □增强 CT 时，准备抗高压留置针 □特殊检查如有空腹、膀胱充盈、不进食含糖食物等要求，提前告知患者准备

（二）在院护理（见表 7-50）

表 7-50　　急性胰腺炎患者在院护理

项目	评估	处理
循环功能监测及维护	□心率 □血压 □肢端循环 □尿量 □红细胞比容 □血浆乳酸	□患者肢端湿冷，皮肤呈花斑纹，应建立两个以上静脉通道 □密切观察患者肢端循环、心率、心律、血压，结合尿量、血浆乳酸、红细胞比容综合分析血容量情况，及时调整补液速度，必要时安置保留导尿管，记录每小时尿量 □血容量不足诊断标准：患者心率≥120 次/分钟、尿量≤0.5 ml/（kg·h）、血浆乳酸 ≥4 mmol/L、红细胞比容 HCT≥44%、平均动脉压 MAP≤60 mmHg，其中 1 项达标即可诊断，并进行液体复苏 3 项达标为重度 □液体复苏速度根据病情及患者体重，用输液泵精准控制和调节
腹部症状体征及胃肠道功能监测及维护	□腹痛、腹胀的部位、性质、程度、变化情况 □观察有无恶心、呕吐情况，有无胃潴留 □有无饥饿感	□监测腹部症状体征、腹内压 □腹胀者根据医嘱予中药灌肠、胃肠减压，中药口服 □腹部和/或腰背部外敷六合丹或者芒硝 □超声电导透药治疗技术：采取痛必止贴片止痛或胃肠宁缓解腹胀

续表

项目	评估	处理
		□胃潴留、恶心、呕吐明显患者，遵医嘱安置胃管，行胃肠减压，观察胃液性质，做好口腔护理 □口服中药困难患者，予管喂中药 □患者有饥饿感可进行胃肠试餐
呼吸功能监测及维护	□呼吸频率、节律、血气分析结果，有无气紧、呼吸困难 □吸氧（吸氧依从性、氧流量、湿化） □有无咳嗽、咳痰	□患者主诉感气紧，缺氧症状明显时，监测SpO_2，$SpO_2 < 95\%$遵医嘱予鼻塞吸氧 3 L/min；监测动脉血气分析结果，若$PaO_2 < 80$ mmHg，或SpO_2不能维持，改面罩吸氧（氧流量>6~10 L/min） □若患者呼吸窘迫未改善，遵医嘱予无创呼吸机辅助呼吸 □吸氧依从性低者做好宣教沟通 □口鼻干燥者使用润滑剂（滴鼻液或唇膏） □抬高床头，协助选择舒适卧位，指导有效呼吸
呼吸机使用状态	□参数（S/T 模式，IPAP=12~16 cmH_2O，EPAP= 4~8 cmH_2O，氧浓度根据医嘱调节，潮气量 6~8 ml/kg，漏气量应在 20~30 L/min）	□首次使用时调好参数，按下待机键，先给患者戴好面罩，再启动 □漏气量过低提示面罩过紧，漏气量过高提示面罩过松，会降低吸氧浓度或呼吸触发延迟，鼻面罩以能伸进两横指为宜
	□湿化（温度、湿度）	□观察呼吸机面罩端管路水雾情况，根据患者体验调节温度
	□带机适应性（评估患者是否耐受，有无气紧、呼吸困难）	□人机对抗明显患者，做好宣教，指导患者呼吸机送气时深吸气，自然呼气；能闭口呼吸者使用鼻罩，张口呼吸者使用鼻面罩 □根据患者情况适时调整呼吸机参数
	□面部皮肤管理（是否破损）	□长期带机者，可预防性使用泡沫敷料外贴保护呼吸机鼻面罩受压皮肤，班班交接 □已发生压力性损伤的患者，根据局部情况针对性进行压力性损伤护理，更换呼吸机鼻面罩受压部位

续表

项目	评估	处理
肾功能监测及维护	□尿量监测 □肾功能检查	□观察尿液颜色、量，必要时安置保留导尿管，准确记录每小时尿量 □根据患者实验室检查结果及小便情况，及时调整液体复苏的输入速度 □动态监测肌酐、尿素氮等检查结果，有异常及时通知医生处理
营养管理	□完成营养风险筛查 □进食情况 □白蛋白、血红蛋白、皮脂厚度	□见第一章第七节"营养风险的筛查与处理" □根据患者腹痛、腹胀缓解情况及饥饿情况，明确是否可进食，给予正确的饮食指导，可从进食少量流质饮食（米汤）开始，逐步过渡到进食半流质食物（稀饭），再到软食、普通饮食，食品以无刺激、少油腻、宜消化为原则 □白蛋白低者，遵医嘱予人血白蛋白静脉输入
血糖管理	□评估患者有无血糖异常	□血糖异常患者 qid 监测血糖，静脉泵胰岛素患者 q2h 监测血糖 □对临时行胰岛素注射患者，1 小时后监测血糖 □观察患者有无低血糖反应
疼痛	□疼痛 VAS 评分 □疼痛程度、性质、部位、持续时间	□见第一章第三节"疼痛的评估及处理" □按需止痛，病员疼痛时需重新行疼痛评分，遵医嘱采取止痛措施，30 分钟后对疼痛症状进行再评估，并做好记录
神经系统监测	□是否意识模糊、呼之能应，对答切题	□有意识障碍者，留双人陪护，通知医生，防跌倒、坠床、走失、自伤等，加强与患者及家属沟通，对烦躁不安、极度不配合者行保护性约束，请神经内科等相关科室会诊 □处于嗜睡、昏睡、昏迷状态，应检查患者瞳孔大小、对光反射、压眶反射情况 □意识模糊患者，应判断其是否有空间、时间、地点定向障碍 □有癫痫史或抽搐史，床旁备负压吸引装置及吸痰管，防窒息或误吸

续表

项目	评估	处理
体温	□体温	□病危、心电监护患者 qid 监测，新入院、手术及转科患者前 3 天 qid 监测，3 天后 bid 监测 □发热者，遵医嘱予以降温处理 □遵医嘱使用抗生素
管道护理	□非计划拔管风险	□病员病情、管道变化时及时重新评估非计划拔管风险 □见第一章第六节"非计划拔管风险的评估及处理"
	□导尿管（是否固定稳妥，尿道口有无分泌物、疼痛等，观察小便量、色及性状）	□予 3M 胶布将导尿管在患者大腿上用高举平台法进行二次固定 □导尿管 bid 护理，观察尿道口疼痛及分泌物 □观察小便颜色、性状及量，必要时记录每小时尿量
	□胃管（是否固定稳妥，是否在胃内、置管深度，胃肠减压的患者观察胃肠减压液体量、性状、颜色）	□胃管在鼻尖用剪成"工"字形 3M 胶布固定，再在脸颊部用 3M 胶布以高举平台法进行二次固定 □每次鼻饲前或每班次观察胃管深度 □鼻饲前回抽胃液，确认胃管在胃内，管喂中药温度为 38~40℃，每次量 50~100 ml □管喂中药后，胃肠减压需要暂停至少 30 分钟，若患者无腹胀不适，可在下次管喂中药前半小时行胃肠减压 □不能自行刷牙者行口腔护理
	□PICC/CVC（是否固定稳妥、敷料情况、插管深度）	□静脉输液前后均用 10 ml 预充式封管液冲、封管 □每周更换 PICC/CVC 敷料、无针输液接头，输注完毕血制品或脂肪乳制品及时更换 PICC/CVC 接头 □敷料污染或卷边及时更换 □不使用时需每周进行管道维护 □堵管时不能强力冲管，应采用尿激酶稀释液溶栓

续表

项目	评估	处理
	□腹腔引流管	□管道固定妥善，予3M弹性胶布在腹部采用高举平台法加强固定 □观察腹腔引流液颜色、性状及量，每天记录24小时引流液量 □定时挤压管道，保持引流通畅，班班交接
	□鼻胆管	□管道固定妥善，予3M弹性胶布在脸颊部采用高举平台法加强固定 □观察引流液颜色、性状及量，每天记录24小时引流液量 □不能自行刷牙者行口腔护理
用药管理	□评估药物剂量、用法、用药时间是否准确 □观察用药不良反应	□严格间隔抗生素用药时间，详见药物说明书 □喹诺酮类药物注意观察留置针处静脉炎，详见药物说明书 □使用激素注意观察胃肠道症状，先输注胃黏膜保护剂，再输注激素，口服激素与静脉激素不要同时使用 □输注中成药时注意患者有无过敏反应 □降压药根据血压指导用药，做好防跌倒宣教 □注意药物之间的配伍反应
皮肤管理	□皮肤清洁、湿度状况，有无压力性损伤或浸渍性皮炎	□见第一章第二节"压力性损伤风险的评估及处理" □已患压力性损伤根据具体情况行压力性损伤护理，定期观察、复评、记录 □高危因素改变时，及时复评 □浸渍性皮炎采用造口护肤粉及3M液体敷料处理，保持创面清洁、干燥
跌倒预防管理	□跌倒风险	□见第一章第一节"跌倒风险的评估及处理"
情志管理	□心理状况	□见第一章第九节"心理状况的评估及处理"

（三）出院/转院/转科（见表 7-51）

表 7-51　急性胰腺炎患者出院/转院/转科

项目	评估	处理
出院指导	□患者自我管理知识水平 □对健康指导的掌握程度 □出院准备度 □出院带药	□药物管理（认识药物、正确服药） □伤口和管道护理（定期换药、更换引流袋，管道的维护） □自我管理（戒烟、戒酒、饮食清淡忌油腻、肥胖患者合理运动控制体重） □门诊随访计划（随访时间、方式及内容） □介绍院外异常情况就诊流程 □发放出院证 □介绍出院结算流程 □完成出院患者满意度调查
转科	□患者及家属转科意愿 □患者病情	□护理文书的转科交接单 □转 ICU 时，保持呼吸管道妥善固定，维持生命体征和静脉通道通畅 □转外科行手术治疗时，行术前宣教
转院	□患者病情稳定性 □患者转院需求	□做好出院指导（如上） □协助家属联系转院车辆

（四）特殊检查（见表 7-52）

表 7-52　急性胰腺炎患者特殊检查

检查项目		检查时机	注意事项
病原体检查	血培养	□体温≥39℃或寒战过程中	□培养瓶瓶盖需要消毒，单瓶成人抽血量 8~10 ml，需同时至少抽两处不同部位的血培养，并在培养瓶上备注部位（如左上肢、右下肢），血培养时间一般为 5 天
	尿常规	□怀疑尿路感染者	□留取随机尿、晨尿，晨尿为晨起第一次尿液，选用清洁中段尿液，避免大量喝水稀释尿液，留取尿量 20~50 ml

续表

检查项目		检查时机	注意事项
	痰培养	□反复咳痰病因却未明确时	□采集标本前，刷牙，取出义齿，清水漱口 3 次，嘱患者用力咳嗽，多次标本不要混入同一容器，咳痰困难者，可用灭菌用水雾化帮助排痰
	分泌物、脓液、导管培养	□PICC、CVC 置管或者腹腔引流管周围分泌物异常者（分泌物增多、脓性分泌物等）	□创面分泌物拭子：将拭子插入病损深部并紧贴病损边缘处取样 □伤口脓液：用无菌生理盐水拭去表面分泌物再取 □导管标本：采用无菌剪刀剪下导管前端 3~5 cm
经内镜逆行胰胆管造影		□病情需要时	□遵医嘱提前准备好药物（碘海醇、哌替啶、安定、654-2、吲哚美辛），行术前宣教，完善病历资料
CT/MRI		□病情需要时	□增强 CT 时，准备抗高压留置针
B 超		□病情需要时	□行腹部 B 超时须空腹 6~8 小时，检查前保持膀胱充盈
血气分析		□病情需要时	□病员病情严重时，采血频繁，指导患者及家属正确按压采血部位

第十二节 慢性胰腺炎的护理程序

一、名词定义

慢性胰腺炎是指多种原因引起的胰腺实质节段性或弥漫性、渐进性炎症与纤维性病变，常伴有胰管狭窄及扩张，以及胰管结石或胰腺钙化，表现为反复发作的上腹部疼痛，伴不同程度的胰腺内、外分泌功能减退。

二、护理流程

（一）入院护理及术前检查（见表 7-53）

表 7-53　慢性胰腺炎患者入院护理及术前检查

项目	评估	处理
入院接待	□人、证是否一致、齐全	□人、证不一致时，要求患者补齐资料，做好登记 □核实信息，佩戴腕带
护理评估	□体温、血压、脉搏、呼吸频率、氧饱和度	□体温≥37.5℃，胰头癌合并黄疸患者，通知医生处理 □血压高于正常值，休息后复测，如仍高，报告医生处理
	□一般情况	□如有过敏史，做好腕带和床头标识 □年龄≥70岁，床头标识高龄 □遵医嘱处理其他需要处理的异常情况
	□专科评估：有无腹痛、脂肪性、体重下降和糖尿病等 □有无酗酒、吸烟	□糖尿病患者血糖异常通知医生处理 □腹泻严重患者通知医生处理 □告知患者戒烟戒酒，进食低脂饮食
	□自理能力（Barthel 指数）	□见第一章第四节"自理能力的评估及处理"
	□心理状况	□见第一章第九节"心理状况的评估及处理"
	□疼痛	□见第一章第三节"疼痛的评估及处理"
	选评　□压力性损伤（Braden 量表）	□见第一章第二节"压力性损伤风险的评估及处理"
	□跌倒（跌倒坠床风险评估）	□见第一章第一节"跌倒风险的评估及处理"
	□营养评估	□见第一章第七节"营养风险的筛查与处理"
	□非计划拔管	□见第一章第六节"非计划拔管风险的评估及处理"

续表

项目	评估	处理
	□睡眠	□见第一章第十节"睡眠质量的评估及处理"
	□血栓风险评估（Caprini 评估量表）	□见第一章第五节"静脉血栓风险的评估及处理"
宣教沟通	□患者知识水平、知识接受程度、宣教时机	□观看入院宣教视频，并发放床旁健康教育执行路径执行单、陪伴证 □病情危重或沟通困难者，宣教对象应以家属为主 □各类沟通单（如入院评估表、侵入性操作沟通表、高危评估项目沟通表，授权委托书、住院患者知情同意书）由患者本人或授权人签署 □宣教内容：病房环境、医院科室相关规章制度、陪伴及探视制度、疾病相关知识、术前检查相关注意事项、医保相关流程，并发放相关资料
实验室检查（血常规、生化 1+4、肿瘤标志物、凝血功能、血型、输血前全套、糖耐量）	□血管情况 □检查特殊要求	□抽血要求空腹时，询问患者禁食时间，提前做好患者宣教 □抽血前询问患者是否晕血，注意抽血环境安全 □实验室结果异常及时通知医生处理
影像学检查（如胸片、CT、MRI）	□评估病情是否能够耐受外出检查	□外出检查的用物准备（氧气枕、心电监护等） □不耐受外出检查时，通知医生 □增强 CT 时，准备抗高压留置针 □特殊检查如有禁食、膀胱充盈等要求，提前告知患者准备

续表

项目	评估	处理
血糖	□血糖	□空腹血糖＜3.9 mmol/L 或随机血糖＞11.1 mmol/L，及时通知医生，遵医嘱处理，监测血糖变化（以血糖管理小组流程为准）

（二）术前准备（手术前日）（见表 7-54）

表 7-54　慢性胰腺炎患者术前准备

项目	评估	处理
术前宣教沟通	□患者知识水平、知识接受程度、宣教时机	□病情危重或沟通困难者，宣教对象应以家属为主 □各类沟通单（如术前宣教确认）由患者本人或授权人签署 □宣教内容包括 　①术前 6 小时禁食、2 小时禁饮 　②糖尿病/高血压患者的服药要求 　③肠道准备：灌肠患者评估灌肠后大便情况；口服洗肠液患者评估有无腹胀、腹痛、呕吐及大便的情况 　④呼吸功能训练：发放呼吸训练器，指导患者掌握深呼吸、咳嗽、咳痰及呼吸训练器的使用方法 　⑤床上活动操：指导患者掌握床上活动操的锻炼方法 　⑥疼痛管理：进行疼痛相关知识宣教，指导患者掌握术后疼痛评估方法 　⑦个人准备：女性患者长头发、指甲油的处理；男性患者胡须过长的处理；取下义齿及发夹、眼镜等金属物品；术晨更换病员服 　⑧指导患者练习床上大、小便 　⑨术后床头柜及床单元的要求
睡眠	□评估患者焦虑情绪	□主动关心患者，针对担心次日手术无法入睡患者，责任护士告知主管医生，或住院总夜间寻访时开具助眠药物
双核查	□术前检查资料是否完善	□若资料有欠缺，及时通知医生补充 □医生做好手术标记

（三）手术当日（见表 7-55）

表 7-55 慢性胰腺炎患者术日检查

项目	评估	处理
建立静脉通道	□血管情况	□优先选择左手前臂大血管，建立留置针通道，妥善固定，注意观察穿刺部位皮肤 □做好补液管理
接入手术室	□交接管理	□共同核对患者腕带及信息，交接病历、带入手术室药物、皮肤情况、影像学资料及其他手术需要的物品 □查看医嘱，安置胃管 □打印手术及专科交接记录单，记录入手术室时间并签名，做好相关护理记录
术后回病房	□物品交接 □病情交接 □引流管道交接 □输液管道交接 □皮肤情况交接	□共同核对患者腕带及信息，交接病历、带入手术室的剩余药物、影像学资料及其他物品，并签字 □详细了解手术中和复苏时的病情变化，特别是发生的特殊情况或重点监测内容，遵医嘱予安置心电监护、吸氧 □有无标识，是否有脱出或其他异常 □有无标识，观察穿刺处皮肤是否有渗血、渗液、红肿等 □检查皮肤，特别是枕后、骶尾部、足跟等有无压力性损伤的发生 □书写护理记录（包括体温单、各类评估表、护理计划单、护理记录，并执行医嘱）
术日宣教	□患者意识恢复程度 □患者及家属的知识水平、接受程度	□未完全清醒的患者，宣教对象应以家属为主 □宣教内容包括：术后禁饮禁食、注重体位和床上活动、预防管道脱落、用药相关知识宣教、术后观察要点及并发症预防等
护理评估	□体温、血压、脉搏、呼吸频率、SpO_2	□脉搏≥120 次/分，评估患者有无心慌、心悸、腹胀、腹痛等不适，补液量是否足够，引流管有无血性液流出，及时通知医生，遵医嘱处理

续表

项目	评估	处理
		□SpO$_2$<90%，予吸氧后观察，如仍低，报告医生处理 □体温≥38℃，物理降温，通知医生，遵医嘱予物理或药物降温 □血压高于正常值，稍后复测，如仍高，报告医生处理 □其他需要处理的异常情况
	□专科评估（伤口、腹部体征、引流管）	□观察伤口有无渗血渗液，若有，应及时通知医生处理并更换敷料 □观察腹部体征，有无腹胀、腹痛、肌紧张 □观察引流液颜色、性状及量，具体内容见管道护理
	□自理能力（Barthel指数）	□见第一章第四节"自理能力的评估及处理"
	□疼痛	□见第一章第三节"疼痛的评估及处理"
	□非计划拔管风险	□见第一章第六节"非计划拔管风险的评估及处理"
	□压力性损伤（Braden量表）	□见第一章第二节"压力性损伤风险的评估及处理"
	□跌倒（跌倒坠床风险评估）	□见第一章第一节"跌倒风险的评估及处理"
	□血栓风险评估（Caprini评估量表）	□见第一章第五节"静脉血栓风险的评估及处理"
管道护理	□腹腔引流管	□观察引流液性状、颜色、量；正常情况下手术当天引流液为淡血性液，当患者出现脉搏及血压变化或/和腹腔引流液颜色变成血性且引流量进行性增加时，应警惕有无腹腔出血，及时通知医生，给予止血药物，必要时再次手术止血
	□胃管	□观察胃管安置的长度，用弹性柔棉胶布"工"字形和高举平台法妥善固定；观察胃肠

续表

项目	评估	处理
	□鼻肠管 □导尿管 □CVC/PICC	减压引流液的量、颜色和性状，保持胃肠减压状态；口服药物后，胃肠减压需暂停至少30分钟 □观察鼻肠管安置的长度，采用弹性柔棉胶布"工"字形和高举平台法妥善固定，给予30 ml温水冲管 □观察尿道口有无分泌物，妥善固定，防止脱落 □检查是否固定稳妥，插管深度，有渗血及时更换，查看有无标识 □液体输注完毕，用10 ml封管液封管
体位管理	□评估患者意识及配合程度	□每2小时翻身活动一次，辅助拍背咳痰 □清醒后半卧位休息 □术后6小时可行床上活动操

（四）术后第一天至出院（见表7-56）

表 7-56　慢性胰腺炎患者术后护理

项目	评估	处理
术后宣教沟通	□患者知识水平、知识接受程度、宣教时机	□病情危重或沟通困难者，宣教对象应以家属为主 □各类沟通单（如术后宣教确认）由患者本人或授权人签署 □宣教内容包括：安全管理、呼吸功能训练、早期下床活动指导、疼痛管理、血栓预防、用药相关知识、饮食宣教等
安全管理	□评估患者意识、依从性	□每2小时协助翻身活动，观察皮肤状况，预防压力性损伤 □床档保护，预防跌倒/坠床 □妥善固定各引流管，预防非计划拔管 □高危患者留陪1人，做好相关宣教及标识，定期复评 □高危因素改变时，及时复评

续表

项目	评估	处理
呼吸功能管理	□估患者依从性及咳痰情况	□指导患者进行深呼吸和咳嗽、咳痰训练，辅助拍背 □指导患者使用呼吸训练器进行呼吸功能锻炼，每日 3~4 次，每次 5~10 分钟 □对于痰液不能自行咳出者，必要时行雾化治疗，雾化时指导患者半卧位，平静呼吸或深呼吸
活动管理	□评估患者病情、耐受程度及依从性	□指导患者进行床上活动操锻炼，每日 3 次，每个动作每次 10~20 个 □术后第 1 天起指导患者坐起活动，鼓励下床活动 □下床活动时，遵循循序渐进原则，先站立、再踏步、后行走
营养管理	□进食情况 □白蛋白、血红蛋白、皮脂厚度	□营养状况差（消瘦、进食量减少、持续高热等情况）的患者应再次评估营养评分（NRS2002） □胃管拔除前，给予肠外营养支持，必要时经鼻肠管给予肠内营养 □胃管拔除后，肛门排气后进行饮食指导，进食低脂、高蛋白、高维生素饮食，并从流质饮食逐步过渡到半流质饮食、软食；糖尿病患者给予糖尿病饮食 □必要时进行营养科会诊
疼痛管理	□疼痛	□见第一章第三节"疼痛的评估及处理" □采用多模式镇痛及超前镇痛模式 □使用镇痛药物后进行效果观察及评价
用药管理	□评估药物剂量、用法、用药时间是否准确 □评估用药后不良反应	□严格间隔抗生素用药时间，详见药物说明书 □持续静脉泵入生长抑素的患者需观察穿刺处有无渗血、渗液，生长抑素稀释液有效期为 24 小时，注意及时更换 □静脉泵入普通胰岛素的患者每 2 小时测血糖，根据血糖动态调整胰岛素泵入剂量，胰岛素稀释液有效期为 24 小时，请注意及时更换 □保肝、护胃、止痛、预防出血、营养支持等相关药物宣教

续表

项目	评估	处理
血栓风险管理	□实验室检查结果(红细胞、白细胞、血小板、D-二聚体等) □症状（下肢有无肿胀、疼痛及皮温异常等） □患者活动耐受程度	□高危患者做好宣教、沟通，指导患者术后早期活动、穿戴弹力袜 □定期监测血小板计数及 D-二聚体水平，必要时定期复查下肢血管彩超 □根据医嘱使用抗凝药物，并严密监测患者凝血功能及有无出血征象
血糖管理	□遵医嘱监测血糖变化	□随机血糖<3.9 mmol/L，伴心慌、出汗或皮肤湿冷，及时通知医生，指导患者进食含糖食物，未进食患者及时静脉输注葡萄糖 □随机血糖>11.1 mmol/L，及时通知医生，遵医嘱处理，监测血糖变化
管道护理	□胃管	□每日检查置管长度，妥善固定，胶布脱落及时更换 □每日观察胃液的颜色、性状和量，如有红色、暗红色液引流出，警惕消化道出血 □胃管拔除前每日 2 次口腔护理 □待患者胃肠功能恢复后遵医嘱拔除胃管
	□鼻肠管	□每日检查置管长度，妥善固定，胶布脱落及时更换 □管喂前再次核查置管长度，遵医嘱使用营养泵泵入肠内营养液 □泵入营养液前予 5% 葡萄糖液 250 ml 滴入试喂养，观察患者有无不适 □管喂时注意营养液的温度、浓度、洁净度及管喂的速度和角度，管喂后关注患者有无腹痛、腹泻、恶心、呕吐等反应 □管喂前后用温水 30 ml 冲洗管道，连续喂养时每隔 4 小时温水冲洗管道，防止堵管 □鼻肠管拔除前每日 2 次口腔护理

续表

项目	评估	处理
	□腹腔引流管	□每日检查固定情况，缝线脱落及时通知医生处理 □每日观察引流液的颜色、性状和量，观察是否有胰瘘、胆瘘、出血的发生，以便及时通知医生处理 □术后 3 天协助医生取腹腔引流液行体液淀粉酶检查 □每周更换引流袋，注意无菌操作，预防感染
	□导尿管	□一般于术后第 1 天拔除导尿管，未拔除者行保护导尿护理每日 2 次 □导尿管拔除后，关注患者自行排尿情况；若患者小便自解不尽，评估膀胱充盈情况，通知医生，遵医嘱予以重置导尿管
并发症	□出血（腹腔引流管每小时引流出血性液大于 100 ml，并伴随有脉搏、血压的变化，应警惕腹腔出血；胃肠减压引流出血性液并伴随有心慌、头晕、恶心、腹胀等上腹部不适，应考虑消化道出血）	□密切观察病情变化和生命体征的变化 □给予平卧位或中凹卧位，如呕血量大，应立即平卧位，头偏向一侧，防止误吸 □迅速建立静脉通道，必要时行中心静脉置管，配合医生迅速准确地实施补液、输血，维持循环稳定 □药物止血：静脉输入或管喂 □急诊行选择性动脉造影及栓塞术 □再次手术探查
	□胰瘘（术后 3 日或之后，出现可计量的液体引流，引流液淀粉酶含量高于正常血清淀粉酶含量上限的 3 倍）	□观察生命体征和腹部体征，术后患者出现腹痛、持续腹胀、发热、腹腔引流液为无色清亮液体时应警惕胰瘘发生，发生胰瘘后，若引流不畅，出现腹腔内胰液积聚，则可能压迫周围器官，引起恶心、呕吐、腹胀等消化道症状；若合并感染，可出现寒战、发热等表现 □保持引流管通畅 □应用生长抑素和抑酸药物，减少胰液漏出量 □合理使用抗生素，控制感染 □正确地进行腹腔灌洗 □可用凡士林纱布覆盖或氧化锌软膏涂抹腹壁瘘口周围皮肤，以免胰液腐蚀周围皮肤

续表

项目	评估	处理
	□肺部感染（有无发热、咳嗽、咳痰、呼吸困难；胸片、CT可确诊）	□指导患者深呼吸、咳嗽、咳痰，辅助拍背，使用呼吸训练器进行呼吸功能锻炼，遵医嘱行雾化吸入，预防肺部感染 □监测氧饱和度，观察患者有无胸闷、气紧等症状 □SpO$_2$<90%，遵医嘱行动脉血气分析，必要时胸部X线检查，做好呼吸机辅助呼吸的准备 □遵医嘱使用敏感抗生素，监测用药效果 □发热患者给予物理降温，必要时使用药物降温 □高热患者注意皮肤护理
	□胰腺外分泌功能不全（患者食欲不振、厌食、恶心、呕吐、腹胀、嗳气、腹泻等）	□腹泻者观察大便的次数、性状、量，有无油腻、恶臭等，腹泻严重时及时通知医生处理 □正确服用胰酶制剂和抑酸制剂：胰酶制剂与食物同进，保证药物与食物充分混合，抑酸制剂餐前服用
	□胰腺内分泌功能不全（血糖异常）	□定时监测血糖，血糖低于3.9 mmol/L或高于11.1 mmol/L，通知医生及时处理 □口服降糖药患者指导其按时、正确口服降糖药 □使用胰岛素患者正确给予餐前和（或）睡前胰岛素，根据血糖变化调整胰岛素用量，注意血糖监测，避免低血糖反应 □给予饮食指导和活动指导
心理状况	□评估患者情绪，应对手术的反应	□见第一章第九节"心理状况的评估及处理" □术后三天评估患者的心理状况

（五）出院及转科（见表7-57）

表7-57　慢性胰腺炎患者出院及转科（院）

项目		评估	处理
出院指导	出院办理	□患者自我管理知识水平 □对健康指导的掌握程度 □出院准备度	□发放出院健康教育单 □门诊随访计划（随访时间、方式及内容） □介绍院外异常情况就诊流程 □调查出院满意度 □发放出院证、介绍出院结算流程

续表

项目		评估	处理
	饮食管理	□白蛋白、血红蛋白、体重变化等营养状况 □进食能力	□指导患者低脂、高维生素饮食 □进食能力较差患者少食多餐 □糖尿病患者进食低脂少糖饮食，监测血糖变化，定期到内分泌科复诊 □必要时营养科就诊
	引流管管理	□引流管类型、带管时间 □患者管道护理能力掌握情况	□指导患者妥善固定引流管，防止扭曲、受压和滑脱，切勿自行拔除；如意外脱落，及时到医院就诊 □保持引流管位置低于液平面，以防引流液逆行造成感染 □带管过程中，如发生腹痛、畏寒、发热，引流液有脓性分泌物，或发生头晕、心慌且休息后未缓解，引流管引流出血性液体，立即到医院急诊科就诊 □管道留置时间根据引流情况而定，定期复查 □引流袋于正规医院每周更换，以预防感染
	伤口管理	□患者伤口情况 □患者住址远近及回医院换药的意愿	□遵医嘱定期换药，术后 10~14 天拆线 □若伤口出现红肿热痛，或有异常分泌物，及时就医 □告知门诊换药的流程、注意事项和拆线及换药日期
	活动指导	□患者对活动要求的掌握情况	循序渐进，以不感劳累为宜，避免剧烈运动
转科		□患者及家属转科意愿 □患者病情	□护理文书的转科交接单 □维持生命体征和静脉通道
转院		□患者病情稳定性 □患者转院需求	□做好出院指导（如上） □协助家属联系转院车辆

（六）特殊检查（见表7-58）

表7-58 慢性胰腺炎特殊检查

检查项目	检查时机	注意事项
血培养	□当患者体温≥39℃或寒战过程中	□培养瓶瓶盖需要消毒，单瓶成人抽血量＞10 ml，需同时至少抽两处不同部位的血培养，并在培养瓶上备注部位（如左上肢、右下肢），血培养时间一般为5天
痰培养	□术后发热、咳嗽咳痰	□采集标本前，刷牙，取出义齿，清水漱口3次，嘱患者用力咳嗽咳出深部痰液；多次标本不要混入同一容器
动脉血气分析	□术后呼吸困难伴氧饱和度下降	□及时电话通知抽血护士抽取
体液淀粉酶	□术后3天	□用安尔碘消毒引流管后取引流液
影像学检查	□入院时，病情需要时	□胸片/增强CT/增强MRI

第十三节　胰腺癌的护理程序

一、名词定义

胰腺癌是指胰外分泌腺的恶性肿瘤，是较常见的消化系统恶性肿瘤，该病早期诊断困难，发展快，恶性程度高，预后较差。胰腺癌多发于胰头部，占60%~70%，其次为胰体尾部，全胰癌少见。

二、护理流程

（一）入院护理及术前检查（见表7-59）

表7-59　胰腺癌患者入院护理及术前检查

项目	评估	处理
入院接待	□人、证是否一致、齐全	□人、证不一致时，要求患者补齐资料，做好登记 □核实信息，佩戴腕带
护理评估	□体温、血压、脉搏、呼吸频率、氧饱和度	□体温≥37.5℃，胰头癌合并黄疸患者，通知医生处理 □血压高于正常值，休息后复测，如仍高，报告医生处理
	□一般情况	□如有过敏史，做好腕带和床头标识 □年龄≥70岁，床头标识高龄 □遵医嘱处理其他需要处理的异常情况
	□专科评估：评估患者腹痛、腹胀、黄疸情况 □专科评估：评估患者有无食欲减退、消化不良、腹泻、乏力、体重下降和糖尿病史等	□中重度黄疸伴发热患者通知医生处理 □糖尿病患者血糖异常时及时通知医生，遵医嘱处理，监测血糖变化
	□自理能力（Barthel指数）	□见第一章第四节"自理能力的评估及处理"
	□心理状况	□见第一章第九节"心理状况的评估及处理"
	□疼痛	□见第一章第三节"疼痛的评估及处理"
	选评　□压力性损伤（Braden量表）	□见第一章第二节"压力性损伤风险的评估及处理"
	□跌倒（跌倒坠床风险评估）	□见第一章第一节"跌倒风险的评估及处理"
	□营养评估	□见第一章第七节"营养风险的筛查与处理"

续表

项目	评估		处理
		□非计划拔管	□见第一章第六节"非计划拔管风险的评估及处理"
		□睡眠	□见第一章第十节"睡眠质量的评估及处理"
		□血栓风险评估（Caprini 评估量表）	□见第一章第五节"静脉血栓风险的评估及处理"
宣教沟通	□患者知识水平、知识接受程度、宣教时机		□观看入院宣教视频，并发放床旁健康教育执行路径执行单、陪伴证 □病情危重或沟通困难者，宣教对象应以家属为主 □各类沟通单（如入院评估表、侵入性操作沟通表、高危评估项目沟通表，授权委托书、住院患者知情同意书）由患者本人或授权人签署 □宣教内容：病房环境、医院科室相关规章制度、陪伴及探视制度、疾病相关知识、术前检查相关注意事项、医保相关流程，并发放相关资料
实验室检查（血常规、生化1+4、肿瘤标志物、凝血功能、血型、输血前全套）	□血管情况 □检查特殊要求		□抽血要求空腹时，询问患者禁食时间，提前做好患者宣教 □抽血前询问患者是否晕血，注意抽血环境安全 □实验室结果异常及时通知医生处理
影像学检查（胸片、CT、MRI）	□评估病情是否能够耐受外出检查		□外出检查的用物准备（氧气枕、心电监护等） □不耐受外出检查时，通知医生 □增强 CT 时，准备抗高压留置针 □特殊检查如有禁食、膀胱充盈等要求，提前告知患者准备

（二）术前准备（见表 7-60）

表 7-60　胰腺癌术前准备

项目	评估	处理
术前宣教沟通	□患者知识水平、知识接受程度、宣教时机	□病情危重或沟通困难者，宣教对象应以家属为主 □各类沟通单（如术前宣教确认）由患者本人或授权人签署 □宣教内容包括 　①术前 6 小时禁食、2 小时禁饮 　②糖尿病/高血压患者的服药要求 　③肠道准备：灌肠患者评估灌肠后大便情况；口服洗肠液患者评估有无腹胀、腹痛、呕吐及大便的情况 　④呼吸功能训练：发放呼吸训练器，指导患者掌握深呼吸、咳嗽、咳痰及呼吸训练器的使用方法 　⑤床上活动操：指导患者掌握床上活动操的锻炼方法 　⑥疼痛评估管理：进行疼痛相关知识宣教，指导患者掌握术后疼痛评估方法 　⑦个人准备：女性患者长头发、指甲油的处理；男性患者胡须过长的处理；取下义齿及发夹、眼镜等金属物品；术晨更换病员服 　⑧指导患者练习床上大、小便 　⑨术后床头柜及床单元的要求
睡眠	□患者焦虑情绪	□主动关心患者，针对担心次日手术无法入睡患者，责任护士告知主管医生，或住院总夜间巡访时开具助眠药物
双核查	□术前检查资料是否完善	□若资料有欠缺，及时通知医生补充 □医生做好手术标记

（三）手术当日（见表 7-61）

表 7-61　胰腺癌患者术日护理

项目	评估	处理
建立静脉通道	□血管情况	□优先选择左手前臂大血管，建立留置针通道，妥善固定，注意观察穿刺部位皮肤 □做好补液管理

续表

项目	评估	处理
接入手术室	□交接管理	□共同核对患者腕带及信息，交接病历、带入手术室药物、皮肤情况、影像学资料及其他手术需要的物品 □查看医嘱，安置胃管 □打印手术及专科交接记录单，记录入手术室时间并签名，做好相关护理记录
术后回病房	□物品交接 □病情交接 □引流管道交接 □输液管道交接 □皮肤情况交接	□共同核对患者腕带及信息，交接病历、带入手术室的剩余药物、影像学资料及其他物品 □详细了解手术中和复苏时的病情变化，特别是发生的特殊情况或重点监测内容，遵医嘱予安置心电监护、吸氧 □引流管道有无标识，是否有脱出或其他异常 □输液管道有无标识，观察穿刺处皮肤是否有渗血、渗液、红肿等 □检查皮肤，特别是枕后、骶尾部、足跟等有无压力性损伤的发生 □书写护理记录（包括执行医嘱、体温单、护理计划单、护理记录、交接签字等）
术日宣教	□患者意识恢复程度 □患者及家属的知识水平、接受程度	□未完全清醒的患者，宣教对象应以家属为主 □宣教内容包括：术后禁饮禁食、注重体位和床上活动、预防管道脱落、用药相关知识、术后观察要点及并发症预防等
护理评估	□体温、血压、脉搏、呼吸频率、氧饱和度	□脉搏≥120次/分，评估患者有无心悸、腹胀、腹痛等不适，补液量是否足够，引流管有无血性液流出，及时通知医生，遵医嘱处理 □氧饱和度<90%，予吸氧后观察，如仍低，报告医生处理 □体温≥38℃，通知医生，遵医嘱予物理或药物降温 □血压高于正常值，稍后复测，如仍高，报告医生处理 □遵医嘱处理其他需要处理的异常情况

续表

项目	评估	处理
	□专科评估（伤口、腹部体征、引流管）	□观察伤口有无渗血、渗液，若有，应及时通知医生处理并更换敷料 □观察腹部体征，有无腹胀、腹痛、肌紧张 □观察引流液颜色、性状及量
	□自理能力（Barthel 指数）	□见第一章第四节"自理能力的评估及处理"
	□疼痛	□见第一章第三节"疼痛的评估及处理"
	□非计划拔管风险	□见第一章第六节"非计划拔管风险的评估及处理"
	□压力性损伤（Braden 量表）	□见第一章第二节"压力性损伤风险的评估及处理"
	□跌倒（跌倒坠床风险评估）	□见第一章第一节"跌倒风险的评估及处理"
	□血栓风险评估（Caprini 评估量表）	□见第一章第五节"静脉血栓风险的评估及处理"
管道护理	□腹腔引流管	□观察引流液性状、颜色、量；正常情况下手术当天引流液为淡血性液，当患者出现脉搏及血压变化或/和腹腔引流液颜色变成血性且引流量进行性增加时，应警惕有无腹腔出血，及时通知医生，给予止血药物，必要时再次手术止血
	□胰管	□观察胰管是否固定稳妥、引流通畅，手术当天无或有少许清亮液，以后每日逐渐增多，如胰管出现血性液流出，及时通知医生处理
	□胃管	□观察胃管安置的长度，采用弹性柔棉胶布"工"字形和高举平台法妥善固定；观察胃肠减压引流液的量、颜色和性状，保持胃肠减压状态；口服服药后，胃肠减压需暂停至少 30 分钟
	□鼻肠管	□观察鼻肠管安置的长度，用弹性柔棉胶布"工"字形和高举平台法妥善固定，给予 30 ml 温水冲管

续表

项目	评估	处理
	□导尿管	□观察尿道口有无分泌物,妥善固定,防止脱落
	□CVC/PICC	□检查是否固定稳妥,插管深度,有渗血及时更换,查看有无标识 □液体输注完毕,用 10 ml 封管液封管
体位管理	□评估患者意识及配合程度	□每 2 小时翻身活动一次,辅助拍背、咳痰 □清醒后半卧位休息 □术后 6 小时可行床上活动操

(四)术后第一天至出院(见表 7-62)

表 7-62 胰腺癌患者术后护理

项目	评估	处理
术后宣教沟通	□患者知识水平、知识接受程度、宣教时机	□病情危重或沟通困难者,宣教对象应以家属为主 □各类沟通单(如术后宣教确认)由患者本人或授权人签署 □宣教内容包括:安全管理、呼吸功能训练、早期下床活动指导、疼痛管理、用药相关知识、饮食宣教等
安全管理	□评估患者意识、依从性	□每 2 小时协助翻身活动,观察皮肤状况,预防压力性损伤 □床档保护,预防跌倒/坠床 □妥善固定各种引流管,预防非计划拔管 □高危患者留陪 1 人,做好相关宣教及标识,定期复评 □高危因素改变时,及时复评
呼吸功能管理	□评估患者依从性及咳痰情况	□指导患者进行深呼吸、咳嗽、咳痰训练,辅助拍背 □指导患者使用呼吸训练器进行呼吸功能锻炼,每日 3~4 次,每次 5~10 分钟 □对于痰液不能自行咳出者,必要时行雾化治疗,雾化时指导患者半卧位,平静呼吸或深呼吸

续表

项目	评估	处理
活动管理	□评估患者病情、耐受程度及依从性	□指导患者进行床上活动操锻炼，每日 3 次，每个动作每次 10~20 个 □术后第 1 天起指导患者坐起活动，鼓励下床活动 □下床活动时，遵循循序渐进原则，先站立、再踏步、后行走
营养管理	□进食情况 □白蛋白、血红蛋白、皮脂厚度	□营养状况差（消瘦、进食量减少、持续高热等情况）的患者应再次评估营养评分（NRS2002） □胃管拔除前，给予肠外营养支持，必要时经鼻肠管给予肠内营养 □胃管拔除后，肛门排气后进行饮食指导，进食低脂、高蛋白、高维生素饮食，并从流质饮食逐步过渡到半流质饮食、软食 □必要时进行营养科会诊
疼痛管理	□疼痛	□见第一章第三节"疼痛的评估及处理" □每日 2 次疼痛评估，观察疼痛部位、性质、持续时间、程度 □采用多模式镇痛及超前镇痛模式 □使用镇痛药物后进行效果观察及评价
用药管理	□评估药物剂量、用法、用药时间是否准确 □评估用药后不良反应	□严格间隔抗生素用药时间，详见药物说明书 □持续静脉泵入生长抑素的患者需观察穿刺处有无渗血、渗液，生长抑素稀释液有效期为 24 小时，注意及时更换 □保肝、护胃、止痛、预防出血、营养支持等相关药物宣教
血栓风险管理	□实验室检查结果（红细胞、白细胞、血小板、D-二聚体等） □症状（下肢有无肿胀、疼痛及皮温异常等） □患者活动耐受程度	□高危患者做好宣教、沟通，指导患者术后早期活动、穿戴弹力袜 □定期监测血小板计数及 D-二聚体水平，必要时定期复查下肢血管彩超 □根据医嘱使用抗凝药物，并严密监测患者凝血功能，有无出血征象

续表

项目	评估	处理
血糖管理	□遵医嘱监测血糖	□随机血糖<3.9 mmol/L，伴心慌、出汗或皮肤湿冷，及时通知医生，指导患者进食含糖食物，未进食患者及时静脉输注葡萄糖 □随机血糖>11.1 mmol/L，及时通知医生，遵医嘱处理，监测血糖变化（以血糖管理小组流程为准）
管道护理	□胃管	□每日检查置管长度，妥善固定，胶布脱落及时更换 □每日观察胃液的颜色、性状和量，如有红色、暗红色液引流出，警惕消化道出血 □胃管拔除前每日2次口腔护理 □待患者肠功能恢复后遵医嘱拔除胃管
	□鼻肠管	□每日检查置管长度，妥善固定，胶布脱落及时更换 □管喂前再次核查置管长度，遵医嘱使用营养泵泵入肠内营养液 □管喂时注意营养液的温度、浓度、洁净度及管喂的速度和角度，管喂后关注患者有无腹痛、腹泻、恶心、呕吐等反应 □泵入营养液前予5%葡萄糖液250 ml滴入试喂养，观察患者有无不适 □管喂前后用温水30 ml冲洗管道，连续喂养时每隔4小时温水冲洗管道，防止堵管 □鼻肠管拔除前每日2次口腔护理
	□腹腔引流管	□每日检查固定情况，缝线脱落及时通知医生处理 □每日观察引流液的颜色、性状和量，观察是否有胰瘘、胆瘘、出血的发生，以便及时通知医生处理 □术后3天协助医生取腹腔引流液行体液淀粉酶检查 □每周更换引流袋，注意无菌操作，预防感染
	□胰管	□因管道较细，需妥善固定，防止打折，保持通畅，缝线脱落及时通知医生处理

续表

项目	评估	处理
		□观察引流液的颜色、性状和量，观察有无血性液流出，以便及时通知医生处理 □每周更换引流袋，注意无菌操作，预防感染
	□导尿管	□一般于术后第 1 天拔除导尿管，未拔除者行保护导尿护理，每日 2 次 □导尿管拔除后，关注患者自行排尿情况；若患者小便自解不尽，评估膀胱充盈情况，通知医生，遵医嘱予以重置导尿管
	□CVC/PICC	□每日检查插管深度及固定情况，每周更换敷料，有渗血及时更换 □液体输注完毕及时用 10 ml 封管液封管，预防堵管；堵管不能强力冲管，根据实际情况具体处理 □不使用时需及时拔除，预防感染和血栓
并发症	□出血（腹腔引流管或胰管每小时引流出血性液＞100 ml，并伴随有脉搏、血压的变化，应警惕腹腔出血；胃肠减压引流出血性液并伴随有心慌、头晕、恶心、腹胀等上腹部不适，应考虑消化道出血）	□密切观察病情变化和生命体征的变化 □给予平卧位或中凹卧位，如呕血量大，应立即平卧位，头偏向一侧，防止误吸 □迅速建立静脉通道，必要时行中心静脉置管，配合医生迅速准确地实施补液、输血，维持循环稳定 □药物止血：静脉输入或管喂 □急诊行选择性动脉造影及栓塞术 □再次手术探查
	□胰瘘（术后 3 日或之后，出现可计量的液体引流，引流液淀粉酶含量高于正常血清淀粉酶含量上限的 3 倍）	□观察生命体征和腹部体征，术后患者出现腹痛、持续腹胀、发热、腹腔引流液为无色清亮液体时应警惕胰瘘发生，发生胰瘘后，若引流不畅，出现腹腔内胰液积聚，则可能压迫周围器官，引起恶心、呕吐、腹胀等消化道症状；若合并感染，可出现寒战、发热等表现 □保持引流管通畅 □应用生长抑素和抑酸药物，减少胰液漏出量

续表

项目	评估	处理
		□合理使用抗生素，控制感染 □正确地进行腹腔灌洗 □可用凡士林纱布覆盖或氧化锌软膏涂抹腹壁瘘口周围皮肤，以免胰液腐蚀周围皮肤
	□胆瘘（一般发生在术后5~7日，表现为引流管流出大量胆汁，每日数百毫升至1 000 ml 不等）	□观察患者有无腹胀、腹痛、发热等 □取半卧位，保持充分引流 □能进食者，鼓励进食低脂、高蛋白、高维生素饮食，少量多餐 □根据生化检查结果补充水和电解质的量，防止低钠、低钾和脱水 □若引流管周围见胆汁样渗液，应及时更换敷料，局部皮肤涂敷氧化锌软膏或皮肤保护膜，防止胆汁刺激和损伤皮肤
	□胃肠吻合口瘘（一般表现为引流管引流出胆汁样液体、肠液或粪性物）	□保持引流管通畅，充分引流，必要时可行低负压腹腔冲洗 □禁食、禁饮，安置胃肠减压，保持胃管引流通畅 □给予肠外营养支持 □保护好瘘口周围皮肤
	□肺部感染（有无发热、咳嗽、咳痰、呼吸困难；胸片、CT可确诊）	□指导患者深呼吸、咳嗽、咳痰，辅助拍背，使用呼吸训练器进行呼吸功能锻炼，遵医嘱行雾化吸入，预防肺部感染 □监测氧饱和度，观察患者有无胸闷、气紧等症状 □$SpO_2 < 90\%$，遵医嘱行动脉血气分析，必要时胸部 X 线检查，做好呼吸机辅助呼吸的准备 □遵医嘱使用敏感抗生素，监测用药效果 □发热患者给予物理降温，必要时使用药物降温 □高热患者注意皮肤护理
	□胃排空延迟（表现为手术10天以后仍不能规律进食或需胃肠减压）	□保持胃肠减压的通畅，每日观察记录胃液的颜色、性状和量 □合理使用抗生素，去除腹腔内感染，必要时给予针对性引流，促进胃动力的恢复

续表

项目	评估	处理
		□合理补液，监测电解质水平，维持水、电解质的平衡 □遵医嘱管喂促进胃动力的药物 □予肠外营养支持，亦可在内镜下插入鼻肠管滴入肠内营养液 □可予中药、针灸治疗
心理状况	□评估患者情绪及对治疗及预后的反应	□见第一章第九节"心理状况的评估及处理" □术后3天评估患者的心理状况

（五）出院/转科/转院（见表7-63）

表7-63　胰腺癌患者出院/转科/转院

项目		评估	处理
出院	出院办理	□患者自我管理知识水平 □对健康指导的掌握程度 □出院准备度	□发放出院健康教育单 □门诊随访计划（随访时间、方式及内容） □介绍院外异常情况就诊流程 □调查出院满意度 □发放出院证、出院结算流程介绍
	饮食指导	□白蛋白、血红蛋白、体重变化等营养状况 □进食能力	□指导患者低脂、低渣、高维生素饮食 □进食能力较差患者，少食多餐 □糖尿病患者，进食低脂少糖饮食，监测血糖变化，定期内分泌科随访 □必要时营养科就诊
	引流管理	□引流管类型、带管时间 □患者管道护理能力掌握情况	□指导患者妥善固定，防止扭曲、受压和滑脱，切勿自行拔除；如意外脱落，及时到医院就诊 □带管过程中，如发生腹痛、畏寒、发热，引流液有脓性分泌物，或发生头晕、心慌且休息后未缓解，引流管引流出血性液体，立即到医院急诊科就诊 □管道留置时间：胰管一般留置40~60天，腹腔引流管留置的时间根据引流情况而定，请每周到医院复查，待医生查看后决定拔管时间 □引流袋于正规医院每周更换，以预防感染

续表

项目		评估	处理
	伤口管理	□患者伤口情况 □患者住址远近及回医院换药的意愿	□遵医嘱定期换药，术后 10~14 天拆线 □若伤口出现红肿热痛，或有异常分泌物，及时就医 □告知门诊换药的流程和注意事项和拆线及换药日期
	活动指导	□患者对活动要求的掌握情况	□循序渐进，以不感劳累为宜，避免剧烈运动
转科		□患者及家属转科意愿 □患者病情	□护理文书的转科交接单 □维持生命体征和静脉通道通畅
转院		□患者病情稳定性 □患者转院需求	□做好出院指导（如上） □协助家属联系转院车辆

（六）特殊检查（见表 7-64）

表 7-64　胰腺癌患者特殊检查

检查项目	检查时机	注意事项
血培养	□患者体温≥39℃或寒战过程中	□培养瓶瓶盖需要消毒,单瓶成人抽血量＞10 ml，需同时至少抽两处不同部位的血培养,并在培养瓶上备注部位（如左上肢、右下肢），血培养时间一般为 5 天
痰培养	□术后发热、咳嗽、咳痰	□采集标本前，刷牙，取出义齿，清水漱口 3 次，嘱患者用力咳嗽咳出深部痰液;多次标本不要混入同一容器
动脉血气分析	□术后呼吸困难伴氧饱和度下降	□及时电话通知抽血护士抽取
体液淀粉酶	□术后 3 天	□用安尔碘消毒引流管后取引流液

续表

检查项目		检查时机	注意事项
影像学检查		□入院时，病情需要时	□胸片/增强 CT/增强 MRI
侵入性检查	经皮肝穿刺胆道引流术（PTCD）	□入院后中度、重度黄疸的患者需要减黄，改善肝功能的患者	□做好穿刺前带药 □穿刺后做好病情观察、引流管护理和护理记录 □饮食指导

第八章

内分泌与代谢性常见疾病的护理程序

第一节　原发性甲状旁腺功能亢进症的护理程序

一、名词定义

原发性甲状旁腺功能亢进症（PHPT）是由于异常甲状旁腺自主性过多分泌甲状旁腺激素（PTH）导致高钙血症而引发的全身代谢性疾病。其临床表现各异、轻重不一，可以为无症状或一些非特异性症状，或者发展为累及骨骼、泌尿系统、消化系统的多系统表现，严重者甚至出现高钙危象。血钙正常的 PHPT 以甲状旁腺激素升高、血清总钙及离子钙均正常为主要特征，部分患者会发展成高钙性 PHPT。

二、护理流程

（一）入院护理及术前检查（见表 8-1）

表 8-1　原发性甲状旁腺功能亢进症患者入院护理及术前检查

项目	评估	处理
入院接待	□人、证是否一致、齐全	□人、证不一致时，要求患者补齐资料，做好登记 □核实信息，入院证上确认签字，佩戴腕带
护理评估	□体温、血压、脉搏、呼吸频率 □一般情况	□脉搏≥120 次/分，评估患者有无心慌、心悸等不适，休息后复测 □体温≥37.5℃、咳嗽、咳痰，通知医生，是否退入院 □血压高于正常值，休息后复测，如仍高，报告医生处理 □遵医嘱处理其他需要处理的异常情况
	□合并症	□如合并有高血压、心脏病、糖尿病等，通知医生，遵医嘱处理
	□专科评估（甲状腺超声、甲状腺功能检查、甲状旁腺激素，血钙、镁、磷、甲状旁腺显像）	□如有高钙血症，及时通知医生，遵医嘱处理，监测血钙变化，鼓励患者多饮水
	□自理能力(Barthel 指数)	□见第一章第四节"自理能力的评估及处理"
	□心理状况	□见第一章第九节"心理状况的评估及处理"
	□疼痛	□见第一章第三节"疼痛的评估及处理"
	□睡眠	□见第一章第十节"睡眠质量的评估及处理"
	□营养评估	□见第一章第七节"营养风险的筛查与处理"
	□血栓风险评估（Caprini 评估量表）	□见第一章第五节"静脉血栓风险的评估及处理"

续表

项目	评估		处理
	□跌倒（跌倒/坠床风险评估）		□见第一章第一节"跌倒风险的评估及处理"
	选评	□压力性损伤（Braden量表）	□见第一章第二节"压力性损伤风险的评估及处理"
		□非计划拔管风险	□见第一章第六节"非计划拔管风险的评估及处理"
宣教沟通	□患者知识水平、知识接受程度、宣教时机		□病情危重或沟通困难（受年龄、语言、知识水平所限）的患者，宣教对象应以家属为主 □各类沟通单（如入院评估表、侵入性操作沟通表、高危评估项目沟通表）由患者本人或授权人签署 □宣教内容：病房环境、医院科室相关规章制度、陪伴及探视制度、疾病相关知识、术前注意事项、预防跌倒相关注意事项、检查相关注意事项、医保相关流程并发放相关资料 □高钙血症患者应进食低钙饮食，限制高钙食物摄入
实验室检查（如血/凝血常规、输血全套、生化1+4、甲状腺功能、PTH等）	□血管情况 □检查特殊要求		□抽血要求空腹时，询问患者禁食时间，提前做好患者宣教 □抽血前询问患者是否晕血，注意抽血环境安全 □空腹血糖/随机血糖>11.1 mmol/L，及时通知医生，遵医嘱处理，监测血糖变化
影像学检查（甲状腺超声、胸片、CT、甲状旁腺显像等）	□评估病情是否能够耐受外出检查		□外出检查的用物准备（氧气枕、心电监护等） □评估患者有无药物过敏史 □增强CT时，准备抗高压留置针 □甲状旁腺显像需要连续2天在核医学科做

续表

项目	评估	处理
特殊检查（喉镜等）	□评估病情是否能够耐受外出检查	□不耐受时，通知医生 □喉镜检查：告知检查前饮食宜清淡、不宜过饱
功能锻炼	□患者知识水平、知识接受程度、锻炼时机	□手术体位训练：头颈过伸仰卧位，一天两次，每次 15~30 分钟（酌情） □肩颈功能锻炼 □发放相关资料

（二）术前准备（手术前日）（见表 8-2）

表 8-2　原发性甲状旁腺功能亢进症患者术前准备

项目	评估	处理
术前宣教沟通	□患者知识水平、知识接受程度、宣教时机	□病情危重或沟通困难（受年龄、语言、知识水平所限）的患者，宣教对象应以家属为主 □各类沟通单（如术前宣教确认）由患者本人或授权人签署 □宣教内容包括：禁食禁饮时间、个人卫生管理、术晨穿病员服、女性长头发的处理、高血压患者的服药要求等
心理状况	□评估患者情绪，应对手术的反应	□主动关心患者及家属 □对于病情加重、治疗效果不佳、情绪异常、病情迁延不愈的患者，评估心理状况，行心理疏导，必要时请心理卫生中心会诊
睡眠	□评估患者焦虑情绪	□主动关心患者，针对担心次日手术无法入睡患者，责任护士告知医生并下助眠药医嘱
双核查		□术前一天由医生完成，护理核查，检查手术标记

（三）手术当日（见表 8-3）

表 8-3　原发性甲状旁腺功能亢进症患者术日护理

项目	评估	处理
手术当日准备	□生命体征 □患者准备 □文件准备 □药物准备	□患者生命体征参照"护理评估"中处理方案 □患者贴身穿好病员服 □建立手术及转科交接记录单 □查看术前医嘱，准备好带入手术室药品、物品
建立静脉通道	□血管情况	□选择适宜型号的留置针（18G 或 20G）和穿刺部位（术前输液原则上选择下肢），并妥善固定，注意观察穿刺部位皮肤 □做好补液管理
病房—手术室之间的转运	□有无带药 □做好交接管理	□做好交接管理（共同核对患者腕带及信息，交接病历、带入手术室药物、影像学资料及其他手术需要的物品） □准备好带入药品及手术及转科交接记录单 □在手术及转科交接记录单上记录入手术室时间并签字，并写好护理记录 □严重骨质疏松患者，在搬运时，禁忌动作粗暴，注意预防骨折
手术室/PACU—病房之间的转运	□做好交接管理（药品、物品等） □了解术中特殊情况	□遵医嘱予安置心电监护、吸氧，床旁备气管切开包及负压吸引装置 □做好交接管理（共同核对患者腕带及信息，交接病历、带入手术室的剩余药物、影像学资料及其他物品，并交接术中发生的特殊情况或重点监测内容） □书写护理记录（包括执行医嘱、体温单、护理记录、交接签字等）
术日宣教	□患者意识恢复程度	□未完全清醒的患者，宣教对象应以家属为主 □宣教内容包括：术后 2 小时即可饮水，逐步过渡至普通饮食、注重体位与床上活动、预防引流管/导尿管脱落、术后观察要点及并发症预防等

续表

项目	评估	措施
生命体征监测	□体温、血压、脉搏	□发热者，遵医嘱予以降温处理 □发热患者应每日 q6h 监测体温变化，降为正常 3 天后改 bid 监测 □脉搏≥120 次/分，评估患者有无心悸等不适，通知医生，遵医嘱处理 □血压高于正常值，稍后复测，如仍高，报告医生处理 □遵医嘱处理其他需要处理的异常情况
	□呼吸状况，SpO₂，有无胸闷、气紧 □吸氧（吸氧依从性，氧流量、湿化）	□监测患者呼吸状况和 SpO₂，观察有无胸闷、心慌、气紧不适 □持续低流量（3 L/min）鼻塞吸氧，根据 SpO₂ 调整患者的吸氧流量及吸氧方式（鼻塞或面罩） □吸氧依从性低者做好宣教沟通，指导患者做深呼吸 □口鼻干燥者指导饮水，使用润滑剂（滴鼻液或唇膏） □抬高床头，鼓励床上活动，能耐受者下床活动，指导呼吸操锻炼
	□评估全麻后患者的呼吸道管理情况（有无咳嗽、咳痰，痰液性状、颜色、量等） □咳痰能力 □雾化（雾化有效性、健康宣教）	□咽喉部不适者，鼓励患者可饮水时多饮水，遵医嘱行雾化治疗 □观察痰液颜色、量，如有痰中带血、粉红色泡沫痰等异常情况，需立即告知医生 □如有咳痰困难者，应指导患者咳嗽、咳痰或机械辅助排痰，必要时遵医嘱雾化 □坐位或半卧位雾化效果最佳，雾化后洗脸漱口，雾化后协助患者排痰，观察痰液性状
	□意识情况（是否对答切题，能否呼之能应，是否意识模糊）	□处于嗜睡、昏睡、昏迷状态，应检查患者瞳孔大小、形状及变化 □意识模糊患者，应判断其是否有空间、时间、地点定向障碍 □有意识障碍者，留陪护，通知医生，病房防跌倒、坠床、走失、自伤等，必要时保护性约束，请精神科会诊

续表

项目	评估		措施
护理评估	□专科评估（引流管、伤口、声音、进食情况、颈部体征、低钙症状等）		□观察伤口有无渗血、渗液，若有，应及时通知医生并更换敷料 □观察颈部体征，有无颈部肿胀，颈围增粗等 □观察引流液性状、颜色、量；正常情况下手术当天引流液为血性或淡血性液体，24小时量<200 ml，之后血性液逐渐变浅、变清，若术后24小时后仍有新鲜血液流出伴血凝块，应通知医生，检查伤口引流，必要时再次手术止血 □观察发声、进食情况，如有声嘶、误咽、呛咳等，通知医生处理并做好进食进饮指导 □观察患者有无手足口周麻木及抽搐，如有，遵医嘱复查 PTH 和血钙并进行补钙治疗 □若有其他异常情况，及时通知医生，遵医嘱处理，监测病情变化
	□自理能力（Barthel 指数）		□见第一章第四节"自理能力的评估及处理"
	□疼痛		□见第一章第三节"疼痛的评估及处理"
	选评	□非计划拔管风险	□见第一章第六节"非计划拔管风险的评估及处理"
		□导尿管（是否固定稳妥，尿道口有无分泌物、疼痛等，观察小便量、色及性状）	□保持导尿管引流通畅，妥善固定，观察小便量、色及性状，同时关注患者尿道口有无异常及分泌物 □按照导尿管护理常规进行尿道口清洁消毒，一般术后第一日可拔除导尿管，拔管后注意关注患者自行排尿情况，鼓励患者多饮水
		□压力性损伤（Braden 量表）	□见第一章第二节"压力性损伤风险的评估及处理"
		□跌倒（跌倒/坠床风险评估）	□见第一章第一节"跌倒风险的评估及处理"

续表

项目	评估	措施
用药管理	□评估药物剂量、用法、用药时间是否准确 □观察用药不良反应	□严格间隔抗生素用药时间，详见药物说明书 □静脉补钙的患者需关注留置针处有无渗血、渗液，查看有无药物外渗或静脉炎的现象 □使用激素注意观察胃肠道症状，先输注胃黏膜保护剂，再输注激素 □降压药根据血压指导用药，做好防跌倒宣教 □观察药物疗效及副反应
营养管理	□进食情况 □白蛋白、血红蛋白、皮脂厚度	□营养状况差（消瘦、进食量减少、持续高热等情况）的患者应再次评估营养评分（NRS2002） □营养不良者进行饮食指导，必要时进行营养科会诊 □进食困难者，静脉营养支持，必要时经鼻肠内营养
胃肠道症状	□评估恶心、呕吐程度	□遵医嘱对症处理，及时追踪复评，做好饮食指导 □呕吐严重不能进食者，通知医生，予以补液治疗
心理状况	□评估患者情绪，对治疗的积极性	□见第一章第九节"心理状况的评估及处理"
体位管理	□评估患者意识及配合程度	□麻醉清醒后取半卧位休息，有利于呼吸和引流 □根据手术方式指导患者进行颈部适当活动
并发症	□出血（血浆引流管持续有新鲜血液流出，2小时内引流出鲜红色血液>100 ml或24小时> 200 ml）	□保持引流管通畅，观察引流液颜色及性状 □保守治疗：局部加压或使用止血药 □保守治疗无效者应及时行再次手术
	□呼吸困难和窒息（进行性呼吸困难、烦躁、发绀，甚至发生窒息）	□密切观察呼吸状况、血氧饱和度及患者主诉 □取半卧位，保持呼吸道畅通，持续吸氧 □协助及鼓励患者排痰和深呼吸 □遵医嘱使用减轻呼吸道水肿的药物

续表

项目	评估	措施
		□急救准备：常规在病床旁放置无菌气管切开包和负压吸引装置，以备急用 □急救配合：积极配合医生进行床旁急救
	□喉返神经损伤（一侧喉返神经损伤，引起声嘶；双侧喉返神经损伤，可导致失音或严重的呼吸困难，甚至窒息）	□观察患者的声音及呼吸状况 □一侧损伤可行理疗恢复 □双侧损伤需行气管切开
	□喉上神经损伤（外支损伤，引起声带松弛、音调降低；内支损伤，进食特别是饮水时，容易误吸发生呛咳）	□观察患者的声音及进食情况 □加强对该类患者在饮食过程中的观察和护理，并鼓励其多进食固体类食物 □一般经理疗后可逐渐恢复
	□手足抽搐（多数患者只有面部、唇部或手足部的针刺样麻木感或强直感；严重者可出现面部肌肉和手足伴有疼痛的持续性痉挛）	□观察：观察患者自我症状，加强 PTH 和血钙浓度的动态监测 □饮食：适当限制肉类、乳品和蛋类等含磷较高食品的摄入，以免影响钙的吸收 □补钙：指导患者口服补充钙剂；症状较重或长期不能恢复者，可加服维生素 D，以促进钙在肠道内的吸收 □抽搐发作处理：立即遵医嘱静脉注射 10% 葡萄糖酸钙或氯化钙 10~20 ml
	□下肢静脉血栓形成（下肢肿胀、疼痛及浅静脉怒张等）	□卧床期间，指导患者行下肢伸屈运动，鼓励患者术后 24 小时下地行走，促进下肢静脉回流，防止下肢静脉血栓形成 □鼓励患者多饮水，预防血液黏稠 □遵医嘱使用抗血栓药物，并观察疗效及副作用

（四）术后第一天至出院前（见表 8-4）

表 8-4　原发性甲状旁腺功能亢进症患者术后护理

项目	评估	处理
术后宣教沟通	□患者知识水平、知识接受程度、宣教时机	□病情危重或沟通困难（受年龄、语言、知识水平所限）的患者，宣教对象应以家属为主 □各类沟通单（如术前宣教确认）由患者本人或授权人签署 □宣教内容包括：活动要求、饮食要求、引流管/伤口的观察、功能锻炼、预防便秘等
饮食指导	□患者知识水平、知识接受程度、宣教时机	□低钙患者应进食高钙食物，限制高磷食物摄入 □鼓励患者多饮水、进食蔬菜水果，保持大、小便通畅 □糖尿病患者进食糖尿病餐，并监测血糖变化
呼吸道管理	□评估患者咳嗽、咳痰情况	□指导患者有效咳嗽 □辅助拍背咳痰，协助患者雾化
导尿管管理	□评估患者自解小便情况	□一般术后第一日可拔除导尿管，拔管后注意关注患者自行排尿情况 □鼓励患者多饮水，自解小便 □若患者解不尽，评估患者膀胱充盈情况，通知医生，遵医嘱予以重置导尿管
用药管理	□评估药物剂量、用法、用药时间是否准确 □观察用药不良反应	□严格间隔抗生素用药时间，详见药物说明书 □静脉补钙的患者需关注留置针处有无渗血、渗液，查看有无药物外渗或静脉炎的现象 □使用激素注意观察胃肠道症状，先输注胃黏膜保护剂，再输注激素 □降压药根据血压指导用药，做好防跌倒宣教 □观察药物疗效及副反应
疼痛管理	□疼痛	□见第一章第三节"疼痛的评估及处理"
活动指导	□评估患者活动能力	□鼓励患者下床活动，下床后床旁坐 5~10 分钟，无头晕不适再活动 □指导患者进行适度颈部功能锻炼

续表

项目	评估	处理
心理状况	□心理状况	□见第一章第九节"心理状况的评估及处理"
并发症		□参照"手术当日"并发症及处理

（五）出院及转科（见表 8-5）

表 8-5　原发性甲状旁腺功能亢进症患者出院及转科

项目	评估	处理
出院指导	□患者自我管理知识水平 □对健康指导的掌握程度 □出院准备度 □出院带药	□伤口/引流管的管理，遵医嘱换药、拔管和拆线 □药物管理（认识药物、准时准量、漏服或多服处理） □门诊随访计划（随访时间、方式及内容） □功能锻炼计划 □介绍院外异常情况就诊流程 □发放出院证 □介绍出院结算流程
转科	□患者及家属转科意愿 □患者病情	□护理文书的转科交接单 □维持生命体征和静脉通道通畅

（六）特殊检查（见表 8-6）

表 8-6　原发性甲状旁腺功能亢进症患者特殊检查

检查项目		检查时机	注意事项
静脉采血	甲状腺功能	□入院时	无
	PTH	□入院时及术后第一天	□需冰冻送检
	钙、镁、磷	□入院时及术后第一天	□晨空腹查
喉镜		□术前	□注意饮食清淡，不宜过饱
甲状腺彩超		□术前	无
甲状旁腺显像		□术前两天	无

第二节　甲状腺癌的护理程序

一、名词定义

甲状腺癌是内分泌系统最常见的恶性肿瘤。其分为以下四类病理类型：乳头状癌、滤泡状癌、未分化癌、髓样癌。甲状腺彩超检查能提高甲状腺癌的诊断率，细针穿刺细胞学检查出癌细胞是诊断甲状腺癌的金标准。血清降钙素的测定可协助诊断髓样癌。

二、护理流程

（一）入院护理及术前检查（见表 8-7）

表 8-7　甲状腺癌患者入院护理及术前检查

项目	评估	处理
入院接待	□人、证是否一致、齐全	□人、证不一致时，要求患者补齐资料，做好登记 □核实信息，佩戴腕带
护理评估	□体温、血压、脉搏、呼吸频率 □一般情况	□脉搏≥120 次/分，评估患者有无心悸等不适，休息后复测 □体温≥37.5℃、咳嗽、咳痰，通知医生，是否退入院 □血压高于正常值，休息后复测，如仍高，报告医生处理 □遵医嘱处理其他需要处理的异常情况
	□合并症	□如合并有高血压、心脏病、糖尿病等，通知医生，遵医嘱处理
	□专科评估（甲状腺专科超声、甲状腺功能检查、颈部体征等）	□如有未控制好的甲亢，及时通知医生，遵医嘱处理，监测病情变化或退入院 □有呼吸困难、吞咽障碍等遵医嘱处理
	□自理能力（Barthel 指数）	□见第一章第四节"自理能力的评估及处理"

续表

项目	评估		处理
	□心理状况		□见第一章第九节"心理状况的评估及处理"
	□疼痛评分（VAS）		□见第一章第三节"疼痛的评估及处理"
	□睡眠		□见第一章第十节"睡眠质量的评估及处理"
	□营养评估		□见第一章第七节"营养风险的筛查与处理"
	□血栓风险评估（Caprini 评估量表）		□见第一章第五节"静脉血栓风险的评估及处理"
	选评	□压力性损伤（Barden 量表）	□见第一章第二节"压力性损伤风险的评估及处理"
		□跌倒（跌倒/坠床风险评估）	□见第一章第一节"跌倒风险的评估及处理"
		□非计划拔管风险	□见第一章第六节"非计划拔管风险的评估及处理"
宣教沟通	□患者知识水平、知识接受程度、宣教时机		□病情危重或沟通困难（受年龄、语言、知识水平所限）的患者，宣教对象应以家属为主 □各类沟通单（如护理入院评估表、侵入性操作沟通表、高危评估项目沟通表）由患者本人或授权人签署 □宣教内容：病房环境、医院科室相关规章制度、陪伴及探视制度、疾病相关知识、术前注意事项、检查相关注意事项、医保相关流程并发放相关资料
实验室检查（如血/凝血常规、输血全套、生化、甲状腺功能、PTH 等）	□血管情况 □检查特殊要求		□抽血要求空腹时，询问患者禁食时间，提前做好患者宣教 □抽血前询问患者是否晕血，注意抽血环境安全 □空腹血糖/随机血糖＞11.1 mmol/L，及时通知医生，遵医嘱处理，监测血糖变化

续表

项目	评估	处理
影像学检查（如腹部及甲状腺专科超声、胸片、CT 等）	□评估病情是否能够耐受外出检查	□外出检查的用物准备（氧气枕、心电监护等） □评估患者有无药物过敏史 □增强 CT 时，准备抗高压留置针 □特殊检查如有禁食、膀胱充盈等要求，提前告知患者准备
特殊检查（喉镜等）	□评估病情是否能够耐受外出检查	□不耐受时，通知医生 □喉镜检查：告知检查前饮食宜清淡、不宜过饱
功能锻炼	□患者知识水平、知识接受程度、锻炼时机	□手术体位训练：头颈过伸仰卧位，一天两次，每次 15~30 分钟（酌情） □肩颈功能锻炼 □发放相关资料

（二）术前准备（手术前日）（见表 8-8）

表 8-8　甲状腺癌患者术前准备

项目	评估	处理
术前宣教沟通	□患者知识水平、知识接受程度、宣教时机	□病情危重或沟通困难（受年龄、语言、知识水平所限）的患者，宣教对象应以家属为主 □各类沟通单（如术前宣教确认）由患者本人或授权人签署 □宣教内容包括：禁食禁饮时间、个人卫生管理、术晨穿病员服、女性长头发的处理、高血压患者的服药要求等
双核查		□术前一天由医生完成，护理核查，检查手术标记
心理状况	□评估患者情绪，应对手术的反应	□同入院护理
睡眠	□评估患者焦虑情绪	□主动关心患者，针对担心次日手术无法入睡患者，责任护士告知医生并下助眠药医嘱 □见第一章第十节"睡眠质量的评估及处理"

（三）手术当日（见表 8-9）

表 8-9　甲状腺癌患者术日护理

项目	评估	处理
手术当日准备	□生命体征 □患者准备 □文件准备 □药物准备	□患者生命体征参照"护理评估"中处理方案 □患者贴身穿好病员服 □建立手术及转科交接记录单 □查看术前医嘱，准备好带入手术室药品、物品 □提醒患者上手术时带上自购贵重药物（如纳米碳等） □合并甲亢患者术前禁用阿托品
建立静脉通道	□血管情况	□选择适宜型号的留置针（18G 或 20G）和穿刺部位（术前输液原则上选择下肢），并妥善固定，注意观察穿刺部位皮肤 □做好补液管理
病房—手术室之间的转运	□有无带药 □做好交接管理	□做好交接管理（共同核对患者腕带及信息，交接病历、带入手术室药物、影像学资料及其他手术需要的物品） □准备好带入药品及手术及转科交接记录单 □在手术及转科交接记录单上记录入手术室时间并签字，并写好护理记录
手术室/PACU—病房之间的转运	□做好交接管理（药品、物品等） □了解术中特殊情况	□遵医嘱予安置心电监护、吸氧，床旁备气管切开包及负压吸引装置 □做好交接管理（共同核对患者腕带及信息，交接病历、带入手术室的剩余药物、影像学资料及其他物品，并交接术中发生的特殊情况或重点监测内容） □书写护理记录（包括执行医嘱、体温单、护理记录、交接签字等）
术日宣教	□患者意识恢复程度	□未完全清醒的患者，宣教对象应以家属为主 □宣教内容包括：术后 2 小时即可饮水，逐步过渡至普通饮食、注重体位与床上活动、预防引流管/导尿管脱落、术后观察要点及并发症预防等

续表

项目	评估	处理
生命体征监测	□体温、血压、脉搏	□发热者，遵医嘱予以降温处理 □发热患者应每日 q6h 监测体温变化，降为正常 3 天后改 bid 监测 □脉搏≥120 次/分，评估患者有无心悸等不适，通知医生，遵医嘱处理 □血压高于正常值，稍后复测，如仍高，报告医生处理 □遵医嘱处理其他需要处理的异常情况
	□呼吸状况，SpO₂，有无胸闷、气紧 □吸氧（吸氧依从性，氧流量、湿化）	□监测患者呼吸状况和 SpO_2，观察有无胸闷、心慌、气紧不适 □持续低流量（3 L/min）鼻塞吸氧，根据 SpO_2 调整患者的吸氧流量及吸氧方式（鼻塞或面罩） □吸氧依从性低者做好宣教沟通，指导患者做深呼吸 □口鼻干燥者指导饮水，使用润滑剂（滴鼻液或唇膏） □抬高床头，鼓励床上活动，能耐受者下床活动，指导呼吸操锻炼
	□评估全麻后患者的呼吸道管理情况（有无咳嗽、咳痰，痰液性状、颜色、量等） □咳痰能力 □雾化（雾化有效性、健康宣教）	□咽喉部不适者，鼓励患者可饮水时多饮水，遵医嘱行雾化治疗 □观察痰液颜色、量，如有痰中带血、粉红色泡沫痰等异常，需立即告知医生 □如有咳痰困难者，应指导患者咳嗽、咳痰或机械辅助排痰，必要时遵医嘱雾化 □坐位或半卧位雾化效果最佳，雾化后洗脸漱口；雾化后协助患者排痰，观察痰液性状
	□意识情况（是否对答切题，能否呼之能应，是否意识模糊）	□处于嗜睡、昏睡、昏迷状态患者，应检查患者瞳孔大小、形状及变化 □意识模糊患者，应判断其是否有空间、时间、地点定向障碍 □有意识障碍者留陪护，通知医生，病房防跌倒、坠床、走失、自伤等，必要时保护性约束，请精神科会诊

续表

项目	评估	处理
护理评估	□专科评估（引流管、伤口、声音、进食情况、颈部体征、低钙症状等）	□观察伤口有无渗血、渗液，若有，应及时通知医生并更换敷料 □观察颈部体征，有无颈部肿胀、颈围增粗等 □观察引流液性状、颜色、量；正常情况下手术当天引流液为血性或淡血性液体，24小时量<200 ml，以后血性液逐渐变浅、变清。若术后24小时后仍有新鲜血液流出伴血凝块，应通知医生，检查伤口引流，必要时再次手术止血 □观察发声、进食情况，如有声嘶、误咽、呛咳等通知医生处理并做好进食进饮指导 □观察患者有无手足口周麻木及抽搐，如有，遵医嘱复查PTH和血钙并进行补钙治疗 □若有其他异常情况，及时通知医生，遵医嘱处理，监测病情变化
	□自理能力（Barthel指数）	□见第一章第四节"自理能力的评估及处理"
	□疼痛评分	□见第一章第三节"疼痛的评估及处理"
	选评 □非计划拔管风险	□见第一章第六节"非计划拔管风险的评估及处理"
	□导尿管（是否固定稳妥，尿道口有无分泌物、疼痛等，观察小便量、颜色及性状）	□保持导尿管引流通畅，妥善固定，观察小便量、色及性状，同时关注患者尿道口有无异常及分泌物 □按照导尿管护理常规进行尿道口清洁消毒，一般术后第一日可拔除导尿管，拔管后注意关注患者自行排尿情况，鼓励患者多饮水
	□胃管	□妥善固定,保持胃管通畅，因进食困难安置胃管者，护士应每次鼻饲前或每班次观察插管深度，胃肠减压的患者观察胃肠减压液体量、性状、颜色 □鼻饲前回抽胃液，每次喂食量温度为38~40℃，每次量约200 ml，两次鼻饲间隔时间不低于2小时，鼻饲结束用温水约20 ml冲洗胃管 □需要管喂口服药者，在喂后，胃肠减压需要至少暂停30分钟

续表

项目	评估	处理
	□压力性损伤（Barden量表）	□见第一章第二节"压力性损伤风险的评估及处理"
	□跌倒（跌倒坠床风险评估）	□见第一章第一节"跌倒风险的评估及处理"
用药管理	□评估药物剂量、用法、用药时间是否准确 □观察用药不良反应	□严格间隔抗生素用药时间，详见药物说明书 □静脉补钙的患者需关注留置针处有无渗血、渗液，查看有无药物外渗或静脉炎的现象 □使用激素注意观察胃肠道症状，先输注胃黏膜保护剂，再输注激素 □降压药根据血压指导用药，做好防跌倒宣教 □观察药物疗效及副反应
营养管理	□进食情况 □白蛋白、血红蛋白、皮脂厚度	□营养状况差（消瘦、进食量减少、持续高热等情况）的患者应再次评估营养评分（NRS2002） □营养不良者进行饮食指导，必要时进行营养科会诊 □进食困难者，静脉营养支持，必要时经鼻肠内营养
胃肠道症状	□评估恶心、呕吐程度	□遵医嘱对症处理，及时追踪复评，做好饮食指导 □呕吐严重不能进食者，通知医生，予以补液治疗
心理状况	□评估患者情绪，对治疗的积极性	□同入院护理
体位管理	□评估患者意识及配合程度	□麻醉清醒后取半卧位休息，有利于呼吸和引流 □根据手术方式指导患者进行颈部适当活动
并发症	□出血（血浆引流管持续有新鲜血液流出，2小时内引出鲜红色血液>100 ml或24小时>200 ml）	□保持引流管通畅，观察引流液颜色及性状 □保守治疗：局部加压或使用止血药 □保守治疗无效者应及时再次手术

续表

项目	评估	处理
	□呼吸困难和窒息（进行性呼吸困难、烦躁、发绀，甚至发生窒息）	□密切观察呼吸状况、血氧饱和度及患者主诉 □半卧位，保持呼吸道畅通，持续吸氧 □协助及鼓励患者排痰和深呼吸 □遵医嘱使用减轻呼吸道水肿的药物 □急救准备：常规在病床旁放置无菌气管切开包和负压吸引装置，以备急用 □急救配合：积极配合医生进行床旁急救
	□喉返神经损伤（一侧喉返神经损伤，引起声嘶；双侧喉返神经损伤，可导致失声或严重的呼吸困难，甚至窒息）	□观察患者的声音及呼吸状况 □一侧损伤可行理疗恢复 □双侧损伤需做气管切开
	□喉上神经损伤（外支损伤，引起声带松弛、音调降低；内支损伤，进食特别是饮水时，容易误咽发生呛咳）	□观察患者的声音及进食情况 □加强对该类患者在饮食过程中的观察和护理，并鼓励其多进食固体类食物 □一般经理疗后可逐渐恢复
	□手足抽搐（多数患者只有面部、唇部或手足部的针刺样麻木感或强直感；严重者可出现面肌和手足伴有疼痛的持续性痉挛）	□观察：观察患者自我症状，加强 PTH 和血钙浓度的动态监测 □饮食：适当限制肉类、乳品和蛋类等含磷较高食品的摄入，以免影响钙的吸收 □补钙：指导患者口服补充钙剂；症状较重或长期不能恢复者，可加服维生素 D，以促进钙在肠道内的吸收 □抽搐发作处理：立即遵医嘱静脉注射 10% 葡萄糖酸钙或氯化钙 10~20 ml
	□甲状腺危象〔术后 12~36 小时内患者出现高热（体温 >39℃）、脉快而弱（脉搏 >120 次/	□预防措施：做好充分的术前准备，包括术前药物准备，避免诱因；提供安静轻松的环境 □加强观察 □急救护理：肾上腺素能阻滞剂、碘剂、氢化可的松、镇静剂、降温、静脉输入大量葡萄糖溶液

续表

项目	评估	处理
	分钟）、大汗、烦躁不安、谵妄，甚至昏迷，常伴有呕吐、水泻，若处理不及时或不当，患者常迅速死亡〕	补充能量、吸氧；有心力衰竭者，加用洋地黄制剂 □心理护理
	□下肢静脉血栓形成（下肢肿胀、疼痛及浅静脉怒张等）	□卧床期间，指导患者行下肢伸屈运动，鼓励患者术后 24 小时下地行走，促进下肢静脉回流，防止下肢静脉血栓形成 □鼓励患者多饮水，预防血液黏稠 □遵医嘱使用抗血栓药物，并观察疗效及副作用

（四）术后第一天至出院前（见表 8-10）

表 8-10　甲状腺癌患者术后护理

项目	评估	处理
术后宣教沟通	□患者知识水平、知识接受程度、宣教时机	□病情危重或沟通困难（受年龄、语言、知识水平所限）的患者，宣教对象应以家属为主 □各类沟通单（如术前宣教确认）由患者本人或授权人签署 □宣教内容包括：活动要求、饮食要求、引流管/伤口的观察、功能锻炼、预防便秘等
饮食指导	□患者知识水平、知识接受程度、宣教时机	□颈侧区淋巴清扫患者应低脂、低蛋白饮食 □低钙患者应进食高钙食物，限制高磷食物摄入 □鼓励患者多饮水、进食蔬菜水果，保持大、小便通畅 □糖尿病患者进食糖尿病餐，并监测血糖变化
呼吸道管理	□评估患者咳嗽、咳痰情况	□指导患者有效咳嗽 □辅助拍背咳痰，协助患者雾化
导尿管管理	□评估患者自解小便情况	□一般术后第一日可拔除导尿管，拔管后注意关注患者自行排尿情况 □鼓励患者多饮水，自解小便 □若患者解不尽，评估患者膀胱充盈情况，通知医生，遵医嘱予以重置导尿管

续表

项目	评估	处理
用药管理	□评估药物剂量、用法、用药时间是否准确 □观察用药不良反应	□严格间隔抗生素用药时间，详见药物说明书 □静脉补钙的患者需关注留置针处有无渗血、渗液，查看有无药物外渗或静脉炎的现象 □使用激素注意观察胃肠道症状，先输注胃黏膜保护剂，再输注激素 □降压药根据血压指导用药，做好防跌倒宣教 □观察药物疗效及副反应
疼痛管理	□疼痛评分（VAS）	□见第一章第三节"疼痛的评估及处理"
活动指导	□评估患者活动能力	□鼓励患者床上及下床活动，下床后床旁坐 5~10 分钟，无头晕不适再活动 □指导患者进行适度颈部功能锻炼
心理状况	□评估患者情绪，应对手术的反应	□同入院护理
并发症		参照"手术当日"并发症及处理

（五）出院及转科（见表8-11）

表8-11　甲状腺癌患者出院及转科

项目	评估	处理
出院指导	□患者自我管理知识水平 □对健康指导的掌握程度 □出院准备度 □出院带药	□伤口/引流管的管理，遵医嘱换药、拔管和拆线 □药物管理（认识药物、准时准量、漏服或多服处理） □门诊随访计划（随访时间、方式及内容） □功能锻炼计划 □介绍院外异常情况就诊流程 □发放出院证 □介绍出院结算流程
转科	□患者及家属转科意愿 □患者病情	□护理文书的转科交接单 □维持生命体征和静脉通道通畅

（六）特殊检查（见表 8-12）

表 8-12   甲状腺癌患者特殊检查

检查项目		检查时机	注意事项
静脉采血	甲状腺功能	□入院时	无
	降钙素	□入院时	□需冰冻送检
	PTH	□入院时及术后第一天	□需冰冻送检
	钙、镁、磷	□入院时及术后第一天	□晨空腹查
喉镜		□术前	□注意饮食清淡，不宜过饱
甲状腺彩超		□术前	无
甲状腺超声造影		□术前	无

第三节   甲状腺癌口服 ^{131}I 的护理程序

一、名词定义

甲状腺癌是最常见的、来源于甲状腺上皮细胞的恶性肿瘤。绝大部分甲状腺癌起源于滤泡上皮细胞，按病理类型可分为乳头状癌、滤泡状癌、未分比癌及髓样癌，临床上以乳头状癌较为多见。

^{131}I 是元素碘的一种放射性同位素，为人工放射性核素（核裂变产物），半衰期为 8.3 天，正常情况下自然界是不会存在的。

二、护理流程

（一）入院护理（见表 8-13）

表 8-13   口服 ^{131}I 患者入院护理

项目	评估	处理
入院预约	□收集资料：入院证，术后出院病情证明书，病理报告等	□护士根据资料信息，进行登记预约，告知患者入院前的具体准备事项：停用甲状腺激素类药物2~3周，低碘饮食等

续表

项目	评估	处理
入院接待	□患者身份识别，人、证是否一致、齐全	□人、证不一致时，要求患者补齐资料，做好登记
护理评估	□体温、脉搏、呼吸频率及血压	□体温≥39℃时，通知医生，立即降温处理 □脉搏≥100次/分，评估患者有无心悸等不适，休息后复测 □血压≥140/90 mmHg，评估有无不适，休息半小时后复测
	□一般情况	□评估身高、体重、意识、沟通能力、活动能力、饮食、睡眠、大小便等一般情况
	□专科评估（神志、情绪、手术时间、^{131}I的治疗次数、有无声音嘶哑、优甲乐停用时间及停用后的不良反应等）	□如有异常，及时通知医生，遵医嘱处理，监测病情变化
	□自理能力(Barthel指数)	□见第一章第四节"自理能力的评估及处理"
	□心理状况	□见第一章第九节"心理状况的评估及处理"
	□疼痛	□见第一章第三节"疼痛的评估及处理"
	□血栓风险评估（Caprini评估量表）	□高危患者进行血栓风险评估，按VTE预防制度处理，参照HIS（非骨科）VTE风险评估及预防管理
	选评 □压力性损伤（Braden量表）	□见第一章第二节"压力性损伤风险的评估及处理"
	选评 □跌倒（跌倒坠床风险评估）	□见第一章第一节"跌倒风险的评估及处理"
饮食管理	□低碘饮食	□禁食海产品，海藻、昆布、贝母等中药，火锅，豆制品（豆腐干、豆浆）

续表

项目	评估	处理
宣教沟通	□患者知识水平、知识接受程度、宣教时机	□沟通困难（受气管导管、年龄、语言、知识水平所限）的患者，宣教对象应以家属为主 □各类沟通单（如入院评估表、侵入性操作沟通表、高危评估项目沟通表）由患者本人或授权人签署
实验室检查（如甲状腺功能、生化常规、血常规、尿常规）	□检查特殊要求	□抽血要求空腹时，询问患者禁食时间，提前做好患者宣教 □抽血前询问患者是否晕血，注意抽血环境安全 □留取随机尿、晨尿，晨尿为晨起第一次尿液，选用清洁中段尿液，避免大量喝水稀释尿液，留取尿量 20~50 ml
影像学检查（如 CT、MRI、PET/CT、甲吸+甲显、甲状腺彩超、^{131}I 全身显像）	□评估病情是否能够耐受外出检查	□PET/CT 时，空腹 6 小时，禁止口服或输入含糖液体 □特殊检查如有禁食、憋尿等要求，提前告知患者准备 □甲状腺吸碘率测定，^{131}I 全身显像：吸碘前后须禁食 2 小时

（二）在院护理（见表 8-14）

表 8-14　□服 ^{131}I 患者在院护理

项目	评估	处理
生命体征	□体温、脉搏、呼吸频率、血压的变化	□常规测量，有异常及时处理 □常规测量，必要时遵医嘱定时测量/使用降压药
心理状况	□评估患者情绪对治疗的积极性	□见第一章第九节"心理状况的评估及处理"
疼痛管理	□疼痛程度、性质、部位、持续时间	□见第一章第三节"疼痛的评估及处理"

续表

项目	评估	处理
跌倒管理	□评估跌倒风险	□见第一章第一节"跌倒风险的评估及处理" □高危因素改变时，及时复评
血栓管理	□评估高危因素	□高危患者进行血栓风险评估，按 VTE 预防制度（附件 2）处理
用药管理	□评估药物剂量、用法、用药时间是否准确 □观察用药不良反应	□使用胃黏膜保护剂，以避免/减少核素治疗及糖皮质激素引起的胃肠道反应 □观察糖皮质激素、通便药等的不良反应 □告知甲状腺激素类药物用药时间，使用注意事项宣教 □降压药根据血压指导用药，做好防跌倒宣教 □降糖药物根据血糖指导用药，做好防跌倒宣
口服 ^{131}I 管理	□服碘 ^{131}I 前后注意事项	□服用 ^{131}I 前后 2 小时禁食 □服 ^{131}I 24 小时后咀嚼酸性食物 □适当多饮水 □保持大、小便通畅
颈部症状	□评估有无颈部肿胀、疼痛	□观察颈部肿痛是否影响吞咽或呼吸 □勿挤压、按摩颈部 □有肿痛时遵医嘱对症治疗
胃肠道症状	□评估恶心、呕吐、腹泻/便秘	□遵医嘱对症处理，及时追踪复评，做好饮食指导 □出现恶心、呕吐，通知医生，遵医嘱肌内注射止吐药物对症处理 □腹泻、便秘者，评估持续时间及伴发症状，遵医嘱用药
辐射防护	□辐射防护是否到位	□口服 ^{131}I 后不聚集、不串门、不随地吐痰 □口服 ^{131}I 3 天内不外出 □使用专用厕所大、小便 □家属探视距离在 1.5 米以上，探索时间不超过 15 分钟

（三）出院指导（见表8-15）

表8-15　□服碘-131患者出院指导

项目	评估	处理
出院指导	□患者自我管理知识水平 □对健康指导的掌握程度	□口服甲状腺激素类药物管理:饭前半小时服用、不能与豆浆、牛奶及其他药物同服 □防护管理:1周内避免近距离与成人接触；2周内避免近距离与婴幼儿、孕妇接触 □饮食管理:出院2周内禁食海产品,2周后普食 □避孕半年,哺乳期禁止哺乳 □注意休息,避免劳累 □门诊随访:6~8周门诊查甲状腺功能,调整甲状腺激素类药物用量,3~6月后门诊复查疾病
	□出院准备度 □出院带药	□发放出院相关资料 □出院带药的使用方法

第四节　糖尿病足的护理程序

一、名词定义

糖尿病足是指糖尿病患者因下肢远端神经异常和不同程度的血管病变导致的足部感染、溃疡和（或）深层组织破坏。

二、护理流程

（一）入院护理（见表8-16）

表8-16　糖尿病足患者入院护理

项目	评估	处理
入院接待	□病情：心累、气紧等 □身高、体重 □人、证是否一致、齐全	□若患者心累、气紧明显,通知责任护士和医生接诊、照顾患者 □人、证不一致：做好登记,要求患者尽快补齐资料

续表

项目	评估		处理
护理评估	□体温、血压、脉搏、呼吸频率		□脉搏≥120次/分：评估患者有无心悸等不适，休息后复测 □体温≥39℃：通知医生，立即降温处理 □遵医嘱处理其他需要处理的异常情况
	□一般情况		□评估身高、体重、意识、沟通能力、活动能力、饮食、睡眠、大小便等一般情况
	□专科评估：血糖、下肢血管/神经病变查体、伤口状况		如有异常，及时通知医生，遵医嘱处理，监测病情变化
	□自理能力（Barthel指数）		□见第一章第四节"自理能力的评估及处理"
	□心理状况		□见第一章第九节"心理状况的评估及处理"
	□疼痛		□见第一章第三节"疼痛的评估及处理"
	□营养评估		□见第一章第七节"营养风险的筛查与处理"
	□跌倒(跌倒坠床风险评估)		□见第一章第一节"跌倒风险的评估及处理"
	□血栓风险评估（Caprini评估量表）		□见第一章第五节"静脉血栓风险的评估及处理"
	选评	□压力性损伤（Braden量表）	□见第一章第二节"压力性损伤风险的评估及处理"
		□非计划拔管	□见第一章第六节"非计划拔管风险的评估及处理"
宣教沟通	□病情、文化水平、知识接受程度和学习意愿、宣教时机		□病情危重或沟通困难（受年龄、语言、知识水平所限）的患者：宣教对象应以家属为主 □各类沟通单（如入院评估表、侵入性操作沟通表、高危评估项目沟通表）由患者本人或授权人签署

续表

项目	评估	处理
实验室检查（如血常规，尿常规，肝、肾功能，凝血功能）	□血管情况 □检查特殊要求	□抽血：根据检查要求做好患者指导，比如空腹或进食，卧床或活动等；正确准备抽血管；按要求准时抽血；及时送检 □留取随机尿、晨尿，晨尿为晨起第一次尿液，选用清洁中段尿液，避免大量喝水稀释尿液，留取尿量 20~50 ml □24 小时尿标本：当天开始时第一次小便丢弃，从第二次小便开始留至 24 小时最后一次小便全装入指定有刻度的容器里混匀、测量，留样 20~50 ml，将小便总量登记至送检杯上，其余倒掉

（二）在院护理（见表 8-17）

表 8-17　糖尿病足患者在院护理

项目	评估	处理
体温	□体温	□发热者，遵医嘱予以降温处理
血糖	□血糖（监测随机、空腹、三餐后 2 小时血糖，必要时监测 0 点、3 点及餐前血糖）	□血糖≥18 mmol/L，通知医生，执行降糖药医嘱；指导患者合理膳食，多饮水；1 小时后复测 □血糖≥22.2 mmol/L，按危急值流程处理，指导多饮水，合理膳食 □血糖＜3.9 mmol/L，能正常进食者予口服 15~20 g 葡萄糖，15~20 分钟后复测，若血糖仍＜3.9 mmol/L 则重复以上处理措施直至血糖恢复正常；不能进食者立即静脉注射 50% 葡萄糖 40 ml 后复测，并指导预防低血糖的方法
下肢血管病变	□跛行、静息痛 □足背或胫后动脉搏动 □ABI、TBI □经皮氧分压	□足背或胫后动脉搏动减弱或消失、踝-肱指数（ABI）＜0.9 或＞1.3、趾-肱指数（TBI）＜0.6、经皮氧分压＜40 mmHg 者，注意保暖，局部按摩，遵医嘱使用气压泵治疗和抗凝、改善循环药物

续表

项目	评估	处理
		□抗凝剂（速碧林、克赛、阿司匹林）：注意剂量、用法，预防注射部位结节和瘀斑的发生、消化道出血 □改善微循环药物（凯时）：缓慢静推，注意心功能、过敏、静脉炎等 □运动训练，给予疼痛护理和心理支持
周围神经病变	□10 g尼龙丝 □震动觉、温度觉、痛觉、感觉阈值 □踝反射 □肌电图神经传导速度	□10 g尼龙丝测量有2/3点的感觉消失，震动觉、温度觉、痛觉等消失，感觉阈值>25 V，踝反射消失，上肢神经传导速度<50 m/s，下肢神经传导速度<40 m/s，累积≥3支神经，予以维生素B_{12}、硫辛酸、依帕司他等治疗，注意剂量、用法、不良反应 □健康教育和心理支持
影像学检查（如CT、MRI）	□能否耐受外出检查 □有无检查禁忌证	□不耐受或有禁忌证时，通知医生 □按需要准备氧气枕、心电监护，安置抗高压留置针，准备饮用水 □按要求指导患者禁食、憋尿 □增强CT或MRI检查后水化治疗3天或多饮水，观察肾功能，预防造影剂肾病
	□下肢血管造影	□检查前备皮、清洁会阴及腹部沟处皮肤 □检查后保持术侧肢体制动，腹股沟动脉则用手掌垂直按压穿刺处2~4小时，腹股沟静脉则按压1~2小时，再盐袋或沙袋加压包扎24小时，或直接使用血管压迫器止血则定期调解压迫力度并24小时后取下 □多饮水，肾功不全者连续3天静脉输入生理盐水1 000~1 500 ml □观察穿刺处有无出血、包块，双下肢肢端循环、感觉和功能等
皮肤护理	□压力性损伤风险（Braden量表）	□见第一章第二节"压力性损伤风险的评估及处理"
	□皮肤清洁、湿度	□潮湿性皮炎应采用处理 □皮肤干燥、脱皮屑者涂润肤霜，避开皮肤皲裂、伤口地方

续表

项目	评估	处理
伤口护理	□评估创面的大小、深度、气味、颜色，是否感染、坏疽等 □Wagner 分级	□有坏死组织则清创，据情况选择锐器清创、超声清创、负压清创或自溶性清创，若锐器或超声清创则先评估患者是否耐受，不耐受则应用止痛药或麻醉药后清创，清创后观察伤口出血情况并及时处理 □根据伤口合理选用敷料和换药频次 □伤口分泌物送分泌物培养和药敏检查，组织送病理检查，根据药敏结果合理使用抗生素，多重耐药感染者予接触隔离、消毒 □卧床休息时抬高双下肢，患肢避免受压，指导运动训练
创面负压吸引治疗护理	□创面密闭 □管道通畅 □压力调节 □引流液性质、量、颜色	□伤口处泡沫敷料鼓起或听到漏气声，则漏气，检查漏气地方，贴上 3M 透明敷贴 □指导患者及家属避免牵拉或折叠管道，管道脱落后消毒重新安置；避免引流物堵塞管道则每日用生理盐水冲洗管道 □负压：−150~−80 mmHg，评估患者耐受程度，若感觉伤口疼痛难忍，则调低负压；若无感觉则调高负压 □引流液呈鲜红色、量多立即通知医生处理；引流瓶/袋液体超过 2/3 后及时更换 □负压引流治疗 3~5 天，指导患者卧床休息，训练床上或床旁大、小便
营养管理	□进食情况 □白蛋白、血红蛋白、皮脂厚度	□初评≥3 分者：按要求频率使用 NRS2002 复评患者营养状况 □营养不良：进行饮食指导，创面愈合期可适当放宽血糖要求，加强营养，尤其蛋白质的摄入，可进食高蛋白的营养制剂，必要时请营养科会诊 □进食困难：静脉营养支持，必要时经鼻肠内营养

续表

项目	评估	处理
用药管理	□评估药物剂量、用法、用药时间是否准确 □观察用药不良反应	□严格间隔抗生素用药时间，详见药物说明书 □降糖药严格按照医嘱用药，避免发生高、低血糖 □降压药根据血压指导用药，做好防跌倒宣教 □使用抗凝药物注意消化道出血，注射部位皮下硬结、瘀斑等 □使用改善微循环的药物注意心功能、过敏、静脉炎 □使用强心、利尿药物，注意观察尿量、心功能改善情况
疼痛	□疼痛程度、性质、部位、持续时间 □情绪 □诱因	□见第一章第三节"疼痛的评估及处理"
跌倒管理	□跌倒/坠床风险	□见第一章第一节"跌倒风险的评估及处理"
血栓预防	□血栓风险评估（Caprini评估量表）	□见第一章第五节"静脉血栓风险的评估及处理"
心理护理	□患者及家属的情绪、依从性	□见第一章第九节"心理状况的评估及处理"

（三）出院或转科（见表 8-18）

表 8-18　糖尿病足患者出院及转科

项目	评估	处理
出院指导	□患者自我管理行为 □对健康知识的掌握程度 □出院准备度 □出院带药	□用药指导：指导正确用药和观察疗效及不良反应 □自我管理行为：饮食、运动、安全指导 □随访计划：随访时间、方式及内容 □发放出院证 □介绍出院结算流程 □护理文书归档
转科	□患者及家属转科意愿 □患者病情	□评估病情，填写转科交接单 □护理文书归档 □联系中央运输转运患者

（四）相关检查（见表 8-19）

表 8-19　糖尿病足患者相关检查

检查项目	检查时机	注意事项
踝肱指数	□入院后	□结果判断：正常值为 0.9~1.3；0.71~0.89 为轻度缺血；0.5~0.7 为中度缺血；<0.5 为重度缺血；>1.3 为血管钙化
经皮氧分压	□入院后或血管手术后复查创面微循环	□结果判断：正常值为≥40 mmHg；若经皮氧分压<30 mmHg 为周围血液供应不足；若经皮氧分压<20 mmHg，足溃疡几乎没有愈合的可能
足底压力测试	□入院后	□予足部压力增高处减压处理：个性化使用减压敷料、制作鞋或鞋垫
血管造影（DSA）	□严重下肢动脉血管病变时	□检查前做好知情同意并签字，做好检查前准备 □防止皮下血肿、假性动脉瘤的发生
10g 尼龙丝	□入院时	□周围神经病变筛查的主要方式，评估感觉减退的有效方法
振动感觉阈值（VPT）	□入院后	正常：VPT<15 V；临界：VPT 16~24 V，可疑周围神经病变；异常：VPT>25 V，可诊断周围神经病变
肌电图神经传导速度（NCV）	□入院后	□诊断周围神经病变的金标准（阳性：上肢神经 NCV<50 m/s，下肢神经 NCV<40 m/s，累及 3 支及 3 支以上神经）
分泌物、脓液、导管培养	□肺部感染伴管道皮肤周围分泌物异常者（分泌物增多、脓性分泌物等）	□创面分泌物拭子：将拭子插入病损深部并紧贴病损边缘处取样 □伤口脓液：用无菌生理盐水拭去表面分泌物再取 □导管标本：采用无菌剪刀剪下末端，对于 5~8 cm 的导管，从管尖到皮肤面 3~5 cm；对于 20 cm 以上的导管，用两个管分装两端约 3~5 cm

第五节　骨质疏松症的护理程序

一、名词定义

骨质疏松症是指一种以骨量低，骨组织微结构损坏，导致骨脆性增加，易发生骨折为特征的全身性骨病。

二、护理流程

（一）入院护理（见表8-20）

表8-20　骨质疏松症患者入院护理

项目	评估	处理
入院接待	□病情：有无骨折、呼吸急促、缺氧症状 □身高、体重 □人、证是否一致、齐全	□新发骨折：评估疼痛部位、程度，有无呼吸急促、明显气紧、无力等，通知责任护士和医生接诊，照顾患者 □人、证不一致：做好登记，要求患者尽快补齐资料
护理评估	□体温、血压、脉搏、呼吸频率	□脉搏≥120次/分：评估患者有无心悸等不适，休息后复测 □体温≥39℃：立即通知医生，进行降温处理 □血压≥160/100 mmHg：评估患者有无头痛、头昏、心悸等不适，立即卧床，休息后复测 □遵医嘱处理其他需要处理的异常情况
	□一般情况	□评估身高、体重、意识、沟通能力、活动能力、饮食、睡眠、大小便等一般情况
	□专科评估（疼痛、肢体活动、身高变矮，有无胸痛、气紧、乏力等）	异常：及时通知医生，执行医嘱，监测病情变化
	□自理能力（Barthel指数）	□见第一章第四节"自理能力的评估及处理"
	□心理状况	□见第一章第九节"心理状况的评估及处理"

续表

项目	评估		处理
	□疼痛		□见第一章第三节"疼痛的评估及处理"
	□跌倒风险（跌倒/坠床风险评估量表）		□见第一章第一节"跌倒风险的评估及处理"
	□营养状态（NRS2002）		□见第一章第七节"营养风险的筛查与处理"
	□简易躯体能力测试（SPPB）		□评分≤10分：宣教、沟通、留陪护，排除环境隐患，协助患者生活护理，加强巡视及交接班
	□握力测试		□男<26 kg，女<22 kg：提示上肢肌力不足，加强全身营养及上肢肌力训练
	选评	□压力性损伤风险（Braden 量表）	□见第一章第二节"压力性损伤风险的评估及处理"
		□血栓风险评估（Caprini 评估量表）	□见第一章第五节"静脉血栓风险的评估及处理"
宣教沟通	□病情、文化水平、知识接受程度和学习意愿、宣教时机		□病情危重或沟通困难（受年龄、语言、知识水平所限）的患者，宣教对象应以家属为主 □各类沟通单（如入院评估表、侵入性操作沟通表、高危评估项目沟通表）由患者本人或授权人签署
实验室检查（如血和尿电解质、肾功能和滤过率、维生素 D、甲状旁腺激素、骨代谢指标等）	□血管情况 □检查特殊要求		□抽血：根据检查要求做好患者指导，如空腹或进食、卧床或活动等；正确准备抽血管；按要求准时抽血；及时送检 □留取随机尿、晨尿，晨尿为晨起第一次尿液，选用清洁中段尿液，避免大量喝水稀释尿液，留取尿量 20~50 ml □24 小时尿标本：当天开始时第一次小便丢弃，从第二次小便开始留至 24 小时最后一次小便全装入指定有刻度的容器里混匀、测量，留样 20~50 ml，将小便总量登记至送检杯上，其余倒掉

续表

项目	评估	处理
影像学检查（如B超、CT、MRI、胸腰椎X线）	□能否耐受外出检查 □有无检查禁忌证	□不耐受或有禁忌证时，通知医生 □按需要准备氧气枕、心电监护，安置抗高压留置针，准备饮用水 □按要求指导患者禁食、憋尿
骨密度	□能否耐受外出检查	□造影检查、核医学检查后，至少3天后再行骨密度检查 □脊柱变形无法平卧者避免检查 □体内有金属植入物时不宜检查 □按需要准备氧气枕、心电监护等
骨扫描	□能否耐受外出检查 □有无检查禁忌证	□体内有金属植入物时不宜检查 □检查后大量饮水，促进造影剂排泄 □检查后有辐射，怀孕或备孕需求医护人员避免接触

（二）在院护理（见表8-21）

表8-21 骨质疏松症患者在院护理

项目	评估	处理
体温	□体温	□发热者，遵医嘱予以降温处理
营养管理	□进食情况 □白蛋白、血红蛋白、皮脂厚度	□见第一章第七节"营养风险的筛查与处理"
血压	□血压	□血压≥160/100 mmHg，遵医嘱使用降压药，监测血压；避免用力解大便及咳嗽；保持情绪稳定
疼痛	□疼痛程度、性质、部位、持续时间 □情绪 □诱因	□见第一章第三节"疼痛的评估及处理"

续表

项目	评估	处理
用药管理	□患者用药行为 □药物不良反应	□钙片：睡前口服，注意与某些药物、食物间隔开以免影响钙的吸收，观察消化道症状；同时补充维生素 D；长期补钙和维生素 D，定期复查维生素 D、肾功能和血钙水平 □阿仑膦酸钠（福善美）：空腹服用，保持上身直立，以 200~300 ml 白开水送服，服药后 30 分钟内保持上身直立，期间避免进食牛奶等食物或其他药物；有胃及十二指肠溃疡、反流性食管炎的患者慎用；导致食管排空延迟的食管疾病者、不能保持直立 30 分钟者、肌酐清除率小于 35 ml/min 者、孕妇及哺乳期妇女禁用；用药后观察有无发热、消化道症状等不良反应 □唑来膦酸注射液（密固达）：静脉滴注至少 15 分钟以上，药物使用前充分水化；肌酐清除率小于 35 ml/min 者、孕妇和哺乳期妇女禁用；低钙血症者慎用；观察患者有无发热、肌肉关节疼痛等流感样症状，按要求监测体温，评估疼痛
椎体成形术	□患者术前情况 □患者术后情况	□术前：沟通，知情同意并签字；心理指导、清洁皮肤、体位训练 □术后：平卧制动 2 小时；安置心电监护及低流量鼻塞吸氧 6 小时；观察伤口敷料、主诉等情况，预防骨水泥外漏、局部感染、发热等并发症发生；指导患者行相关的肢体康复训练
跌倒管理	□跌倒风险（跌倒/坠床风险评估）	□见第一章第一节"跌倒风险的评估及处理"
选评项目	□压力性损伤风险（Braden 量表）	□见第一章第二节"压力性损伤风险的评估及处理"
	□血栓风险评估（Caprini 评估量表）	□见第一章第五节"静脉血栓风险的评估及处理"
心理护理	□患者及家属的情绪、依从性	□见第一章第九节"心理状况的评估及处理"

（三）出院或转科（见表 8-22）

表 8-22 骨质疏松症患者出院或转科

项目	评估	处理
出院指导	□患者自我管理行为 □对健康知识的掌握程度 □出院准备度 □出院带药	□用药指导：指导正确用药和观察疗效及不良反应 □自我管理行为：饮食、运动、安全指导 □随访计划：随访时间、方式及内容 □发放出院证 □介绍出院结算流程 □护理文书归档
转科	□患者及家属转科意愿 □患者病情	□评估病情，填写转科交接单 □护理文书归档 □联系中央运输转运患者

（四）特殊检查（见表 8-23）

表 8-23 骨质疏松症患者特殊检查

检查项目	检查时机	注意事项
骨密度	□入院时	□造影检查、核医学检查至少 3 天后再行骨密度检查 □脊柱变形无法平卧者避免检查 □体内有金属植入物时不宜检查 □按需要准备氧气枕、心电监护等
骨扫描	□入院时，病情需要时	□体内有金属植入物时不宜检查 □检查后大量饮水，促进造影剂排泄 □检查后有辐射，怀孕或备孕需求医护人员避免接触
其他影像学检查（CT、MRI、胸腰椎 X 线）	□入院时	□不耐受或有禁忌证时，通知医生 □按需要准备氧气枕、心电监护，安置抗高压留置针，准备饮用水 □按要求指导患者禁食、憋尿
24 小时尿标本	□入院时	□当天开始时第一次小便丢弃，从第二次小便开始留至 24 小时最后一次小便全装入指定有刻度的容器里混匀、测量，留样 20~50ml，将小便总量登记至送检杯上，其余倒掉

第六节 手汗症的护理程序

一、名词定义

手汗症是指手部汗腺过度分泌汗液的一种疾病，外科手术方式为经胸交感神经烙断术。

二、护理流程

（一）入院护理及术前检查（见表 8-24）

表 8-24 手汗症患者入院护理及术前检查

项目	评估	处理
入院接待	□人、证是否一致、齐全 □知情同意书的签署 □身高、体重	□人、证不一致时，要求患者补齐资料，做好登记 □核实信息，佩戴腕带 □解释知情同意书的相关内容并指导患者或家属签署 □指导患者测量身高、体重并记录
护理评估	□体温、血压、脉搏、呼吸频率 □一般情况	□脉搏≥120 次/分，评估患者有无心悸等不适，休息后复测 □体温≥37.5℃、咳嗽、咳痰 □血压高于正常值，休息后复测，如仍高，报告医生处理 □按照护理入院评估单首页填写患者一般情况 □遵医嘱处理其他需要处理的异常情况
	□专科评估（手部多汗的发展时间及程度，加重的原因及是否伴有湿疹）	□询问及观察手部多汗的情况 □询问及观察是否存在其他部位多汗的情况 □询问及观察皮肤情况
	□自理能力（Barthel 指数）	□见第一章第四节"自理能力的评估及处理"

续表

项目	评估		处理
	□心理状况		□见第一章第九节"心理状况的评估及处理"
	□疼痛		□见第一章第三节"疼痛的评估及处理"
	选评	□压力性损伤（Braden量表）	□见第一章第二节"压力性损伤风险的评估及处理"
		□跌倒（跌倒坠床风险评估）	□见第一章第一节"跌倒风险的评估及处理"
		□血栓风险评估（Caprini 评估量表）	□见第一章第五节"静脉血栓风险的评估及处理"
宣教沟通	□患者知识水平、知识接受程度、宣教时机		□病情危重或沟通困难（受年龄、语言、知识水平所限）的患者，宣教对象应以家属为主 □各类沟通单（如入院评估表、侵入性操作沟通表、高危评估项目沟通表）由患者本人或授权人签署
	□入院集体宣教		□宣教内容：病房环境、医院科室相关规章制度、陪伴及探视制度、疾病相关知识、安全注意事项、检查相关注意事项等 □系统性呼吸训练操 □带领患者及家属了解病房陈设，如安全通道、标本柜、开水房的位置等
实验室检查（如血生化及血常规等）	□血管情况 □检查特殊要求		□抽血要求空腹时，询问患者禁食时间，提前做好患者宣教 □抽血前询问患者是否晕血，注意抽血环境安全

（二）在院护理

1. 术前一日（见表 8-25）

表 8-25　手汗症患者术前准备

项目	评估	处理
术前宣教	□术前集体宣教	□通知患者及家属术前一日参加手术前集体健康教育 □病情危重或沟通困难（受年龄、语言、知识水平所限）的患者，宣教对象应以家属为主 □宣教内容包括外科手术常规术前宣教内容及胸外科加速康复管理内容 □责任护士确认患者及家属是否知晓术前宣教内容
心理状况	□评估患者情绪，应对手术的反应	□主动关心患者及家属，完成心理护理，了解手术期望
睡眠	□评估患者睡眠情况	□见第一章第十节"睡眠质量的评估及处理" □主动关心患者，针对担心次日手术无法入睡患者，责任护士告知医生并下助眠药医嘱
双核查		□术前一天由医生、护理共同完成核查，检查手术标记，完成麻醉访视

2. 手术当日（见表 8-26）

表 8-26　手汗症患者术日护理

项目	评估	处理
建立静脉通道	□血管情况 □手术体位	□根据患者血管情况和手术体位要求，建立手术用静脉通道，留置针妥善固定，注意观察穿刺部位皮肤 □根据患者年龄及禁饮禁食情况做好补液管理
接入手术室	□做好交接管理	□做好交接管理（共同核对患者腕带及信息，交接病历、带入影像学资料及其他手术需要的物品） □填写手术转科交接记录单并放入病历夹 □在手术转科交接记录单上记录送入手术室时间并签字，然后写好护理记录

续表

项目	评估	处理
术后回病房	□做好交接管理 □妥善安置患者	□关注病员神志及全麻术后清醒程度,遵医嘱予安置心电监护、鼻塞吸氧 3 L/min,q1h 监测生命体征 □做好交接管理(共同核对患者腕带及信息,交接病历、影像学资料及其他物品,并交接术中发生的特殊情况或重点监测内容),交接皮肤、伤口及静脉通道情况 □遵医嘱术后用药,更换肝素帽及头皮针 □在麻醉/转科交接单或复苏室交接单上签字确认
术后健康宣教	□患者意识恢复程度 □家属的文化及理解程度	□未完全清醒的患者,宣教对象应以家属为主 □宣教内容包括:术后饮食、日常生活护理、体位与肢体功能锻炼、伤口的护理、镇痛的管理、术后观察要点及并发症预防等
护理评估	□体温、血压、脉搏、呼吸频率	□脉搏≥120 次/分,评估患者有无心悸等不适,通知医生,遵医嘱处理 □发热者,遵医嘱予以降温处理 □血压高于正常值,稍后复测,如仍高,报告医生处理 □遵医嘱处理其他需要处理的异常情况
	□专科评估(呼吸状态、伤口渗血情况、手汗改善程度等)	□观察呼吸状态,有无呼吸困难表现,若有,应通知医生及时排除气胸等并发症 □观察伤口有无渗血、渗液,若有,应及时通知医生并更换敷料 □观察胸部体征,有无皮下气肿等 □常规不安置引流管及导尿管,带胸腔引流管的患者应观察水封瓶内水柱波动情况及引流液性状、颜色、量;正常情况下手术当天引流液为鲜红色,之后血性液逐渐变浅、变清,术后每小时引流量>200 ml、颜色呈暗红色并伴有血凝块应及时通知医生处理 □是否有其他异常情况,及时通知医生,遵医嘱处理,监测病情变化
	□自理能力(Barthel 指数)	□见第一章第四节"自理能力的评估及处理"
	□疼痛	□见第一章第三节"疼痛的评估及处理"

续表

项目	评估		处理
	选评	□非计划拔管风险	□见第一章第六节"非计划拔管风险的评估及处理"
		□导尿管	□观察尿道口及分泌物 □导尿管按照导尿管护理常规进行，一般术后第一日可拔除导尿管，拔管后注意关注患者自行排尿情况
		□压力性损伤（Braden量表）	□见第一章第二节"压力性损伤风险的评估及处理"
		□跌倒(跌倒坠床风险评估)	□见第一章第一节"跌倒风险的评估及处理"
用药管理	□评估药物剂量、用法、用药时间是否准确 □观察用药不良反应		□遵医嘱合理用药，关注穿刺部位局部情况 □询问及评估患者有无用药不良反应
胃肠道症状	□评估恶心、呕吐程度		□遵医嘱对症处理，及时追踪复评，做好饮食指导 □呕吐严重不能进食者，通知医生，予以补液治疗
心理状况	□评估患者情绪，对治疗的积极性		□见第一章第九节"心理状况的评估及处理"
体位管理	□评估患者意识及配合程度		□清醒后半卧位休息，利于引流 □辅助拍背咳痰

（三）出院（术后第一日）（见表8-27）

表8-27　手汗症患者出院指导

项目	评估	处理
晨间护理	□生命体征 □呼吸情况 □伤口情况	□患者生命体征平稳，遵医嘱停用心电监护 □患者无呼吸困难及缺氧情况，遵医嘱停用氧气 □观察伤口有无渗血、渗液，伤口周围有无皮下气肿

续表

项目	评估	处理
术后复查	□胸片情况 □手汗改善情况及常见并发症	□复查胸片，评估肺复张情况，如有胸腔积液积气或肺不张，及时通知医生，暂缓出院 □了解手汗改善情况及有无手掌干燥，代偿性出汗的情况并解释相关原因 □关注有无出血、气胸、霍纳综合征等严重并发症
出院手续	□出院指征	□术后复查无异常，当日出院，完善出院病历书写
出院指导	□患者自我管理知识水平 □对健康指导的掌握程度 □出院准备度	□行床旁出院指导，包括康复锻炼、伤口管理、饮食宣教等，发放出院宣教单 □介绍院外异常情况就诊流程 □术后1月门诊复查 □发放出院证 □介绍出院结算流程 □告知病员填写住院满意度调查表
伤口管理	□患者住址远近及回医院换药的意愿	□可吸收缝线告知患者定时换药不用拆线 □术后患者换药拆线可至医院胸外科门诊随访 □回住处当地换药：告知拆线及换药日期

第九章

泌尿系统常见疾病护理程序

第一节　肾穿刺活体组织检查的护理程序

一、名词定义

肾穿刺活体组织检查（简称"肾穿"）是指在 B 超引导下用穿刺针刺入机体的肾脏，取出少量肾组织，进行病理学分析，是肾脏病病理诊断的唯一方法。

二、护理流程

（一）入院护理（见表 9-1）

表 9-1　肾穿患者入院护理

项目	评估	处理
入院接待	□接待患者 □人、证是否一致、齐全	□通知责任护士对患者进行护理评估 □人、证不一致时，要求患者及其家属补齐资料，做好登记

续表

项目	评估		处理
护理评估	□体温、血压、脉搏、呼吸频率		□脉搏≥120 次/分，评估患者有无心悸等不适，休息后复测 □体温≥39℃，通知医生，立即降温处理 □遵医嘱处理其他需要处理的异常情况
	□一般情况		□评估身高、体重、意识、沟通能力、活动能力、饮食、睡眠、大小便等一般情况
	□专科评估（肾功能、血常规、凝血功能、尿常规、24 小时尿蛋白定量、泌尿系彩超）		如有异常，及时通知医生，遵医嘱处理，监测病情变化
	□自理能力（Barthel 指数）		□见第一章第四节"自理能力的评估及处理"
	□心理状况		□见第一章第九节"心理状况的评估及处理"
	□营养评估		□见第一章第七节"营养风险的筛查与处理"
	□疼痛		□见第一章第三节"疼痛的评估及处理"
	选评	□压力性损伤（Braden 量表）	□见第一章第二节"压力性损伤风险的评估及处理"
		□跌倒（跌倒坠床风险评估）	□见第一章第一节"跌倒风险的评估及处理"
		□非计划拔管风险	□见第一章第六节"非计划拔管风险的评估及处理"
		□血栓风险评估（Caprini 评估量表）	□见第一章第五节"静脉血栓风险的评估及处理"
入院宣教沟通	□患者知识水平、知识接受程度、宣教时机		□病情危重或沟通困难（受年龄、语言、知识水平所限）的患者，宣教对象应以家属为主 □各类沟通单（如入院评估表、侵入性操作沟通表、高危评估项目沟通表）由患者本人或授权人签署 □向患者介绍肾穿相关知识

续表

项目	评估	处理
根据医嘱实验室检查(如输血前全套、血常规、尿常规、24 小时尿蛋白定量、凝血常规)	□血管情况 □检查特殊要求	□抽血要求空腹时，询问患者禁食时间，提前做好患者宣教 □抽血前询问患者是否晕血，注意抽血环境安全 □留取随机尿、晨尿，晨尿为晨起第一次尿液，选用清洁中段尿液，避免大量喝水稀释尿液，留取尿量 20~50 ml □24 小时尿蛋白定量：早上 7：00，晨起排掉第一次小便，并开始计量，把 24 小时所排出的尿液全部贮存在一容器内（包括第二天早上 7：00 排出的小便），摇匀后取 20~50 ml 送检，总量标记至小便杯上

（二）在院护理（见表 9-2）

表 9-2　肾穿患者在院护理

项目	评估		处理
术前宣教及准备	□患者知识水平、知识接受程度、宣教时机 □患者准备是否到位		□肾穿前行系统的术前宣教 □如患者知识接受程度有限，宣教主要对象为家属 □责任护士检查患者准备情况，指导患者正确掌握憋气，俯卧，床上大、小便的方法
术后护理	24 小时内	护理、观察要点	□肾穿术后返回病房，通知主管医生，安置床旁心电监护 24 小时，监测患者生命体征 □观察穿刺处敷料，局部盐袋压迫 6 小时 □术后观察小便颜色、性状 □指导患者绝对卧床休息 24 小时 □避免进食产气的食物
	24 小时后	□休息与活动	□术后 24 小时患者未解血尿、无腰腹部疼痛等异常情况，可下床活动，逐步恢复正常活动 □避免剧烈活动，腰部用力
术后护理评估	□疼痛		□见第一章第三节"疼痛的评估及处理"
	□自理能力		□见第一章第四节"自理能力的评估及处理"

续表

项目	评估	处理
术后异常情况处理	□肉眼血尿 □排尿困难 □肾周血肿 □严重出血	□如患者出现肉眼血尿，立即指导患者严格卧床休息，同时通知主管医生，遵医嘱使用止血药，安排相关检查，并做好护理记录 □患者排尿困难，先安抚患者，采用诱导排尿方式，如无效，通知主管医生，沟通后遵医嘱进行导尿 □如患者出现腰部胀痛明显，立即指导患者严格卧床休息，同时通知主管医生，安排 B 超检查确诊，协助医生进行处理，如输入止血药等 □如患者出现严重出血，立即指导患者绝对卧床休息，遵医嘱给予鼻氧管吸氧，建立静脉通路，予以补液、止血、输血治疗，密切观察病情变化
用药的管理	□准确按医嘱用药 □观察药物不良反应	□激素类药物按时按量服用，使用药物期间要清淡，减少胃肠道刺激，注意预防感染 □在使用环磷酰胺当日多饮水，减少出血性膀胱炎的发生，监测血常规等 □他克莫司：主要不良反应有血糖升高、高血压、肾毒性等，所以在用药期间需要密切监测血药浓度、肾功能和血糖 □吗替麦考酚酯（骁悉）：主要不良反应是感染、胃肠道反应、骨髓抑制和肝损害，在用药期间应密切监测血常规、肝功能 □环孢素：主要不良反应是肾毒性、肝毒性、胃肠道反应，在使用药物期间要监测肝、肾功能，监测环孢素血药浓度
心理状况	□评估患者情绪，对治疗的积极性	□见第一章第九节"心理状况的评估及处理"

（三）出院/转院/转科（见表9-3）

表9-3　肾穿患者出院/转院/转科

项目	评估	处理
出院指导	□患者自我管理知识水平 □对健康指导的掌握程度 □出院准备度 □出院带药 □知晓肾穿结果	□药物管理（认识药物、准时准量、漏服或多服处理） □自我管理（监测内容及方法，自我监测日记，预防感染） □门诊随访计划（随访时间、方式及内容） □介绍院外异常情况就诊流程 □发放出院证 □介绍出院结算流程 □若收到肾穿报告的患者，告知其拿取报告的方式方法
转科	□患者及家属转科意愿 □患者病情	□护理文书的转科交接单 □根据患者病情选择转科方式

第二节　拟建立动静脉内瘘的慢性肾衰竭的护理程序

一、名词定义

动静脉内瘘是维持性血液透析患者最常见的血液通路。经外科手术将表浅毗邻的动静脉作直接吻合，使静脉血管血流量增加、管壁动脉化，形成皮下动静脉内瘘。常用的血管有桡动脉与头静脉、肘静脉与肱动脉等。

二、护理流程

（一）入院护理（见表 9-4）

表 9-4　拟建立动静脉内瘘的慢性肾衰竭患者入院护理

项目	评估	处理
入院接待	□办公室护士接待入院 □人、证是否一致、齐全	□通知责任护士、主管医生 □人、证不一致时，要求患者补齐资料，做好登记
护理评估	□体温、血压、脉搏、呼吸频率	□脉搏≥120 次/分，评估患者有无心悸等不适，休息后复测 □血压≥180/110 mmHg，评估患者有无头晕、头痛等不适，休息后复测，通知医生处理 □体温≥39℃，通知医生，立即降温处理 □遵医嘱处理其他需要处理的异常情况
	□一般情况	□评估身高、体重、意识、沟通能力、活动能力、饮食、睡眠、大小便等一般情况
	□专科评估（神志，病史及服药情况，带入血管通路情况，血液透析情况，肝、肾功能，血常规，输血全套，凝血常规，尿常规，血管彩超等）	如有异常，及时通知医生，遵医嘱处理，监测病情变化
	□自理能力（Barthel 指数）	□见第一章第四节"自理能力的评估及处理"
	□心理状况	□见第一章第九节"心理状况的评估及处理"
	□疼痛	□见第一章第三节"疼痛的评估及处理"
	选评 □压力性损伤（Braden 量表）	□见第一章第二节"压力性损伤风险的评估及处理"
	□跌倒（跌倒/坠床风险评估）	□见第一章第一节"跌倒风险的评估及处理"

续表

项目	评估		处理
		□营养评估	□见第一章第七节"营养风险的筛查与处理"
		□非计划拔管风险	□见第一章第六节"非计划拔管风险的评估及处理"
		□血栓风险评估（Caprini风险评估量表）	□见第一章第五节"静脉血栓风险的评估及处理"
宣教沟通	□患者知识水平、知识接受程度、宣教时机		□病情危重或沟通困难（受年龄、语言、知识水平所限）的患者，宣教对象应以家属为主 □各类沟通单（如入院评估表、侵入性操作沟通表、高危评估项目沟通表）由患者本人或授权人签署
实验室检查（如血常规、生化、尿常规）	□血管情况 □检查特殊要求		□抽血要求空腹时，询问患者禁食时间，提前做好患者宣教 □抽血前询问患者是否晕血，注意抽血环境安全 □血管情况极差者，可考虑留置CVC或PICC □留取随机尿、晨尿，晨尿为晨起第一次尿液，选用清洁中段尿液，避免大量喝水稀释尿液，留取尿量20~50ml
影像学检查（如彩超）	□评估病情是否能够耐受外出检查		□不耐受时，通知医生 □特殊检查如有禁食、憋尿等要求，提前告知患者准备

（二）在院护理（见表 9-5）

表 9-5　拟建立动静脉内瘘的慢性肾衰竭患者在院护理

项目	评估	处理
体温	□体温	□发热者，告知医生，遵医嘱予以降温处理
血压	□血压，遵医嘱	□收缩压>170 mmHg，遵医嘱口服降压药或静脉用药降压，每2小时复测至医嘱控制范围 □血压>180/110 mmHg，遵医嘱静脉使用降压药，微泵泵入，遵医嘱安置心电监护，监测血压变化

续表

项目	评估	处理
术前护理	□术前评估 □术前教育 □术前准备	□评估患者文化程度、认知功能、精神状态、情感状态、独立生活能力及血管通路功能 □向患者说明造瘘的目的、意义以及该手术对治疗有何帮助，消除患者焦虑不安、紧张恐惧的心理 □术前保护手术侧手臂血管，避免在该侧手臂静脉穿刺 □术前用肥皂水彻底清洁造瘘侧手臂，并剪短指甲 □术前不宜使用抗凝剂，以防术中或术后出血 □术晨更换病员服，佩戴腕带，不携带及佩戴金属等其他物品 □在非手术侧肢体建立静脉通道
术后护理	□术后护理、观察要点	□平卧位或半卧位，将内瘘侧肢体抬高至水平以上30°，以利于静脉回流，减少手臂肿胀 □心累、气紧者取半卧位或端坐位，吸氧，及时通知医生处理 □生命体征的变化以及有无胸闷、心悸等症状 □内瘘侧肢体有无麻木、发冷、疼痛 □吻合口处有无血肿、渗血：若发现渗血明显或手臂疼痛难忍，及时通知医生处理 □检查内瘘血管是否通畅：触摸内瘘有无震颤、听有无血管杂音，如无震颤和血管杂音，及时通知医生处理，但应先排除是否局部敷料包扎过紧，以致吻合口及静脉受压所致的原因 □术后3天常规更换敷料，严格执行无菌操作，包扎时敷料不宜过多、过紧，以能触摸到震颤为准
	□健康宣教	□禁止在造瘘侧手臂测血压、静脉注射、输液、抽血 □保持内瘘侧手臂和敷料的清洁、干燥，以防感染 □防止造瘘侧手臂受压：衣袖要宽松，睡眠时避免侧卧压迫造瘘侧手臂，造瘘侧手臂不能持重物、不佩戴过紧饰物 □教会患者自行判断内瘘是否通畅：每日触摸评估有无震颤3次以上

续表

项目	评估	处理
	□功能锻炼	□术后 1 天：活动手指（伤口无出血、疼痛） □术后 3 天：握拳锻炼，每天 3~4 次，每次 10~15 分钟 □术后 1 周：握力球练习，每天 3~4 次，每次 10~15 分钟 □术后 2 周：可在上臂捆扎止血带或血压表袖套，术侧手做握拳或握球锻炼，每次 1~2 分钟，每天可重复 10~20 次
	□疼痛管理	□见第一章第三节"疼痛的评估及处理"
营养管理	□进食情况 □白蛋白、血红蛋白、皮脂厚度	□营养状况差（消瘦、进食量减少、持续高热等情况）的患者应评估营养评分（NRS2002） □营养不良者进行饮食指导，必要时进行营养科会诊 □进食困难者，静脉营养支持
用药管理	□评估药物剂量、用法、用药时间是否准确 □观察用药不良反应	□促红细胞生成素使用：1 万单位每周一次（血红蛋白>90g/L），严重贫血者每周两次（血红蛋白<90g/L），并注意检测血红蛋白情况，观察皮下注射处皮肤情况，避免在同一部位连续注射 □降肌酐、尿素药物使用：注意与其他药物分开服用，以免减弱其他药效 □铁剂使用：两餐之间服用 □降糖药应监测血糖，根据血糖指导用药，并积极预防低血糖 □降压药根据血压指导用药，做好防跌倒宣教
皮肤管理	评估皮肤清洁、湿度状况，有无压力性损伤或潮湿性皮炎	□见第一章第二节"压力性损伤风险的评估及处理"
跌倒预防管理	□评估跌倒风险	□见第一章第一节"跌倒风险的评估及处理"
血栓预防	□评估高危因素	□见第一章第五节"静脉血栓风险的评估及处理"

续表

项目	评估	处理
心理状况	□评估患者情绪，对治疗的积极性	□见第一章第九节"心理状况的评估及处理"

（三）出院/转院/转科（见表9-6）

表9-6 拟建立动静脉内瘘的慢性肾衰竭患者出院/转院/转科

项目	评估	处理
出院指导	□患者自我管理知识水平 □对健康指导的掌握程度 □出院准备度 □出院带药	□药物管理（认识药物、准时准量、漏服或多服处理） □自我管理（监测内容及方法，自我监测日记） □门诊随访计划（随访时间、方式及内容） □介绍院外异常情况就诊流程 □发放出院证 □介绍出院结算流程
转科	□患者及家属转科意愿 □患者病情	□护理文书的转科交接单
转院	□患者病情稳定性 □患者转院需求	□做好出院指导（如上） □协助家属联系转院车辆

（四）特殊检查（见表9-7）

表9-7 拟建立动静脉内瘘的慢性肾衰竭患者特殊检查

检查项目	检查时机	注意事项
内瘘血管彩超检查	入院后、手术前	局部血管彩超标记定位，标记桡动脉、头静脉
	手术后	内瘘血管处血流情况

第十章
生殖系统常见疾病护理程序

第一节 良性前列腺增生的护理程序

一、名词定义

良性前列腺增生（BPH）是指可能由老年男性性激素的变化、生长因子的作用、前列腺间质—上皮相互作用紊乱、前列腺腺体内细胞增殖与凋亡平衡失调等因素引起解剖学上的前列腺增大、组织学上的前列腺间质和腺体成分的增生、尿流动力学上的膀胱出口梗阻和以下尿路症状为主的临床症状。

二、护理流程

（一）入院护理及术前检查（见表 10-1）

表 10-1 良性前列腺增生患者入院护理及术前检查

项目	评估	处理
入院接待	□人、证是否一致、齐全	□核实信息，确认床位，佩戴腕带 □人、证不一致时，要求患者补齐资料，做好登记

续表

项目	评估		措施
护理评估	□神志、意识、配合程度		□评估患者神志情况及意识状态 □了解患者知识水平、知识接受程度，选择个体化的评估及宣教时机
	□一般情况（体温、血压、脉搏、呼吸频率、用药史及过敏史）		□脉搏≥100次/分，评估患者有无心慌、头晕、面色苍白等不适，休息后复测 □体温≥38.5℃，通知医生，及时处理 □血压高于正常值，休息后复测，如仍高，报告医生处理 □有药物过敏史患者做好宣教、沟通、标识 □遵医嘱处理其他需要处理的异常情况
	□专科评估(膀胱刺激症状：尿频、尿急、夜尿及急迫性尿失禁；梗阻症状：排尿困难、尿线变细、排尿无力、间断性排尿、尿潴留等；其他症状) □体征：耻骨上区叩诊了解膀胱充盈情况；直肠指诊了解前列腺增生情况		□采用国际前列腺症状评分表（IPSS）判断 BPH 患者症状严重程度以及患者膀胱刺激症状、梗阻症状、体征等情况，及时通知医生，积极处理 □积极做好入院宣教及术前检查准备 □做好患者和家属的心理护理
	□自理能力（Barthel 指数）		□见第一章第四节"自理能力的评估及处理"
	□心理状况		□见第一章第九节"心理状况的评估及处理"
	□疼痛		□见第一章第三节"疼痛的评估及处理"
	选评	□压力性损伤（Braden 量表）	□见第一章第二节"压力性损伤风险的评估及处理"
		□跌倒（跌倒/坠床风险评估）	□见第一章第一节"跌倒风险的评估及处理"
		□营养评估	□见第一章第七节"营养风险的筛查与处理"
		□非计划拔管（带入管道患者）	□见第一章第六节"非计划拔管风险的评估及处理"

续表

项目	评估	措施
	□血栓风险评估（Caprini评估量表）	□见第一章第五节"静脉血栓风险的评估及处理"
宣教沟通	□患者知识水平、知识接受程度、宣教时机	□病情危重或沟通困难（受年龄、语言、知识水平所限）的患者，宣教对象应以家属为主 □各类沟通单（如入院评估表、侵入性操作沟通表、高危评估项目沟通表）由患者本人或授权人签署 □宣教内容：病房环境、医院科室相关规章制度、陪伴及探视制度、疾病相关知识、术前注意事项、检查相关注意事项、医保相关流程并发放相关资料
实验室检查（如生化、血常规、血清PSA、尿常规）	□血管情况 □检查特殊要求	□抽血要求空腹时，询问患者禁食时间，提前做好患者宣教 □抽血前询问患者是否晕血，注意抽血环境安全 □血清PSA需在肛诊后7~10天测定，提前做好患者宣教 □血管情况极差者，可考虑留置CVC或PICC □留取随机尿、晨尿，选用清洁中段尿液，留取尿量30~50 ml
辅助检查（如泌尿系B超、尿流率检查、尿道膀胱镜检查、静脉尿路造影、CT和MRI、尿道造影检查）	□病情是否能够耐受外出检查 □准备特殊检查用药	□外出检查的用物准备（氧气枕、心电监护、用药准备等） □不耐受时，通知医生 □增强CT时，准备抗高压留置针 □特殊检查如有禁食、憋尿等要求，提前告知患者准备

续表

项目	评估	措施
功能锻炼	□患者知识水平、知识接受程度、锻炼时机	□适应性训练：术中体位训练 □有效深呼吸、咳嗽、咳痰训练 □盆底功能锻炼 □床上排便训练 □发放相关资料

（二）术前准备（见表10-2）

表10-2 良性前列腺增生患者术前准备

项目	评估	处理
术前宣教沟通	□患者知识水平、知识接受程度、宣教时机	□病情危重或沟通困难（受年龄、语言、知识水平所限）的患者，宣教对象应以家属为主 □各类沟通单（如术前宣教确认）由患者本人或授权人签署 □宣教内容包括：禁食禁饮时间、术晨穿病员服、女性长头发的处理、指/趾甲的处理、糖尿病/高血压患者的服药要求、装饰品及义齿的管理等
肠道准备	□评估患者排便情况及排便习惯	□术前晚12点后禁食、禁饮 □若有糖尿病等基础疾病，可缩短禁饮、禁食时间
术中用药准备	□评估患者用药史、药物过敏史、家族史	□做好抗生素药物过敏试验，预防用药发生过敏反应 □为术中及术后抗生素使用做好准备，预防术后感染
心理状况	□评估患者情绪，应对手术的反应	□主动关心患者及家属，积极讲解手术方式及治疗情况，打消患者及家属顾虑 □对于担心手术治疗及预后的患者，及时发现异常情绪，评估心理状况，必要时请心理卫生中心会诊
睡眠	□评估患者睡眠情况及焦虑情绪	□见第一章第十节"睡眠质量的评估及处理"
双核查	□确定手术方式、手术部位、术中用药	□术前一天由医生完成，护理核查，检查手术标记

续表

项目	评估	处理
填写手术交接单	□为手术交接做好准备	□核查手术交接单手术时间、手术方式、术中带药、有无静脉通道、皮肤情况、活动情况、其他情况是否完善

（三）手术当日（见表 10-3）

表 10-3　良性前列腺增生患者术日护理

项目	评估	处理
患者准备	□生命体征 □病员服、装饰品、义齿 □心理状况 □糖尿病/高血压用药情况	□监测生命体征，评估患者用药情况，及时发现异常，积极处理 □做好迎接手术的生理、心理准备
建立静脉通道	□血管情况	□留置针妥善固定，保持通畅，注意观察穿刺部位皮肤及血管情况 □做好补液管理
接入手术室	□有无带药 □做好交接管理	□做好交接管理（共同核对患者腕带及信息，交接病历、带入手术室药物、影像学资料及其他手术需要的物品） □准备好带入药品及手术及转科交接记录单 □在手术及转科交接记录单上记录入手术室时间并签字，并写好护理记录
术后回病房	□做好交接管理	□遵医嘱予安置心电监护、吸氧，妥善固定各种管道 □做好交接管理（共同核对患者腕带及信息，交接病历、带入手术室的剩余药物、影像学资料及其他物品，并交代术中发生的特殊情况或重点监测内容、术后病情变化及管道的护理） □书写护理记录（包括执行医嘱、体温单、护理记录、各项风险评估、交接签字等）

续表

项目	评估	处理
术日宣教	□患者意识恢复程度	□未完全清醒的患者，宣教对象应以家属为主 □宣教内容包括：术后饮食/水时间、活动方式、防止保留导尿管脱落、注意患者有无腹胀及腹痛、有膀胱冲洗者注意观察冲洗是否通畅及其他术后观察要点及并发症预防等
护理评估	□体温、血压、脉搏、呼吸频率及 SpO_2	□脉搏≥100 次/分，评估患者有无心慌、出汗、头晕、面色苍白等不适，通知医生，遵医嘱处理 □发热者，告知医生，遵医嘱予以降温处理 □血压高于或低于正常值，稍后复测，如仍高或低，报告医生处理 □若患者 SpO_2<90%，呼吸急促，嘴唇发绀，通知医生，及时调整吸氧方式及吸氧流量，改善症状，同时行动脉血气检查，必要时呼吸机辅助呼吸 □吸氧依从性低者，做好宣教沟通，指导患者有效深呼吸 □遵医嘱处理其他需要处理的异常情况
	□专科评估（保留三腔导尿管、持续膀胱冲洗管、尿量、腹部体征、血栓等）	□观察膀胱冲洗滴速、温度、高度以及是否通畅，冲出液颜色、性状、量 □观察腹部体征：有无腹胀、腹痛，三腔导尿管是否堵管，膀胱痉挛及时处理并做好相关护理记录 □观察患者有无烦躁不安、恶心、呕吐、抽搐、痉挛、昏睡等 TUR 综合征症状 □观察患者有无肺栓塞及静脉血栓的症状及体征，如有无胸痛、呼吸困难、呛咳，下肢周径、颜色、皮温等，若有异常，及时处理 □是否有其他异常情况，及时通知医生，监测病情变化
	□自理能力（Barthel 指数）	□见第一章第四节"自理能力的评估及处理"
	□疼痛	□见第一章第三节"疼痛的评估及处理"

续表

项目	评估		处理
	选评	□非计划拔管风险	□见第一章第六节"非计划拔管风险的评估及处理"
		□血栓风险	□见第一章第五节"静脉血栓风险的评估及处理"
		□压力性损伤（Braden 量表）	□见第一章第二节"压力性损伤风险的评估及处理"
		□跌倒（跌倒/坠床风险评估）	□见第一章第一节"跌倒风险的评估及处理"
用药管理	□评估药物剂量、用法、用药时间是否准确 □观察用药不良反应		□严格间隔抗生素用药时间，注意用药不良反应，详见药物说明书 □关注留置针处有无渗血、渗液、红肿，查看有无液体外渗或静脉炎现象 □注意维持水、电解质及酸碱平衡，预防酸碱平衡紊乱 □降压药根据血压指导用药，做好防跌倒宣教 □降糖药物根据血糖指导用药，预防低血糖及高血糖发生 □需雾化时，半卧位，平静呼吸即可
营养管理	□胃肠道功能恢复情况 □白蛋白、血红蛋白、皮褶厚度		□根据胃肠道功能恢复情况及术前营养评分（NRS2002）进行营养补给，选择合理的营养方式 □营养状况差（消瘦、出血多、白蛋白低、持续高热等情况）的患者应再次评估营养评分（NRS2002） □营养不良者请营养科会诊，提供个体化的营养治疗
胃肠道症状	□评估恶心、呕吐程度		□遵医嘱对症处理，及时追踪复评，做好饮食指导 □呕吐严重不能缓解者，通知医生，及时缓解症状

续表

项目	评估	处理
心理状况	□评估患者情绪	□见第一章第九节"心理状况的评估及处理" □主动关心患者及家属，积极解答患者及家属的各项疑问 □对于治疗效果不佳及接受程度低的患者，及时发现异常情绪，必要时请心理卫生中心会诊
体位管理	□评估患者意识及配合程度	□全麻清醒后由平卧位逐渐转变为自主卧位休息 □协助患者床上解便 □协助拍背、咳痰、深呼吸
活动管理	□评估患者活动情况及配合程度	□未完全清醒的患者，密切观察患者肢体活动及有无躁动等 □完全清醒的患者，指导患者肢体活动过渡至全身活动

（四）术后第一日至出院前（见表 10-4）

表 10-4　良性前列腺增生患者术后护理

项目	评估	处理
宣教沟通	□患者知识水平、知识接受程度、宣教时机	□病情危重或沟通困难（受年龄、语言、知识水平所限）的患者，宣教对象应以家属为主 □各类高危风险沟通单由患者本人或授权人签署 □宣教内容包括活动管理、饮食管理、导尿管管理、功能锻炼、预防出血及便秘、呼吸功能锻炼等
饮食指导	□患者腹部体征及胃肠道功能恢复情况	□术后 6 小时可正常进食 □饮食由半流质饮食逐渐过渡至普通饮食
管道管理	□三腔导尿管及膀胱冲洗	□未停止膀胱冲洗患者，继续观察膀胱冲洗滴速、温度、高度以及是否通畅，冲出液颜色、性状、量 □观察腹部体征：有无腹胀、腹痛，三腔导尿管是否堵管，膀胱痉挛及时处理并做好相关护理记录 □已停止膀胱冲洗患者，密切观察保留三腔导尿管引流小便颜色、性状及量，评估患者术后出血情况 □观察尿道口及分泌物，保持会阴部清洁干燥，导尿管按照导尿管护理常规进行，一般术后视情况拔除导尿管，拔管后关注患者自行排尿情况，及时处理

续表

项目	评估	处理
疼痛管理	□疼痛	□见第一章第三节"疼痛的评估及处理"
皮肤管理	□患者皮肤清洁、湿度状况，有无压力性损伤或潮湿性皮炎	□见第一章第二节"压力性损伤风险的评估及处理"
活动指导	□患者活动能力 □患者配合程度	□鼓励患者有效深呼吸、咳嗽、咳痰 □指导患者肢体活动及尽早下床活动，预防血栓形成 □由疼痛而限制活动者，及时应用止痛药物，促进患者活动，利于恢复
并发症	□出血	□严密观察膀胱冲洗及保留导尿管引流液颜色及是否通畅，冲洗液颜色应由淡红色逐渐转变为黄色 □若膀胱冲洗管或三腔导尿管持续有新鲜血液流出或伴有大量血凝块、引流不通畅等，应及时通知医生，积极处理 □保守治疗：患者多饮水，使用止血药，牵拉导尿管压迫止血，血凝块堵塞者及时床旁抽吸或更换三腔导尿管，保持引流通畅 □静脉补充液体或输血治疗 □保守治疗无效应及时行再次手术
	□尿路感染	□观察患者体温变化、会阴部有无疼痛、血象及尿培养结果 □遵医嘱应用抗生素治疗，做好用药管理 □保持会阴部清洁，按导尿管护理常规进行护理 □严格无菌操作更换引流袋 □多饮水，保持每日尿量在 2 000 ml 以上
	□膀胱痉挛	□观察患者有无尿意频发，尿道及耻骨上区疼痛，冲洗管有无一过性受阻，膀胱内液体有无反流至冲洗管或从导尿管周围流出 □评估患者疼痛程度，遵医嘱及时给予止痛药或解痉药 □调整导尿管气囊位置及牵拉强度和气囊内液体量 □及时解除堵管状态

续表

项目	评估	处理
	□TUR 综合征	□观察患者有无烦躁不安、昏睡、恶心、呕吐、抽搐、痉挛、肺水肿、脑水肿、心力衰竭等症状 □及时补充水电解质液 □若出现上述症状立即减慢输液速度，给予脱水剂和利尿药并对症处理
	□尿失禁	□观察患者拔除导尿管后有无尿液不自主流出症状 □指导患者进行盆底功能锻炼 □必要时采用药物治疗
	□穿孔与尿外渗	□观察患者有无尿量减少、下腹胀痛、腹部胀满，若有异常，通知医生，积极处理 □降低冲洗速度，改为低压膀胱冲洗或暂停膀胱冲洗 □局部引流，必要时行手术修补
心理状况	□患者情绪 □心理状况	□见第一章第九节"心理状况的评估及处理"

（五）特殊检查（见表 10-5）

表 10-5 良性前列腺增生患者特殊检查

检查项目		检查时机	注意事项
实验室检查	血培养	□患者体温≥39℃或寒战过程中	□培养瓶瓶盖需要消毒，单瓶成人抽血量＞10 ml，必要时同时抽两处不同部位的血培养，并在培养瓶上备注部位（如左上肢、右下肢），血培养时间一般为 5 天
	痰培养	□入院时，反复咳痰病因却未明确时	□采集标本前，刷牙，取出义齿，清水漱口 3 次，嘱患者用力咳嗽，多次标本不要混入同一容器，咳痰困难者，可用灭菌用水雾化帮助排痰
	尿常规	□入院时，怀疑尿路感染者	□留取随机尿、晨尿，晨尿为晨起第一次尿液，选用清洁中段尿液，避免大量喝水稀释尿液，留取尿量 20~50 ml

续表

检查项目		检查时机	注意事项
	血常规	□入院时，手术后，怀疑出血者	□采集标本时避免在动静脉瘘、补液肢体抽取，以免影响采血结果
	生化	□入院时，手术后，怀疑肝、肾功能受损者	□采集标本时避免在动静脉瘘、补液肢体抽取，以免影响采血结果
	分泌物、脓液、导管培养	□管道分泌物异常者（分泌物增多、脓性分泌物等）	□创面分泌物拭子：将拭子插入病损深部并紧贴病损边缘处取样 □伤口脓液：用无菌生理盐水拭去表面分泌物再取
病情检查		□入院时，病情需要时	□直肠指检、血清 PSA、泌尿系 B 超、尿流率检查、尿道膀胱镜检查、静脉尿路造影、CT 和 MRI、尿道造影检查

（六）出院指导（见表 10-6）

表 10-6　良性前列腺增生患者出院指导

项目	评估	处理
盆底功能锻炼	□患者知识水平、知识接受程度	□选择个体化的指导方式 □提供有效的锻炼方法 □练习提肛运动，每天 10 次，每次持续 10 秒
健康管理	□饮食与饮水	□加强营养，多饮水，勤排尿，保持每日尿量在 1 500 ml 以上，多吃蔬菜、水果，戒烟、酒，保持大便通畅
	□活动	□3 个月内避免久坐或憋尿，避免骑脚踏车或摩托车，避免温水坐浴，避免剧烈活动，增强机体抵抗力
	□出血的观察	□若出现轻微血尿，多饮水，保证足够的尿量达到内冲洗；若出血多、大量血块、排尿困难时需到医院及时处理
	□日常生活	□若出现排尿困难，及时到医院就诊，定期进行扩张；TURP 术后 1 月、开放术后 2 月逐渐恢复性生活

续表

项目	评估	处理
出院指导	□患者自我管理知识水平 □对健康指导的掌握程度 □出院准备度 □出院带药	□做好盆底功能锻炼及健康管理 □药物管理（认识药物、准时准量、漏服或多服处理） □门诊随访计划（随访时间、方式及内容） □功能锻炼计划（康复老师制订） □院外异常情况就诊流程介绍 □发放出院证，讲解出院健康指导 □出院结算流程介绍

第二节　乳管内乳头状瘤的护理程序

一、名词定义

乳管内乳头状瘤是指发生在大乳管近乳头的壶腹部肿瘤，瘤体很小，带蒂且有绒毛，因有很多薄壁的血管，故易出血。乳管内乳头状瘤一般属良性，但恶变率为 6%~8%，尤其对起源于小乳管的乳头状瘤应警惕恶变的可能。

二、护理流程

（一）入院护理（见表 10-7）

表 10-7　乳管内乳头状瘤患者入院护理

项目	评估	处理
入院接待	□责任护士采集病史，行入院宣教 □人、证是否一致、齐全	□若患者未及时听入院宣教讲座，责任护士需对患者再行入院宣教 □人、证不一致时，要求患者补齐资料，做好登记
护理评估	□体温、血压、脉搏、呼吸频率	□体温≥38.5℃，通知医生，及时处理 □血压偏高应评估患者有无高血压，休息后复测

续表

项目		评估	处理
			□安静状态下脉搏≥100 次/分，评估患者有无心悸等不适，休息后复测 □呼吸频率≥24 次/分或≤12 次/分，立即询问患者主观感受，休息后复测 □遵医嘱处理其他需要处理的异常情况
		□一般情况	□评估身高、体重、意识、沟通能力、活动能力、饮食、睡眠、大小便等一般情况
		□专科评估（体格检查：乳房形态、皮肤表面情况、乳头乳晕情况、乳房肿块情况、区域淋巴结情况、全身情况等）	如有异常，及时通知医生，遵医嘱处理，监测病情变化
		□自理能力（Barthel 指数）	□见第一章第四节"自理能力的评估及处理"
		□心理状况	□见第一章第九节"心理状况的评估及处理"
		□睡眠质量指数	□见第一章第十节"睡眠质量的评估及处理"
		□疼痛	□见第一章第三节"疼痛的评估及处理"
		□营养评估	□见第一章第七节"营养风险的筛查与处理"
	选评	□压力性损伤风险评估（Braden 量表）	□见第一章第二节"压力性损伤风险的评估及处理"
		□跌倒风险评估	□见第一章第一节"跌倒风险的评估及处理"
		□非计划拔管风险评估	□见第一章第六节"非计划拔管风险的评估及处理"
		□血栓风险评估	□见第一章第五节"静脉血栓风险的评估及处理"

续表

项目	评估	处理
宣教沟通	□患者知识水平、知识接受程度、宣教时机	□病情危重或沟通困难（受年龄、语言、知识水平所限）的患者，宣教对象应以家属为主 □各类沟通单（侵入性操作沟通表、高危评估项目沟通表）由患者本人或授权人签署
实验室检查（如血常规、输血全套等）	□入院次日晨常规采血要求 □检查特殊要求	□入院当日通知次日晨采血注意事项，如需空腹血，则做好禁食禁饮抽血前宣教，次晨再次确认患者禁食禁饮时间 □抽血前询问患者是否晕血，注意抽血环境安全
影像学检查（心电图、胸片、彩超等）	□评估病情是否能够耐受外出检查 □检查特殊要求	□外出检查时评估患者外出耐受性，是否需要准备氧气枕或心电监护，根据患者状态，选择步行、轮椅或者平车 □特殊检查如有禁食、憋尿等要求，提前通知患者准备 □特殊患者准备轮椅或者推床等

（二）手术前（见表 10-8）

表 10-8 乳管内乳头状瘤患者术前护理

项目	评估	处理
生命体征	□体温、血压、脉搏、呼吸频率	□若体温>37℃，通知医生，根据实际情况判定是否需要延后手术 □若血压>150/90 mmHg，通知医生，遵医嘱口服降压药或静脉用药降压，每2小时复测直至血压恢复至正常范围
心理状况	□评估患者情绪	□主动关心患者，提供疾病及手术相关知识，缓解焦虑情绪 □严重情绪不良患者，及时评估心理状况，必要时请心理卫生中心会诊
特殊检查	□乳管造影或乳管镜检查	□避免挤压乳房，用无菌纱块覆盖，胶布固定，保持患侧乳房清洁，检查后3天内禁止洗澡，哺乳者3天内禁止哺乳

续表

项目	评估	处理
饮食管理	□清淡易消化饮食 □肠道准备	□术前1日进清淡饮食，且禁食雌激素含量丰富的食物如鸡皮、羊胎素、女性保健品等 □术前禁食10小时，禁饮4~6小时，禁食期间注意血糖监测，避免术前不必要的长时间禁食，必要时遵医嘱输注含糖液体
用药管理	□用药情况（剂量、浓度等）	□高血压患者根据血压情况遵医嘱指导用药，做好预防跌倒措施 □糖尿病患者每日监测血糖变化，遵医嘱用药 □出现不良反应者及时通知医生并协助处理
皮肤管理	□评估备皮范围	□上至下颌，下至脐平，前至健侧锁骨中线，后过腋后线，包括患侧上臂上1/3皮肤及腋毛 □修剪指甲，禁涂指甲油、化妆，取下金属饰品如耳环、戒指、手镯、眼镜、义齿及发饰，长发需编成辫子
睡眠管理	□评估睡眠状况	□若术前评估患者存在中重度睡眠障碍，通知医生，遵医嘱提前备好艾司唑仑等助眠药
其他准备	□用物准备	□术前1日发放便盆、病员服和引流量记录卡

（三）手术日（见表10-9）

表10-9 乳管内乳头状瘤患者术日护理

项目	评估	处理
生命体征	□体温、血压、脉搏、呼吸频率	□若体温>37℃，立即通知医生，根据实际情况决定是否暂停手术 □术日晨常规口服降压药，若服用半小时后血压仍≥150/90 mmHg，通知医生，遵医嘱处理
心理状况	□评估患者情绪	□见第一章第九节"心理状况的评估及处理"
饮食管理	□评估是否空腹	□评估是否禁食10小时，禁饮4~6小时

续表

项目	评估	处理
其他准备	□静脉通道 □用物准备 □书写准备	□为保证足够术野,常规在下肢建立静脉通道(乐加、GNS、GS) □准备术前用药(头孢唑林钠等)和绷带 □术日晨更换病员服 □打印手术转科交接单以及准备病历 □送入手术室后,床旁准备心电监护和吸氧装置

（四）手术后（见表 10-10）

表 10-10　乳管内乳头状瘤患者术后护理

项目	评估	处理
生命体征	□体温、血压、脉搏、呼吸频率	□术后回病房后立即安置心电监护,监测生命体征 □体温异常时,通知医生,遵医嘱予以降温处理 □体温≥38.5℃,通知医生,遵医嘱抽取血培养,单瓶成人抽血量>10 ml,需同时至少抽两处不同部位的血培养,并在培养瓶上备注部位(如左上肢、右上肢),每日 q4h 监测,降为正常 3 天后改 qid 监测
意识	□是否对答切题,能否呼之能应,是否意识模糊	□有意识障碍者留陪护,通知医生,病房防跌倒、坠床、走失、自伤等,必要时保护性约束,请精神科会诊 □处于嗜睡、昏睡、昏迷状态,应检查患者瞳孔大小、形状及变化 □意识模糊患者,应判断其是否有空间、时间、地点定向障碍 □有癫痫史或抽搐史,床旁备负压吸引装置及吸痰管,防自吸或误吸
呼吸形态	□频率深浅,SpO_2,有无胸闷、气紧 □吸氧(吸氧依从性,氧流量、湿化) □评估呼吸运动,有无心累气紧加重	□术后回病房后常规低流量吸氧(1~3 L/min),术后第 1 日常规撤销吸氧 □患者主诉感胸闷、心慌、气紧,缺氧症状明显时,适当提高氧流量(4~6 L/min) □SpO_2<90%,遵医嘱调高氧流量(4~6 L/min)仍不能维持 SpO_2 饱时,改面罩吸氧(氧流量>6 L/min)

续表

项目	评估	处理
		□吸氧依从性低者做好宣教沟通，指导患者缩唇呼吸及腹式呼吸 □术后当日适当抬高床头（30°~45°），鼓励床上活动，指导深呼吸及有效咳嗽咳痰，术后1日可抬高床头至60° □术后1日遵医嘱行雾化吸入
生活自理能力	□进餐 □修饰 □穿衣 □如厕 □活动	□手术当日指导家属协助患者进食，进食前予以漱口 □协助患者行口腔护理及生活护理 □术后当日指导家属协助患者排便，术后1日起鼓励患者自行排便 □手术当日指导患者床上休息为主，注意活动下肢及非手术侧肢体，术后1日起鼓励患者下床活动，指导手功能锻炼，即手术侧肢体握拳、屈肘及旋腕活动，避免肩关节上抬和外展
饮食管理	□评估恢复饮食时间	□手术后2小时可饮水，如无恶心呕吐，术后4小时可进流质饮食，逐步过渡到软食和正常饮食 □禁食雌激素高的饮食，如鸡皮、羊胎素及女性保健品等
疼痛	□疼痛程度、性质、部位、持续时间	□见第一章第三节"疼痛的评估及处理"
管道护理	□评估非计划拔管风险	□见第一章第六节"非计划拔管风险的评估及处理"
	□导尿管（是否固定稳妥，尿道口异常，分泌物、疼痛等，小便量、色及性状）	□术后安置导尿管者，导尿管护理bid，观察尿道口及分泌物 □术后1日常规拔除导尿管后，指导患者清洗会阴部，多饮水（每日饮水2 500 ml以上）

续表

项目	评估	处理
	□血浆引流管（观察引流液的颜色、性状及量）	□保持伤口引流管密闭和负压器呈负压凹陷状态，负压消失时，首先检查引流器是否完好，若有缺损则更换引流器，若完好则检查伤口，通知医生进一步处理，根据实际情况确定是否更换为中心负压装置 □若近伤口端引流液颜色暗红、黏稠或突然鲜红，立即通知医生处理
用药管理	□评估药物剂量、用法、用药时间是否准确 □观察用药不良反应	□需使用抗生素时，严格间隔抗生素用药时间，详见药物说明书 □使用降压药时，严密监测血压情况及用药后不良反应 □使用降糖药时，观察有无低血糖或者高血糖等不良反应
皮肤管理	□评估皮肤清洁、湿度状况 □观察皮肤完整性是否受损	□若有瘙痒、红肿、皮疹或水疱，通知医生对症处理
伤口管理	□观察伤口敷料	□发现伤口敷料有渗出时，立即用黑色记号笔圈出渗出大小，2小时后再行观察，若渗出区域增加，则通知医生加压包扎或更换敷料
跌倒预防管理	□评估跌倒风险	□见第一章第一节"跌倒风险的评估及处理"
血栓预防	□评估高危因素	□见第一章第五节"静脉血栓风险的评估及处理"
心理状况	□评估患者情绪，对治疗的积极性	□见第一章第九节"心理状况的评估及处理"

（五）出院指导（见表 10-11）

表 10-11　乳管内乳头状瘤患者出院指导

项目	评估	处理
出院指导	□出院后自我管理 □出院健康指导内容掌握 □出院流程	□根据伤口情况每 3~5 天更换一次敷料，出院后伤口无异常 10~14 天可间断拆线 □每日定时记录引流量，每周更换负压引流器 2 次，当血浆引流液单日小于 20 ml，伤口恢复良好时遵医嘱拔除 □门诊随访计划（术后持病理检查报告复查，定期行乳房彩超） □出院结算流程介绍 □填写住院满意度

（六）特殊检查（见表 10-12）

表 10-12　乳管内乳头状瘤患者特殊检查

检查项目	检查时机	注意事项
血标本（血常规、血生化、输血全套、凝血常规）	□入院时	□抽取血常规及凝血常规后应轻晃采血管 5~10 次 □血生化标本应在空腹 12 小时后抽取 □采集后的标本立即送检
乳管造影	□入院时	□避免挤压乳房，保持乳房清洁，禁止哺乳
乳腺导管内镜检查	□入院时	□用无菌纱块覆盖，胶布固定，保持患侧乳房清洁，检查后 3 天内禁止洗澡，哺乳者 3 天内禁止哺乳
乳房彩超	□入院时	□应与乳腺增生及乳腺癌区分开
乳腺 X 线摄影	□入院时	□青春期女孩不宜此检查

第三节　乳腺纤维腺瘤的护理程序

一、名词定义

乳腺纤维腺瘤是指发生于乳腺小叶内纤维组织和腺上皮的混合性

肿瘤，是女性常见的乳房良性肿瘤。其可发生于青春期后任何年龄段的女性，发病高峰年龄在 15~25 岁。

二、护理流程

（一）入院护理（见表 10-13）

表 10-13　乳腺纤维腺瘤患者入院护理

项目	评估	处理
入院接待	□办公室护士评估患者是否已行入院宣教 □人、证是否一致、齐全	□如果患者未及时听入院宣教讲座，办公护士应通知责任护士对患者单独行入院宣教 □人、证不一致时，要求患者补齐资料，做好登记
护理评估	□生命体征	□体温≥38.5℃，同时通知医生，立即处理 □血压偏高，应评估患者有无高血压，休息后复测 □安静状态下，脉搏≥100 次/分，评估患者有无心悸等不适，休息后复测 □遵医嘱处理其他需要处理的异常情况
	□一般情况	□评估身高、体重、意识、沟通能力、活动能力、饮食、睡眠、大小便等一般情况
	□专科评估（评估肿块位置、大小、活动度、质地，有无疼痛以及淋巴结转移等）	□如有疼痛或其他异常，通知医生给予相应处理并观察
	□自理能力（Barthel 指数）	□见第一章第四节"自理能力的评估及处理"
	□心理状况	□见第一章第九节"心理状况的评估及处理"
	□睡眠质量评估	□见第一章第十节"睡眠质量的评估及处理"
	□疼痛	□见第一章第三节"疼痛的评估及处理"
	□营养评估	□见第一章第七节"营养风险的筛查与处理"
	□血栓风险评估	□见第一章第六节"非计划拔管风险的评估及处理"

续表

项目	评估		处理
	选评	□压力性损伤（Braden量表）	□见第一章第二节"压力性损伤风险的评估及处理"
		□跌倒（跌倒/坠床风险评估）	□见第一章第一节"跌倒风险的评估及处理"
		□非计划拔管	□见第一章第六节"非计划拔管风险的评估及处理"
宣教沟通	□患者知识水平、知识接受程度、宣教时机		□病情危重或沟通困难（受年龄、语言、知识水平所限）的患者，宣教对象应以家属为主 □各类沟通单（侵入性操作沟通表、高危评估项目沟通表）由患者本人或授权人签署
实验室检查（如血常规、输血全套等）	□血管情况 □检查特殊要求		□抽血要求空腹时，提前做好患者禁食时间宣教，抽血时再次评估 □抽血前询问患者是否晕血，注意抽血环境安全
影像学检查（心电图、彩超、钼靶等）	□评估病情是否能够耐受外出检查 □检查特殊要求		□不耐受时，通知医生 □特殊患者准备轮椅或者推床等

（二）在院护理（见表 10-14）

表 10-14　乳腺纤维腺瘤患者在院护理

项目	评估	处理
手术前	□心理状况	□主动关心患者，提供疾病及手术相关知识，缓解焦虑情绪 □见第一章第九节"心理状况的评估及处理"
	□各项检查	□实验室检查结果阳性患者，立即通知医生，对症处理，传染病患者做标示及职业预防 □检查项目未完成者应在手术前及时完成

续表

项目	评估	措施
	□用药情况（剂量、浓度等）	□高血压患者根据血压情况遵医嘱指导用药，做好预防跌倒措施 □糖尿病患者每日监测血糖变化，遵医嘱用药 □出现不良反应者及时通知医生并协助处理
	□术前准备	□行术前宣教，皮肤准备，手术部位标示清晰，指导患者取下金银首饰等贵重物品以及活动性义齿 □使用抗生素患者，遵医嘱行皮试并观察结果，皮试阳性者告知医生，更换抗生素种类 □术前病历完整，遵医嘱准备术中用药、绷带 □术前一日发放病员服及便盆，指导患者练习床上排便
手术日	□生命体征	□若体温＞37℃，立即通知医生，根据实际情况决定是否暂停手术 □患者血压≥150/90 mmHg，通知医生，遵医嘱处理
	□禁食禁饮	□询问患者术前是否禁食 6~8 小时，禁饮 2 小时，患者如有进食，通知医生，遵医嘱处理 □高血压患者手术日晨起服用降压药，可饮一小口水，半小时后复测血压，根据患者血压情况进行相应处理 □糖尿病患者手术日晨起避免服降糖药，以免发生低血糖，监测空腹血糖
	□手术准备	□为配合术中操作，常规下肢建立静脉通道，行术前补液治疗 □术前 2 小时完善并打印手术转科交接单，记录患者转出时间 □送患者进入手术室前再次核对患者，检查术中用药及携带绷带 □患者送入手术室后，床旁准备心电监护及吸氧装置，铺麻醉床
	□患者情绪	□安慰患者及家属，鼓励患者积极迎接手术
手术后	□体温	□住院患者 qid 监测体温 □体温异常时，通知医生，遵医嘱予以降温处理

续表

项目	评估	措施
	□进食情况	□手术结束 2 小时后可饮水，饮水后无恶心、呕吐者 2 小时后可进食流质饮食 □术后 1 日患者可正常进食、饮水 □指导患者忌口含雌激素高的食物，如蜂蜜、鸡皮、女性保健品等 □进食较差者，指导患者少食多餐，必要时进行营养科会诊 □术后胃肠道反应较重或进食困难患者，遵医嘱行补液、营养对症支持治疗
	□伤口情况	□敷料污染或者渗出者通知医生处理，予更换敷料或者加压包扎 □如皮下积血积液、皮瓣浮起者立即通知医生处理 □伤口换敷料每 3~5 天更换一次 □术后 1 日遵医嘱可用红外线烤灯照射伤口，减轻伤口疼痛，促进伤口愈合
	□呼吸道清理能力	□术后回病房后常规低流量吸氧（1~3 L/min），术后第 1 日遵医嘱停吸氧 □术后可适当抬高床头 30°~45°，指导患者有效咳嗽、咳痰，观察痰液颜色、性状，告知医生，遵医嘱用药 □术后 1 日遵医嘱行雾化吸入治疗
	□疼痛（部位、性质、持续时间）	□术后每日评估疼痛 2 次 □见第一章第三节"疼痛的评估及处理"
	□用药管理（用药间隔时间、不良反应）	□使用抗生素患者严格间隔用药时间 □观察输液部位有无出现皮肤红、肿、热、痛，如有异常及时告知医生处理
	□血栓	□见第一章第五节"静脉血栓风险的评估及处理" □手术回病房高危患者进行血栓风险评估，打印 VTE 预防措施及观察记录评估表，宣教、签字并记录 □发生血栓患者，遵医嘱用药，观察药物不良反应

续表

项目	评估	措施
	□小便情况	□指导患者多饮水，观察小便颜色、量 □拔出导尿管后，有尿频、尿急、腹胀等症状的患者，评估膀胱功能，告知医生，必要时行保留导尿
	□心理情况	□安抚年轻女性患者，接受乳房形状改变 □指导乳房全切患者佩戴义乳 □指导患者配偶及其他家属给予更多社会支持
	□管道管理（导尿管、血浆引流管、PICC等）	□手术当天返回病房及术后1日根据病情评估非计划拔管风险量表 □高危患者，打印高风险量表，宣教预防管道脱落措施、签字并记录，悬挂标示 □各管道应妥善固定，对于有躁动、谵妄的患者，必要时进行四肢约束 □安置导尿管患者行导尿管护理每日2次，观察尿液颜色、量，尿道口是否异常术后1日遵医嘱拔除导尿管后指导患者清洗会阴、多饮水（大于2 500 ml/d） □植皮患者观察负压引流器是否有效吸引，可根据情况安置中心负压；每日观察记录血浆引流液颜色、量，每周更换负压引流器2次，当血浆引流液单日小于20 ml，伤口恢复良好时遵医嘱拔除 □安置PICC患者应每周维护，观察有无感染、皮肤过敏等情况，输液后应冲、封管 □患者病情发生变化时及时评估量表
	□自理能力	□手术回病房及术后1日评估，病情变化者及时评估 □Barthel指数≤40分，留陪护，做好基础护理及术后护理 □手术当天由家属协助患者床上进食以及床上排便等，术后1日根据患者情况鼓励患者下床活动 □手术当天指导患者床上活动，患肢握拳、旋腕、屈肘等，下肢和非手术侧肢体适当活动，预防血栓形成 □术后1日遵医嘱行患肢气压治疗，预防淋巴水肿

续表

项目	评估	措施
	□压力性损伤（Braden量表）	□手术回病房当天及术后1日根据病情评估压力性损伤量表 □评分≤14分，做好宣教、沟通、标识，并签字记录，做好翻身、气垫床（选择）等预防措施，定期复评 □评分≤12分，除上述措施之外，考虑评估难免压力性损伤，每班评估皮肤
	□跌倒	□术后1日根据患者病情评估跌倒坠床风险评估 □术后如患者病情发生变化及时评估 □评分高危者，做好宣教、沟通、标识，并签字

（三）出院/转院/转科（见表10-15）

表 10-15 乳腺纤维腺瘤患者出院/转院/转科

项目	评估	处理
出院指导	□出院后自我管理 □出院健康指导内容掌握 □出院流程	□根据伤口情况每3~5天更换一次敷料，出院后伤口无异常10~14天可间断拆线 □每日定时记录引流量，每周更换负压引流器2次，当血浆引流液单日小于20 ml，伤口恢复良好时遵医嘱拔除 □门诊随访计划（术后持病理检查报告复查，定期行乳房彩超） □出院结算流程介绍 □填写住院满意度
转科	□患者及家属转科意愿	□填写护理转科交接单
转院	□患者病情 □患者转院需求	□做好出院指导（如上） □协助家属联系转院车辆

（四）特殊检查（见表 10-16）

表 10-16 乳腺纤维腺瘤患者特殊检查

检查项目	检查时机	注意事项
血标本（血常规、血生化、输血全套、凝血常规）	入院时	□抽取血常规及凝血常规后应轻晃采血管 5~10 次 □血生化标本应在空腹 12 小时后抽取 □采集后的标本立即送检
乳房彩超	入院时	□应与乳腺增生及乳腺癌区分开
乳腺 X 线摄影	入院时	□青春期女孩不宜此检查

第四节 乳腺癌术后伤口感染的护理程序

一、名词定义

乳腺癌是指来源于乳腺上皮组织的恶性肿瘤，包括乳腺浸润性癌和乳腺原位癌两大类，一般不包括乳房的间叶来源恶性肿瘤、恶性淋巴瘤与转移性肿瘤。

伤口感染是指细菌、病毒、真菌等病原体侵入人体引起的伤口局部组织和全身性炎症反应。乳腺癌术后的伤口感染多指继发于手术操作形成的伤口中的感染，即手术部位感染。

浅表切口感染是指术后 30 日内发生的仅累及手术切口的皮肤或皮下组织的感染。

深部切口感染是指无植入物手术后 30 日内，有植入物 1 年内出现的与手术有关的感染，并且感染累及手术切口深部软组织。

器官/腔隙感染是指无植入物手术后 30 日内，有植入物手术 1 年内出现的与手术有关的感染，并且感染累及除切口外的任何手术中打开或进行操作的解剖部位。

二、护理流程

（一）入院护理（见表 10-17）

表 10-17　乳腺癌术后伤口感染患者入院护理

项目	评估	处理
入院接待	□办公室护士查看人、证是否一致、齐全	□人、证不一致时，要求患者补齐资料，做好登记 □安排入住患者数较少的病房
护理评估	□体温、血压、脉搏、呼吸频率	□收缩压＜80 mmHg，脉搏＞100 次/分，有休克表现，卧床休息，通知医生，遵医嘱补充血容量 □体温≥38℃，同时通知值班医生及主管医生，遵医嘱行降温处理 □遵医嘱处理其他需要处理的异常情况
	□一般情况	□评估身高、体重、意识、沟通能力、活动能力、饮食、睡眠、大小便等一般情况
	□专科评估（伤口、渗液、气味、引流液等）	□伤口渗液浸透敷料或查看伤口后及时换药 □伤口红肿，有脓性分泌物或异味，遵医嘱留取标本送培养 □引流液呈现鲜红、黄白或浑浊等异常性状，护士立即更换负压引流器，医生留取引流液送培养
	□自理能力（Barthel 指数）	□见第一章第四节"自理能力的评估及处理"
	□心理状况	□见第一章第九节"心理状况的评估及处理"
	□疼痛	□见第一章第三节"疼痛的评估及处理"
	选评　□压力性损伤（Braden 量表）	□见第一章第二节"压力性损伤风险的评估及处理"
	选评　□跌倒	□见第一章第一节"跌倒风险的评估及处理"
	选评　□营养评估	□见第一章第七节"营养风险的筛查与处理"

续表

项目	评估	处理
	□非计划拔管	□见第一章第六节"非计划拔管风险的评估及处理"
	□血栓风险评估	□见第一章第五节"静脉血栓风险的评估及处理"
宣教沟通	□患者知识水平、知识接受程度、宣教时机	□病情危重或沟通困难（受年龄、语言、知识水平所限）的患者，宣教对象应以家属为主 □各类沟通单（如入院评估表、侵入性操作沟通表、高危评估项目沟通表）由患者本人或授权人签署
实验室检查（如血常规、尿常规）	□血管情况 □检查特殊要求	□抽血要求空腹时，询问患者禁食时间，提前做好患者宣教 □抽血前询问患者是否晕血，注意抽血环境安全 □血管情况极差者，可考虑留置 CVC 或 PICC □留取随机尿、晨尿，晨尿为晨起第一次尿液，选用清洁中段尿液，避免大量喝水稀释尿液，留取尿量 20~50ml
影像学检查（如 CT、MRI）	□做好外出检查前后的准备工作	□做伤口相关彩超回病房后，及时擦掉耦合剂，清洁伤口 □外出行 MRI 前，取掉负压引流器，用无菌纱布包裹引流管

（二）在院护理（见表 10-18）

表 10-18　乳腺癌术后伤口感染患者在院护理

项目	评估	处理
体温	□体温	□37.3~38.5℃，通知医生，指导患者多饮水，予以物理降温 □38.5℃及以上或伴寒战，遵医嘱抽取血培养，单瓶成人抽血量＞10 ml，需同时至少抽两处不同部位的血培养，并在培养瓶上备注部位（如左上肢，右下肢），予药物降温，每日 q4h 监测，直至降为正常 3 天后改 tid 监测

续表

项目	评估	处理
血压	□血压	□收缩压<80 mmHg 和/或脉压差<20 mmHg，脉率>100 次/分，立即通知医生，卧床休息，遵医嘱补充血容量，预防感染性休克 □收缩压>150 mmHg，遵医嘱服用降压药，定时监测血压
血常规	□白细胞 □中性粒细胞	□抽血前询问患者是否晕血，注意抽血环境安全 □白细胞计数>9.5×10⁹/L，中性分叶核粒细胞绝对值>6.3×10⁹/L，中性分叶核粒细胞百分率>75%，通知医生，遵医嘱酌情使用抗生素
伤口	□伤口浅表情况（大小、位置、颜色、是否肿胀）	□使用伤口尺测量，拍照记录伤口变化 □选择消毒溶液如奥替尼啶盐酸化合物、聚己缩胍、碘等清洁伤口，使用非接触技术从外围向中间清洗伤口 □机械性清创，去除黄色、黑色或腐烂的组织，及不健康的肉芽；选择性采用自溶性清创 □局部使用含银敷料或藻酸盐敷料 □在控制好渗液和伤口基底部组织恢复正常后选择性缝合切口或植皮
	□伤口深部情况（窦道、瘘管、潜行、深部脓肿、植入物）	□对怀疑深部脓肿或植入物感染者，彩超探明位置、范围，协助医生行脓腔冲洗或手术取出植入物 □探明窦道、瘘管、潜行的位置、方向、深度，清除坏死组织，生理盐水充分冲洗，填塞引流条
	□渗液 □皮肤	□渗液量大，增加敷料厚度，及时更换敷料 □保护皮肤不受浸渍
	□气味	□粪臭提示大肠杆菌；腐臭提示革兰氏阴性厌氧菌；腥臭提示铜绿假单胞菌；恶臭提示混合感染（以培养结果为准） □充分清洁伤口，减少异味 □疏导患者由此产生的自卑心理

续表

项目	评估	处理
	□标本采集及运送	□使用抗菌药物前采集标本 □闭合性伤口或深部脓肿使用消毒剂消毒后，注射器穿刺抽吸脓液；开放伤口使用无菌生理盐水充分冲洗后，用拭子深入伤口基底部采集标本；组织和活检标本避免在坏死区域采集 □较小的标本使用 MW&E TRANSWAB 运输培养基；较大的标本置于含少量生理盐水的无菌容器内 □最好在 30 分钟内送到实验室
血糖	□血糖	□在空腹及三餐后 2 小时监测糖尿病患者血糖，正确使用降糖药物 □空腹血糖＞7.8 mmol/L，或餐后 2 小时血糖＞10 mmol/L，遵医嘱使用降糖药物，复查血糖
营养管理	□进食情况 □白蛋白、血红蛋白、皮脂厚度	□营养状况差（消瘦、进食量减少、持续高热等情况）的患者应评估营养评分（NRS2002） □营养不良者进行饮食指导，必要时进行营养科会诊 □进食困难者，静脉营养支持，必要时经鼻肠内营养
疼痛	□疼痛程度、性质、部位、持续时间 □换药时疼痛程度	□见第一章第三节"疼痛的评估及处理" □换药疼痛 VAS≥3 分，给患者创建舒服的体位，告诉患者程序和步骤，选择不粘连伤口的敷料 □换药疼痛 VAS≥7 分，选择使用止痛药和局部麻醉剂
管道护理	□评估非计划拔管风险	□见第一章第六节"非计划拔管风险的评估及处理"
	□导尿管（是否固定稳妥，尿道口异常，分泌物、疼痛等，小便量、色及性状）	□导尿管护理 bid，观察尿道口及分泌物

续表

项目	评估	处理
	□乳腺引流管（引流液的性质和量）	□保持引流管通畅，妥善固定，观察引流液的性状 □一周至少更换负压引流器两次 □每天定时测量引流量并记录 □遵医嘱留取引流液标本送培养
	□PICC/CVC（是否固定稳妥，敷料情况，插管深度）	□液体输注完毕，用 10 ml 封管液封管 □不使用时需定期管道维护 □堵管不能强力冲管，应采用尿激酶稀释液溶栓
用药管理	□评估药物剂量、用法、用药时间是否准确 □观察用药不良反应	□尽早查明病原微生物，根据药物敏感试验结果选用抗生素 □严格间隔抗生素用药时间，详见药物说明书 □使用抗菌药物注意胃肠道反应和肝、肾功能损害
跌倒预防管理	□评估跌倒风险	□同入院护理
压力性损伤预防管理	□评估压力性损伤风险	□同入院护理
血栓预防	□评估高危因素	□同入院护理
心理状况	□评估患者情绪，对治疗的积极性	□见第一章第九节"心理状况的评估及处理"

（三）出院/转院/转科（见表10-19）

表10-19　乳腺癌术后伤口感染患者出院/转院/转科

项目	评估	处理
出院指导	□患者自我管理知识水平 □对健康指导的掌握程度 □出院准备度 □出院带药	□药物管理（认识药物、准时准量、漏服或多服处理、呕吐和腹泻后处理） □伤口及引流管管理（定时更换敷料及引流器，计量引流量的方法，识别异常征象） □门诊随访计划（随访时间、方式及内容） □院外异常情况就诊流程介绍 □发放出院证 □出院结算流程介绍
转科	□患者及家属转科意愿 □患者病情	□护理文书的转科交接单 □保持呼吸管道妥善固定，维持生命体征和静脉通道
转院	□患者病情稳定性 □患者转院需求	□做好出院指导（如上） □协助家属联系转院车辆

（四）特殊检查（见表10-20）

表10-20　乳腺癌术后伤口感染患者特殊检查

检查项目	检查时机	注意事项
血常规	□入院时，治疗后复查疗效时	□抽取足够血液，轻柔摇匀抗凝剂和血标本，防止破坏标本
血培养	□当患者体温≥39℃或寒战过程中	□培养瓶瓶盖需要消毒，单瓶成人抽血量>10 ml，需同时至少抽两处不同部位的血培养，并在培养瓶上备注部位（如左上肢、右下肢），血培养时间一般为5天
分泌物、脓液、导管培养	□伤口红肿有分泌物，或乳腺引流管内引流液性状异常	□使用抗菌药物前采集标本，闭合性伤口或深部脓肿使用消毒剂消毒后，注射器穿刺抽吸脓液；开放伤口使用无菌生理盐水充分冲洗后，用拭子深入伤口基底部采集标本；组织和活检标本避免在坏死区域采集；拔除乳腺引流管后剪取尖端留取导管标本，较小的标本使用MW&E TRANSWAB运输培养基；较大的标本置于含少量生理盐水的无菌容器内，最好在30分钟内送到实验室

续表

检查项目	检查时机	注意事项
MRI	□病情需要时	□检查前取下负压引流器,用无菌纱布包裹引流管接头,完成检查后,及时接上负压引流器
彩超	□病情需要时	□做完检查后,清水擦净耦合剂,若伤口未完全愈合,做完伤口彩超后立即清洁伤口,更换敷料

第五节　乳腺癌伴高血压的护理程序

一、名词定义

乳腺癌是指由乳腺导管上皮发生的恶性肿瘤,是女性常见的恶性肿瘤之一,发病率位居女性恶性肿瘤的首位,严重危害妇女的身心健康。

高血压是指血压调控障碍,使体循环动脉血压持续升高的病理过程,在未使用抗高血压药的情况下,18岁以上成年人非同日3日测量收缩压≥140 mmHg和(或)舒张压≥90 mmHg,可诊断为高血压。

高血压急症是指原发性或继发性高血压患者,在某些诱因作用下,血压突然和显著升高(一般超过180/120 mmHg),同时伴有进行性心、脑、肾等重要靶器官功能不全的表现。

高血压亚急症是指血压显著升高但不伴靶器官损害,患者可以有血压明显升高的症状,如头痛、胸闷、鼻出血和烦躁不安等。高血压亚急症与高血压急症的唯一区别标准是有无新近发生的、急性、进行性的严重靶器官损害。

二、护理流程

（一）入院护理（见表 10-21）

表 10-21 乳腺癌伴高血压患者入院护理

项目	评估	处理
入院接待	□办公室护士评估患者是否已行入院宣教 □人、证是否一致、齐全	□如果患者未及时听入院宣教讲座，办公护士应通知责任护士对患者单独行入院宣教 □人、证不一致时，要求患者及其家属补齐资料，做好登记
护理评估	□体温、脉搏、呼吸频率	□体温≥38.5℃，通知医生，立即处理 □脉搏≥100 次/分，评估患者有无心悸等不适，休息后复测 □呼吸频率≥24 次/分或≤12 次/分，立即询问患者主观感受，休息后复测 □遵医嘱处理其他需要处理的异常情况
	□血压监测	□评估患者年龄、病情、有无高血压病史、是否服药等 □测血压前，患者应至少安静休息 5 分钟，30 分钟内禁止吸烟或饮咖啡，排空膀胱 □收缩压≥180 mmHg 和（或）舒张压≥110 mmHg 时，评估患者有无高血压急症表现，若患者高血压无急症症状，待患者休息 30 分钟后复测，若复测后血压仍为 3 级高血压，立即通知医生，并遵医嘱进行相应处理，并监测生命体征变化 □若患者症状明显，立即报告医生，按照高血压急症处理，并监测生命体征变化 □测得血压 140~179/90~109 mmHg，有高血压病史者，遵医嘱每天定时监测血压，并指导服用降压药物；无高血压病史者休息 30 分钟后复测，若复测血压高于正常值，通知医生，遵医嘱进行相应处理，每天监测血压变化

续表

项目	评估		处理
	□一般情况		□评估身高、体重、意识、沟通能力、活动能力、饮食、睡眠、大小便等一般情况
	□专科评估（评估肿块位置、大小、活动度、质地、有无疼痛以及淋巴结转移等）		如有异常，及时通知医生，遵医嘱处理，监测病情变化
	□自理能力（Barthel 指数）		□见第一章第四节"自理能力的评估及处理"
	□心理状况		□见第一章第九节"心理状况的评估及处理"
	□睡眠质量评估		□见第一章第十节"睡眠质量的评估及处理"
	□疼痛		□见第一章第三节"疼痛的评估及处理"
	□营养评估		□见第一章第七节"营养风险的筛查与处理"
	□跌倒评估		□见第一章第一节"跌倒风险的评估及处理"
	□血栓风险评估		□见第一章第五节"静脉血栓风险的评估及处理"
	选评	□压力性损伤（Braden 量表）	□见第一章第二节"压力性损伤风险的评估及处理"
		□非计划拔管风险评估	□见第一章第六节"非计划拔管风险的评估及处理"
宣教沟通	□患者知识水平、知识接受程度、宣教时机		□病情危重或沟通困难（受年龄、语言、知识水平所限）的患者，宣教对象应以家属为主 □各类沟通单（侵入性操作沟通表、高危评估项目沟通表）由患者本人或授权人签署

续表

项目	评估	处理
实验室检查（如血常规、凝血常规、输血全套、尿常规等）	□血管情况 □检查特殊要求	□抽血要求空腹时，询问患者禁食时间，提前做好患者宣教 □抽血前询问患者是否晕血，注意抽血环境安全 □留取随机尿、晨尿，晨尿为晨起第一次尿液，选用清洁中段尿液，避免大量喝水稀释尿液，留取尿量 20~50 ml
影响学检查（心电图、彩超、钼靶等）	□评估病情是否能够耐受外出检查 □检查特殊要求	□不耐受时，通知医生 □增强 CT 时，准备抗高压留置针 □特殊检查如有禁食、憋尿等要求，提前告知患者准备

（二）术前准备（见表 10-22）

表 10-22　乳腺癌伴高血压患者术前准备

项目	评估	处理
生命体征	□体温、脉搏、呼吸频率	□患者 qid 监测体温，37.3~38℃时，密切观察，指导患者饮水；38.1~38.5℃时，通知医生，遵医嘱物理降温；38.5℃以上，通知医生，必要时抽取血常规、血培养，并遵医嘱用药，密切监测体温变化 □遵医嘱处理其他需要处理的异常情况
血压	□围手术期控制目标	□评估患者对手术的耐受力 □一般高血压患者，应将血压降至 140/90 mmHg 以下 □65 岁及以上、收缩压>180 mmHg 的老年患者，收缩压应控制在 160 mmHg 以内；收缩压在 160~179 mmHg 者，收缩压应降至 140~150 mmHg，如能耐受可进一步降低 □对于合并肾脏病变、糖尿病或病情稳定的冠心病的高血压患者的治疗应个体化，一般应将血压降到 130/80 mmHg 以下 □脑卒中后的高血压患者血压应<140/90 mmHg □舒张压<60 mmHg 的冠心病患者，应在密切监测血压的情况下逐步降压

续表

项目	评估	处理
饮食管理	□低盐低脂饮食 □肠道准备	□限制钠盐摄入，每天钠盐摄入量应低于 6g，增加钾盐摄入，减少含钠盐调味品的使用量；减少含钠较高的加工食品，如咸菜、火腿等，控制能量摄入，控制体重，合理膳食，营养均衡，选择易消化、低脂、低胆固醇、低盐、高维生素、富含纤维素的食物 □术前禁食 10 小时，禁饮 4~6 小时
用药管理	□评估药物剂量、用法、用药时间是否准确 □观察用药不良反应	□遵医嘱应用降压药治疗，监测血压的变化以判断疗效，并密切观察药物不良反应 □告知患者有关降压药得名称、剂量、用法、作用及不良反应，嘱患者必须遵医嘱按时按量服药，如根据自觉症状来增减药物、忘记服药或在下次吃药时补服上次忘记的药量，均可导致血压波动 □不能擅自停药 □出现药物不良反应者及时通知医生并协助处理
心理状况	□评估患者情绪情况	□主动关心患者，让患者了解自己的病情，包括高血压水平、危险因素及同时存在的临床疾患等，告知患者高血压手术的风险和有效治疗的益处，指导患者调整心态，学会自我心理调节，避免情绪激动，以免诱发血压增高，对患者家属进行疾病知识指导，使其了解治疗方案，提高其配合度 □情绪严重不良患者，及时评估心理状况，必要时请心理卫生中心会诊
活动情况	□跌倒预防	□根据患者的年龄和血压水平选择适宜运动方式，合理安排运动量，若出现头晕、眼花、耳鸣、视力模糊等症状时，嘱患者卧床休息，上厕所或外出时有人陪伴，若头晕严重，应协助床上大、小便，避免跌倒受伤 □预防直立性低血压：告知患者直立性低血压的表现为乏力、头晕、心悸、出汗、恶心、呕吐等，在联合用药、服首剂药或加量时应特别注意；避免长时间站立，改变姿势时发生低血压，特别是

续表

项目	评估	处理
		从卧位、坐位起立时动作宜缓慢；服药时间可选在平静休息时，服药后继续休息一段时间再下床活动
术前准备	□皮肤准备情况 □睡眠评估 □其他准备	□行术前宣教，皮肤准备，手术部位标示清晰，修剪指甲，禁涂指甲油、化妆，取下金属饰品如耳环、戒指、手镯、眼镜、义齿及发饰，长发需编成辫子 □见第一章第十节"睡眠质量的评估及处理" □术前1日发放便盆、病员服和引流量记录卡 □保持病房安静，术前一晚保证充足睡眠，必要时可遵医嘱使用帮助睡眠药物 □使用抗生素患者，遵医嘱行皮试并观察结果，皮试阳性者告知医生，更换抗生素种类 □术前病历完整，遵医嘱准备术中用药、绷带，完善转科交接单

（三）手术日（见表 10-23）

表 10-23 乳腺癌伴高血压患者术日护理

项目	评估	处理
生命体征	□体温、血压、脉搏、呼吸频率	□若体温>37.3℃，立即通知医生，根据实际情况决定是否暂停手术 □术日晨常规口服降压药，服药后半小时，进行血压测量，当血压≥150/90 mmHg，应通知主管医生，是否进行手术，并遵医嘱进行相应处理
饮食管理	□评估是否空腹	□评估是否禁食10小时，禁饮4~6小时
其他准备	□静脉通道 □用物准备 □书写准备	□为保证足够术野，常规在下肢建立静脉通道（乐加、GNS） □准备术前用药（亚甲蓝或头孢唑林钠等）和绷带 □术日晨更换病员服 □打印手术转科交接单以及准备病历 □送入手术室后，床旁准备心电监护和吸氧装置
心理状况	□评估患者情绪	□安慰患者及家属，鼓励患者积极迎接手术

（四）手术后（见表10-24）

表10-24　乳腺癌伴高血压患者术后护理

项目	评估	处理
生命体征	□体温、血压、脉搏、呼吸频率 □呼吸道清理能力	□qid 监测患者体温，37.3~38℃时，密切观察，指导患者饮水；38.1~38.5℃时，通知医生，遵医嘱物理降温；38.5℃以上，通知医生，必要时抽取血常规、血培养，并遵医嘱用药，密切监测体温变化 □术后回病房后常规低流量吸氧（1~3 L/min），术后第 1 日常规停止吸氧 □术后返回病房给予持续心电监护，手术 24 小时若血压稳定，则每 2 小时测量一次，术后 72 小时一天两次 □抬高床头，保持患者呼吸道通畅，指导患者有效咳嗽、咳痰，观察痰液颜色、性状，告知医生，必要时遵医嘱用药 □术后 1 日遵医嘱行雾化吸入治疗，端坐位或站位雾化效果最佳，雾化后洗脸漱口，雾化后协助患者排痰，观察痰液性状
伤口护理	□评估患者伤口有无渗血、渗液 □皮瓣情况	□伤口敷料渗血、渗液，皮下积血积液、皮瓣浮起者立即通知医生处理 □伤口无异常，敷料清洁干燥者，每 3~5 天进行一次更换
管道管理	□评估非计划拔管风险 □血浆引流管（观察引流液的颜色、性状及量） □导尿管（是否固定稳妥，尿道口异常，分泌物、疼痛等，小便量、色及性状） □PICC/CVC（是否固定稳妥，敷料情况，插管深度）	□手术当天返回病房及术后 1 日根据病情评估非计划拔管风险量表，高危患者，打印高风险量表，宣教预防管道脱落措施、签字并记录，悬挂标示 □每日观察记录血浆引流管是否通畅，引流液颜色、性质、量，引流液出现鲜红色或暗红色，立即通知医生做相应处理 □及时更换负压吸引器并记录，无异常者术后 1日更换一次，平时 3~5 天更换负压吸引器一次，当血浆引流液连续 3 天小于 10 ml 时可考虑拔除引流管 □安置导尿管患者，导尿管护理 bid，观察尿道口是否异常、有无疼痛，观察小便量、颜色及性状；术后 1 日常规拔除导尿管后，指导患者清洗

续表

项目	评估	处理
		会阴部，拔导尿管后嘱患者多饮水，首次饮水量 ≥500 ml，24 小时饮水量在 2 500 ml 以上，及时排出小便，若患者出现尿急、尿频、尿不尽、腹胀等，评估膀胱功能，告知医生，必要时再次行保留导尿 □安置 PICC/CVC 患者应每周维护，观察患者穿刺点有无红肿、渗液；穿刺周围皮肤是否完好，有无过敏；穿刺手臂有无红、肿、热、痛，臂围有无增大，PICC/CVC 有无回血、是否通畅等，输液后应冲、封管 □各管道应妥善固定 □患者病情发生变化时及时复评量表
疼痛	□部位 □性质 □持续时间	□见第一章第三节"疼痛的评估及处理"
用药管理	□用药间隔时间 □用药不良反应	□口服抗高血压药患者，严格遵医嘱定时定量服药，观察药物不良反应，做好预防跌倒宣教 □使用抗生素患者严格间隔用药时间 □观察输液部位情况及输液的不良反应，异常者及时告知医生处理
血栓预防管理	□评估高危因素	□见第一章第五节"静脉血栓风险的评估及处理"
皮肤管理	□评估皮肤清洁、湿度状况，有无压力性损伤或潮湿性皮炎	□见第一章第二节"压力性损伤风险的评估及处理"
跌倒预防管理	□评估跌倒风险	□见第一章第一节"跌倒风险的评估及处理"
生活自理能力	□自理能力评估 □功能锻炼指导	□手术回病房及术后 1 日评估，病情变化者及时复评 □Barthel≤40 分，留陪护，做好基础护理及术后护理

续表

项目	评估	处理
		□手术当日指导家属协助患者进食，进食前予以漱口水含漱 □双侧乳腺癌手术不能自行刷牙者，行口腔护理，梳头、洗脸等由护士或家属协助完成 □单侧乳腺癌手术梳头、洗脸及漱口等，由护士或家属协助完成 □术后当日指导家属协助患者床上排便，术后拔除导尿管后鼓励患者下床排便 □手术当日指导患者床上休息为主，注意活动下肢及非手术侧肢体；手术24小时后，指导患者握拳、屈肘运动，避免肩关节上抬、外展，手臂自然地放在身体旁边，以促进腋窝皮瓣的贴合；术后1日起鼓励患者下床活动，指导手功能锻炼，即手术侧肢体握拳、屈肘及旋腕活动，避免肩关节上抬和外展 □术后1日遵医嘱行气压治疗
心理状况	□心理状况评估	□手术回病房及术后1日评估，病情变化者及时复评 □Barthel≤40分，留陪护，做好基础护理及术后护理
营养状况	□评估患者术后进食情况	□控制患者的饮食和血压水平，主要是依据患者的具体情况制订饮食方案，保证营养充分且均衡，控制盐和水的摄入；指导患者尽量少食用含雌激素高的食物，如蜂王浆、花粉、羊胎素、鸡皮等 □进食较差者，指导患者少食多餐，必要时请营养科会诊 □全麻术后胃肠道反应较重患者，遵医嘱行补液、营养支持等对症治疗

（五）出院/转院/转科（见表10-25）

表10-25 乳腺癌伴高血压患者出院/转院/转科

项目	评估	处理
出院指导	□出院后自我管理 □出院健康指导内容掌握 □出院流程	□根据伤口情况每3~5天更换一次敷料，术后3周视伤口愈合情况开始间断拆线 □每日定时记录引流量，观察引流液颜色，每周更换负压引流器2次，当血浆引流液单日小于20 ml，伤口恢复良好时，可考虑拔管 □手功能锻炼：术后3周内避免肩部上抬、外展活动，促进腋窝皮瓣的贴合；术后4周伤口拆线后可逐渐进行肩部上抬、外展活动，如自己进餐、梳头、洗脸、摸对侧耳朵，以后可进行上肢上举、爬墙、画圈、滑轮运动等 □其他运动指导：根据年龄和血压水平选择适宜的运动方式，注意劳逸结合，运动强度、时间和频度以不出现不适反应为度，典型的体力活动计划包括三个阶段：5~10分钟的热身运动；20~30分钟的有氧运动；放松阶段，逐渐减少用力，约5分钟 □定时监测血压变化，按时按量服用降压药，强调长期药物治疗的重要性，用降压药物使血压降至理想水平后，应继续服用维持量，以保持血压相对稳定，不可擅自突然停药 □乳腺门诊随访计划(术后持病理检查报告复查，定期行乳房彩超) □定期随访，以便有效控制血压（每日定时监测血压并记录，每次就诊携带记录，作为医生调整药量或选择用药的依据），随访时间依据心血管风险分层，低危或中危者，每1~3个月随诊一次，高危者，至少每1个月随诊一次 □出院结算流程介绍 □填写住院满意度
转科	□患者及家属转科意愿	□填写护理转科交接单，完善各护理文书 □保持伤口敷料清洁干燥、各管道通畅
转院	□患者病情 □患者转院需求	□做好出院指导（如上） □协助家属联系转院车辆

（六）特殊检查（见表 10-26）

表 10-26　乳腺癌伴高血压患者特殊检查

检查项目	检查时机	注意事项
血标本（血常规、血生化、输血全套、凝血常规等）	□入院第二天	□抽取血常规及凝血常规后应轻晃采血管 5~10 次 □血生化标本应在空腹 12 小时后抽取 □采集后的标本立即送检
心电图	□入院时	
乳腺彩超	□入院时	□应与乳腺增生及乳腺癌区分开
乳腺 X 线摄影	□入院时	□青春期女孩不宜此检查
腹部彩超	□术前	□肝胆胰彩超应空腹 12 小时后检查； □妇科检查时，膀胱应保持充盈
超声心动图	□术前	□无须空腹
全身骨显像	□术后	□注射显像剂后的 2 小时内尽量多饮水，保证饮水量在 500 ml 以上 □检查前排空小便 □若需要输入双膦酸盐患者，应在显像结束后输入

第六节　乳腺癌合并 2 型糖尿病的护理程序

一、名词定义

乳腺癌是一种常见的源于导管或小叶细胞的恶性肿瘤。如果癌细胞局限于导管或小叶且没有侵犯周围组织，则称为非浸润性癌或原位癌；如果癌细胞侵犯周围结缔脂肪组织，则称为浸润性癌。

糖尿病是由遗传和环境因素相互作用而引起的一组以慢性高血糖为共同特征的代谢异常综合征，会因胰岛素分泌和（或）作用缺陷引起碳水化合物、蛋白质、脂肪、水和电解质等代谢紊乱。

一般成人以血浆血糖浓度<2.8 mmol/L 或全血葡萄糖<2.5 mmol/L 为低血糖；糖尿病患者以血浆血糖浓度<3.9 mmol/L 为低血糖。

当血糖值高于正常范围即为高血糖，即空腹血糖≥7 mmol/L，餐后 2 小时血糖≥11.1 mmol/L。

二、护理流程

（一）入院护理（见表 10-27）

表 10-27　乳腺癌合并 2 型糖尿病患者入院护理

项目	评估	处理
入院接待	□责任护士采集患者病史：有无糖尿病病史 □人、证是否一致、齐全	□当发现有低血糖症状和体征时，立即检测血糖确定诊断，并通知医生对症处理患者 □当发现长期有高血糖史时，立即检测随机血糖，进一步了解用药史，报告医生，等候处理 □人、证不一致时，要求患者补齐资料，做好登记
护理评估	□体温、血压、脉搏、呼吸频率	□脉搏≥120 次/分，评估患者有无心悸等不适，休息后复测 □呼吸频率≥24 次/分或≤12 次/分，立即询问患者主观感受，休息后复测 □遵医嘱处理其他需要处理的异常情况
	□血糖监测	□遵医嘱 qid 监测血糖变化（空腹及三餐后 2 小时）
	□一般情况	□评估身高、体重、意识、沟通能力、活动能力、饮食、睡眠、大小便等一般情况
	□专科评估（体格检查：乳房形态、皮肤表面情况、乳头乳晕情况、乳房肿块情况、区域淋巴结情况、全身情况）	□如有异常，及时通知医生，遵医嘱处理，监测病情变化

续表

项目	评估		处理
	□自理能力（Barthel 指数）		□见第一章第四节"自理能力的评估及处理"
	□心理状况		□见第一章第九节"心理状况的评估及处理"
	□睡眠质量评估		□见第一章第十节"睡眠质量的评估及处理"
	□疼痛		□见第一章第三节"疼痛的评估及处理"
	□血栓风险评估		□见第一章第五节"静脉血栓风险的评估及处理"
	□营养评估		□见第一章第七节"营养风险的筛查与处理"
	选评	□压力性损伤（Braden 量表）	□见第一章第二节"压力性损伤风险的评估及处理"
		□跌倒评估	□见第一章第一节"跌倒风险的评估及处理"
		□非计划拔管	□见第一章第六节"非计划拔管风险的评估及处理"
宣教沟通	□患者知识水平、知识接受程度、宣教时机		□病情危重或沟通困难（受年龄、语言、知识水平所限）的患者，宣教对象应以家属为主 □各类沟通单（如入院评估表、侵入性操作沟通表、高危评估项目沟通表）由患者本人或授权人签署
实验室检查（如血常规、凝血常规、输血全套、肿瘤标志物、电解质、激素、糖化血红蛋白、酮体）	□入院次日晨常规采血要求 □检查特殊要求		□入院当日通知次日晨采血注意事项，如需空腹血，则做好禁食禁饮抽血前宣教等工作，次晨再次确认患者禁食禁饮时间 □抽血前询问患者是否晕血，注意抽血环境安全 □若抽血后拟行腹部彩超，再次提醒患者继续保持空腹状态

续表

项目	评估	处理
影像学检查（如心电图、胸片、B超、CT、MRI、骨扫描、淋巴显像、钩针定位）	□评估病情是否能够耐受外出检查 □特殊检查要求	□外出检查时评估患者外出耐受性，是否需要准备氧气枕或心电监护，根据患者状态，选择步行、轮椅或者平车 □增强CT时，准备抗高压留置针 □特殊检查如有禁食、憋尿等要求，提前通知患者准备

（二）手术前（见表10-28）

表10-28　乳腺癌合并2型糖尿病患者术前护理

项目	评估	处理
生命体征	□体温、血压、脉搏、呼吸频率	□若体温＞37℃，通知医生，根据实际情况判定是否需要延后手术 □若血压＞150/90 mmHg，通知医生，遵医嘱口服降压药或静脉用药降压，每2小时复测一次至正常范围
血糖/糖化血红蛋白监测	□围术期控制目标	□术前控制血糖，餐前血糖≤7.8 mmol/L，餐后2小时血糖≤10 mmol/L □术前血糖长期显著增高者，围术期血糖不宜下降过快 □术前血糖目标上限：餐前血糖≤10 mmol/L，随机或餐后2小时血糖≤12 mmol/L □若HbA1c≤7%，血糖控制满意，围术期风险较低 □若HbA1c＞8.5%，考虑延期手术
	□低血糖	□血糖＜3.9 mmol/L，若患者意识清楚，及时通知医生，给予10~15g的糖水或含糖饼干后观察低血糖症状缓解情况，并于10~15分钟后复测血糖；如果低血糖症状持续存在，则重复以上治疗，必要时遵医嘱静脉注射50%葡萄糖液40~60 ml □血糖＜3.9 mmol/L，若患者意识丧失，应保持气道通畅，立即通知医生，准备50%葡萄糖注射液或胰高血糖素，遵医嘱治疗

续表

项目	评估	处理
		□静脉泵注胰岛素的患者，血糖≤5.6 mmol/L 应重新评估，调节泵入速度，血糖≤3.9 mmol/L 立即停用胰岛素
	□高血糖	□餐前血糖＞10 mmol/L，随机血糖或餐后 2 小时血糖≥12 mmol/L，通知医生，遵医嘱口服药物、皮下注射胰岛素或静脉输入 □遵医嘱皮下注射胰岛素前，准备好食物，注射后15~30 分钟进食 □中效和预混胰岛素注射前需上下摇动约 20 次 □注射前排气 1~2 个单位，即针尖处滴出 1~2 滴药液 □注射时遵循"三查七对"原则，选择正确的注射部位（不同部位吸收速度由快到慢依次是腹部＞上臂三角肌下缘＞大腿外侧＞臀部，注射部分应每次轮换），75%乙醇或安尔碘消毒 □皮下注射：5 mm 针头可垂直进针，8 mm 针头需捏起皮肤垂直进针，体质消瘦或＞8 mm 针头可与皮肤呈 45° 进针 □注射完毕保持 10~15 秒后拔针，以免药液渗出导致剂量不准确 □取下针头置入锐器盒 □未开启的笔芯置于 2~8℃冰箱储存，有效期见说明书；使用中的笔芯可常温保存 28 天，避免日晒和剧烈震荡 □若为口服药，应严格执行"三查七对"后再发药给患者，若为自备药，应做好用药健康教育，指导其遵医嘱口服
饮食管理	□糖尿病饮食 □肠道准备	□术前 1 日常规糖尿病饮食，且禁食雌激素含量丰富的食物，如鸡皮、羊胎素、女性保健品等 □术前禁食 10 小时，禁饮 4~6 小时，禁食期间注意血糖监测，避免术前不必要的长时间禁食，糖尿病患者择期手术安排在当日第一台进行，必要时遵医嘱输注含糖液体

续表

项目	评估	处理
用药管理	□评估药物剂量、用法、用药时间是否准确 □观察用药不良反应	□口服降糖药时，注意用药方法：若为磺脲类促泌剂（格列本脲、格列喹酮等），餐前15~30分钟服用，若为非磺脲类促泌剂（诺和龙等）可餐前或餐时服用，若为二甲双胍，可餐前、餐中或餐后服用，若为α-糖苷酶抑制剂，在第一口就餐时嚼服 □口服降糖药时，注意观察不良反应，若为磺脲类促泌剂，常见低血糖、皮疹、白细胞降低和肝功能异常；若为二甲双胍和α-糖苷酶抑制剂，常见消化道反应如恶心、呕吐、腹泻等；若为胰岛素增敏剂，常见水肿、肝脏损害和体重增加 □准备术前带药如亚甲蓝或头孢唑林钠等
皮肤管理	□评估备皮范围	□上至下颌，下至脐平，前至健侧锁骨中线，后过腋后线，包括患侧上臂上1/3皮肤及腋毛 □修剪指甲，禁涂指甲油、化妆，取下金属饰品如耳环、戒指、手镯、眼镜、义齿及发饰，长发需编成辫子
睡眠管理	□评估睡眠状况	□若术前评估患者存在中重度睡眠障碍，通知医生，遵医嘱提前备好艾司唑仑等助眠药
心理状况	□评估患者情绪	□主动关心患者及家属，缓解术前紧张、焦虑情绪
其他准备	□用物准备	□术前1日发放便盆、病员服和引流量记录卡

（三）手术日（见表10-29）

表10-29　乳腺癌合2型糖尿病患者术日护理

项目	评估	处理
生命体征	□体温、血压、脉搏、呼吸频率	□若体温>37℃，立即通知医生，根据实际情况决定是否暂停手术 □高血压患者术日晨常规口服降压药，若服用半小时后血压≥150/90 mmHg，通知医生，遵医嘱处理
血糖监测	□评估血糖水平	□术日晨测得餐前血糖≥10 mmol/L，通知医生，根据实际情况决定是否皮下注射短效胰岛素

续表

项目	评估	处理
用药管理	□评估是否用降糖药	□术日晨暂停口服降糖药和暂停皮下注射胰岛素 □二甲双胍有引起乳酸性酸中毒的风险，肾功能不全者术前停用 24~48 小时
饮食管理	□评估是否空腹	□术前禁食 10 小时，禁饮 4~6 小时
其他准备	□静脉通道 □用物准备 □书写准备	□为保证足够术野，常规在下肢建立静脉通道（乐加、GNS） □准备术前用药（亚甲蓝或头孢唑林钠等）和绷带 □术日晨更换病员服 □打印手术转科交接单以及准备病历 □送入手术室后，床旁准备心电监护和吸氧装置
心理状况	□评估患者情绪	□安慰患者及家属，鼓励患者积极迎接手术

（四）手术后（见表 10-30）

表 10-30　乳腺癌合并 2 型糖尿病患者术后护理

项目	评估	处理
生命体征	□体温、血压、脉搏、呼吸频率	□术后回病房后立即安置心电监护，监测生命体征 □体温异常时，遵医嘱予以降温处理 □体温≥38.5℃，通知医生，遵医嘱抽取血培养，单瓶成人抽血量＞10 ml，需同时至少抽两处不同部位的血培养，并在培养瓶上备注部位（如左上肢、右上肢），每日 q4h 监测至降为正常 3 天后改 qid 监测
呼吸形态	□频率深浅，SpO_2，有无胸闷、气紧 □吸氧(吸氧依从性、氧流量、湿化) □评估呼吸运动，有无心累、气紧加重	□术后回病房后常规低流量吸氧（1~3 L/min），术后第 1 日常规停止吸氧 □患者主诉感胸闷、心慌、气紧，缺氧症状明显时，适当提高氧流量（4~6 L/min） □SpO_2＜90%，遵医嘱调高氧流量（4~6 L/min）仍不能维持氧饱和度时，改面罩吸氧（氧流量＞6 L/min） □吸氧依从性低者做好宣教沟通,指导患者缩唇呼吸及腹式呼吸

续表

项目	评估	处理
		□术后当日适当抬高床头（30°~45°），鼓励床上活动，指导深呼吸及有效咳嗽、咳痰，术后1日可抬高床头至60° □术后1日遵医嘱行雾化吸入
血糖水平	□术后血糖监测	□回病房后随机血糖＜3.9 mmol/L，及时通知医生，遵医嘱静脉输注5%或10%葡萄糖，必要时遵医嘱静脉注射50%葡萄糖液40~60 ml，并于10~15分钟后复测血糖 □回病房后随机血糖＞10 mmol/L（10~12.2 mmol/L，可能为术后应激高血糖反应），通知医生，遵医嘱处理 □术中持续静脉泵注胰岛素者，术后继续泵注24小时以上，病情稳定后过渡到皮下注射胰岛素，根据过渡前静脉泵速推算皮下胰岛素剂量，皮下注射和静脉泵注应有2小时左右的重叠
生活自理能力	□进餐 □梳洗 □穿衣 □如厕 □活动	□手术当日指导家属协助患者进食，进食前予以漱口水含漱 □双侧乳腺癌手术不能自行刷牙者，行口腔护理，梳头、洗脸等由护士或家属协助完成 □单侧乳腺癌术后患者梳头、洗脸及漱口等，由护士或家属协助完成 □术后当日指导家属协助患者床上排便，术后1日起鼓励患者下床排便 □手术当日指导患者床上休息为主，注意活动下肢及非手术侧肢体，术后1日起鼓励患者下床活动，指导手功能锻炼，即手术侧肢体握拳、屈肘及旋腕活动，避免肩关节上抬和外展 □术后1日遵医嘱行气压治疗
饮食管理	□评估恢复饮食时间	□手术后2小时可饮水，无恶心、呕吐者术后4小时可进流质糖尿病饮食，逐步过渡到软食和正常糖尿病饮食 □禁食雌激素高的饮食如鸡皮、羊胎素及女性保健品等

续表

项目	评估	处理
意识	□是否对答切题，能否呼之能应，是否意识模糊	□有意识障碍者留陪护，通知医生，病房防跌倒、坠床、走失、自伤等，必要时保护性约束，请精神科会诊 □处于嗜睡、昏睡、昏迷状态，应检查患者瞳孔大小、形状及变化 □意识模糊患者，应判断其是否有空间、时间、地点定向障碍 □有癫痫史或抽搐史，床旁备负压吸引装置及吸痰管，防自吸或误吸
营养管理	□进食情况 □白蛋白、血红蛋白、皮脂厚度	□营养状况差（消瘦、进食量减少、持续高热等情况）的患者应评估营养评分（NRS2002） □营养不良者进行饮食指导，必要时进行营养科会诊 □进食困难者，静脉营养支持，必要时经鼻肠内营养
疼痛（qd）	□疼痛程度、性质、部位、持续时间	□见第一章第三节"疼痛的评估及处理"
管道护理	□评估非计划拔管风险	□见第一章第六节"非计划拔管风险的评估及处理"
	□导尿管（是否固定稳妥，尿道口异常，分泌物、疼痛等，小便量、颜色及性状）	□术后安置导尿管者，导尿管护理 bid，观察尿道口及分泌物 □术后1日常规拔除导尿管后，指导患者清洗会阴部，指导多饮水（2 500 ml 以上）
	□血浆引流管（观察引流液的颜色、性状及量）	□保持伤口引流管密闭和负压器呈负压凹陷状态，负压消失时，首先检查引流器是否完好，若有缺损则更换引流器，若完好则检查伤口，通知医生进一步处理，根据实际情况确定是否更换为中心负压装置 □若近伤口端引流液颜色暗红、黏稠或突然鲜红，立即通知医生处理
	□PICC/CVC（是否固定稳妥，敷料情况，插管深度）	□输注完毕，用5 ml 福来喜冲管后，再用6 ml 肝素封管液封管 □不使用时需每周行一次管道维护

续表

项目	评估	处理
用药管理	□评估药物剂量、用法、用药时间是否准确 □观察用药不良反应	□需使用抗生素时，严格间隔抗生素用药时间，详见药物说明书 □使用降糖药时，观察有无低血糖或者高血糖等不良反应
皮肤管理	□评估皮肤清洁、湿度状况 □观察皮肤完整性是否受损	□若有瘙痒、红肿、皮疹或水疱，通知医生对症处理
伤口管理	□观察伤口敷料 □观察皮瓣	□发现伤口敷料有渗出时，立即用黑色记号笔圈出渗出大小，2小时后再行观察，若渗出区域增加，则通知医生加压包扎或更换敷料 □观察皮瓣是否贴合良好，若有波动感，通知医生，立刻处理
跌倒预防管理	□评估跌倒风险	□高危患者留陪护，做好健康宣教及标识，定期复评 □高危因素改变时，及时复评
血栓预防	□评估高危因素	□见第一章第五节"静脉血栓风险的评估及处理"
心理状况	□评估患者情绪，对治疗的积极性	□见第一章第九节"心理状况的评估及处理"

（五）出院/转院/转科（见表 10-31）

表 10-31　乳腺癌合并 2 型糖尿病患者出院/转院/转科

项目	评估	处理
出院指导	□患者自我管理知识水平 □对健康指导的掌握程度 □出院准备度 □出院带药	□伤口换药（时间、地点、次数及预约流程） □引流管更换（时间、地点及次数） □功能锻炼（时间及方法） □复查门诊随访计划（随访时间、方式及内容） □院外异常情况就诊流程介绍 □发放出院证、出院结算流程介绍

续表

项目	评估	处理
转科	□患者及家属转科意愿 □患者病情	□护理文书的转科交接单 □保持各管道妥善固定,维持生命体征和静脉通道
转院	□患者病情稳定性 □患者转院需求	□做好出院指导(如上) □协助家属联系转院车辆

(六)特殊检查(见表 10-32)

表 10-32　乳腺癌合并 2 型糖尿病患者特殊检查

检查项目	检查时机	注意事项
血培养	当患者体温≥38.5℃或寒战过程中	培养瓶瓶盖需要消毒,单瓶成人抽血量>10 ml,需同时至少抽两处不同部位的血培养,并在培养瓶上备注部位(如左上肢、右下肢),血培养时间一般为 5 天
痰培养	手术后,反复咳痰病因却未明确时	采集标本前,刷牙,取出义齿,清水漱口 3次,嘱患者用力咳嗽,多次标本不要混入同一容器,咳痰困难者,可用灭菌用水雾化帮助排痰
尿常规	手术后,怀疑尿路感染者	留取随机尿、晨尿,晨尿为晨起第一次尿液,选用清洁中段尿液,避免大量喝水稀释尿液,留取尿量 20~50 ml
分泌物、脓液、导管培养	伤口、管道皮肤周围分泌物异常者(分泌物增多、脓性分泌物等)	创面分泌物拭子:将拭子插入伤口深部并紧贴伤口边缘处取样 伤口脓液:用无菌生理盐水拭去表面分泌物再取 导管标本:采用无菌剪刀剪下末端,对于 5~8 cm 的导管,从管尖到皮肤面 3~5 cm;对于20 cm 以上的导管,用两个管分装两端 3~5 cm

第七节　乳腺癌化疗Ⅳ度骨髓抑制的护理程序

一、名词定义

乳腺癌是指女性常见的恶性肿瘤之一。其发病率居女性恶性肿瘤之首。40~59 岁是乳腺癌好发年龄段。

Ⅳ度骨髓抑制是指骨髓中中性粒细胞、巨核细胞和红细胞数目的显著下降，是由化疗药物对特定干细胞动力学造成影响而导致周围血液中成熟的、有功能的血细胞数量急剧减少，其中血红蛋白<65×10^9/L，白细胞<1.0×10^9/L，粒细胞<0.5×10^9/L，血小板<25×10^9/L。

二、护理流程

（一）入院护理（见表 10-33）

表 10-33　乳腺癌化疗 Ⅳ 度骨髓抑制患者入院护理

项目	评估	处理
入院接待	□办公室护士评估患者体征：有无气促、气紧症状 □办公室护士评估人、证是否一致、齐全	□如有气促、气紧患者，通知责任护士及主管医生及时处理 □人、证不一致时，要求患者补齐资料，做好登记
护理评估	□生命体征评估：体温、脉搏、血压、呼吸频率、疼痛	□体温 37.3~38.5℃时，告知值班医生，遵医嘱物理降温，指导多饮水，随时监测体温变化 □体温≥38.5℃或伴寒战，遵医嘱物理降温或药物降温，指导患者多饮水，严密监测体温变化，带经外周置入中心静脉导管（PICC）的患者血培养需同时抽取 PICC 导管血及对侧外周血，带引流管的患者，必要时遵医嘱留取管道内体液或周围分泌物培养 □脉搏≥120 次/分，评估患者有无心悸等不适，若无，则嘱患者休息后复测；若有以上症状则协助其取半卧位休息，予吸氧，安抚患者，并立即通知医生处理

续表

项目	评估		处理
			□呼吸频率≥22 次/分，协助患者在病床休息，伴胸闷、气紧不适者给予氧气吸入，同时通知医生处理，监测 SpO_2 □血压≤90/60 mmHg 或血压≥180/90 mmHg，协助患者在病床休息，伴头晕、心慌、冷汗者立即取平卧位或半卧位，监测血压和（或）血糖并通知医生床旁处理，必要时启动抢救程序 □见第一章第三节"疼痛的评估及处理"
	□一般情况		□评估身高、体重、意识、沟通能力、活动能力、饮食、睡眠、大小便等一般情况
	□自理能力（Barthel 指数）		□见第一章第四节"自理能力的评估及处理"
	□心理状况		□见第一章第九节"心理状况的评估及处理"
	□营养评估		□见第一章第七节"营养风险的筛查与处理"
	□睡眠质量评估		□见第一章第十节"睡眠质量的评估及处理"
	□血栓风险评估		□见第一章第五节"静脉血栓风险的评估及处理"
	□跌倒风险评估		□见第一章第一节"跌倒风险的评估及处理"
	□压力性损伤（Braden 量表）		□见第一章第二节"压力性损伤风险的评估及处理"
	选评	□非计划拔管风险评估	□见第一章第六节"非计划拔管风险的评估及处理"
宣教沟通	□患者知识水平、知识接受程度、宣教时机 □宣教内容		□绝对卧床休息 □病情危重或沟通困难（受年龄、语言、知识水平所限）的患者，宣教对象应以家属为主 □各类沟通单（如入院评估表、侵入性操作沟通表、高危评估项目沟通表）由患者本人或授权人签署 □患者入住病房后责任护士行入院指导和入院健康宣教，包括主管医生、环境介绍、各类检查注意事项等

续表

项目	评估	处理
实验室检查	□血常规、尿常规、大便常规、痰培养	□提前告知患者抽血时间及要求，如需抽空腹血时，告知患者抽血之前禁食禁饮 8 小时 □抽血前询问患者是否晕血，注意抽血环境安全 □留取随机尿、晨尿，晨尿为晨起第一次尿液，选用清洁中段尿液，避免大量喝水稀释尿液，留取尿量 20~50 ml □大便常规：取一小勺大便置于大便杯内，告知患者标本放置处 □痰培养：先用清水漱口 3 次，以除去口腔中细菌，深吸气后用力咳出 1~2 口痰于培养容器中，及时送检

（二）在院护理（见表 10-34）

表 10-34 乳腺癌化疗 IV 度骨髓抑制患者在院护理

项目	评估症状	处理
白细胞减少	□中性粒细胞减少性发热：单次体温≥38.3℃或≥38℃持续 1 小时以上，且中性粒细胞<0.5×10^9/L 或中性粒细胞<1×10^9/L，但预计随后 48 小时后将降至≤0.5×10^9/L □感染症状 ①消化道感染：有无消化道任何部位的黏膜炎、腹痛、腹泻等 ②呼吸道感染：有无发热、咳嗽、咳痰、胸痛、呼吸困难等 ③皮肤黏膜感染：有无局部发红、压痛、肿胀、皮温增高、渗液等	□体温 37.3~38.5℃时，告知主管医生，遵医嘱物理降温，指导其多饮水，随时监测体温变化 □体温≥38.5℃或伴寒战，遵医嘱抽取血培养（单瓶成人抽血量>10ml），遵医嘱物理降温或药物降温，指导患者多饮水，严密监测体温变化 □带经外周置入中心静脉导管（PICC）的患者抽取血培养需同时抽取 PICC 导管血及对侧外周血 □带引流管的患者，必要时遵医嘱留取管道内体液或周围分泌物培养 □做好退热后的基础护理，保持床单位和衣物的清洁干燥，注意保温，及时补充水分，适当增加食盐的摄入，以补充电解质和水分，必要时静脉补液 □保护性隔离，安置于单人病房或病房角落，每天进行空气消毒，减少亲友探

续表

项目	评估	处理
	④泌尿道感染：有无发热、尿急、尿痛、尿频、血尿、尿液浑浊等	视，尤其是控制患有感冒者的探视，预防感染发生，如外出检查最好戴口罩 □感染护理 　①加强基础护理，口腔护理，避免皮肤、黏膜、口腔的损伤和感染 　②加强营养，进食高蛋白、高热量、高维生素饮食 　③每1~2天监测血常规 　④遵医嘱使用吉赛欣、非格司亭、新瑞白等升白细胞药物，参照药物说明书，观察和预防用药不良反应 　⑤减少或避免侵入性操作，如必须进行则严格执行无菌操作原则，发现感染征象及时处理 　⑥医务人员及患者加强手卫生，避免交叉感染 　⑦患者主诉感胸闷、心慌、气紧时，缺氧症状明显，安置心电监护，测SpO_2，$SpO_2 < 95\%$，遵医嘱予鼻塞吸氧，如果不能维持氧饱，改面罩吸氧（氧流量>6 L/min），口鼻干燥者指导饮水，使用润滑剂（滴鼻液或唇膏） 　⑧观察痰液颜色、性质、量，必要时痰培养，如有咳痰困难者，应指导患者咳嗽咳痰，遵医嘱雾化
血小板减少	□有无皮肤黏膜出血：全身皮肤出现散在瘀点和瘀斑、牙龈出血 □有无呼吸道、消化道、泌尿道等出血：鼻出血、咯血、呕血、血便、血尿，呕吐物或大、小便隐血	□绝对卧床休息，减少活动，保持环境安全，防止磕碰或外伤导致意外出血 □遵医嘱输入血小板，严格执行输血制度，观察输血不良反应 □遵医嘱使用升血小板药物，详见药物说明书，观察用药不良反应 □避免使用可能导致出血的药物，比

续表

项目	评估	处理
	□有无颅内出血：头痛、恶心、喷射性呕吐、眼底出血、意识障碍、颈项强直等 □有无月经期延长或月经量增加	如阿司匹林等含乙酰水杨酸类的药物 □尽量减少有创操作，进行不可避免的注射时，尽可能选择小号针头，使用止血带捆绑不可过紧，时间不宜过长，拔针后按压时间延长，至少10分钟，并观察渗血情况 □观察大、小便颜色、性质，保持大便通畅，避免增加腹压的动作，如剧烈咳嗽、用力大便等 □便秘患者可进食富含纤维素食物，开塞露外用或口服乳果糖通便，避免使用强力泻药、栓剂及常规灌肠术；严重腹泻患者注意使用皮肤保护剂保护肛周皮肤 □出现颅内出血症状时，头部置冰袋，予氧气吸入，并密切观察瞳孔、意识等变化，遵医嘱用药 □发生咯血、呕血时，协助患者取侧卧位或平卧头偏向一侧，保持呼吸道通畅，必要时负压吸引出口腔及气管内的血凝块，遵医嘱使用止血药物，严密监测生命体征，警惕窒息及出血性休克的发生 □浅表部位出血时：皮肤出血可局部加压（注意力度，防止阻碍血液循环），并抬高患处；鼻腔出血时可用棉球填塞，注意保持鼻腔湿润；大量出血时，必要时请耳鼻喉科会诊行鼻腔填塞；牙龈出血时可用冷水漱口；眼底出血时取半卧位，减少眼球活动，可酌情使用冰敷或冷敷，但需防冻伤 □少食多餐，进食易消化、富含蛋白质的食物，不要吃过冷、过热、坚硬、辛辣刺激、油腻的食物

续表

项目	评估	处理
		□加强基础护理，口腔护理，告知患者避免穿紧身衣物，刷牙时使用软毛刷，不宜使用牙签或牙线，勿用力擤鼻，起床或行走时动作宜缓慢 □每1~2天监测血常规
贫血： □中度贫血（血红蛋白60~90 g/L） □重度贫血（血红蛋白30~59 g/L） □极重度贫血（血红蛋白＜30 g/L）	□有无疲倦、乏力、虚弱、头晕、头痛、嗜睡、记忆力下降、注意力不集中 □有无皮肤黏膜发绀：睑结膜、口唇与口腔黏膜、舌质、甲床、手掌等部位发绀 □有无心悸、气促、活动后明显加重 □有无食欲不振、恶心、胃肠胀气、腹泻、便秘、舌炎、口腔黏膜炎 □有无夜尿增多，月经失调（闭经、月经过少、偶有月经增多） □有无嗜睡或昏迷等意识改变，发绀、尿量减少，心律失常（室性心动过速、心室纤颤、心搏骤停等）	□绝对卧床休息，减少活动，起身、坐起时动作缓慢，防止发生直立性低血压而导致晕厥、跌倒、受伤 □患者胸闷心慌、气紧时，遵医嘱安置心电监护及鼻塞吸氧，如果不能维持氧饱和度＞95%，改面罩吸氧（氧流量＞6 L/min），必要时安置呼吸机辅助通气 □遵医嘱输血，严格执行输血制度 □遵医嘱使用促红细胞生成素（益比澳）等药物，详见药物说明书 □月经期注意观察月经的量、持续时间 □少食多餐，进食高蛋白、高热量、高维生素饮食，增加含铁丰富的饮食，加强基础护理及口腔护理 □每1~2天监测血常规
营养管理	□进食情况 □营养状况	□如有消瘦、进食量减少、持续高热等情况，应动态评估营养状况（NRS2002） □可经口进食患者：饮食多样化，少食多餐，进食软食、高蛋白、高热量、高维生素饮食，避免辛辣刺激、油腻的食物，多饮水

续表

项目	评估	处理
		□根据营养评估和（或）会诊结果，遵医嘱口服或静脉输注营养制剂 □进食困难者：遵医嘱静脉营养支持，或经鼻肠内营养支持
血浆引流管护理	□乳腺血浆引流管（是否固定稳妥，敷料情况，引流是否通通畅）	□观察置管处皮肤及敷料是否异常 □观察引流管是否通畅、固定稳妥，引流液的性质、颜色、量 □引流液转为清亮淡黄色，单日小于20 ml，伤口恢复良好可考虑拔管 □需定期更换负压引流器，每周1~2次
心理状况	□动态评估患者心理状况	□同入院护理
其他	□动态评估疼痛、跌倒/压力性损伤、非计划拔管、血栓管理等	□评估内容及处理同入院部分
影像学检查（如CT、MRI等）	□评估病情是否能够耐受外出检查	□外出检查的用物准备（氧气枕、心电监护等） □不耐受时，通知医生，必要时医生随同检查 □增强 CT/增强 MRI 时，未行深静脉置管者，准备 22G 留置针，行耐高压深静脉置管者，嘱返回病房后告知护士封管处理 □特殊检查如有禁食、憋尿等要求，提前告知患者准备 □告知患者进入检查室前注意事项：禁止佩戴手表等金属物品 □放射性骨显像患者检查前后多饮水，检查完毕后远离孕妇、小孩

（三）出院指导（见表 10-35）

表 10-35　乳腺癌化疗 Ⅳ 度骨髓抑制患者出院指导

项目	评估	处理
出院指导	□出院健康指导 □出院准备 □出院带药	□每天监测体温变化，观察容易发生感染的部位，如口腔、皮肤、肛周有无红、肿、热、痛以及完整性被破坏的现象 □学会自我观察出血症状：皮肤有无出血点或瘀点、瘀斑，有无大便带血或呈柏油样、小便赤红、痰液带血丝、呕吐物为咖啡色、眼底血丝、牙龈出血等 □药物管理：指导地榆升白片服用方法、漏服或多服处理；吉赛欣/非格司亭/新瑞白、巨和粒等药物的保存方式，遵医嘱按时于院外注射 □门诊随访，每周血常规监测 1~2 次，必要时每天监测 □院外异常情况就诊流程介绍 □发放出院证 □出院结算流程介绍

（四）特殊检查（见表 10-36）

表 10-36　乳腺癌化疗 Ⅳ 度骨髓抑制患者特殊检查

检查项目		检查时机	注意事项
病原体检查	血培养	□当患者体温≥38.5℃或寒战过程中	□培养瓶瓶盖需要消毒，单瓶成人抽血量＞10 ml，带 PICC 导管的患者需同时抽取 PICC 导管血及对侧外周血，追踪血培养结果
	分泌物、脓液/引流液	□发热伴伤口或引流管道皮肤周围分泌物异常者（分泌物增多、脓性分泌物等）	□伤口脓液：用无菌生理盐水拭去表面分泌物再取 □引流管：取引流管周围分泌物或引流液

第十一章

风湿免疫系统常见疾病的护理程序

炎性肌病的护理程序

一、名词定义

特发性炎性肌病是一组以四肢近端肌肉受累为突出表现的自身免疫性疾病，其中以多发性肌炎（PM）和皮肌炎（DM）最为常见。主要表现为对称性四肢近端肌无力，也可累及脏器。DM 的皮肤表现较常见。

二、护理流程

（一）入院护理（见表 11-1）

表 11-1　炎性肌病患者入院护理

项目	评估	处理
入院接待	□办公室护士评估患者症状、体征：有无呼吸急促、缺氧、四肢乏力等症状 □人、证是否一致、齐全 □填写入院相关文书	□如果呼吸急促、缺氧、明显气紧无力者，通知责任护士对症处理患者 □人、证不一致时，要求患者补齐资料

续表

项目	评估	处理
护理评估	□体温、脉搏、呼吸频率、血压、血氧饱和度	□体温≥39℃，立即通知医生，遵医嘱处理 □血压≥140/90 mmHg 或者≤90/60 mmHg，评估患者有无头晕、头痛等不适症状，休息后复测 □收缩压＞170 mmHg，遵医嘱口服降压药或静脉用药降压，每 2 小时复测，直至血压正常 □呼吸急促，心累、气紧明显患者，通知医生，立即予吸氧，监测 SpO_2 □SpO_2≤90%，立即通知医生处理，遵医嘱给予氧气吸入，复测 SpO_2 □脉搏≥120 次/分或者≤60 次/分，评估患者有无心慌、心悸等不适，休息后复测 □遵医嘱处理其他需要处理的异常情况
	□一般情况	□评估身高、体重、意识、沟通能力、活动能力、饮食、睡眠、大小便等一般情况
	□专科评估 □肌肉关节：四肢肌力、肌肉酸痛、功能障碍 □呼吸系统：有无肺部感染、呼吸频率、咳嗽、咳痰情况 □吞咽功能：有无进食梗阻感、饮水呛咳 □皮肤损害情况：有无技工手、Gottron 征、"V"领、眶周水肿、其他部位皮疹	如有异常，及时通知医生，遵医嘱处理，监测病情变化
	□日常生活自理能力（Barthel 指数）	□见第一章第四节"自理能力的评估及处理"
	□心理状况	□见第一章第九节"心理状况的评估及处理"

续表

项目	评估		处理
	□疼痛		□见第一章第三节"疼痛的评估及处理"
	选评	□压力性损伤（Braden量表）	□见第一章第二节"压力性损伤风险的评估及处理"
		□跌倒风险评估	□见第一章第一节"跌倒风险的评估及处理"
		□非计划拔管风险评估	□见第一章第六节"非计划拔管风险的评估及处理"
		□血栓风险评估	□见第一章第五节"静脉血栓风险的评估及处理"
		□营养评估	□见第一章第七节"营养风险的筛查与处理"
宣教沟通	□患者知识水平、知识接受程度、宣教时机		□病情危重或沟通困难（受年龄、语言、知识水平所限）的患者，宣教对象应以家属为主 □各类沟通单（如入院评估表、侵入性操作沟通表、高危评估项目沟通表）由患者本人或授权人签署 □宣教时机可以在护士完成入院接待及护理评估后依照患者的首优问题—中优问题—次优问题顺序进行宣教
实验室检查（如血常规、免疫学检查、尿常规）	□血管情况 □检查特殊要求		□抽血要求空腹时，询问患者禁食时间，提前做好患者宣教 □抽血前询问患者是否晕血，注意抽血环境安全 □血管情况极差者，可考虑留置CVC或PICC □留取随机尿、晨尿，晨尿为晨起第一次尿液，选用清洁中段尿液，避免大量喝水稀释尿液，留取尿量20~50 ml □24小时尿：指导患者留存24小时尿液，摇匀取20~30 ml放入小便杯，并在条码空格处写上24小时小便总量

续表

项目	评估	处理
影像学检查（如 CT、MRI、PET/CT）	□评估病情是否能够适合外出检查	□外出检查的用物准备（氧气枕、心电监护等） □不适合时，通知医生，是否需要医生陪同检查或改期 □增强 CT 时，准备抗高压留置针（蓝色留置针）；血管增强应用红色留置针 □特殊检查如禁食、憋尿、禁止饮入糖水等要求，提前告知患者准备
其他检查	肌电图检查	穿宽松衣物
	肌肉活检	□外出时测量生命体征，准备好手术转科交接单，遵医嘱准备利多卡因

（二）在院护理（见表 11-2）

表 11-2　炎性肌病患者在院护理

项目	评估	处理
生命体征	□体温	□体温异常时，遵医嘱处理 □39℃及以上或伴寒战，遵医嘱抽取血培养，每 4 小时监测体温，降至正常 3 天后改每日监测 3 次
	□呼吸形态、频率深浅，SpO_2，有无胸闷、气紧 □吸氧（吸氧依从性、氧流量、湿化） □评估呼吸运动，有无活动后心累、气紧加重	□患者主诉感胸闷、心慌、气紧时，缺氧症状明显，测 SpO_2 □$SpO_2 < 95\%$，遵医嘱予鼻塞吸氧，如果不能维持氧饱，改面罩吸氧（氧流量 >5 L/min） □$SpO_2 < 90\%$，遵医嘱行动脉血气检查，必要时呼吸机辅助呼吸 □吸氧依从性低者做好宣教沟通，指导患者缩唇呼吸及腹式呼吸 □口鼻干燥者指导饮水，使用润滑剂（滴鼻液或唇膏） □抬高床头，鼓励床上活动，能耐受者下床活动，指导呼吸操锻炼

续表

项目	评估	处理
	□脉搏、心率	□心肌受累可出现心律不齐，遵医嘱安置心电监护监测，并用药 □遵医嘱复查心肌标志物 □遵医嘱吸氧
呼吸道清理能力	□有无咳嗽、咳痰，痰液性状、颜色、量等 □咳痰能力 □雾化（雾化有效性、宣教）	□观察痰液颜色、量，如有痰中带血、粉红色泡沫痰等异常情况，需立即告知医生 □遵医嘱予痰培养：采集标本前，刷牙，取出义齿，清水漱口3次，嘱患者用力咳嗽，多次标本不要混入同一容器，咳痰困难者，可用灭菌用水雾化帮助排痰 □如有咳痰困难者，应指导患者咳嗽、咳痰及机械辅助排痰，必要时遵医嘱雾化 □端坐位或站立位雾化效果最佳，雾化后洗脸漱口，雾化后协助患者拍背排痰，观察痰液性状
呼吸机使用状态	□参数（ST模式，初始IPAP=12 cmH$_2$O，EPAP=4 cmH$_2$O，氧浓度根据医嘱调节，潮气量6~8 ml/kg，漏气量应在20~30 L/min）	□首次使用时调好参数，按下待机键，给患者戴好面罩后，呼吸机自动触发开始工作。刚上无创呼吸机患者人机对抗反应可能较明显，可调节升压延迟时间为5分钟，提高患者适应性 □漏气量过低提示面罩过紧，高潮气量会增加CO$_2$潴留量
	□湿化（温度、湿度）	□根据患者体验调节温度
	□带机适应性（评估患者是否耐受，有无气紧、呼吸困难）	□人机对抗明显患者，指导患者深呼吸，做好宣教，使用鼻罩时要闭合嘴唇，张口呼吸者使用鼻面罩
	□面部皮肤管理（是否破损）	□长期带机者可计划性贴预防压力性损伤的水胶体或泡沫敷料保护
	□口腔黏膜情况 □患者自理能力	□指导能自理患者定期刷牙 □不能自行刷牙者，行口腔护理，有感染者遵医嘱予漱口水含漱，无创呼吸机带机患者应SpO$_2$>95%且稳定时做口腔护理

续表

项目	评估	处理
营养管理	□进食情况 □白蛋白、血红蛋白	□营养状况差（消瘦、进食量减少、持续高热等情况）的患者应评估营养评分（NRS2002） □营养不良者进行饮食指导，必要时进行营养科会诊 □进食困难者，静脉营养支持，必要时经鼻肠内营养
疼痛	□疼痛程度、性质、部位、持续时间	□见第一章第三节"疼痛的评估及处理"
管道护理	□评估非计划拔管风险	□见第一章第六节"非计划拔管风险的评估及处理"
	□导尿管（是否固定稳妥，尿道口有无异常，分泌物、疼痛等异常情况，小便量、色及形状）	□导尿管护理，观察尿道口及分泌物
	□胃管（是否固定稳妥，因进食困难者安置胃管，护士应每次鼻饲前或每班次观察插管深度，胃肠减压的患者观察胃肠减压液体量、性状、颜色）	□鼻饲前回抽胃液，用 pH 试纸检验是否胃管在胃内，每次喂食温度为 38~40℃，每次量约 200 ml，两次鼻饲间隔时间不低于 2 小时，鼻饲结束用温水约 20 ml 冲洗胃管 □管喂服药后，胃肠减压需要暂停至少 30 分钟
	□PICC/CVC（是否固定稳妥，敷料情况，插管深度）	□输注前先回抽确定是否通畅 □液体输注完毕，用 10 ml 肝素稀释液封管 □不使用时需定期管道维护，每周冲管、封管、更换敷料 □堵管不能强力冲管，应采用尿激酶稀释液溶栓

续表

项目	评估	处理
用药管理	□评估药物剂量、用法、用药时间是否准确 □观察用药不良反应	□使用激素注意观察胃肠道症状，先输注胃黏膜保护剂，再输注激素，口服激素与静脉激素不要同时使用 □使用免疫抑制剂时注意观察胃肠道症状，使用甲氨蝶呤时注意补充叶酸 □抗病毒药物注意留置针处静脉炎观察，详见药物说明书 □降压药根据血压指导用药，做好防跌倒宣教 □抗真菌药物注意谵妄等精神症状观察，注意与其他药物之间的相互作用，详见药物说明书 □严格抗生素用药时间，详见药物说明书
皮肤管理	□评估皮肤清洁、湿度状况，有无压力性损伤 □评估皮肤损伤程度	□高危患者评估压力性损伤风险，极高危评难免压力性损伤，做好标识、沟通签字并记录，严格执行翻身计划，必要时使用气垫床预防压力性损伤 □皮损处及时换药或给予敷料保护
跌倒预防管理	□评估跌倒风险	□及时排除病房环境中的高危因素 □高危患者留陪护，做好健康宣教及标识，及时记录，定期复评 □高危因素改变时，及时复评并记录
血栓预防	□评估高危因素	□见第一章第五节"静脉血栓风险的评估及处理"
心理状况	□心理状况评估	□见第一章第九节"心理状况的评估及处理"
社会支持状况	□评估患者社会支持能力	□关心并了解患者社会支持能力

（三）出院/转院/转科（见表 11-3）

表 11-3　炎性肌病患者出院/转院/转科

项目	评估	处理
出院指导	□对疾病相关知识了解程度 □对健康指导的掌握程度 □出院准备度 □出院带药	□药物管理（认识药物、定时定量服用、漏服或多服的处理） □自我管理（皮肤护理、饮食指导、功能锻炼、病情监测） □门诊随访计划（随访时间、方式及内容） □院外异常情况就诊流程介绍（门诊或急诊） □发放出院证 □出院结算流程介绍
转科	□患者及家属转科意愿 □患者病情	□护理文书的转科交接单 □保持呼吸管道妥善固定，维持生命体征和静脉通道 □中央运输、医生（必要时）陪同下转科
转院	□患者病情稳定性 □患者转院需求	□做好出院指导（如上） □协助家属联系转院车辆

（四）特殊检查（见表 11-4）

表 11-4　炎性肌病患者特殊检查

检查项目	检查时机	注意事项
血清学	①基本检查项目：血常规、生化 1+4、术前凝血、输血全套 ②肿瘤标志物检查 ③免疫：ANA、ENA、AKA、CCP、RF、ANCA、ACA、补体、免疫球蛋白 ④心肌标志物、BNP	□入院时	□采血前询问患者是否空腹

续表

检查项目		检查时机	注意事项
病原体检查	血标本病原体常规检查（真菌、支原体和结核分枝杆菌）	□入院时，病因未明确时，治疗后疗效复查	□真菌（G）试验：使用 G 试验专用采血管采空腹静脉血 3~5 ml □曲霉菌（GM）试验：采血 3~5ml（红头管） □结核感染 T 细胞 γ 干扰素释放试验：采静脉血 4~6 ml
	血培养	□当患者体温 ≥ 39 ℃或寒战过程中	□培养瓶瓶盖需要消毒，单瓶成人抽血量＞10 ml，需同时至少抽两处不同部位的血培养（共两套），并在培养瓶上备注部位（如左上肢、右下肢），血培养时间一般为 5 天，需氧绿管、厌氧橙管
	痰培养	□入院时，反复咳痰病因却未明确时	□采集标本前，刷牙，取出义齿，清水漱口 3 次，嘱患者用力咳嗽，多次标本不要混入同一容器，咳痰困难者，可用灭菌用水雾化帮助排痰
	大便常规+隐血、尿常规	□入院时，怀疑尿路感染者；怀疑消化道出血者	□留取随机尿、晨尿，晨尿为晨起第一次尿液，选用清洁中段尿液，避免大量喝水稀释尿液，留取尿量 20~50 ml □大便取一平勺即可
	分泌物、脓液培养	□皮肤破损周围分泌物异常者（分泌物增多、脓性分泌物等）	□创面分泌物拭子：将拭子插入病损深部并紧贴病损边缘处取样 □伤口脓液：用无菌生理盐水拭去表面分泌物再取
皮肤肌肉活检		□疑似炎性肌病的患者	□常规行凝血时间、凝血酶原时间、血小板计数等检查 □术后观察肢体活动情况、伤口愈合情况，定期换药，预防感染
肌电图检查		□疑似炎性肌病的患者	□穿宽松内衣、裤以便在检查时方便暴露上、下肢 □避免戴首饰

续表

检查项目	检查时机	注意事项
肌酶谱检查	□疑似炎性肌病的患者	□生化1包括肌酶谱
病情检查（血气分析、高分辨率CT、肺部MRI、腹部彩超、妇科彩超、泌尿系彩超、心脏彩超）	□入院时，病情需要时	□外出检查的用物准备（氧气枕、心电监护等） □不适合时，通知医生，是否需要医生陪同检查或改期 □衣着宽松，冬季外出检查注意保暖 □增强CT时，准备抗高压留置针（蓝色留置针）；血管增强应用红色留置针 □特殊检查如有禁食、憋尿、禁止饮入糖水等要求，提前告知患者准备

第十二章
常见皮肤疾病的护理程序

第一节 带状疱疹的护理程序

一、名词定义

带状疱疹是指由水痘-带状疱疹病毒引起，以沿单侧周围神经分布的簇集性小水疱为特征，常伴明显的神经痛。

二、护理流程

（一）入院护理（见表 12-1）

表 12-1 带状疱疹患者入院护理

项目	评估	处理
入院接待	□办公室护士评估患者体征：有无呼吸急促、缺氧症状 □人、证是否一致、齐全	□如果呼吸急促、明显气紧无力者，立即通知责任护士对症处理患者 □人、证不一致时，要求患者补齐资料，做好登记

续表

项目	评估		处理
护理评估	□生命体征：体温、脉搏、呼吸频率、血压		□体温异常时，通知医生，遵医嘱处理 □脉搏≥120 次/分，评估患者有无心悸等不适，休息后复测 □血压＞140/90 mmHg，评估患者有无头晕、头痛、眼花等不适，休息后复测 □遵医嘱处理其他需要处理的异常情况
	□一般情况		□评估身高、体重、意识、沟通能力、活动能力、饮食、睡眠、大小便等一般情况
	□专科评估（皮损状况：红斑、丘疱疹、水疱、糜烂、结痂等的大小、分布、部位、面积）		□及时通知医生、遵医嘱处理，监测病情变化，特别注意特殊部位疱疹，如眼部带状疱疹、耳部带状疱疹
	□自理能力（Barthel 指数）		□见第一章第四节"自理能力的评估及处理"
	□心理状况		□见第一章第九节"心理状况的评估及处理"
	□疼痛		□见第一章第三节"疼痛的评估及处理"
	□营养评估		□见第一章第七节"营养风险的筛查与处理"
	□血糖		□随机空腹血糖＜3.9 mmol/L，询问主诉，按低血糖处理 □空腹血糖＞7.0 mmol/L、餐后 2 小时血糖大于 11.1 mmol/L，询问主诉、如有无糖尿病史，最近一次饮食情况，通知医生，遵医嘱处理
	选评	□压力性损伤（Braden 量表）	□见第一章第二节"压力性损伤风险的评估及处理"
		□跌倒风险评估	□见第一章第一节"跌倒风险的评估及处理"
		□非计划拔管风险评估	□见第一章第六节"非计划拔管风险的评估及处理"
		□血栓风险评估	□见第一章第五节"静脉血栓风险的评估及处理"

续表

项目	评估	处理
宣教沟通	□患者知识水平、知识接受程度、宣教时机	□病情危重或沟通困难（受年龄、语言、知识水平所限）的患者，宣教对象应以家属为主，可将宣教内容单交予患者和或家属，便于查阅 □各类沟通单（如入院评估表、侵入性操作沟通表、高危评估项目沟通表）由患者本人或授权人签署
实验室检查（如血常规、尿常规）	□血管情况 □检查特殊要求	□抽血要求空腹时，询问患者禁食时间，提前做好患者宣教 □抽血前询问患者是否晕血，注意抽血环境安全 □血管情况极差者，可考虑留置留置针、中长导管、CVC 或 PICC □留取随机尿、晨尿，晨尿为晨起第一次尿液，选用清洁中段尿液，避免大量喝水稀释尿液，留取尿量 20~50 ml
影像学检查（如照 X 线片、B 超、CT、MRI）	□评估病情是否能够耐受外出检查	□外出检查的用物准备（氧气枕、心电监护等） □不耐受时，通知医生 □增强 CT 时，准备抗高压留置针 □特殊检查如有禁食、胀尿等要求，提前告知患者准备

（二）在院护理（见表 12-2）

表 12-2　带状疱疹患者在院护理

项目	评估	处理
体温	□体温	□体温异常时，遵医嘱予以降温处理 □39℃及以上或伴寒战，遵医嘱抽取血培养，单瓶成人抽血量>10 ml，需同时至少抽两处不同部位的血培养，并在培养瓶上备注部位（如左上肢、右下肢），每日监测，q4h 监测，至降为正常 3 天后改 tid 监测

续表

项目	评估	处理
呼吸形态	□频率深浅，SpO_2，有无胸闷、气紧 □评估呼吸运动，有无活动后心累、气紧加重	□患者主诉感胸闷心慌、气紧时，缺氧症状明显，测 SpO_2 □SpO_2<95%，遵医嘱予鼻塞吸氧，如果不能维持氧饱和度，改面罩吸氧（氧流量>6 L/min），必要时行动脉血气检查 □吸氧依从性低者做好宣教沟通，指导患者缩唇呼吸及腹式呼吸 □口鼻干燥者指导饮水，使用润滑剂（滴鼻液或唇膏）
营养管理	□进食情况 □白蛋白、血红蛋白、皮脂厚度	□遵医嘱按饮食类别进食 □清淡易消化的饮食，避免烟、酒、浓茶刺激性食物 □评分<3 分的低危患者每周进行常规营养评分（NRS2002） □评分≥3 分的营养不良者，必要时进行营养科会诊（NRS2002）
血压	□血压（病危、遵医嘱）	□血压 140~150 mmHg/90~100 mmHg，评估患者有无头晕、头痛、眼花等不适，休息后复测并记录 □血压>150/100 mmHg，评估患者有无头晕、头痛、眼花等不适，通知医生，遵医嘱给予降压药，嘱患者卧床休息，用药 1 小时后复测并记录
疼痛	□疼痛程度、性质、部位、持续时间	□见第一章第三节"疼痛的评估及处理"
血糖管理	□血糖（遵医嘱监测）	□空腹血糖≥7 mmol/L，餐后 2 小时血糖 11.1~18 mmol/L，询问主诉，通知医生，遵医嘱予口服降糖药或者餐前胰岛素皮下注射，嘱患者适当饮水，记录 □餐后 2 小时血糖>18 mmol/L，询问主诉，通知医生，遵医嘱予胰岛素皮下注射或静脉泵入、q1h 监测血糖，及时记录

续表

项目	评估	处理
皮肤管理	□评估皮损情况：有无新发皮损，原皮损有无加重或减轻、消退	□根据皮损的状况，遵医嘱给予清洁、湿敷换药、半导体激光照射，外用药膏等 □根据皮损状况选择合适的外用药湿敷（bid/tid），注意湿敷溶液现配现用，敷料覆盖整个皮损面积，以4~6层为宜，湿度以不滴水为宜，湿敷时间1~2小时/次，胸前区、枕后不宜湿敷，一次湿敷的面积不能超过身体的1/3，以防感冒加重病情 □使用物理治疗，如激光照射局部皮损，促进水疱干涸、结痂，灯头距离皮损10~15 cm，照射时间为15~20分钟，照射时使用墨镜保护眼睛 □外用药膏时，用消毒棉签，以一指尖单位1%身体面积轻轻涂搽于皮损部位 □有眼部皮损时请眼科医生协同处理，眼部护理（bid/tid），防球结膜和眼睑粘连 □教会患者皮损的自我护理，穿软棉质消毒宽松的衣物，防局部皮损水浸湿，防受压，保持清洁
用药管理	□评估药物剂量、用法、用药时间是否准确 □观察用药不良反应	□严格按照抗病毒药物的间隔时间（详见药物说明书） □抗病毒药物注意观察静脉炎及肾脏功能（详见药物说明书） □止痛药加巴喷丁、普瑞巴林、舒敏等，定时服用，注意观测有无头昏、恶心、呕吐不适（详见药物说明书） □降压药、降糖药，根据血压、血糖指导用药，做好防跌倒、低血糖、酮症酸中毒宣教 □外用药（湿敷、外搽），遵医嘱使用，详见药物说明书 □如有不适，立即停用药物，通知医生，协助处理
跌倒预防管理	□评估跌倒风险	□见第一章第一节"跌倒风险的评估及处理"

续表

项目	评估	处理
压力性损伤预防管理	□评估压力性损伤风险	□见第一章第二节"压力性损伤风险的评估及处理"
血栓预防	□评估高危因素	□见第一章第五节"静脉血栓风险的评估及处理"
心理状况	□评估患者情绪	□见第一章第九节"心理状况的评估及处理"

（三）出院/转院/转科（见表 12-3）

表 12-3　带状疱疹患者出院/转院/转科

项目	评估	处理
出院指导	□患者自我管理知识水平 □对健康指导的掌握程度 □出院准备度 □出院带药	□药物管理（认识药物、准时准量、漏服或多服处理、呕吐和腹泻后处理） □自我管理（监测内容及方法，观察皮损、疼痛的方法，自我护理方法，预防感染，后遗神经痛处理） □门诊随访计划（随访时间、方式及内容） □院外异常情况就诊流程介绍 □发放出院证 □出院结算流程介绍
转科	□患者及家属转科意愿 □患者病情	□护理文书的转科交接单 □其他疾病伴发带状疱疹的危重患者，维持生命体征和静脉通道
转院	□患者病情稳定性 □患者转院需求	□做好出院指导（如上） □协助家属联系转院车辆

（四）特殊检查（见表 12-4）

表 12-4 带状疱疹患者特殊检查

检查项目		检查时机	注意事项
病原体检查	病毒培养	□入院时，辅助诊断时	□疱底刮取物涂片找到多核巨细胞或者核内包含物助于确诊，采集新鲜的皮损，清洗皮损，协助医生留取标本，及时送检
	血培养	□当患者体温 ≥ 39℃ 或寒战过程中	□培养瓶瓶盖需要消毒，单瓶成人抽血量 >10 ml，需同时至少抽两处不同部位的血培养，并在培养瓶上备注部位（如左上肢、右下肢），血培养时间一般为 5 天
	痰培养	□入院时，反复咳痰病因却未明确时	□采集标本前，刷牙，取出义齿，清水漱口 3 次，嘱患者用力咳嗽，多次标本不要混入同一容器，咳痰困难者，可用灭菌用水雾化帮助排痰
	尿常规	□入院时，怀疑尿路感染者	□留取随机尿、晨尿，晨尿为晨起第一次尿液，选用清洁中段尿液，避免大量喝水稀释尿液，留取尿量 20~50 ml
	大便培养/涂片查菌群比	□入院时，患者感染伴腹泻者	□直接将大便置于干净干燥的容器内 □直肠拭子：将拭子插入肛门，轻轻旋转拭子从直肠陷凹处取样
病情检查		□入院时，病情需要时	□需要时：眼科检查（眼部带状疱疹）、神经科相关检查（头面部带状疱疹）、血气分析、CT、MRI

第二节　接触性皮炎的护理程序

一、名词定义

接触性皮炎是指皮肤、黏膜单次或多次接触外源性物质后，在接触部位发生的急性或慢性炎症性反应。

二、护理流程

（一）入院护理（见表 12-5）

表 12-5　接触性皮炎患者入院护理

项目	评估	处理
入院接待	□办公室护士评估患者体征：有无呼吸急促、缺氧症状 □人、证是否一致、齐全	□如果呼吸急促、明显气紧无力者，立即通知责任护士对症处理患者 □人、证不一致时，要求患者补齐资料，做好登记
护理评估	□体温、血压、脉搏、呼吸频率	□体温异常时，通知医生，遵医嘱处理 □脉搏≥120 次/分，评估患者有无心悸等不适，休息后复测 □血压＞140/90 mmHg，评估患者有无头晕、头痛、眼花等不适，休息后复测 □遵医嘱处理其他需要处理的异常情况
	□一般情况	□评估身高、体重、意识、沟通能力、活动能力、饮食、睡眠、大小便等一般情况
	□专科评估（皮损情况，皮温、红斑、丘疹、鳞屑、水泡、糜烂、渗液的大小、形态、分布部位、面积、界限）	□及时通知医生、遵医嘱处理，监测病情变化
	□自理能力（Barthel 指数）	□见第一章第四节"自理能力的评估及处理"
	□心理状况	□见第一章第九节"心理状况的评估及处理"
	□疼痛	□见第一章第三节"疼痛的评估及处理"
	□营养评估	□见第一章第七节"营养风险的筛查与处理"
	□血糖	□空腹血糖＜3.9 mmol/L，询问主诉，按低血糖给予处理 □空腹血糖＞7 mmol/L、餐后 2 小时血糖＞11.1 mmol/L，询问主诉，有无糖尿病史，最近一次饮食情况，通知医生，遵医嘱处理

续表

项目	评估		处理
	选评	□压力性损伤（Braden量表）	□见第一章第二节"压力性损伤风险的评估及处理"
		□跌倒风险评估	□见第一章第一节"跌倒风险的评估及处理"
		□非计划拔管风险评估	□见第一章第六节"非计划拔管风险的评估及处理"
		□血栓风险评估	□见第一章第五节"静脉血栓风险的评估及处理"
宣教沟通	□患者知识水平、知识接受程度、宣教时机		□病情危重或沟通困难（受年龄、语言、知识水平所限）的患者，宣教对象应以家属为主，可将宣教内容单交予患者和或家属，便于查阅 □各类沟通单（如入院评估表、侵入性操作沟通表、高危评估项目沟通表）由患者本人或授权人签署
实验室检查（如血常规、尿常规）	□血管情况 □检查特殊要求		□抽血要求空腹时，询问患者禁食时间，提前做好患者宣教 □抽血前询问患者是否晕血，注意抽血环境安全 □血管情况极差者，可考虑留置留置针、中长导管、CVC 或 PICC □留取随机尿、晨尿，晨尿为晨起第一次尿液，选用清洁中段尿液，避免大量喝水稀释尿液，留取尿量 20~50 ml
影像学检查（如 X 线摄影、B 超、CT、MRI）	□评估病情是否能够耐受外出检查		□外出检查的用物准备（氧气枕、心电监护等） □不耐受时，通知医生 □增强 CT 时，准备抗高压留置针 □特殊检查如禁食、胀尿等要求，提前告知患者准备

（二）在院护理（见表 12-6）

表 12-6　接触性皮炎在院护理

项目	评估	处理
体温	□体温	□体温异常时，遵医嘱予以降温处理 □39℃及以上或伴寒战，遵医嘱抽取血培养，单瓶成人抽血量＞10 ml，需同时至少抽两处不同部位的血培养，并在培养瓶上备注部位（如左上肢、右下肢），每日监测 q4h 监测，至降为正常 3 天后改 tid 监测
呼吸形态	□频率深浅，SpO_2，有无胸闷、气紧 □评估呼吸运动，有无活动后心累、气紧加重	□患者主诉感胸闷、心慌、气紧时，缺氧症状明显，测 SpO_2 □SpO_2＜95%，遵医嘱予鼻塞吸氧，如果不能维持氧饱和度，改面罩吸氧（氧流量＞6 L/min），必要时行动脉血气检查 □吸氧依从性低者做好宣教沟通，指导患者缩唇呼吸及腹式呼吸 □口鼻干燥者指导饮水，使用润滑剂（滴鼻液或唇膏）
营养管理	□进食情况 □白蛋白、血红蛋白、皮脂厚度	□遵医嘱按饮食类别进食 □进食清淡易消化的饮食，避免烟、酒、浓茶、刺激性食物 □评分＜3 分的低危患者每周进行常规营养评分（NRS2002） □评分≥3 分的营养不良者，必要时进行营养科会诊（NRS2002）
血压	□血压（病危、遵医嘱）	□血压 140~150 mmHg/90~100 mmHg，评估患者有无头晕、头痛、眼花等不适，休息后复测并记录 □血压＞150/100 mmHg，评估患者有无头晕、头痛、眼花等不适，通知医生，遵医嘱给予降压药，嘱患者卧床休息，用药 1 小时后复测并记录
疼痛（Qd）	□疼痛程度、性质、部位、持续时间	□见第一章第三节"疼痛的评估及处理"
血糖管理	□血糖（遵医嘱监测）	□空腹血糖≥7 mmol/L，餐后 2 小时血糖 11.1~18 mmol/L，询问主诉，通知医生，遵医嘱予口服降糖药或者餐前胰岛素皮下注射，嘱患者适当饮水，做好记录

续表

项目	评估	处理
		□餐后 2 小时血糖＞18 mmol/L，询问主诉，通知医生，遵医嘱予胰岛素皮下注射或静脉泵入、q1h 监测血糖，及时记录
皮肤管理	□评估皮损情况：有无新发皮损，原皮损有无加重或减轻、消退	□根据皮损的状况，遵医嘱给予清洁、湿敷换药、冷喷，外用药膏等 □根据皮损状况选择合适的外用药湿敷（bid/tid），注意湿敷溶液现配现用，敷料覆盖整个皮损面积，以 4~6 层为宜，湿度以不滴水为宜，湿敷时间 1~2 小时/次，胸前区、枕后不宜湿敷，一次湿敷的面积不能超过身体的 1/3，以防感冒加重病情 □冷喷治疗：冷喷液选择蒸馏水，喷头对准皮损部位，15~20 cm 的距离，时间为 15~20 分钟 □外用药膏时，用消毒棉签，以一指尖单位药膏用于 1%身体面积的量轻轻涂搽于皮损部位 □教会患者皮损的自我护理，穿软棉质消毒宽松的衣物，防水浸湿局部皮损，防受压，保持清洁
用药管理	□评估药物剂量、用法、用药时间是否准确 □观察用药不良反应	□遵医嘱使用抗炎药物详见药物说明书 □抗过敏的药物（开瑞坦、酮替芬），镇静、睡眠的药物，注意观察头晕症状，禁止开车及高空作业等，详见说明书 □降压药、降糖药，根据血压、血糖指导用药，做好防跌倒、低血糖、酮症酸中毒宣教 □外用药（湿敷、外搽），遵医嘱使用，详见药物说明书 □如有不适，立即停用药物，通知医生，协助处理
跌倒预防管理	□评估跌倒风险	□见第一章第一节"跌倒风险的评估及处理"
压力性损伤预防管理	□评估压力性损伤风险	□见第一章第二节"压力性损伤风险的评估及处理"
血栓预防	□评估高危因素	□见第一章第五节"静脉血栓风险的评估及处理"

续表

项目	评估	处理
心理状况	□评估患者情绪，对治疗的积极性	□同入院护理

（三）出院/转院/转科（见表12-7）

表12-7　接触性皮炎患者出院/转院/转科

项目	评估	处理
出院指导	□患者自我管理知识水平 □对健康指导的掌握程度 □出院准备度 □出院带药	□药物管理（认识药物、准时准量、漏服或多服处理、呕吐和腹泻后处理） □自我管理（监测内容及方法，自我皮肤检查，预防感染，避免再次接触过敏的药物及物品） □门诊随访计划（随访时间、方式及内容） □院外异常情况就诊流程介绍 □发放出院证 □出院结算流程介绍
转科	□患者及家属转科意愿 □患者病情	□护理文书的转科交接单 □其他疾病伴发接触性皮炎的危重患者，维持生命体征和静脉通道
转院	□患者病情稳定性 □患者转院需求	□做好出院指导（如上） □协助家属联系转院车辆

（四）特殊检查（见表12-8）

表12-8　接触性皮炎患者特殊检查

检查项目		检查时机	注意事项
病原体检查	皮损分泌物涂片、培养	□入院时，明确诊断时	□采集新鲜的皮损，清洗皮损，协助医生留取标本，及时送检
	血培养	□当患者体温≥39℃或寒战过程中	□培养瓶瓶盖需要消毒，单瓶成人抽血量＞10 ml，需同时至少抽两处不同部位的血培养，并在培养瓶上备注部位（如左上肢、右下肢），血培养时间一般为5天

续表

检查项目		检查时机	注意事项
	痰培养	□入院时，反复咳痰病因却未明确时	□采集标本前，刷牙，取出义齿，清水漱口 3 次，嘱患者用力咳嗽，多次标本不要混入同一容器，咳痰困难者，可用灭菌用水雾化帮助排痰
	尿常规	□入院时，怀疑尿路感染者	□留取随机尿、晨尿，晨尿为晨起第一次尿液，选用清洁中段尿液，避免大量喝水稀释尿液，留取尿量 20~50 ml
	大便培养/涂片查菌群比	□入院时，患者感染伴腹泻者	□直接将大便置于干净干燥的容器内 □直肠拭子：将拭子插入肛门，轻轻旋转拭子从直肠陷凹处取样
病情检查		□入院时，病情需要时	□需要时：过敏原检测、血气分析、CT、MRI

第十三章

感官系统常见疾病的护理程序

第一节　小耳畸形Ⅱ期手术的护理程序

一、名词定义

小耳畸形是指耳郭先天发育不良，常伴有外耳道闭锁、中耳畸形和颌面部畸形的先天性疾病。

全耳郭再造手术是目前治疗小耳畸形的最佳方法。具体手术方案为：首先应用耳后皮肤扩张法进行而后皮瓣扩张（即小耳畸形Ⅰ期手术）可在局部获得"额外"皮瓣；其后采用自身软骨作为耳郭支架+耳后扩张皮瓣进行耳郭再造（即小耳畸形Ⅱ期手术），使再造耳郭的色泽、质地、感觉、外观等与正常耳郭接近。

二、护理流程

（一）入院护理（见表 13-1）

表 13-1　小耳畸形患者 II 期手术入院护理

项目	评估	处理
入院接待	□人、证是否一致、齐全	□人、证不一致时，要求患者补齐资料，做好登记 □核实患者身份后，佩戴腕带（松紧度和文字方向符合要求）
护理评估	□体温、血压、脉搏、呼吸频率	□脉搏≥120 次/分，评估患者有无心慌、心悸等不适，休息后复测 □体温≥37.5℃或咳嗽、咳痰，通知医生，是否退入院 □血压高于正常值，休息后复测，如仍高，报告医生处理 □遵医嘱处理其他需要处理的异常情况
	□一般情况	□评估身高、体重、意识、沟通能力、活动能力、饮食、睡眠、大小便等一般情况
	□专科评估：耳郭外形，扩张皮瓣是否有破溃、红肿，听力情况等	如有异常，及时通知医生、遵医嘱处理
	□自理能力（Barthel 指数）	□见第一章第四节"自理能力的评估及处理"
	□心理状况	□见第一章第九节"心理状况的评估及处理"
	□疼痛	□见第一章第三节"疼痛的评估及处理"
	□睡眠	□见第一章第十节"睡眠质量的评估及处理"
	□营养评估	□见第一章第七节"营养风险的筛查与处理"
	选评 □压力性损伤（Braden 量表）	□见第一章第二节"压力性损伤风险的评估及处理"
	□跌倒风险评估	□见第一章第一节"跌倒风险的评估及处理"

续表

项目	评估		处理
	选评	□非计划拔管风险评估	□见第一章第六节"非计划拔管风险的评估及处理"
		□血栓风险评估	□见第一章第五节"静脉血栓风险的评估及处理"
宣教沟通	□患者知识水平、知识接受程度、宣教时机		□常规宣教：医护人员、病房环境、医院科室相关规章制度、陪伴及探视制度、疾病相关知识、术前注意事项、检查相关注意事项、医保相关流程并发放相关资料 □病情危重或沟通困难（受年龄、语言、知识水平所限）的患者，宣教对象应以家属为主 □各类沟通单（如入院评估表、侵入性操作沟通表、高危评估项目沟通表）由患者本人或授权人签署
实验室检查（血常规、凝血常规、血生化等）	□血管情况 □检查特殊要求		□抽血要求空腹时，询问患者禁食禁饮时间，提前做好患者宣教 □抽血前询问患者是否晕血，注意抽血环境安全 □选择粗直的大血管（如肘正中静脉、贵要静脉等）
影像学检查（如CT、MRI）	□评估患者是否在预约时间等候检查 □对检查项目注意事项的知晓情况		□发放检查预约单，告知患者检查时间 □特殊检查如有禁食、憋尿等要求，提前告知患者准备

（二）术前准备（见表 13-2）

表 13-2　小耳畸形患者 II 期手术术前准备

项目	评估	处理
术前准备	□患者准备 □药物 □各类表单及检查	□饮食指导 □术前清洗面部及发部等 □剃去患耳耳后发际上 5~10 cm 头发，余下头发向健侧梳理成辫，观察术区（供受皮区）有无炎症、疖肿等

续表

项目	评估	处理
		□抗生素皮试、准备术中用药等，告知药物名称、作用及不良反应等 □手术方式介绍，向患者及家属介绍疾病的发病原因及耳部正常结构，正确引导患者，告知耳郭再造仅能在一定程度上改变外形，不能修复内耳及改善听力，使其对手术效果有合理的期望 □术前双核查（手术知情同意书等各项医疗文书、实验室检查、胸片、心电图等）

（三）在院—手术当日—术晨（见表 13-3）

表 13-3 小耳畸形患者 Ⅱ 期手术术日护理

项目	评估	处理
手术当日准备	□患者准备 □环境准备	□术晨注意评估有无感冒、发热及上呼吸道感染等，女患者须避开月经期 □协助患者更换病员服，取下项链、戒指等首饰，并取下可活动义齿 □测量生命体征（术前 0.5~2 小时）并记录 □更换床单被套，床旁放置心电监护及吸氧装置备用
建立静脉通道	□血管情况	□留置针妥善固定，注意观察穿刺部位皮肤 □做好补液管理
接入手术室	□文件及带药 □做好交接管理	□共同核对患者信息，交接病历、术中用药、影像学资料等 □病房护士在手术及转科交接记录单上确认签字 □手术室护士在手术及转科交接记录单上确认签字

（四）在院—手术当日—术后（见表 13-4）

表 13-4 小耳畸形患者 Ⅱ 期手术术日护理

项目	评估	处理
术后回病房	□患者交接和处置 □物资交接	□安全搬运患者于病床，遵医嘱予安置心电监护、吸氧

续表

项目	评估	处理
		□手术室护士和病房护士共同核对患者信息，交接患者伤口、管道、皮肤、带入手术室的剩余药物、影像学资料、病历，以及术中发生的特殊情况或重点监测内容 □病房护士在手术及转科交接记录单上确认签字
意识	□意识恢复程度	□未完全清醒的患者，注意拉起床栏，预防跌倒/坠床
生命体征监测	□体温、血压、脉搏、呼吸频率	□体温异常的处理：低体温予以保暖；高体温者通知主管医生，根据具体情况予以物理降温、药物降温等，严密监测体温的变化 □患者主诉胸闷、心慌、气紧时，首先排除是否由于体位、敷料包扎过紧等导致，其次考虑是否为气胸所致；如为后者，应立即通知医生，及时给予处理 □遵医嘱处理其他需要处理的异常情况
健康宣教	□饮食 □体位与活动	□饮食指导：术后2小时可饮适量温水，术后4小时可进食半流质，注意避免用力咀嚼，以免牵拉术区引起疼痛，影响再造耳皮瓣血运，逐渐过渡至普通饮食 □麻醉清醒后抬高头部，减轻耳部术区伤口出血及术区组织水肿 □禁止患侧卧位，防再造耳郭皮瓣受压影响血运， □胸部供区（耳郭支架软骨供区）给予加压包扎，以减少胸廓活动度，减轻疼痛
护理文书	□各类评估 □文书记录	□根据具体情况评估跌倒、压力性损伤、生活自理能力、VTE、非计划拔管等风险表单并记录 □书写护理记录（包括医嘱执行、体温单、护理计划单、护理记录单等）
呼吸道管理	□有无咽干、咽痛 □有无咳嗽、咳痰 □雾化的有效性	□术后2小时适量饮水，必要时含服润喉片，以缓解咽部不适症状 □观察有无咳嗽，咳痰的痰液颜色、量，必要时告知医生

续表

项目	评估	处理
		□如咳痰困难，指导患者咳嗽、咳痰（如用软枕保护胸部伤口后再咳嗽等），必要时遵医嘱雾化 □端坐位或站位雾化效果最佳，雾化后注意漱口
自理	□自理能力（Barthel指数）	□见第一章第四节"自理能力的评估及处理"
疼痛	□疼痛程度、性质、部位、持续时间	□见第一章第三节"疼痛的评估及处理"
伤口	□耳部皮瓣 □耳部及胸部伤口敷料	□每半小时密切观察耳部皮瓣血液循环，包括颜色、温度、毛细血管充盈反应及有无肿胀等 □观察耳部及胸部伤口敷料有无渗血、渗液、松脱等
管道护理	□血浆引流管	□保持负压血浆引流管通畅，严密观察引流液的颜色、量以及性状等 □保持有效负压，确保血浆引流管的密闭性，0.5~1小时巡视观察一次，必要时予以更换引流装置，以保证术后创腔残余血液的有效引流以及植皮皮瓣与皮肤紧贴，以免皮瓣坏死
	□导尿管（是否固定稳妥，尿道口有无异常，观察小便量、颜色及性状）	□导尿管护理bid，观察尿道口及分泌物 □保持引流通畅，第二日拔除导尿管
	□评估非计划拔管风险	□对于高危患者进行宣教、标识和记录，每日复评 □对于有躁动、谵妄的患者，必要时进行四肢约束，以防意外拔管
胃肠道反应	□评估恶心、呕吐程度	□遵医嘱对症处理，及时追踪复评，做好饮食指导 □呕吐严重不能进食者，通知医生，予以补液治疗
用药管理	□评估药物剂量、用法、用药时间是否准确	□遵医嘱正确用药，告知患者药物的主要作用及不良反应（包括口头及书面宣教） □观察用药不良反应

续表

项目	评估	处理
皮肤管理	□评估压力性损伤风险	□按照 Braden 量表进行评估，根据不同的危险程度，按压力性损伤管理规范进行处理 □高危患者评估压力性损伤风险，极高危评难免压力性损伤，进行宣教、标识和记录，严格执行翻身计划等措施预防压力性损伤
跌倒预防管理	□评估跌倒风险	□见第一章第一节"跌倒风险的评估及处理"
血栓预防	□评估 VTE 高危因素	□见第一章第五节"静脉血栓风险的评估及处理"
心理状况	□评估患者情绪、认知以及对术后康复的依从性	□主动关心患者及家属 □对术中情况及术后快速康复要点进行详细介绍（早期进食、早期下床、疼痛管理以及引流管的维护等方面） □对于病情加重、治疗效果不佳、情绪异常者，可再次评估心理状况，必要时请心理卫生中心会诊
并发症	□评估有无并发症的发生，如血肿和出血	□保持有效的负压引流 □观察引流量和颜色 □观察伤口渗血、皮瓣颜色、术区有无肿胀 □询问患者有无术区胀痛 □少量出血可更换敷料适当加压包扎，更换负压装置 □出血量较大和血肿应探查其原因并对症处理 □嘱咐患者勿挤压揉搓耳朵，以免外力导致耳部伤口出血
	□评估有无并发症的发生，如皮瓣血运障碍	□敷料包扎松紧适宜 □体位护理：健侧卧位，防再造耳郭受压 □观察皮瓣颜色、皮温、毛细血管充盈反应，异常情况及时通知医生处理
	□评估有无并发症的发生，如气胸	□术后常规胸带加压包扎，指导减痛或无痛咳嗽的方法

续表

项目	评估	处理
		□观察呼吸，询问有无胸闷、呼吸困难等不适 □监测血氧饱和度 □呼吸急促、发绀等异常情况应报告医生紧急处理
	□评估有无并发症的发生，如感染	□观察生命体征特别是体温的变化 □观察局部有无红、肿、热、痛感染征象 □正确使用抗生素 □伤口护理及更换引流管等符合要求

（五）在院—术后第一日（见表 13-5）

表 13-5 小耳畸形患者Ⅱ期手术术后护理（一）

项目	评估	处理
术后宣教与沟通	□患者知识水平、知识接受程度、宣教时机	□沟通困难（受年龄、语言、知识水平所限）的患者，宣教对象应以家属为主 □宣教内容包括：伤口/引流管的观察、饮食要求、活动要求等
生命体征	□监测并评估生命体征	□常规监测生命体征（q6h），发现异常及时通知医生予以相应的处理
伤口	□耳部皮瓣 □耳部及胸部伤口敷料	□定时观察耳部皮瓣血液循环，包括颜色、温度、毛细血管充盈反应及有无肿胀等 □观察耳部及胸部伤口敷料有无渗血、渗液、松脱等
管道	□血浆引流管 □导尿管	□定时观察耳部空针负压血浆引流液的颜色、量以及引流管的负压是否有效 □一般于术后 48~72 小时内拔除导尿管
疼痛	□定时及动态疼痛评估	□如疼痛≥4 分，可教会患者缓解疼痛的方法，如咳嗽、体位变换时用软枕保护伤口部位，必要时使用腹带保护伤口，采用看电视、听音乐等方式转移注意力等；必要时通知医生予以镇痛药物处理，并追踪疼痛缓解情况

续表

项目	评估	处理
患者活动	□活动耐力 □活动量	□协助患者下床活动，据情况逐渐增加活动量
营养	□营养评估	□营养不良者进行饮食指导，必要时进行营养科会诊

（六）在院—术后第二日至四日（见表 13-6）

表 13-6　小耳畸形患者 Ⅱ 期手术术后护理（二）

项目	评估	处理
术后宣教 与沟通	□患者知识水平、知识接受程度、宣教时机	□沟通困难（受年龄、语言、知识水平所限）的患者，宣教对象应以家属为主 □宣教内容包括：伤口/引流管的观察、饮食要求、活动要求等
生命体征	□监测并评估生命体征	□重点观察有无高热等感染征象，必要时通知医生处理
伤口	□耳部皮瓣 □耳部及胸部伤口敷料	□巡视观察耳部皮瓣血液循环，包括颜色、温度、毛细血管充盈反应及有无肿胀等 □有无自述局部跳痛、发热等 □观察耳部及胸部伤口敷料有无渗血、松脱等
管道护理	□血浆引流管	□持续有效负压引流 □早期拔除管道，观察再造耳郭皮瓣颜色
疼痛	□动态疼痛评估	□疼痛评估，查找疼痛原因，给予相应的处理
患者活动	□活动耐力 □活动量	□患者下床活动，逐渐增加活动量

（七）出院指导（见表 13-7）

表 13-7　小耳畸形患者 Ⅱ 期手术出院指导

项目	评估	处理
出院指导	□患者自我管理知识水平 □对健康指导的掌握程度 □出院准备度 □出院带药	□保持伤口敷料清洁、干燥、固定,遵医嘱换药、拆线（一般为术后 2 周） □避免再造耳受压、受冻、暴晒、牵拉、损伤 □胸部创伤愈合前,应避免跑步和剧烈运动 □门诊随访计划（随访时间、方式及内容）,再造耳Ⅲ期修复手术方法等 □院外异常情况就诊流程介绍 □发放出院证 □出院结算流程介绍
伤口管理	□患者住址远近及回医院换药的意愿	□回本院换药: 做好换药日期安排 □回住处当地换药: 告知换药日期,术后 2 周视伤口情况拆线

第二节　白内障的护理程序

一、名词定义

白内障是指晶状体发生透明度降低或颜色改变所导致的光学质量下降的退行性改变。

白内障超声乳化联合人工晶体植入术是指应用超声能量将混浊晶状体核和皮质乳化吸除、保留晶状体后囊再植入人工晶状体的手术方法。

二、护理流程

（一）入院护理（见表 13-8）

表 13-8　白内障患者入院护理

项目	评估	处理
入院接待	□办公室护士核查患者信息是否相符，人、证是否一致、齐全 □安置病床	□人、证不一致时，要求患者补齐资料，做好登记 □信息不符时，嘱咐患者及时修改
入院评估	□体温、血压、脉搏、呼吸频率、血糖	□体温≥37.3℃时，联系主管医生，确认是否入院 □血压≥160/100 mmHg 时，静坐休息 30 分钟后复测，如果仍然高于≥160/100 mmHg，联系主管医生确认是否入院 □测空腹血糖≥8.3 mmol/L，联系主管医生确认是否入院
	□一般情况	□评估身高、体重、意识、沟通能力、活动能力、饮食、睡眠、大小便等一般情况
	□专科评估（视力，眼部是否充血、水肿，有无分泌物）	□如有异常，及时通知医生，遵医嘱处理
	□自理能力（Barthel 指数）	□见第一章第四节"自理能力的评估及处理"
	□心理状况	□见第一章第九节"心理状况的评估及处理"
	□疼痛	□见第一章第三节"疼痛的评估及处理"
	□跌倒风险评估	□见第一章第一节"跌倒风险的评估及处理"
	选评 □压力性损伤（Braden 量表）	□见第一章第二节"压力性损伤风险的评估及处理"
	□血栓风险评估	□见第一章第五节"静脉血栓风险的评估及处理"

续表

项目	评估	处理
宣教沟通	□患者知识水平、知识接受程度、宣教时机	□沟通困难（受视力、年龄、语言、知识水平所限）的患者，宣教对象应以家属为主 □各类沟通单（如入院评估表、侵入性操作沟通表、高危评估项目沟通表）由患者本人或授权人签署
实验室检查（如血常规、尿常规）	□血管情况 □检查特殊要求	□责任护士按医嘱执行血常规、出凝血时间、生化 3+5、输血前全套、小便常规等检查医嘱 □抽血要求空腹时，询问患者禁食时间 □抽血前询问患者是否晕血，注意抽血环境安全
专科特殊检查（眼部 A/B 超、IOLMaster、角膜内皮细胞计数、角膜地形图）	□评估病情是否需要轮椅推送检查	□如患者年龄大、行动不便、视力差，责任护士评估行走有风险应联系中央运输轮椅推送

（二）术前准备（见表 13-9）.

表 13-9　白内障患者术前准备

项目	评估	处理
体温	□体温	□每日测量 4 次 □体温≥37.3℃时，告知医生，根据医嘱进行处理
脉搏	□脉搏	□每日测量 4 次
呼吸	□呼吸频率	□每日测量 4 次
血压	□血压，遵医嘱	□收缩压＞160 mmHg，及时通知医生处理
血糖	□血糖，遵医嘱	□糖尿病患者按医嘱监测空腹及三餐后 2 小时血糖 □空腹或餐后血糖异常，通知医生给予处理，做好病情观察及记录

续表

项目	评估	处理
用药管理	□滴抗生素眼液 □观察用药后反应	□按医嘱滴抗生素眼液，4次/天，连续滴3天或术前当天滴够8次 □告知患者眼液名称及药物作用 □示范滴眼液方法 □滴药后如有眼痒、眼红不适，及时通知医生调整用药 □如有自备药，应关心患者服用情况
跌倒管理	□评估跌倒风险	□高危患者留陪护，做好健康宣教及标识，定期复评 □高危因素改变时，及时复评
术前准备	□术眼准备	□训练术眼注视能力，手术台上能配合医生完成手术 □适应性训练：用干毛巾遮住口鼻 □与医生核对术眼标识
	□其他准备	□按医嘱建立静脉通道 □更衣、如厕 □取下饰品、活动性义齿、眼镜 □术前2小时完成评估，填写术前交接单
心理状况	□评估患者情绪，对治疗的积极性	□主动关心患者及家属 □评估手术预后不佳者，做好解释沟通工作 □评估心理状况，必要时请心理卫生中心会诊

（三）术后护理（见表13-10）

表13-10 白内障患者术后护理

项目	评估	处理
术后病情观察	□术眼观察	□术眼敷料是否干燥，有无渗血、渗液 □术眼疼痛：VAS≥5分时，需通知医生查找疼痛原因，及时予以处理
	□体位护理	□术后半坐卧位4小时，特殊情况遵医嘱处理
	□换药护理	□揭开敷料，用生理盐水清洗术眼
	□体温	□每日测量4次 □体温≥37.3℃时，告知医生，根据医嘱进行处理

续表

项目	评估	处理
	□脉搏	□每日测量 4 次
	□呼吸频率	□每日测量 4 次
	□血压，遵医嘱	□收缩压＞160 mmHg，及时通知医生处理并监测血压变化
用药管理	□血糖，遵医嘱	□糖尿病患者按医嘱监测空腹及三餐后 2 小时血糖 □空腹或餐后血糖异常，通知医生给予处理，做好病情观察及记录

（四）出院指导（见表 13-11）

表 13-11　白内障患者出院指导

项目	评估	处理
出院指导	□患者自我管理知识水平 □对健康指导的掌握程度 □出院准备度 □出院带药	□药物管理（认识药物及其用法） □教会患者滴眼液方法，告知滴眼液的注意事项 □病情自我监测 □门诊随访（随访时间、预约挂号方法） □院外异常情况就诊流程介绍 □发放出院证 □出院结算流程介绍

（五）特殊检查（见表 13-12）

表 13-12　白内障患者特殊检查

检查项目	检查时机	注意事项
眼科光学生物测量	□术前	□不能散瞳
角膜内皮细胞计数	□术前	□无特殊
角膜地形图	□术前	□无特殊
眼部 A/B 超	□术前	□无特殊
眼电生理	□术前	□无特殊

续表

检查项目	检查时机	注意事项
眼部光学相干断层扫描	□术前	□无特殊
眼压	□术前、术后	□无特殊
眼前节照相	□术前	□无特殊
泪道冲洗	□术前	□冲洗时发现脓性分泌物应通知医生停止手术

第三节　孔源性视网膜脱离手术的护理程序

一、名词定义

视网膜脱离是指视网膜神经上皮与色素上皮分离，由于发生原因不同分为孔源性视网膜脱离（原发性视网膜脱离）和非孔源性视网膜脱离（继发性视网膜脱离）。

孔源性视网膜脱离是指由于视网膜萎缩变形或玻璃体牵引形成视网膜神经上皮层全层裂孔，玻璃体液经裂孔进入视网膜下形成视网膜脱离。

视网膜复位术是指根据病情选择术式将视网膜复位的手术方法。部分患者采取巩膜扣带术，直视下行定位、冷凝或光凝封闭全部裂孔；部分患者行玻璃体切割术，病情复杂时，甚至需合并眼内长效气体或硅油填充术。

二、护理流程

（一）入院护理（见表 13-13）

表 13-13 孔源性视网膜脱离患者入院护理

项目	评估	处理
入院接待	□核查患者信息是否相符，人、证是否一致、齐全	□人、证不一致时，要求患者补齐资料，做好登记 □信息不符时，嘱患者及时修改 □安置病床，行入院宣教和护理评估
入院评估	□体温、血压、脉搏、呼吸频率、血糖	□体温≥37.3℃时，联系主管医生，确认是否入院 □血压≥160/100 mmHg 时，静息 30 分钟后复测，如复测值仍≥160/100 mmHg，联系主管医生确认是否入院 □随机血糖≥11.1 mmol/L，协助患者退住并嘱患者到内分泌科就诊
	□一般情况	□评估身高、体重、意识、沟通能力、活动能力、饮食、睡眠、大小便等一般情况
	□专科评估（视力、眼压，眼部是否充血、水肿，有无分泌物）	□如有异常，及时通知医生，遵医嘱处理或退住
	□自理能力（Barthel 指数）	□见第一章第四节"自理能力的评估及处理"
	□心理状况	□见第一章第九节"心理状况的评估及处理"
	□疼痛	□见第一章第三节"疼痛的评估及处理"
	□跌倒风险评估	□见第一章第一节"跌倒风险的评估及处理"
	选评　□压力性损伤（Braden 量表）	□见第一章第二节"压力性损伤风险的评估及处理"
	选评　□血栓风险评估	□见第一章第六节"非计划拔管风险的评估及处理"

续表

项目	评估	处理
宣教沟通	□患者知识水平、知识接受程度、宣教时机	□沟通困难（受视力、年龄、语言、知识水平所限）的患者，宣教对象应以家属为主 □各类沟通单（如入院评估表、侵入性操作沟通表、高危评估项目沟通表）由患者本人或授权人签署
实验室检查（如血常规、尿常规）	□血管情况 □检查项目特殊要求	□责任护士按医嘱执行血常规、出凝血时间、生化3+5、输血前全套、小便常规等检查医嘱 □抽血要求空腹时，询问患者禁食时间 □抽血前询问患者是否晕血，注意抽血环境安全
专科特殊检查（眼B超、眼底检查、眼部OCT检查）	□评估病情是否需要轮椅推送检查	□如患者视力差、年龄大、行动不便，责任护士评估行走有风险应联系中央运输轮椅推送

（二）术前护理（见表13-14）

表13-14 孔源性视网膜脱离患者术前护理

项目	评估	处理
体温	□体温	□每日测量4次 □体温≥37.3℃时，告知医生，根据医嘱进行处理
脉搏	□脉搏	□每日测量4次
呼吸	□呼吸频率	□每日测量4次
血压	□血压，遵医嘱	□血压>160/100 mmHg，及时通知医生处理
血糖	□血糖，遵医嘱	□糖尿病患者按医嘱监测空腹及三餐后2小时血糖 □空腹或餐后血糖异常，通知医生给予处理，做好病情观察及记录

续表

项目	评估	处理
用药管理	□滴抗生素和散瞳眼药	□按医嘱滴抗生素和散瞳眼药，抗生素术前滴12次，散瞳眼药遵医嘱滴用 □告知患者眼药名称及药物作用 □示范滴眼液方法
	□观察用药后反应	□滴药后如有眼痒、眼红不适，及时通知医生调整用药 □如为自备药，应签署相关风险沟通书，检查购药发票和药品包装与质量，关注患者用药后情况
跌倒管理	□评估跌倒风险	□见第一章第一节"跌倒风险的评估及处理"
术前准备	□术眼准备	□训练术眼注视能力，手术台上能配合医生完成手术 □适应性训练：用干毛巾遮住口鼻 □术眼标识
	□其他准备	□按医嘱建立静脉通道 □更衣、穿平底防滑鞋、如厕 □取下饰品、活动性义齿、眼镜 □长发女性，辫子扎于头两侧 □术前2小时完成评估，填写术前交接单
心理状况	□评估患者情绪，对治疗的积极性	□主动关心患者及家属 □评估手术预后不佳者，做好解释沟通工作 □评估心理状况，必要时请心理卫生中心会诊
转往手术室交接内容	□体温、血压、脉搏、呼吸频率、静脉通路及术前输液	□体温≥37.3℃时，联系主管医生，确认是否手术 □血压≥160/100 mmHg时，联系主管医生确认是否手术 □检查静脉通道，按医嘱执行术前输液治疗
	□物品准备	□填写完成的术前交接单、病历牌、术中用药，随患者一同送往手术室

（三）术后护理（见表 13-15）

表 13-15　孔源性视网膜脱离患者术后护理

项目	评估	处理
回病房交接内容	□体温、血压、脉搏、呼吸频率、静脉通路	□体温≥37.3℃时，联系主管医生，确认是否处置 □血压≥160/100 mmHg 时，静息 30 分钟后复测，如复测值仍≥160/100 mmHg，联系主管医生确认是否处置 □检查静脉通道状况，术后带回液体情况
病情观察	□术眼观察	□术眼伤口或敷料是否干燥，有无渗血、渗液 □术眼疼痛：VAS≥5 分时，需通知医生查找疼痛原因，及时予以处理
	□体位护理	□术眼加气加硅油患者，术后俯卧或侧卧位≥10~12 小时/日；眼内无填充物患者，术后自主体位
用药管理	□滴眼液 □观察用药后反应	□按医嘱滴眼液 □告知眼液名称及药物作用 □滴眼液时观察眼部情况：视力、眼部分泌物、充血
术后指导	□术后体位	□根据术式和裂孔位置行体位指导：术眼加气加硅油患者，术后俯卧或侧卧位≥10~12 小时/日；眼内无填充物患者，术后平卧
	□术眼保护知识	□避免抓碰术眼，避免剧烈活动或咳嗽，提拉重物

（四）出院指导（见表 13-16）

表 13-16　孔源性视网膜脱离患者出院指导

项目	评估	处理
出院指导	□患者自我管理知识水平 □对健康指导的掌握程度 □出院准备度 □出院带药	□药物管理（认识药物、用法） □教会患者滴眼液方法，告知滴眼液的注意事项 □病情自我监测 □门诊随访（随访时间、预约挂号方法） □院外异常情况就诊流程介绍 □发放出院证 □出院结算流程介绍

（五）特殊检查（见表 13-17）

表 13-17 孔源性视网膜脱离患者特殊检查

检查项目	检查时机	注意事项
视力检查	□术前、术后	□无特殊
眼压检查	□术前、术后	□无特殊
眼底检查	□术前、术后	□散瞳
眼部 B 超	□术前	□无特殊
眼部光学相干断层扫描	□术前	□无特殊
泪道冲洗	□术前	□冲洗时发现脓性分泌物应通知医生停止手术

第十四章
神经系统常见疾病的护理程序

第一节 帕金森病合并吞咽障碍的护理程序

一、名词定义

帕金森病是中老年人常见中枢神经系统变性疾病，以黑质多巴胺能神经元变性和路易小体形成为主要病理特征，是中老年人中常见的运动障碍性疾病。

吞咽障碍是指固体或液体食物从口、咽、食管推进至胃的过程中受到阻碍的一种状况。吞咽障碍可发生于任何年龄，以老年人多见。

二、护理流程

（一）入院护理（见表 14-1）

表 14-1　帕金森病合并吞咽障碍患者入院护理

项目	评估		处理
入院接待	□办公室护士	□是否按优先原则收治 □查对患者信息 □通知责任医生及护士 □完善入院相关资料 □人、证是否一致、齐全	□急诊患者应优先收治 □如果呼吸急促（呼吸频率>24 次/分）、明显气紧无力者，立即通知责任医生及护士对症处理 □查对入院资料和患者本人是否一致、佩戴腕带 □完善电子资料和纸质版资料（登记身高、体重等基本信息） □人、证不一致时，要求患者补齐资料，做好登记 □带领患者到床旁，临床责任护士床旁接收患者
	□责任护士	□腕带信息是否与本人一致 □做好评估 □处理个人卫生	□核对患者信息一致性 □根据病情准备床单位及抢救物品（心电监护、吸氧、吸痰装置等） □对危重及急诊患者，做好皮肤、管道等交接并及时记录；需采取的应急措施应立即到位 □协助处理患者个人卫生，更换病员服
护理评估	□意识：意识程度及内容		□观察意识变化情况，准确及时记录，发现异常及时通知医生处理
	□瞳孔：大小、对称性、对光反射		□瞳孔不等大，应立即通知医生，排除动眼神经麻痹，区别义眼、白内障等患者，做好相应处理
	□生命体征：体温、脉搏、血压、呼吸频率		□体温≥39℃，通知医生，立即降温处理 □脉搏≥120 次/分，评估患者有无心悸等不适，休息后复测 □遵医嘱处理其他需要处理的异常情况
	□血氧饱和度	□测量时机	□门诊入院：休息 10 分钟后，测量氧饱和度并记录 □急诊入院：直接测量，出现连续稳定的三个指脉氧波形后，数值稳定时记录

续表

项目	评估		处理
	□SpO₂监测值		□$SpO_2 \leqslant 90\%$，通知医生处理，同时给予吸氧、吸痰，立即行床旁血气分析，复测 SpO_2 □患者主诉感胸闷、心慌、气紧时，缺氧症状明显，测 SpO_2 □$SpO_2$90%~95%，遵医嘱予鼻塞吸氧，如果不能维持氧饱和度，改面罩吸氧（氧流量＞6 L/min） □必要时呼吸机辅助呼吸，做好气管插管准备
	□一般情况		□评估身高、体重、意识、沟通能力、活动能力、饮食、睡眠、大小便等一般情况
	□专科评估	□肌力、肌张力 □运动症状 □非运动症状	□如有异常，及时通知医生，遵医嘱处理，监测病情变化
	□吞咽评分	□明显呛咳 □隐形呛咳	□保持口腔清洁，避免误吸 □有明显残余物者，行口腔护理 □明显呛咳者，做好沟通及宣教，并详细记录，通知医生，必要时安置胃管，避免呛咳，给予进一步检查
	□肺部感染	□咳嗽性质、程度 □咳嗽能力 □痰液：颜色、性状、量、气味 □痰鸣音 □其他症状	□如有异常，及时通知医生，遵医嘱处理，监测病情变化
	□自理能力（Barthel 指数）		□见第一章第四节"自理能力的评估及处理"
	□疼痛		□见第一章第三节"疼痛的评估及处理"

续表

项目	评估		处理
	□跌倒风险评估		□见第一章第一节"跌倒风险的评估及处理"
	□压力性损伤（Braden量表）		□见第一章第二节"压力性损伤风险的评估及处理"
	□营养评估		□见第一章第七节"营养风险的筛查与处理"
	□血栓风险评估		□见第一章第五节"静脉血栓风险的评估及处理"
	□非计划拔管风险评估		□见第一章第六节"非计划拔管风险的评估及处理"
	□心理状况		□见第一章第九节"心理状况的评估及处理"
沟通宣教	□患者知识水平、知识接受程度、宣教时机		□神志清楚者：宣教对象以患者自己为主 □病情危重或沟通困难者：宣教对象以家属为主 □各类沟通单（如入院评估表、侵入性操作沟通表、高危评估项目沟通表）由患者本人或授权人签署 □疾病相关宣教
	□实验室检查	□血管情况 □检查特殊要求	□抽血要求空腹时，询问患者禁食时间，提前做好患者宣教 □抽血前询问患者是否晕血，注意抽血环境安全 □血管情况极差者，可考虑留置 CVC 或 PICC □随机尿、晨尿，晨尿为晨起第一次尿液，选用清洁中段尿液，避免大量喝水稀释尿液，留取尿量 20~50 ml
	□影像学检查	□评估病情是否能够耐受外出检查	

（二）在院护理（见表 14-2）

表 14-2   帕金森病合并吞咽障碍患者在院护理

项目	评估	处理
意识状态、瞳孔	□清楚 □嗜睡 □昏睡 □昏迷 □谵妄 □模糊	□按分级护理制度巡视病房，观察病情并做好记录 □每班评估患者意识状态，检查瞳孔大小、形状及变化，准确记录，发现异常及时通知医生处理 □出现意识障碍的患者，严密观察，发现患者意识障碍加重立即通知医生及时查看并处理 □昏迷者：平卧头偏向一侧或侧卧，取下义齿，防舌根后坠，保持呼吸道通畅，维持水电解质平衡 □意识模糊患者，应判断其是否有空间、时间、地点定向障碍，留陪护，通知医生，防伤人、自伤、走失等，必要时保护性约束 □有癫痫史或抽搐史，床旁备负压吸引装置及吸痰管，防自吸或误吸
生命体征、SpO₂	□体温	□体温异常者，通知医生，遵医嘱予以降温处理
	□脉搏	□心率>120 次/分，通知医生，遵医嘱给予相关处理
	□血压	□血压>140/90 mmHg，通知医生，积极处理 □直立性低血压：无症状性低血压者，继续观察暂不处理症状明显者，防跌倒，通知医生，行相关疾病注意事项宣教
	□血氧饱和度	□血氧饱和度<90%后，配合医生送血气分析，必要时给予无创或者有创呼吸机辅助呼吸
呼吸道清理能力	□评估咳嗽:性质、频率、程度	□鼓励咳嗽，教会患者每隔一小时进行深呼吸和有效咳嗽 □咳嗽剧烈影响休息，睡眠时，遵医嘱适当给予止咳化痰 □出现频繁呛咳、憋气、呼吸窘迫，立即吸痰 □保持口腔清洁湿润，可用专用漱口液漱口，口腔内有真菌感染的患者遵医嘱可使用制霉菌素漱口，每日 2~4 次

续表

项目	评估	处理
	□咳嗽反射	□神志清醒能配合者：指导患者深呼吸后屏气用力咳出气管深部痰液 □咳嗽无力或痰液黏稠者：协助患者排痰，如更换体位、拍背、机械辅助排痰、吸引、雾化吸入、祛痰剂等
	□痰液：颜色、性状、量、气味	□观察痰液颜色、量，如有痰中带血、粉红色泡沫痰等异常情况，需立即告知医生 □正确留取痰培养标本，及时送细菌培养和药物敏感试验 □痰量较多者：增加吸痰次数，具体次数应以患者的痰液量的多少为原则，在原基础上适当增加或减少吸痰次数 □痰液不易吸出的患者，在雾化、叩背促使痰液松动后再吸痰
	□痰鸣音	□有明显痰鸣音或痰液溢出，应立即吸痰 □听到"呼噜"声，呼吸音变粗，立即吸痰
营养状况	□进食情况 □存在呛咳及误吸风险	□营养不良者，进行饮食指导，必要时进行营养科会诊 □进食困难者，给予静脉营养支持 □用力肺活量（FVC）>50%者，行经皮穿刺胃造瘘术（PEG） □对拒绝或无法行PEG患者，经鼻肠内营养
症状护理	□运动症状：静止性震颤、运动迟缓、肌强直、姿势异常	□加强安全管理，提供安全的环境，24小时留陪护，防跌倒，病情变化及时通知医生并处理 □上肢震颤未能控制、日常活动不便者，防烫伤、烧伤，防跌倒，床档保护 □肌张力增高或共济失调者，予辅助支持，指导步行训练
	□非运动症状：嗅觉减退、便秘、睡眠障碍、抑郁	□便秘者指导患者通过饮食、按摩、运动训练、药物治疗等方法缓解便秘；增加饮水量，饮水量>2 000 ml/d；每日询问排便情况 □睡眠障碍者指导其多运动，睡前喝牛奶或服用药物改善睡眠质量

续表

项目	评估	处理
	□并发症:异动症、开–关现象、剂末现象	□观察药物治疗效果，发现异常应及时报告医生，对症处理 □专人陪护，避免独处，q2h 翻身，防坠床、伤人 □观察和记录服药期间症状发生次数与持续时间及波动情况，以便为调整药物提供依据
管道护理	□评估非计划拔管风险	□对于高危患者进行宣教、标识和记录，每日复评，病情变化随时评估 □对于有躁动、谵妄的患者，必要时进行四肢约束，以防意外拔管
	□导尿管	□导尿管护理每日 1~2 次 □观察导尿管是否固定稳妥；尿道口有无分泌物及是否疼痛等，观察小便量、颜色、性状及有无沉淀
	□胃管	□置管后，经双人确认在胃内，记录并准确标注（安置时间、有效期、长度） □检查方法：回抽胃液、听气过水声、用 pH 试纸检验等 □口腔护理每日 1~2 次 □每次鼻饲前或每班次观察置管长度、是否固定稳妥、有效期，标识是否清晰 □管喂注意事项：每次喂食温度为 38~40℃，每次量约 200 ml，两次鼻饲间隔时间不低于 2 小时，鼻饲结束用温水约 20 ml 冲洗胃管
	□胃造瘘	□造瘘管护理每日两次 □观察敷料有无渗液、渗血，导管固定并做好标记， □术后 24 小时，注入温生理盐水 50 ml，4 小时后再注入温生理盐水 50 ml，无不适，可提供营养液 □每次管饲前或每班次观察造瘘管外露长度 □口服药物碾碎后溶于 30~50 ml 清水中再注入 □长时间停止喂养，需每 8 小时冲管一次

续表

项目	评估	处理
皮肤管理	□皮肤清洁、湿度状况 □有无压力性损伤或潮湿性皮炎	□高危患者：评估压力性损伤风险，极高危评难免压力性损伤，贴标识，翻身，必要时使用气垫床，使用无创呼吸机者常规使用气垫床 □压力性损伤：全面、系统、动态评估并记录伤口情况，填已患评估表，针对情况制定措施，按压力性损伤各分期处理，填压力性损伤登记本并上报，追踪压力性损伤转归情况 □失禁性皮炎：做好病因处理及皮肤清洁、润肤、必要时使用皮肤保护剂（油膏类、液体状的丙烯酸酯），按各级皮炎进行护理
跌倒预防管理	□评估跌倒风险	□高危患者，留陪护，每班做好健康宣教 □前夜、后夜薄弱时段，加强预防跌倒宣教 □高危因素改变时，及时重评宣教
心理状况	□评估患者情绪 □治疗的积极性	□主动关心患者及家属 □对于病情加重、治疗效果不佳、情绪异常、病情迁延不愈的患者，评估心理状况，必要时请心理卫生中心会诊

（三）出院/转科/转院（见表14-3）

表14-3 帕金森病合并吞咽障碍患者出院/转科/转院

项目	评估	处理
出院指导	□患者自我管理知识水平 □对健康指导的掌握程度 □管道管理 □出院带药	□药物管理（认识药物、定时定量服药、漏服或多服的处理） □自我管理（监测内容及方法，自我监测日记，预防感染） □管道管理（有效期、各管道维护方法） □康复指导（制订计划、锻炼方法、内容） □门诊随访计划（随访时间、地点、方式及内容） □介绍院外异常情况就诊流程 □发放出院证 □介绍出院结算流程

续表

项目	评估	处理
转科	□患者及家属转科意愿 □患者病情	□护理文书的转科交接单 □保持呼吸管道妥善固定，维持生命体征和静脉通道
转院	□患者病情稳定性 □患者转院需求	□做好出院指导（如上） □协助家属联系转院车辆

（四）特殊检查（见表 14-4）

表 14-4　帕金森病合并吞咽障碍患者特殊检查

	检查项目	检查时机	注意事项
专项检查	吞咽造影检查（VFSS） 纤维内镜吞咽检查（FEES）	□能吞咽糊状食物，但不能成功吞咽液体和固态食物患者	□VFSS 禁忌患者：无吞咽动作患者、意识下降不能经口进食 □FEES 能直观地了解咽喉存在的病变部位，但不能测评口期和食管期的变化及舌和咽之间的运动协调性
病原体检查	血标本病原体常规检查（真菌、支原体和结核分枝杆菌）	□入院 24 小时内，病因未明确时，治疗后疗效复查	□真菌（G）试验：使用 G 试验专用采血管采空腹静脉血 3~5 ml □曲霉菌（GM）试验：采血 3~5 ml □结核感染 T 细胞 γ 干扰素释放试验：采静脉血 4~6 ml □肺炎支原体抗体：采静脉血 4 ml
	血培养	□当患者体温≥39℃或寒战过程中	□血培养瓶 4 管（每个部位各 2 管），在两处不同部位分别采血 10 ml 做血培养，并在培养瓶上备注部位（如左上肢、右下肢） □血培养时间一般为 5 天
	痰培养	□急诊：入院 48 小时内留取，连续留取 3 次 □门诊：反复咳痰病因却未明确时	□收集方法 ①晨起采集；采集前，刷牙，取出义齿，清水漱口 3 次，并指导或辅助其深咳嗽；昏迷患者：用生理盐水行口腔护理 ②清醒者：自然咳痰法

续表

检查项目	检查时机	注意事项
		③咳嗽无力或昏迷患者、行气管切开和气管插管患者：无菌操作下呼吸道吸痰法 □收集器 　①清醒者，密闭式痰培养杯 　②咳嗽无力或不配合者，使用一次性痰培养收集器 □其他 　①取痰液量：5~10 ml 　②多次标本不要混入同一容器 　③咳痰困难者，可用灭菌用水雾化帮助排痰 　④留取的脓性痰液标本于2小时内尽快送检
尿常规	□入院24小时内，怀疑尿路感染者	□留取随机尿、晨尿的清洁中段尿液，留取尿量20~50 ml

第二节　垂体瘤的护理程序

一、名词定义

垂体瘤是指发生于颅内的一种良性肿瘤，依据其病理表现，临床将垂体瘤分为无功能性垂体腺瘤及功能性垂体腺瘤。垂体瘤的出现会对患者病变附近解剖组织产生压迫，加之占位效应的影响，多会有头痛、视觉功能受损等情况出现。

视力视野检查：检查近视力可使用国际标准近距离视力表，在距视力表33 cm处，能看清"1.0"行视标者为正常视力。视野检查时与患者相对而坐，约1 m距离，检查右眼时，遮住患者左眼，同时遮住护士右眼。在护士与患者中间距离处，护士将手指分别自上、下、左、右等不同方向从外周逐渐向眼的中央部移动，嘱患者在发现手指时立即示意。护士与患者在各方面同时看到手指，则视野大致正常；视野在各方面均缩小者为向心性视野缩小；视野左或右的一半缺失称为偏盲。

二、护理流程

（一）入院护理及术前检查（见表 14-5）

表 14-5　垂体瘤患者入院护理及术前检查

项目	评估	处理
入院接待	□办公室护士评估患者体征：有无意识障碍、肢体活动障碍等 □人、证是否一致、齐全 □安置床位、必要时协助更衣	□人、证不一致时，要求患者补齐资料，做好登记 □迎接患者、核对身份、测量体重、佩戴腕带 □填写诊断卡、床头卡 □通知医生（急诊需立即通知） □确认心电图已做 □安排膳食
护理评估	□体温、血压、脉搏、呼吸频率	□脉搏≥120 次/分，评估患者有无心悸等不适，休息后复测 □体温≥37.5℃或咳嗽、咳痰，通知医生 □血压高于正常值，休息后复测，如仍高，报告医生处理 □遵医嘱处理其他需要处理的异常情况
	□一般情况	□评估身高、体重、意识、沟通能力、活动能力、饮食、睡眠、大小便等一般情况
	□专科评估（意识、瞳孔）、神经系统体征（头痛、视力视野、感觉障碍、肢体活动等）	□意识障碍、瞳孔不等大等危急情况需立即通知医生，处理流程：通知医生、遵医嘱用药、必要时复查 CT、病情指导、必要时急诊手术准备 □视力视野有异常者，行安全宣教，遵医嘱进一步检查 □安全宣教 　①为患者加床档，防止坠床

续表

项目	评估		处理
			②外出活动或检查要有专人陪伴 ③病区内布局合理，物品摆放整齐，无障碍物 ④房门大开或关闭，不要半开门，防止视野缺损的患者撞到房门 ⑤保持病房地面干燥、清洁、无水迹，防滑、防止摔伤
	□自理能力（Barthel 指数）		□见第一章第四节"自理能力的评估及处理"
	□营养评估		□见第一章第七节"营养风险的筛查与处理"
	□血栓风险评估		□见第一章第五节"静脉血栓风险的评估及处理"
	选评	□疼痛	□见第一章第三节"疼痛的评估及处理"
		□心理状况	□见第一章第九节"心理状况的评估及处理"
		□睡眠质量评估	□见第一章第十节"睡眠质量的评估及处理"
		□压力性损伤（Braden 量表）	□见第一章第二节"压力性损伤风险的评估及处理"
		□跌倒风险评估	□见第一章第一节"跌倒风险的评估及处理"
		□非计划拔管风险评估	□见第一章第六节"非计划拔管风险的评估及处理"
宣教沟通	□患者知识水平、知识接受程度、宣教时机		□病情危重或沟通困难（受年龄、语言、知识水平所限）的患者，宣教对象应以家属为主 □各类沟通单（如入院评估表、侵入性操作沟通单、量表评估高危沟通表）由患者本人或授权人签署 □宣教内容：病房环境、医院科室相关规章制度、陪伴及探视制度、疾病相关知识、术前注意事项、检查相关注意事项、医保相关流程并发放相关资料

续表

项目	评估	处理
实验室检查（如血常规、凝血常规等）	□血管情况 □检查特殊要求	□抽血要求空腹时，提前告知患者禁食时间，做好患者宣教，采血时查对 □抽血前询问患者是否晕血，注意抽血环境安全，穿刺时注意无菌原则，采血后指导患者采取正确的按压方式
影像学检查（如胸片、CT、MRI）	□评估病情是否能够耐受外出检查	□外出检查的用物准备（氧气枕、心电监护等） □不耐受时，通知医生 □增强 CT 时，准备抗高压留置针 □勿随身携带金属物品、手机、项链等，女性需脱去带金属托的胸罩
视力视野检查	□评估病情是否能够耐受外出检查	□外出检查的用物准备（氧气枕、心电监护等） □不耐受时，通知医生

（二）术前准备（见表 14-6）

表 14-6　垂体瘤患者手术前日护理

项目	评估	处理
术前宣教沟通	□患者知识水平、知识接受程度、宣教时机 □手术类型：经蝶或开颅	□病情危重或沟通困难（受年龄、语言、知识水平所限）的患者，宣教对象应以家属为主 □各类沟通单（如术前宣教确认）由患者本人或授权人签署 □交代患者禁食：术前禁食 8 小时。禁饮：手术当日 6 点口服术前营养粉后禁饮 □皮肤准备：行经蝶入路者鼻部清洁消毒，行开颅手术则需对头部皮肤进行处理（术前 2 日每日一次或术前 2 次：用洗发剂洗头吹干后用氯己定揉搓头皮 5 分钟，长发的女患者编发辫，暴露手术部位） □医生在术前一天用记号笔做手术部位标记，嘱勿擦拭标记部位，保持标记清晰可见

续表

项目	评估	处理
		□遵医嘱合血，做皮试 □建立手术静脉通道，留置针妥善固定 □向患者介绍术中配合方法，指导患者床上使用解便器及进行床上大、小便锻炼，教会患者进行有效的咳嗽 □护患进行有效的沟通，向患者讲解手术的必要性、手术方式以及注意事项，鼓励患者自我表达及自我放松，鼓励家属及朋友给予关心及支持，及时发现患者异常情绪，必要时给予药物镇静
心理状况	□评估患者情绪，应对手术的反应	□主动关心患者及家属 □对于病情加重、治疗效果不佳、情绪异常、病情迁延不愈的患者，评估心理状况，必要时请心理卫生中心会诊
睡眠	□评估患者焦虑情绪	□主动关心患者，针对担心次日手术无法入睡患者，责任护士告知医生并下助眠药医嘱
双核查	□双核表	□术前一天由医疗完成，护理核查，检查手术标记

（三）手术当日（见表 14-7）

表 14-7　垂体瘤患者术日护理

项目	评估	处理
术前准备	□病情、生命体征 □静脉血管通路 □营养支持类型 □皮肤准备	□更换病员服、监测生命体征，准备好术中带药 □检查静脉通道，留置针妥善固定，注意观察穿刺部位皮肤，遵医嘱进行术前补液 □清醒者术晨勿进食其他任何饮食，术前 2 小时进食碳水化合物餐后禁饮，昏迷者禁食禁饮，遵医嘱静脉补液 □术晨入手术室后根据手术标记推剪去切口周围 1~2 cm 的毛发

续表

项目	评估	处理
接入手术室	□有无手术带药 □交接的物品 □交接的病历、护理文书	□做好交接管理（共同核对患者腕带及信息，交接病历、带入手术室药物、影像学资料及其他手术需要的物品） □准备好带入药品及手术/转科交接记录单 □在手术/转科交接记录单上记录入手术室时间并签字，并写好护理记录
术后返回病房	□术中麻醉方式、手术方式（经蝶或开颅） □患者意识恢复程度	□安置患者，遵医嘱予安置心电监护、持续低流量吸氧 □做好交接管理（共同核对患者腕带及信息，交接病历、带入手术室的剩余药物、影像学资料及其他物品，并交接术中发生的特殊情况或重点监测内容） □观察生命体征、意识、瞳孔、神经系统体征 □手术伤口局部观察：经蝶手术鼻部伤口是否有敷料填塞，敷料是否清洁，有无渗血、渗液，开颅手术伤口敷料是否清洁干燥，有无渗血渗液 □书写护理记录（包括执行医嘱、体温单、护理记录、交接签字等）
护理评估	□体温、血压、脉搏、呼吸频率	□脉搏≥120次/分，评估患者有无心悸等不适，通知医生，遵医嘱处理 □体温异常者，通知医生，遵医嘱予降温处理 □血压高于正常值，稍后复测，如仍高，报告医生处理 □遵医嘱处理其他需要处理的异常情况
	□专科评估（意识、瞳孔、伤口、引流、敷料、视力视野、尿量等）	□手术伤口部位局部观察（开颅手术头部伤口敷料是否清洁干燥，有无渗血、渗液；经蝶手术鼻部伤口敷料是否清洁干燥，有无渗血、渗液，位置是否在位，防止脱落至气道造成窒息，可询问患者咽部是否有异物感），若有，应及时通知医生进行处理 □观察尿液的颜色及性状，尿液清亮透明且量多时应注意加强观察，交代患者家属记录每小时尿量或24小时出入量，且连续2小时大于300 ml

续表

项目	评估	处理
		时告知护士及主管医生进行处理，遵医嘱补液、用药，嘱患者多饮水，有尿崩症的患者，注意水电解质的观察 □视力、视野有异常者，行安全宣教 　①为患者加床档，防止坠床 　②外出活动或检查要有专人陪伴 　③病区内布局合理，物品摆放整齐，无障碍物 　④房门大开或关闭，不要半开门，防止视野缺损的患者撞到房门 　⑤保持病房地面干燥、清洁、无水迹，防滑、防止摔伤 □导尿管、氧气管、输液管、心电监护导线的护理 □是否有其他异常情况，及时通知医生，遵医嘱处理，监测病情变化
	□自理能力（Barthel指数）	□见第一章第四节"自理能力的评估及处理"
	□疼痛	□见第一章第三节"疼痛的评估及处理"
	□血栓风险评估	□见第一章第五节"静脉血栓风险的评估及处理"
	选评 □非计划拔管风险	□见第一章第六节"非计划拔管风险的评估及处理"
	□压力性损伤（Braden量表）	□见第一章第二节"压力性损伤风险的评估及处理"
	□跌倒风险评估	□见第一章第一节"跌倒风险的评估及处理"
术后宣教沟通	□患者意识恢复程度 □患者知识水平、知识接受程度、宣教时机	□未完全清醒、病情危重或沟通困难（受年龄、语言、知识水平所限）的患者，宣教对象应以家属为主 □宣教内容包括：活动要求、饮食要求、引流管/伤口的观察、功能锻炼、预防便秘等

续表

项目	评估	处理
体位管理	□评估患者意识及配合程度	□注重体位与床上活动、预防引流管/导尿管脱落 □辅助拍背咳痰，协助患者雾化 □去枕平卧位，头偏向一侧；每2小时翻身一次，注意头、颈、脊柱保持一条直线 □开颅术后患者全麻清醒后低半卧位或斜坡卧位，床头抬高15~30°，避免颈部屈曲，影响颅内静脉回流，经蝶术后患者根据医嘱调整卧位
鼻腔护理	□鼻腔及敷料情况 □是否有咽喉部异物感 □是否有脑脊液鼻漏	□保持鼻腔纱条清洁，一旦污染及时更换 □妥善固定鼻腔内纱条，防止滑入气道引起窒息 □鼻腔内纱条一般术后3~5天拔出，拔出前可滴石蜡油润湿，拔除后应观察有无脑脊液鼻漏 □禁止从鼻腔内插管、吸痰等 □张口呼吸者，多饮水，缓解口腔干燥
营养管理	□进食情况、途径 □白蛋白、血红蛋白、皮脂厚度	□清醒患者禁食禁饮6小时后普食或治疗饮食，患者麻醉清醒后如无恶心、呕吐，肠道安全（无梗阻、无出血），应早期经口进食，温开水—半流质饮食—流质饮食—软食逐渐过渡恢复到正常饮食 □营养状况差（消瘦、进食量减少、持续高热等情况）的患者应再次评估营养评分（NRS2002） □营养不良者进行饮食指导，必要时进行营养科会诊 □进食困难者，静脉营养支持，必要时经鼻肠内营养
用药管理	□评估药物剂量、用法、用药时间是否准确 □观察用药不良反应	□尿崩症相关用药：垂体后叶素、醋酸去氨加压素片（弥凝片），垂体后叶素静脉用药可收缩血管，外渗可能引起局部坏死，加强用药观察；服用弥凝片后可增加尿渗透压，减低血浆渗透压，从而减少尿液排出。不良反应观察：偶见报道，在大剂量用药后有明显头痛、恶心和轻度腹部痉挛，随着剂量减少，这些症状会逐步消失 □激素类药物：优甲乐、甲强龙、琥珀氢化可的松等，注意胃肠道症状观察，先输注胃黏膜保护剂，再输注激素

续表

项目	评估	处理
		□止痛药：头痛时给予。不良反应观察：恶心、呕吐、头晕及注射部位红肿、硬结 □降压药、降糖药根据医嘱指导用药，做好宣教
心理状况	□是否有内分泌功能紊乱相关症状，如不孕不育、性功能减退、闭经、肢端肥大等 □评估患者情绪，对治疗的积极性	□主动关心患者及家属 □让患者清楚了解疾病、手术、治疗过程、预后等，减轻心理障碍，积极配合，提高治疗效果 □对于病情加重、治疗效果不佳、情绪异常、病情迁延不愈的患者，评估心理状况，必要时请心理卫生中心会诊

（四）术后第一天至出院前（表 14-8）

表 14-8　垂体瘤患者术后护理

项目	评估	处理
宣教沟通	□患者知识水平、知识接受程度、宣教时机	□病情危重或沟通困难（受年龄、语言、知识水平所限）的患者，宣教对象应以家属为主 □宣教内容包括：活动要求、饮食要求、引流管/伤口的观察、鼻腔护理、尿量观察、功能锻炼、预防便秘等
病情观察	□生命体征 □意识、瞳孔、伤口、引流、敷料、视力视野、尿量	□意识障碍、瞳孔不等大等危急情况需立即通知医生。处理流程：通知医生、遵医嘱用药、必要时复查 CT、病情指导、必要时急诊手术准备 □观察尿液的颜色及性状，尿液清亮透明且量多时应注意加强观察，交代患者家属记录每小时尿量或 24 小时出入量，且连续 2 小时大于 300 ml 时告知护士及主管医生进行处理，遵医嘱补液、用药，嘱患者多饮水，有尿崩症的患者，注意水电解质的观察 □视力视野有异常者，行安全宣教 　①为患者加床档，防止坠床 　②外出活动或检查要有专人陪伴 　③病区内布局合理，物品摆放整齐，无障碍物

续表

项目	评估	处理
		④房门大开或关闭，不要半开门，防止视野缺损的患者撞到房门 ⑤保持病房地面干燥、清洁、无水迹，防滑、防止摔伤
鼻腔护理	□鼻腔及敷料情况 □是否有咽喉部异物感 □是否有脑脊液鼻漏	□保持鼻腔纱条清洁，一旦污染及时更换 □妥善固定鼻腔内纱条，防止滑入气道引起窒息 □鼻腔内纱条一般术后3~5天拔出，拔出前可滴石蜡油润湿，拔除后应观察有无脑脊液鼻漏 □禁止从鼻腔内插管、吸痰等 □张口呼吸者，多饮水，缓解口腔干燥
导尿管管理	□评估患者自解小便情况	□一般术后2~3天即可拔除导尿管，拔管后关注患者自行排尿情况 □鼓励患者多饮水，自解小便 □若患者解不尽，评估患者膀胱充盈情况，通知医生，遵医嘱予以重置导尿管
活动指导	□评估患者活动能力	□引流管拔出前（以半卧位为主，适当增加床上运动） □引流管拔出后（引流管拔出后可在搀扶下适当下床活动，注意循序渐进，按照半卧位休息—床边坐位—床边活动—室内活动—室外活动等逐渐增加活动范围、时间和强度，不可突然离床活动，下床前床旁坐30分钟，以免发生意外）
并发症	□颅内出血（意识障碍逐渐加深，一侧瞳孔逐渐散大，对侧肢体瘫痪进行性加重；引流液颜色呈鲜红色，量多；头痛呕吐等颅内压增高的症状进行性加重；生命体征逐渐改变，出现脉搏慢、呼吸慢、血压高、视力急剧下降的症状）	□严密观察意识、瞳孔、生命体征、对侧肢体活动的变化 □严密观察引流液颜色、性质及量，避免引流管扭曲、阻塞、折叠 □监测颅内压，颅内压值高于正常及时通知医生 □重视患者主诉，结合多种症状做出正确分析，及时通知、提醒医生进行必要的检查，做出正确处理 □密切观察病情，应尽早复查CT

续表

项目	评估	处理
□视力、视野障碍（表现为双眼视力障碍或视野缩小；术后多数能恢复有用视力，恢复情况要根据术前视神经萎缩的程度判定）		□密切观察生命体征变化，找出视力障碍加重的原因并给予对症治疗，加强巡视，定时观察患者的视力、视野情况 □做好患者的心理护理，增强患者与疾病抗争的信心，使患者积极配合治疗 □注意安全 　①为患者加床档，防止坠床 　②外出活动或检查要有专人陪伴 　③病区内布局合理，物品摆放整齐，无障碍物 　④房门大开或关闭，不要半开门，防止视野缺损的患者撞到房门 　⑤保持病房地面干燥、清洁、无水迹，防滑、防止摔伤
□尿崩症（多尿，尿量在 4 000 ml 以上，甚至可达 10 000 ml），烦渴与多饮，起病常较急；术后尿量>300 ml/h 持续 2 小时，或 24 小时尿量>5 000 ml，尿比重常在 1.005 以下）		□术后均留置导尿，按留置导尿常规护理，密切观察神志、瞳孔、生命体征 □严密观察尿量、尿色、尿比重，准确记录 24 小时出入量，特别注意记录每小时尿量，测量尿量时应使用硬性容器 □严密观察有无脱水指征并遵医嘱补液，禁止摄入含糖高的食物、药物，以免使血糖升高，产生渗透性利尿，使尿量增加 □抗利尿剂的使用：垂体后叶素或垂体后叶粉等肌内注射，并观察用药效果 □遵医嘱抽血化验电解质
□电解质紊乱（由尿崩症引起，常见低钾、高钠、高氯、低钠、低氯等）		□术后遵医嘱复查电解质，根据化验结果随时调整补充液体 □密切观察电解质紊乱的临床表现 □高钠者禁止长期静滴含钠液体，低钠者补充生理盐水或缓慢滴入含浓钠液体 □禁止长期应用甘露醇等脱水剂 □鼓励低钠患者进食含钠高的食物，高钠患者多饮白开水，利于钠离子排出

续表

项目	评估	处理
□脑脊液鼻漏（伤口敷料有渗湿，鼻腔有咸味的液体渗出，低头时加重，伴头痛）		□枕上垫无菌垫巾，保持清洁、干燥，敷料如有渗湿，及时通知医生，予以更换 □轻度脑脊液鼻漏通过体位疗法可治愈，予以半卧，也可行腰大池持续引流 □于鼻孔外放置干棉球，浸湿后及时更换 □动态监测体温，合理使用抗生素 □严禁做鼻道冲洗、滴药，脑脊液鼻漏者严禁经鼻插胃管 □嘱患者勿屏气、咳嗽、擤鼻、用力排便等，以免加重脑脊液鼻漏 □重度脑脊液鼻漏者可通过手术自体组织修补
□上消化道出血（因丘脑下部受损反射性引起胃部糜烂、溃疡，表现为黑便、呕血或胃管内抽出咖啡色液体）		□禁食，胃肠减压 □严密观察患者生命体征变化，观察排泄物、呕吐物的色、量、性质，留置胃管者，观察抽吸胃液的颜色 □遵医嘱静脉使用西咪替丁、奥美拉唑、巴曲酶，同时用冰盐水加去甲肾上腺素或凝血酶口服或者管喂，可直接收缩胃黏膜血管起止血作用 □待无呕血时予温凉流质，出血停止后改为半流质，饮食应营养丰富、易消化、无刺激性
□垂体危象（腺垂体功能的低下：高热型（＞40℃），低温型（＜30℃），低血糖型，低血压、循环虚脱型，水中毒型，混合型）		□遵医嘱静脉输入50%的葡萄糖40~60 ml，抢救低血糖及失水，继而补充10%葡萄糖盐水，氢化可的松静脉滴注，以解除急性肾上腺功能减退危象 □循环衰竭者按休克原则治疗，有感染败血症者应积极抗感染治疗，有水中毒者主要应加强利尿 □低温者给予小剂量甲状腺激素，保暖复温，高温者根据具体情况选择降温方法 □禁用或者慎用吗啡、巴比妥类、氯丙嗪等各种镇静药，以防诱发昏迷
□各种感染（发热：体温高于38.5℃；局部红肿热痛及脓性分泌物；		□遵医嘱使用抗生素 □脑脊液漏、伤口敷料、导尿管护理等按相应要求护理，注意无菌原则，预防感染

续表

项目	评估	处理
	肺部分泌物增多，感染部位颜色、性状符合相应病原体感染的表现；脑脊液渗出、脑脊液中带沉淀物、血性液等；鼻腔内形成黏液囊肿）	□定时翻身拍背、吸痰、雾化吸入 □腰穿处敷料保持干燥，避免感染伤口，有脑脊液渗出应及时处理、及时更换敷料 □鼻腔内脓肿必要时行脓肿切开引流
	□颅内压增高（头痛、呕吐、视神位乳头水肿等；生命体征"两慢一高"表现：呼吸慢、脉搏慢、血压高）	□术后 3 日内不可用力排便，对尿潴留或尿失禁的患者给予留置导尿管 □体位：抬高床头 15°~30° □饮食与补液：予清淡饮食，每日盐<5g，同时遵医嘱补充因脱水失去的水分 □密切观察患者意识、瞳孔的变化，有无头痛、呕吐、视神位乳头水肿"三主征"以及 Cushing 反应出现 □遵医嘱行脱水治疗，注意观察尿量，准确记录 □亚低温治疗者严格掌握适应证及禁忌证，密切监测体温及其他生命体征，降温及复温均不宜过快，应循序渐进，预防寒战、冻伤、出血、感染等并发症
	□中枢性高热或体温不升（肢体远端皮肤冷、躯干体表灼热、呼吸、脉搏增快，白细胞不增多；使用一般退热剂作用不明显等）	□应尽快降温，采取物理降温措施，头枕冰帽，用 50%酒精温水擦浴；亚低温治疗效果更佳 □体温不升者，均采用物理升温的方法维持正常或治疗所要求的体温，如用热水袋保温，或增加盖被，让患者喝热饮料等，升温过程中应密切观察，避免烫伤，及时测量体温，避免人为因素造成高热
心理状况	□评估患者情绪，应对手术的反应	□主动关心患者及家属 □对于病情加重、治疗效果不佳、情绪异常、病情迁延不愈的患者，评估心理状况，必要时请心理卫生中心会诊

（五）出院及转科（见表 14-9）

表 14-9 垂体瘤患者出院/转科/转院

项目	评估	处理
出院指导	□患者自我管理知识水平 □对健康指导的掌握程度 □出院准备度 □出院带药	□伤口/引流管的管理，遵医嘱换药、拔管和拆线（开颅手术者） □药物管理（认识药物、准时准量、漏服或多服处理） □门诊随访计划（随访时间、方式及内容） □病情观察（学会自我病情检测，及时就诊） □院外异常情况就诊流程介绍 □发放出院证 □出院结算流程介绍
伤口管理	□患者住址远近	□回住处当地换药：开颅手术者告知拆线及换药日期
转科	□患者及家属转科意愿 □患者病情	□护理文书的转科交接单 □维持生命体征和静脉通道
转院	□患者病情稳定性 □患者转院需求	□做好出院指导（如上） □协助家属联系双向转诊医院
出院护理文书办理	□账务结清 □高危评估项目	□完善体温单并打印归档 □完善护理记录并打印归档 □护理评估单（自理能力、压力性损伤、跌倒、非计划拔管）填写转归并签字、打印归档 □护理沟通单归档 □其他护理文书归档：血糖监测单（纸质版、HIS版）、难免压力性损伤申报表、已患压力性损伤登记表填写转归并签字，病房多重耐药菌登记本标注出院

（六）特殊检查（见表 14-10）

表 14-10   垂体瘤患者特殊检查

检查项目		检查时机	注意事项
病原体检查	血培养	□当患者体温≥39℃或寒战过程中	□培养瓶瓶盖需要消毒，单瓶成人抽血量＞10 ml，需同时至少抽两处不同部位的血培养，并在培养瓶上备注部位（如左上肢、右下肢），血培养时间一般为 5 天
	痰培养	□入院时，反复咳痰病因却未明确时	□采集标本前，刷牙，取出义齿，清水漱口 3 次，嘱患者用力咳嗽，多次标本不要混入同一容器，咳痰困难者，可用灭菌用水雾化帮助排痰
	尿常规	□入院时，怀疑尿路感染者	□留取随机尿、晨尿，晨尿为晨起第一次尿液，选用清洁中段尿液，避免大量喝水稀释尿液，留取尿量 20~50 ml
	分泌物、脓液、导管培养	□管道分泌物异常者（分泌物增多、脓性分泌物等）	□创面分泌物拭子：将拭子插入病损深部并紧贴病损边缘处取样 □伤口脓液：用无菌生理盐水拭去表面分泌物再取
病情检查		□入院时，病情需要时	□颅骨平片/CT/MRI，视力、视野、视觉诱发电位检查

第三节   帕金森病合并肺部感染的护理程序

一、名词定义

肺部感染是指包括终末气道、肺泡和肺间质的炎症，病因以感染最为常见，还可由理化、免疫及药物引起。

二、护理流程

（一）入院护理（见表 14-11）

表 14-11　帕金森病合并肺部感染患者入院护理

项目	评估		处理
入院接待	□办公室护士	□是否按优先原则收治 □查对患者信息 □通知主管医生及责任护士 □完善入院相关资料 □人、证是否一致、齐全	□急诊患者优先收治 □如果呼吸频率＞24 次/分或＜12 次/分、明显气紧无力者，立即通知医生及责任护士对症处理 □查对入院资料和患者本人是否一致、佩戴腕带 □完善电子资料和纸质版资料（登记身高、体重等基本信息） □人、证不一致时，要求患者补齐资料，做好登记 □通知临床护士准备床单元 □带领患者到床旁，责任护士床旁接收患者
	□责任护士	□腕带信息是否与本人一致 □做好评估 □处理个人卫生	□核对患者信息一致性 □根据病情准备床单位及抢救物品（心电监护、吸氧、吸痰装置等） □对危重及急诊患者，做好皮肤、管道等交接并及时记录；需采取的应急措施应立即到位 □协助处理患者个人卫生，更换病员服
护理评估	□意识：意识程度及内容		□观察意识变化情况，准确及时记录，发现异常及时通知医生处理
	□瞳孔：大小、对称性、对光反射		□瞳孔不等大，立即通知医生，排除动眼神经麻痹，区别义眼、白内障等患者，做好相应处理
	□生命体征：体温、脉搏、血压、呼吸频率		□体温≥39℃，通知医生，立即降温处理 □脉搏≥120 次/分，评估患者有无心悸等不适，休息后复测 □遵医嘱处理其他需要处理的异常情况

续表

项目	评估		处理
□血氧饱和度	□测量时机		□门诊：休息 10 分钟后，测量血氧饱和度并记录 □急诊：直接测量，出现连续稳定的三个指脉氧波形后，数值稳定时记录
	□SpO$_2$监测		□患者主诉感胸闷、心慌、气紧时，缺氧症状明显，测 SpO$_2$ □SpO$_2$<95%，遵医嘱予鼻塞吸氧，如果不能维持血氧饱和度，改面罩吸氧（氧流量>6 L/min） □SpO$_2$≤90%，通知医生处理，同时给予吸氧、吸痰，立即行床旁血气分析，复测 SpO$_2$；必要时呼吸机辅助呼吸，做好气管插管准备
□一般情况			□评估身高、体重、意识、沟通能力、活动能力、饮食、睡眠、大小便等一般情况
□专科评估	□肌力、肌张力 □运动症状 □非运动症状		如有异常，及时通知医生，遵医嘱处理，监测病情变化
□肺部感染	□咳嗽性质、程度 □咳嗽能力 □痰液：颜色、性状、量、气味 □痰鸣音 □其他症状		□如有异常，及时通知医生，遵医嘱处理，监测病情变化
□自理能力（Barthel 指数）			□见第一章第四节"自理能力的评估及处理"
□疼痛			□见第一章第三节"疼痛的评估及处理"
□跌倒风险评估			□见第一章第一节"跌倒风险的评估及处理"
□压力性损伤（Braden 量表）			□见第一章第二节"压力性损伤风险的评估及处理"

续表

项目	评估	处理
	□营养评估	□见第一章第七节"营养风险的筛查与处理"
	□血栓风险评估	□见第一章第五节"静脉血栓风险的评估及处理"
	□非计划拔管风险评估	□见第一章第六节"非计划拔管风险的评估及处理"
	□心理状况	□见第一章第九节"心理状况的评估及处理"
沟通宣教	□患者知识水平、知识接受程度、宣教时机	□神志清楚者：宣教对象以患者自己为主 □病情危重或沟通困难者：宣教对象以家属为主 □各类沟通单（如入院评估表、侵入性操作沟通表、高危评估项目沟通表）由患者本人或授权人签署 □疾病相关宣教
实验室检查	□血管情况 □检查特殊要求	□抽血要求空腹时，询问患者禁食时间，提前做好患者宣教 □抽血前询问患者是否晕血，注意抽血环境安全 □血管情况极差者，可考虑留置 CVC 或 PICC □随机尿、晨尿，晨尿为晨起第一次尿液，选用清洁中段尿液，避免大量喝水稀释尿液，留取尿量 20~50 ml
影像学检查	□评估病情是否能够耐受外出检查	□外出检查的用物准备（氧气枕、心电监护等） □不耐受时，通知医生 □增强 CT 时，准备抗高压留置针 □特殊检查如有禁食、憋尿等要求，提前告知患者准备

（二）在院护理（见表 14-12）

表 14-12　帕金森病合并肺部感染患者在院护理

项目	评估	处理
意识状态、瞳孔	□清楚 □嗜睡 □昏睡 □昏迷 □谵妄 □模糊	□每 1 小时巡视病房，观察病情并做好记录 □每班评估患者意识状态，瞳孔大小、形状，准确记录，发现异常通知医生及时处理 □突发意识障碍，通知医生及时处理，密切观察 □昏迷者：平卧头偏向一侧或侧卧，取下义齿，防舌根后坠，保持呼吸道通畅 □意识模糊患者，判断是否有空间、时间、地点定向障碍，留陪护，通知医生，防伤人、自伤、走失等，有冲动伤人行为予保护性约束，请精神科会诊
生命体征、血氧饱和度	□体温	□体温异常者，通知医生，遵医嘱予以降温处理
	□脉搏	□心率>120 次/分，通知医生，遵医嘱处理
	□血压	□血压>140/90 mmHg，通知医生，积极处理 □直立性低血压：无症状性低血压者，观察暂不处理，症状明显者，防跌倒，通知医生，予药物治疗，行疾病注意事项宣教
	□血氧饱和度	□血氧饱和度<90%，配合医生送血气分析，必要时使用无创或者有创呼吸机辅助呼吸
呼吸道清理能力	□咳嗽评估	□鼓励咳嗽，教会患者每隔一小时进行深呼吸和有效咳嗽 □咳嗽剧烈影响休息时，遵医嘱予止咳化痰治疗 □出现频繁呛咳、憋气、呼吸窘迫，立即吸痰 □保持口腔清洁湿润，可用专用漱口液漱口，口腔内有真菌感染的患者遵医嘱可使用制霉菌素漱口，每日 2~4 次
	□咳嗽反射	□神志清醒能配合者：指导患者深呼吸后屏气用力咳出气管深部痰液 □咳嗽无力或痰液黏稠者：协助患者排痰，如更换体位、拍背、机械辅助排痰、吸引、雾化吸入、祛痰剂等

续表

项目	评估	处理
	□痰液：颜色、性状、量、气味	□观察痰液颜色、量，如有痰中带血、粉红色泡沫痰等异常情况，需立即告知医生 □正确留取痰培养标本，及时送细菌培养和药物敏感试验 □痰量较多者：增加吸痰次数，具体次数应以患者的痰液量的多少为原则，在原基础上适当增加或减少吸痰次数 □痰液不易吸出，在雾化、叩背促使痰液松动后再吸痰
	□痰鸣音	□有明显痰鸣音或痰液溢出，应立即吸痰 □听到"呼噜"声，呼吸音变粗，立即吸痰
营养状况	□进食情况 □存在呛咳及误吸风险	□营养不良者，进行饮食指导，必要时进行营养科会诊 □进食困难者，遵医嘱予以留置胃管等营养支持，无法留置胃管或拒绝的患者，可遵医嘱予静脉营养支持 □用力肺活量（FVC）>50%者，行经皮穿刺胃造瘘术（PEG） □对拒绝或无法行 PEG 患者，经鼻肠内营养
症状护理	□运动症状：静止性震颤、运动迟缓、肌强直、姿势异常	□加强安全管理，提供安全的环境，24 小时留陪护，防跌倒，病情变化及时通知医生并处理 □上肢震颤未能控制、日常活动不便的患者，防烫伤、烧伤，防跌倒，床档保护 □肌张力增高或共济失调者，予辅助支持，指导步行训练
	□非运动症状：嗅觉减退、便秘、睡眠障碍、抑郁	□便秘者指导患者通过饮食、按摩、运动训练、药物治疗等方法缓解便秘；增加饮水量，饮水量>2 000 ml/d；每日询问排便情况 □睡眠障碍：指导多运动，睡前喝牛奶或服用药物改善睡眠质量

续表

项目	评估	处理
	□并发症：异动症、开-关现象、剂末现象	□观察药物治疗效果，发现异常及时报告医生，对症处理 □专人陪护，避免独处，q2h 翻身，使用床档，防坠床、伤人 □观察和记录：服用期间症状发生次数与持续时间及波动情况，以便为调整药物提供依据
管道护理	□评估非计划拔管风险	□高危患者进行宣教、标识和记录，每日复评，病情变化、管道发生变化随时评估 □有躁动、谵妄的患者征得家属同意后，必要时进行保护性约束，以防意外拔管
	□导尿管	□导尿管护理每日 1~2 次 □观察导尿管是否固定稳妥；尿道口有无分泌物、疼痛等，小便量、颜色及性状、有无沉淀
	□胃管	□置管后，经双人确认在胃内，记录并准确标注（安置时间、有效期、长度） □检查方法：回抽胃液、听气过水声、用 pH 试纸检验等 □口腔护理每日 1~2 次 □每次鼻饲前或每班次观察置管长度、是否固定稳妥、有效期，标识是否清晰 □管喂注意事项：每次喂食温度为 38~40℃，每次量约 200 ml，两次鼻饲间隔时间不低于 2 小时，鼻饲结束用温水约 20 ml 冲洗胃管
	□胃造瘘	□造瘘管护理 bid □观察敷料有无渗液、渗血，导管固定并做好标记 □术后 24 小时，注入温生理盐水 50 ml，4 小时后再注入温生理盐水 50 ml，无不适，可注入营养液 □每次管饲前或每班次观察造瘘管外露长度 □口服药物碾碎后溶于 30~50 ml 清水中再注入 □长时间停止喂养，需每 8 小时冲管一次

续表

项目	评估	处理
皮肤管理	□皮肤清洁、湿度状况 □有无压力性损伤或潮湿性皮炎	□高危患者：行压力性损伤危险因素评估，评分≤12分且伴有其他高危因素的患者申报难免压力性损伤，贴标识，勤翻身，必要时使用气垫床，使用无创呼吸机者常规使用气垫床 □压力性损伤：全面、系统、动态评估并记录伤口情况，填已患评估表，针对情况制定措施，按压力性损伤各分期处理，填压力性损伤登记本并上报，追踪压力性损伤转归情况 □失禁性皮炎：做好病因处理及皮肤清洁、润肤，必要时使用皮肤保护剂（油膏类、液体状的丙烯酸酯），按各级皮炎进行护理
跌倒预防管理	□评估跌倒风险	□见第一章第一节"跌倒风险的评估及处理"
心理状况	□评估患者情绪 □治疗的积极性	□主动关心患者及家属 □对于病情加重、治疗效果不佳、情绪异常、病情迁延不愈的患者，评估心理状况，必要时请心理卫生中心会诊

（三）出院/转科/转院（见表 14-13）

表 14-13　帕金森病合并肺部感染患者出院/转科/转院

项目	评估	处理
出院指导	□患者自我管理知识水平 □对健康指导的掌握程度 □管道管理 □出院带药	□药物管理（认识药物、漏服或多服的处理） □自我管理（监测内容及方法，自我监测日记，了解自身身体状况） □管道管理（有效期、各种管道维护方法） □康复指导（制订计划、锻炼方法、内容） □门诊随访计划（随访时间、地点、方式及内容） □介绍院外异常情况就诊流程 □发放出院证 □介绍出院结算流程
转科	□患者及家属转科意愿 □患者病情	□护理文书的转科交接单 □保持呼吸管道妥善固定，维持生命体征和静脉通道

续表

项目	评估	处理
转院	□患者病情稳定性 □患者转院需求	□做好出院指导（如上） □协助家属联系转院车辆

（四）特殊检查（见表 14-14）

表 14-14　帕金森病合并肺部感染患者特殊检查

检查项目		检查时机	注意事项
病原体检查	血标本病原体常规检查（真菌、支原体和结核分枝杆菌）	入院 24 小时内，病因未明确时，治疗后疗效复查	□真菌（G）试验：使用 G 试验专用采血管采空腹静脉血 3~5 ml □曲霉菌（GM）试验：采血 3~5 ml □结核感染 T 细胞 γ 干扰素释放试验：采静脉血 4~6 ml □肺炎支原体抗体：采静脉血 4 ml
	血培养	患者高热或寒战过程中	□血培养瓶 4 管（每个部位各 2 管），在两处不同部位分别采血 10 ml 做血培养，并在培养瓶上备注部位（如左上肢、右下肢） □血培养时间一般为 5 天
	痰培养	急诊：入院 48 小时内留取，连续留取 3 次 门诊：反复咳痰病因却未明确时	□收集方法 　①晨起采集；采集前，刷牙，取出义齿，清水漱口 3 次，并指导或辅助其深咳嗽；昏迷患者：用生理盐水行口腔护理一次 　②清醒者：自然咳痰法 　③咳嗽无力或昏迷患者、行气管切开和气管插管患者：无菌操作下呼吸道吸痰法 □收集器 　①清醒者，密闭式痰培养杯 　②咳嗽无力或不配合者，使用一次性痰培养收集器 □其他 　①取痰液量：5~10 ml

续表

检查项目	检查时机	注意事项
		②多次标本不要混入同一容器 ③咳痰困难者，可用灭菌用水雾化帮助排痰 ④留取的脓性痰液标本于 2 小时内尽快送检
尿常规	入院 24 小时内，怀疑尿路感染者	□留取随机尿、晨尿，选取清洁中段尿液，留取尿量 20~50 ml
大便培养/涂片查菌群比	入院 24 小时内；患者感染伴腹泻者	□直接将大便置于干净干燥的容器内 □直肠拭子：将拭子插入肛门，轻轻旋转拭子从直肠陷凹处取样
分泌物、脓液、导管培养	肺部感染伴管道皮肤周围分泌物异常者（分泌物增多、脓性分泌物等）	□创面分泌物拭子：将拭子插入病损深部并紧贴病损边缘处取样 □伤口脓液：用无菌生理盐水拭去表面分泌物再取 □导管标本：采用无菌剪刀剪下末端，对于 5~8 cm 的导管，从管尖到皮肤面 3~5 cm；对于 20 cm 以上的导管，用两个管分装两端 3~5 cm
专科辅助检查	病情需要时	□血气分析、CT、MRI、血生化检测、腰椎穿刺、基因检测、功能显像检测（PET 或 SPECT）
		□卧、立位血：空腹，抽卧位血；保持站立两小时（可行走、倚靠），抽立位血；试验期间禁食禁饮，停止服用降压药

第四节　腰椎间盘突出症的护理程序

一、名词定义

腰椎间盘突出症是指由于椎间盘变性、纤维环破裂、髓核组织突出刺激和压迫马尾神经或神经根所引起的一种综合征，是腰腿痛最常见的原因之一。

二、护理流程

（一）入院护理及术前检查（见表 14-15）

表 14-15　腰椎间盘突出症患者入院护理及术前检查

项目	评估	处理
入院接待	□人、证是否一致、齐全	□人、证不一致时，要求患者补齐资料，做好登记 □核实信息，入院证上确认签字，佩戴腕带
护理评估	□体温、血压、脉搏、呼吸频率、血氧饱和度（SpO_2） □一般情况	□脉搏≥120 次/分，评估患者有无心悸等不适，休息后复测 □体温≥37.5℃或咳嗽、咳痰，通知医生，是否退入院 □血压高于正常值，休息后复测，如仍高，报告医生处理 □血氧饱和度<95%，通知医生进一步评估患者情况 □遵医嘱处理其他需要处理的异常情况
	□专科评估（腰骶部、双下肢疼痛、麻木程度及感觉异常等症状）	如有感觉麻木、疼痛加重立即通知医生，遵医嘱处理，监测病情变化
	□自理能力（Barthel 指数）	□见第一章第四节"自理能力的评估及处理"

续表

项目	评估		处理
	□心理状况		□见第一章第九节"心理状况的评估及处理"
	□疼痛		□见第一章第三节"疼痛的评估及处理"
	选评	□压力性损伤（Braden量表）	□见第一章第二节"压力性损伤风险的评估及处理"
		□跌倒风险评估	□见第一章第一节"跌倒风险的评估及处理"
		□营养评估	□见第一章第七节"营养风险的筛查与处理"
		□非计划拔管风险评估	□见第一章第六节"非计划拔管风险的评估及处理"
		□睡眠质量评估	□见第一章第十节"睡眠质量的评估及处理"
		□血栓风险评估	□见第一章第五节"静脉血栓风险的评估及处理"
宣教沟通	□根据患者病情、知识水平、知识接受程度、宣教时机		□病情危重或沟通困难（受年龄、语言、知识水平所限）的患者，宣教对象应以家属为主 □各类沟通单（如入院评估表、侵入性操作沟通表、高危评估项目沟通表）由患者本人或授权人签署 □宣教内容：病房环境、医院科室相关规章制度、陪伴及探视制度、疾病相关知识、术前注意事项、检查相关注意事项、医保相关流程并发放相关资料、发放腰椎健康宣教手册、腰部支具并进行相关宣教

续表

项目	评估	处理
实验室检查（如血常规、血生化、血沉等）	□血管情况 □检查特殊要求	□抽血要求空腹时，询问患者禁食时间，提前做好患者宣教 □抽血前询问患者是否晕血，注意抽血环境安全
影像学检查（如胸片、腰椎X线、三维CT等）	□评估病情是否能够耐受外出检查	□外出检查的用物准备 　①医用器材准备：氧气枕、心电监护等 　②患者准备：去除身上所有异物如手表、项、链等金属异物 □不耐受时，通知医生 □增强CT时，准备抗高压留置针 □特殊检查如有禁食、膀胱充盈等要求，提前告知患者准备
血糖	□测血糖，遵医嘱	□空腹血糖/随机血糖＞11.1 mmol/L，及时通知医生，遵医嘱处理，监测血糖变化
功能锻炼	□根据患者病情、知识水平、知识接受程度、锻炼时机	□床上平移 □床上翻身 □支具佩戴 □练习侧身起、卧床 □体位训练 □再次强化健康宣教内容

（二）术前准备（见表 14-16）

表 14-16　腰椎间盘突出症患者手术前日护理

项目	评估	处理
术前宣教沟通	□根据患者病情、知识水平、知识接受、程度、宣教时机	□病情危重或沟通困难（受年龄、语言、知识水平所限）的患者，宣教对象应以家属为主 □各类沟通单（如术前宣教确认）由患者本人或授权人签署

续表

项目	评估	处理
		□宣教内容包括:禁食禁饮时间根据手术排程做个体化宣教、术晨将病员服反穿、女性长头发的处理、高血压患者的服药要求,其他药物均不服用(医生特别交代除外)
心理状况	□评估患者情绪,应对手术的反应	□主动关心患者及家属 □对于病情加重、治疗效果不佳、情绪异常、病情迁延不愈的患者,评估心理状况,必要时请心理卫生中心会诊
睡眠	□评估患者焦虑情绪	□主动关心患者,遵医嘱常规口服助眠药物如阿普唑仑、溴化钠口服液等 □如因疼痛引起睡眠问题,遵医嘱常规口服消炎止痛药物如乐松、西乐葆、泰勒宁或曲马多等
双核查		□术前一天由医生做好手术标记并核查,护士再次核查

(三)手术当日(见表 14-17)

表 14-17　腰椎间盘突出症患者手术当日护理

项目	评估	处理
建立静脉通道	□血管情况 □手术排程	□穿刺部位为左上肢优先,选择 18 号留置针,固定稳妥,注意观察穿刺部位皮肤 □根据手术排程,做好补液管理
接入手术室	□有无带药 □做好交接管理	□做好患者接入手术前准备(排空小便) □做好交接管理(共同核对患者腕带及信息,交接病历、带入手术室药物、影像学资料及其他手术需要的物品) □准备好带入药品及手术及转科交接记录单 □在手术及转科交接记录单上记录入手术室时间并签字,并写好护理记录

续表

项目	评估	处理
术后回病房	□做好交接管理	□遵医嘱予安置心电监护、吸氧 □做好交接管理（共同核对患者腕带及信息，交接病历、带入手术室的剩余药物、影像学资料及其他物品，并交接术中发生的特殊情况或重点监测内容） □书写护理记录（包括执行医嘱、体温单、护理记录、交接签字等）
术日宣教	□患者意识恢复程度	□未完全清醒的患者，宣教对象应以家属为主 □宣教内容包括：麻醉清醒后即可饮用温水、开胃汤 50~100 ml，观察半小时后无不适即可适量进食稀饭等流质饮食，逐步过渡至正常饮食（斜外侧椎间融合术手术者肛门排气前以稀饭、榨菜为主食） □经皮内镜手术者，做好 2 小时后下床活动相关健康宣教 □预防引流管/导尿管脱落、术后观察要点及并发症预防等
护理评估	□体温、脉搏、血压、呼吸频率及血氧饱和度	□体温≥38℃，物理降温，通知医生，遵医嘱予药物降温 □脉搏≥120 次/分，评估患者有无心悸等不适，通知医生，遵医嘱处理 □血压低于或高于正常值，稍后复测，如异常，报告医生处理 □血氧饱和度<95%，加大吸氧流量（5~6 L/min），通知医生进一步处理 □遵医嘱处理其他需要处理的异常情况
	□专科评估（双下肢感觉运动、伤口、引流）	□观察双下肢感觉运动情况与术前比较有无加重，如有，立即通知医生处理 □观察伤口有无渗血、渗液，若有，应及时通知医生并更换敷料 □观察引流是否通畅，引流液的性状、颜色、量；正常情况下手术当天引流液为暗红色，1 小时量大于 100 ml，立即报告医生处理，如颜色变为鲜红色，立即报告医生处理，出现特殊异常颜色如淡黄色清

续表

项目	评估		处理
			亮，通知医生处理 □是否有其他异常情况，及时通知医生，遵医嘱处理，监测病情变化
	□自理能力（Barthel 指数）		□见第一章第四节"自理能力的评估及处理"
	□疼痛		□见第一章第三节"疼痛的评估及处理"
	选评	□非计划拔管风险	□见第一章第六节"非计划拔管风险的评估及处理"
		□导尿管	□观察尿道口及分泌物 □导尿管按照导尿管护理常规进行,遵医嘱拔除导尿管(经皮内镜手术者一般不安置导尿管，术后鼓励自解小便；斜外侧椎间融合术常规术后第一日拔除导尿管，拔管后注意观察患者自行排尿情况)
		□压力性损伤（Braden 量表）	□见第一章第二节"压力性损伤风险的评估及处理"
		□跌倒风险评估	□见第一章第一节"跌倒风险的评估及处理"
		□血栓风险评估	□见第一章第五节"静脉血栓风险的评估及处理"
用药管理	□评估药物剂量、用法、用药时间是否准确 □观察用药不良反应		□根据手术方式、时间间隔 6~8 小时或遵医嘱使用抗生素，详见药物说明书 □静脉补钙、钾的患者需关注留置针处有无渗血、渗液，查看有无药物外渗或静脉炎的现象 □使用激素注意观察胃肠道症状，先输注胃黏膜保护剂，再输注激素 □降压药根据血压指导用药，做好防跌倒宣教 □口服镇痛药物，应根据患者病情进食后，才能口服，以免刺激胃肠道，引起恶心、呕吐等不适，如因病情不能进食的患者,遵医嘱给予肌注或静脉镇痛时，注意用药后的反应（恶心、呕吐、头晕、心慌、呼吸异常等不适） □行雾化时，半卧位，平静呼吸即可

续表

项目	评估	处理
营养管理	□进食情况 □白蛋白、血红蛋白、皮脂厚度	□营养状况差（消瘦、进食量减少、持续高热等情况）的患者应再次评估营养评分（NRS2002） □营养不良者进行饮食指导，必要时进行营养科会诊 □进食困难者，静脉营养支持
胃肠道症状	□评估恶心、呕吐程度	□遵医嘱对症处理，及时追踪复评，做好饮食指导 □呕吐厉害不能进食者，通知医生，予以补液治疗
心理状况	□评估患者情绪，对治疗的积极性	□主动关心患者及家属 □对于病情加重、治疗效果不佳、情绪异常的患者，评估心理状况，必要时请心理卫生中心会诊
体位管理	□评估患者意识及配合程度	□辅助拍背咳痰，协助患者雾化 □清醒后给予头部垫枕处于平卧或侧卧位
影像学检查(如腰椎 X 线、MRI 等)	□评估病情是否能够耐受外出检查	□外出检查时根据病情选择合适的运输工具 □根据病情准备氧气枕等，必要时医生陪同 □不耐受时，通知医生

（四）术后护理（见表 14-18）

表 14-18　腰椎间盘突出症患者术后护理

项目	评估	处理
术后宣教沟通	□根据患者病情、知识水平、知识接受程度、宣教时机	□病情危重或沟通困难（受年龄、语言、知识水平所限）的患者，宣教对象应以家属为主 □各类沟通单（如术后宣教确认）由患者本人或授权人签署 □宣教内容包括：活动要求、饮食要求、引流管/伤口的观察、功能锻炼、预防便秘等
饮食指导	□根据患者病情、知识水平、知识接受程度、宣教时机	□经皮内镜手术按常规饮食进行 □斜外侧椎间融合术手术者无异按常规饮食进行，如腹胀、有胃肠道反应、肛门未排气，可进食少量稀饭、榨菜，通知医生进行对症处理

续表

项目	评估	处理
血浆引流管理	□根据患者病情评估引流情况	□观察血浆引流液颜色、性质、量 □根据病情及血浆引流量，拔除血浆引流管或遵医嘱 □血浆引流管未拔除的患者应遵医嘱给予更换血浆引流袋，做好记录
导尿管管理	□评估患者自解小便情况	□遵医嘱拔除导尿管，拔管后注意关注患者自行排尿情况 □鼓励患者多饮水，自解小便 □若患者解不尽，评估患者膀胱充盈情况，通知医生，遵医嘱予以重置导尿管
活动指导	□根据病情评估患者活动能力	□遵医嘱协助并指导病员佩戴腰部支具下床活动，下床前床上坐 10 分钟，床旁坐 10 分钟再离床活动，以不感觉头晕、心慌、出汗等不适为准（第一次下床要有医务人员指导，家属全程陪同） □根据病情不能下床活动患者，指导床上四肢功能锻炼包括（握拳、扩胸、屈伸四肢关节及踝泵运动）
疼痛管理	□疼痛	□腰椎手术患者应按时、按量超前、多模式联合用药镇痛或遵医嘱用药 □见第一章第三节"疼痛的评估及处理"
心理状况	□评估患者情绪,应对手术的反应	□主动关心患者及家属 □对于病情加重、治疗效果不佳、情绪异常、病情迁延不愈的患者，评估心理状况，必要时请心理卫生中心会诊

（五）出院及转科（见表 14-19）

表 14-19　腰椎间盘突出症患者出院及转科

项目	评估	处理
出院指导	□患者自我管理知识水平 □对健康指导的掌握程度 □出院准备度 □出院带药	□有高血压、糖尿病基础疾病的患者需学会自我监测及管理并记录，定期门诊随访 □药物管理（认识各种药物作用、副作用、漏服或多服处理，严格遵医嘱服用） □自我管理（监测脉搏、体温、伤口、饮食、活动） □门诊复查（随访时间、方式及内容）

续表

项目	评估	处理
		□院外发生哪些异常情况时需立即就诊的介绍 □发放出院证 □出院结算流程介绍
功能锻炼指导	□评估病情、活动能力	□鼓励患者下床活动，先协助患者佩戴腰部支具，下床前床上坐10分钟，床旁坐10分钟再离床活动，以不感觉头晕、心慌、出汗等不适为准（全程必须家属陪同，防跌倒） □术后1月内锻炼以散步为主，循序渐进、量力而行 □具体锻炼方法详见健康宣教手册，进一步锻炼方法需门诊随访，在医生指导下进行
疼痛宣教	□根据患者病情、知识水平、知识接受程度、宣教时机	□术后疼痛（如灼烧感、针刺感，可在术前相同区域或其他区域）是常见现象 □此类症状只是暂时的，一般会持续几天或者几周 □有些患者术后下肢麻木、感觉过敏，一般几周后症状会逐渐减轻至消失 □症状无减轻或持续加重，请与主管医生联系，可行神经阻滞或神经营养药物治疗，如加巴喷丁、普瑞巴林或甲钴胺等 □术后3个月内可能突然出现相似的疼痛，称为术后疼痛闪现，也是正常现象
伤口管理	□患者住址远近及回医院换药的意愿	□术后第3天后可拆除敷料、淋浴 □观察伤口区域有无红肿、渗出等 □监测体温，如超过38℃或伤口有任何以上变化，请及时与医护人员联系
转科	□患者及家属转科意愿 □患者病情	□护理文书的转科交接单 □维持生命体征和静脉通道
转院	□患者病情稳定性 □患者转院需求	□做好出院指导（如上）

（六）特殊检查（见表 14-20）

表 14-20　腰椎间盘突出患者特殊检查

检查项目		检查时机	注意事项
病原体检查	血培养	□当患者体温≥39℃或寒战过程中	□培养瓶瓶盖需要消毒，单瓶成人抽血量＞10 ml，需同时至少抽两处不同部位的血培养，并在培养瓶上备注部位（如左上肢、右下肢），血培养时间一般为 5 天
	痰培养	□入院时，反复咳痰病因却未明确时	□采集标本前，刷牙，取出义齿，清水漱口 3 次，嘱患者用力咳嗽，多次标本不要混入同一容器，咳痰困难者，可用灭菌用水雾化帮助排痰
	尿常规	□入院时，怀疑尿路感染者	□留取随机尿、晨尿，晨尿为晨起第一次尿液，选用清洁中段尿液，避免大量喝水稀释尿液，留取尿量 20~50 ml
	分泌物、脓液、导管培养	□管道分泌物异常者（分泌物增多、脓性分泌物等）	□创面分泌物拭子：将拭子插入病损深部并紧贴病损边缘处取样 □伤口脓液：用无菌生理盐水拭去表面分泌物再取
病情检查		□病情需要时	□血气分析

第五节　小儿肌性斜颈的护理程序

一、名词定义

先天性肌性斜颈系一侧胸锁乳突肌挛缩所致的头颈部向患侧倾斜、下颌转向健侧的一种先天性畸形，是小儿常见的畸形，其病变在胸锁乳突肌，婴儿出生时并无畸形，7~10 天后出现颈部肿块，逐步转变成胸锁乳突肌挛缩而出现斜颈。

二、护理流程

（一）入院护理及术前准备（见表 14-21）

表 14-21　小儿肌性斜颈患者入院护理及术前准备

项目	评估		处理
入院接待	□办公室护士评估有无感冒 □人、证是否一致、齐全 □腕带		□择期手术患者有感冒症状：通知医生，确定可手术后办理入院手续 □人、证不一致时，要求患儿或家属补齐资料，做好登记 □佩戴腕带
护理评估	□体温、脉搏、呼吸频率、身高、体重		□遵医嘱处理其他需要处理的异常情况
	□一般情况		□评估身高、体重、意识、沟通能力、活动能力、饮食、睡眠、大小便等一般情况
	□专科评估		□患病侧别 □头偏向患侧、下颌偏向健侧 □面部对称 □合并斜视
	□自理能力（Barthel 指数）		□见第一章第四节"自理能力的评估及处理"
	□疼痛		□见第一章第三节"疼痛的评估及处理"
	选评	□压力性损伤（Braden 量表）	□见第一章第二节"压力性损伤风险的评估及处理"
		□跌倒风险评估	□见第一章第一节"跌倒风险的评估及处理"
		□营养评估	□见第一章第七节"营养风险的筛查与处理"
		□心理状况	□见第一章第九节"心理状况的评估及处理"
宣教沟通	□患儿家长知识水平、知识接受程度、宣教时机		□病情危重或沟通困难（受年龄、语言、知识水平所限）的患者，宣教对象应以家长为主

续表

项目	评估	处理
		□各类沟通单（如入院评估表、侵入性操作沟通表、高危评估项目沟通表）由授权人签署
实验室检查	□血管情况 □检查特殊要求	□检查项目：血常规、凝血常规、输血前全套、生化 1+4（必要时） □抽血要求空腹时，询问患儿禁食时间，提前做好患儿宣教
辅助检查	□选择性开具	□彩超 □X 线摄影

（二）在院护理

1. 手术前一日和手术当日护理（见表 14-22）

表 14-22　小儿肌性斜颈患者在院护理（一）

项目	评估	处理
术前一日宣教	□知情同意 □饮食 □皮肤准备 □腕带	□监护人不离开病房：签署各种资料，如手术知情同意书、麻醉同意书等 □术前禁食禁饮时间 □手术部位清洁：清洁颈部及锁骨上皮肤，洗头，长发盘头 □取下患儿佩戴的各种饰品 □查看腕带是否清晰、准确
术前一日医嘱执行	□术前液 □禁食禁饮	□备好术前液，建立静脉通道（术前一日下午或术晨） □执行术前禁食禁饮医嘱
物资准备	□病员服 □带入手术室物资 □监护设备	□术前一日大龄患儿发放病员服 □术前一日：有 X 线片需带入 □术晨床旁备监护仪、氧气管、电极片
接患儿	□填写手术转科记录单	□确定静脉通道通畅，输入术前液并执行医嘱 □测量生命体征 □复核腕带 □确定大龄患儿换好病员服 □带 X 线片 □复核手术转科记录单内容完整后打印签字

2. 术后护理（见表 14-23）

表 14-23 小儿肌性斜颈患者在院护理（二）

项目	评估	处理
意识	□对刺激有无反应 □大龄患儿是否对答切题	□如对刺激无反应或大龄患儿对答不切题，应检查患儿瞳孔大小、性状及变化，通知医生
呼吸	□呼吸频率 □痰鸣音 □呼吸道清理能力	□术后 24~48 小时遵医嘱鼻塞吸氧，$SpO_2<95\%$，通知医生 □观察呼吸频率，安静休息时呼吸急促，口唇发绀，如果不能维持氧饱和度，改面罩吸氧（氧流量 4~6 L/min），必要时吸痰并通知医生 □观察喉部有无痰鸣音，如有，协助拍背，遵医嘱雾化吸入。如患儿有呼吸道清理能力，鼓励患儿主动排痰，如无呼吸道清理能力，必要时吸痰
循环	□心率	□持续高于/低于正常值 20% 及以上，结合其他参数通知医生及时处理 □术后心电监护 6 小时：每 2 小时记录心率一次
小便	□观察小便是否通畅	□如小便不通畅，通知医生，必要时遵医嘱安置导尿管
伤口管理	□渗血、渗液 □疼痛管理	□伤口如有大量渗血、渗液需及时通知医生 □观察切口疼痛程度、性质、部位、持续时间 　①评分≥4 分时，需通知医生采取止痛措施，且须在处理后复评并做好记录 　②评分≥7 分，护士应立即告诉医生，并应在 30 分钟内进行处理，做好记录
饮食管理	□饮食	□麻醉清醒后少量饮水 □术后 4 小时进水、母乳 □术后 6 小时进食

续表

项目	评估	处理
专科评估	□活动 □感觉	□患侧上肢感觉减退，如有，通知医生 □患侧上肢活动受限，如有，通知医生
牵引护理	□选择性开具（重症或5岁以上患儿）	□备好便携式牵引工具：牵引带、绳子、牵引重锤、塑料袋 □体位：向健侧偏移20°~30° □记录牵引重量，保持枕后、耳郭、颌下皮肤清洁干燥完整，观察牵引后有无呕吐、腹胀 □指导 ①不能擅自停止牵引、改变体位及增减重量 ②预防误吸 ③停止牵引后需遵医嘱使用外固定
外固定护理	□选择性开具（轻症及5岁以下患儿）	□固定工具：石膏、外支具 □固定体位：头偏向健侧、下颌偏向患侧 □观察固定工具松紧度，以能插入观察者第一指节为宜。如有不当及时通知医生调整 □指导 ①不能擅自停止固定、改变固定体位 ②石膏固定患儿及时更换石膏内衬垫
活动	□体位 □下床活动	□体位：麻醉清醒后自主体位休息 □下床活动 ①无牵引者停监护后下床活动 ②外固定患儿下床活动注意防跌倒、撞伤 ③牵引者停监护后坐起，无头晕、呕吐后下床活动
跌倒预防管理	□评估跌倒风险	□高危患儿留陪护，做好健康宣教及标识，定期复评 □高危因素改变时，及时复评

（三）出院指导（见表 14-24）

表 14-24　小儿肌性斜颈患者出院指导

项目	评估	处理
出院指导	□结算流程 □出院护理 □家庭护理注意事项	□发放出院证 □出院结算流程介绍 □拔出留置针，摘下腕带 □检查伤口情况，必要时通知医生更换敷料 □指导 　①确定照护者掌握外固定及牵引方法、疗程 　②换药：拆线前按需换药 　③拆线时间：术后 10~14 天遵医嘱 　④随访：如有不适，门诊随访 　⑤院外异常情况就诊流程介绍

第十五章

精神心理常见疾病的护理程序

第一节　抑郁发作的护理程序

一、名词定义

抑郁发作是指出现心境低落、兴趣和愉快感丧失，导致劳累感增加和活动减少的精力降低，持续时间一般超过 2 周。

二、护理流程

（一）入院护理（见表 15-1）

表 15-1　抑郁发作患者入院护理

项目	评估	处理
入院接待	□办公室护士评估患者是否自动入院、是否有冲动行为 □人、证是否一致、齐全	□如果患者被动入院、有冲动行为，立即通知医生和责任护士对症处理患者 □人、证不一致时，要求患者补齐资料，做好登记

续表

项目	评估	处理
护理评估	□体温、血压、脉搏、呼吸频率	□脉搏≥120次/分，评估患者有无心悸等不适，休息后复测 □体温≥39℃，通知医生，遵医嘱抽血检查，并立即降温处理 □遵医嘱处理其他需要处理的异常情况
	□一般情况	□评估身高、体重、意识、沟通能力、活动能力、饮食、睡眠、大小便等一般情况
	□专科评估（意识状态、定向力、认知功能、情绪、意志行为等）	如有危急情况，及时通知医生，遵医嘱处理，监测病情变化
	□自杀风险评估	□高危者做好宣教、沟通、标识，并签字记录，行安全检查，告知医生，遵医嘱处理，留陪护，定期复评
	□心理状况	□见第一章第九节"心理状况的评估及处理"
	□攻击行为评估	□高危者做好宣教、沟通、标识，并签字记录，行安全检查，告知医生，遵医嘱处理，留陪护，定期复评
	□自理能力评估（Barthel指数）	□见第一章第四节"自理能力的评估及处理"
	□疼痛评估	□见第一章第三节"疼痛的评估及处理"
	□跌倒风险评估	□见第一章第一节"跌倒风险的评估及处理"
	选评 □压力性损伤（Braden量表）	□见第一章第二节"压力性损伤风险的评估及处理"
	□营养评估	□见第一章第七节"营养风险的筛查与处理"

续表

项目	评估		处理
		□非计划拔管风险评估	□见第一章第六节"非计划拔管风险的评估及处理"
		□血栓风险评估	□见第一章第五节"静脉血栓风险的评估及处理"
宣教沟通	□患者知识水平、知识接受程度、宣教时机		□病情危重或沟通困难（受年龄、语言、知识水平所限）的患者，宣教对象应以家属为主 □各类沟通单（如入院评估表、侵入性操作沟通表、住院患者风险沟通表）由患者本人或授权人签署

（二）在院护理（见表 15-2）

表 15-2　抑郁发作患者在院护理

项目	评估	处理
情绪状态	□抑郁情绪的严重程度 □情绪节律变化 □自伤、自杀观念（出现的频率、严重程度，是否有具体自伤、自杀计划和行为） □自杀风险评估	□观察患者情绪变化节律，是否存在昼重夜轻的情况 □自杀高风险者，做好宣教、沟通、标识，并签字记录，行安全检查，告知医生，遵医嘱处理，留陪护，定期复评 □观察患者是否存在针对自己的攻击行为，出现此类行为时，通知医生，及时处理，做好护理记录
认知活动	□是否存在精神病性症状	□评估患者的感知觉和思维，引出命令性幻听和/或被害妄想的患者，进一步评估幻听内容、患者对幻听的抵抗程度和患者的现实检验能力；对命令性幻听抵抗度低或因被害妄想出现针对自己或他人的攻击行为的患者，通知医生，及时处理，保护患者和病区环境安全 □评估患者的注意力、记忆力和疾病自知力，指导患者转移注意力的方法，加强疾病相关知识宣教，鼓励患者配合治疗

续表

项目	评估	处理
意志行为	□有无生活懒散 □有无食欲下降、进食减少	□由于精神活动抑制、疲乏、缺乏兴趣和低自尊而忽略个人卫生，护士需耐心引导，必要时协助患者沐浴、更换衣物，对患者的每次进步予以肯定，增加患者对自己的重视和兴趣 □鼓励患者参与团体活动，适量增加体育锻炼 □督促食欲下降的患者进食，结合患者口味和爱好，制订符合其营养需求的饮食计划
睡眠形态	□整体睡眠时长 □夜间有无入睡困难、早醒、眠浅易醒 □睡眠习惯，如白天午休时间、眠差次日是否补充睡眠	□发现患者出现夜间入睡困难、早醒、间段入睡、睡眠时间短的情况，及时告知医生，遵医嘱调整助眠药物 □帮助患者建立良好的睡眠习惯，如白天午休时间不宜过长，以半小时左右为宜；不睡觉时不卧床；眠差次日不补眠等 □调整患者对睡眠的认知，不过分关注睡眠情况，出现睡眠问题时不过分焦虑，及时向医护人员反映
躯体症状	□评估自主神经功能，心悸、胸闷、气紧等情况出现的频率、时间及严重程度	□患者主诉心悸时，监测患者心率，心率>100次/分，通知医生，及时处理、记录，每半小时复测心率一次，直至心率<100次/分；心率<100次/分时，予正性言语安抚，指导病员放松及转移注意力，必要时遵医嘱用药 □患者主诉胸闷、气紧时，监测患者呼吸频率和深浅，呼吸次数和深浅异常时，测定SpO_2；若SpO_2<95%，遵医嘱予鼻塞吸氧，如果不能维持氧饱，改面罩吸氧（氧流量>6 L/min）；若SpO_2<90%，遵医嘱行动脉血气检查，必要时呼吸机辅助呼吸，呼吸正常的患者，予正性言语安抚，指导病员放松及转移注意力，必要时遵医嘱用药
营养管理	□进食情况 □体重指数 □总蛋白、白蛋白、白球比	□营养状况差（体重指数低于正常、进食量减少等情况）的患者应评估营养评分（NRS2002） □营养不良者进行饮食指导，必要时进行营养科会诊

续表

项目	评估	处理
血压	□血压，遵医嘱	□收缩压＞140 mmHg，遵医嘱定时监测血压，观察患者情绪，指导放松 □收缩压＞170 mmHg，口服降压药或静脉用药降压，每 2 小时复测至正常范围，及时做好护理记录
疼痛	□疼痛程度、性质、部位、持续时间	□见第一章第三节"疼痛的评估及处理"
用药管理	□评估药物剂量、用法、用药时间是否准确 □观察用药不良反应	□严格按照医嘱药物种类、剂量、用药时间、用药途径 □抗精神病药物注意观察患者体重及代谢变化，每周监测体重一次，定期复查血生化 □注意观察用药后，患者是否出现口干、便秘、视物模糊、恶心、呕吐、头晕、乏力、锥体外系反应等药物副作用，详见药物说明书，对于出现上述症状的患者，行药物副作用应对方式宣教 □药物浓度检测：碳酸锂浓度（晨起服药前半小时抽空腹血）
跌倒预防管理	□评估跌倒风险	□见第一章第一节"跌倒风险的评估及处理"
实验室检查（如血常规、尿常规）	□血管情况 □检查特殊要求	□抽血要求空腹时，询问患者禁食时间，提前做好患者宣教 □抽血前询问患者是否晕血、是否碘伏过敏，选择适宜消毒液，注意抽血环境安全 □留取随机尿、晨尿，晨尿为晨起第一次尿液，选用清洁中段尿液，避免大量喝水稀释尿液，留取尿量 20~50 ml
影像学检查（如CT、MRI）	□评估病情是否配合外出检查	□外出检查的用物准备（轮椅等） □不配合时，通知医生 □增强 CT 及增强 MRI 时，准备留置针 □特殊检查如有禁食、憋尿等要求，提前告知患者准备

（三）出院或转科（见表 15-3）

表 15-3　抑郁发作患者出院或转科

项目	评估	处理
出院指导	□患者自我管理知识水平 □对健康指导的掌握程度 □出院准备度 □出院带药	□药物管理（认识药物、准时准量、漏服或多服的处理、合并用药的管理） □自我管理（监测内容及方法，自我监测日记） □门诊随访计划（随访时间、方式及内容） □院外异常情况就诊流程介绍 □出院结算流程介绍
转科	□患者及家属转科意愿 □患者病情	□护理文书的转科交接单 □保持转科过程中患者情绪稳定

（四）特殊检查（见表 15-4）

表 15-4　抑郁发作患者特殊检查

检查项目	检查时机	注意事项
病情检查	□入院时，病情需要时	□头部 MRI、胸部 CT、腹部 B 超、脑电图、三轴激素（甲状腺激素、肾上腺激素、性激素）
病情检查	□入院时，用药后 2 周左右（或出院前）	□心电图
专科检查	□入院时，病情需要时	□必要时使用汉密尔顿抑郁量表（HAMD）、汉密尔顿焦虑量表（HAMA）进行评估
药物浓度	□必要时，患者使用碳酸锂等治疗剂量与中毒剂量相近的药物，出现手抖等中毒症状时	□碳酸锂浓度：晨起服药前半小时抽空腹血

第二节　精神分裂症的护理程序

一、名词定义

精神分裂症是一组病因未明的精神疾病，多在青壮年缓慢或亚急性起病，临床上往往表现为症状各异的综合征，涉及感知觉、思维、情感和行为等多方面的障碍以及精神活动的不协调。患者一般无意识障碍和明显的智能障碍，但部分患者在疾病过程中会出现认知功能的损害。病程一般迁延，呈反复发作、加重或恶化，部分患者最终出现衰退和精神残疾，但有的患者经过治疗后可保持痊愈或基本痊愈状态。

二、护理流程

（一）入院护理（见表 15-5）

表 15-5　精神分裂症患者入院护理

项目	评估	处理
入院接待	□办公室护士评估患者治疗依从性：有无兴奋冲动；安置床位 □人、证是否一致、齐全 □是否有陪护	□如果兴奋冲动明显者，立即通知医生评估、对症处理患者 □人、证不一致时，要求患者及其家属补齐资料，做好登记 □无陪护者，通知医生评估
护理评估	□责任护士监测体温、血压、脉搏、呼吸频率等	□体温异常者，通知医生，遵医嘱予以降温处理 □脉搏≥120 次/分，血压≥140/90 mmHg，评估患者有无心悸等不适，休息后复测 □遵医嘱处理其他需要处理的异常情况
	□一般情况	□评估身高、体重、意识、沟通能力、活动能力、饮食、睡眠、大小便等一般情况
	专科评估 □评估精神症状（认知、情感、意志、行为出现的时间、持续时间、频率、应对方式）	□如有危急情况，及时通知医生，遵医嘱处理，观察病情变化 □对保护性约束者，按保护性约束护理常规

续表

项目	评估		处理
	□对自己和他人影响（暴力、攻击、自伤、自杀等）		
	□自理能力（Barthel 指数）		□见第一章第四节"自理能力的评估及处理"
	□心理状况		□见第一章第九节"心理状况的评估及处理"
	□疼痛		□见第一章第三节"疼痛的评估及处理"
	□跌倒风险评估		□见第一章第一节"跌倒风险的评估及处理"
	□自杀风险评估		□评分高危者，护士立即告诉医生，做好宣教、沟通、标识，并签字记录，安全检查，留陪护，定期复评
	□冲动风险评估		□评分高危者，做好宣教、沟通、标识，并签字记录，安全检查，留陪护，定期复评
	选评	□压力性损伤（Braden 量表）	□见第一章第二节"压力性损伤风险的评估及处理"
		□营养评估	□见第一章第七节"营养风险的筛查与处理"
		□非计划拔管风险评估	□见第一章第六节"非计划拔管风险的评估及处理"
		□血栓风险评估	□见第一章第五节"静脉血栓风险的评估及处理"
宣教沟通	□根据患者病情、患者及陪护人员知识水平、知识接受能力选择宣教时机		□有自知力障碍、病情危重或沟通困难（受年龄、语言、知识水平、精神症状所限）的患者，宣教对象应以陪护人员为主 □各类沟通单（如入院评估表、侵入性操作沟通表、高危评估项目沟通表）由患者本人或陪护人员签署

（二）在院护理（见表 15-6）

表 15-6　精神分裂症患者在院护理

项目	评估	处理
精神症状	□认知 □情感 □意志 □行为	□建立良好护患关系 □创造安全的治疗环境 □观察症状出现的时间、持续时间、频率，应对方式，对自己和他人影响 □监护服药，观察药物反应 □对症处理
安全管理	□评估治疗环境	□创造安全的治疗环境 □做好安全巡视和危险物品检查 □有自杀自伤企图或行为的患者，行精神科监护或建议住封闭式病房治疗 □针对兴奋状态的患者，应耐心和态度温和 □当患者出现严重冲动行为时应给予冲动行为干预或保护性约束 □对有跌倒/坠床风险的患者应加床栏保护或者保护性约束
	□评估冲动风险	□每周复评一次，病情变化时评估 □对冲动攻击行为者，遵医嘱予药物治疗，密切观察用药后反应 □冲动攻击行为者，实施冲动行为干预或保护性约束或者建议住封闭式病房治疗 □约束后按约束护理常规护理 □做好宣教、沟通、标识，并签字，记录 □安全检查，留陪护 □动态危险因素评估 □心理干预
	□自杀风险评估	□每周复评一次，病情变化时评估 □自杀高风险者，遵医嘱药物治疗或者建议住封闭式病房治疗，观察药物反应 □做好宣教、沟通、标识，并签字，记录 □安全检查，留陪护 □动态危险因素评估 □自杀危机干预

续表

项目	评估	处理
	□外走风险评估	□每周复评一次，病情变化时评估 □外走高风险者,遵医嘱药物治疗或者建议住封闭式病房治疗，观察药物反应 □做好宣教、沟通、标识，并签字，记录 □安全检查，留陪护 □动态危险因素评估 □心理干预
药物副作用	□体重	□药物、疾病、体重之间关系知识宣教 □每周测量一次体重一次，必要时每天监测 □饮食管理 □指导或督促运动
	□锥体外系反应（EPS）	□观察锥体外系反应的表现形式，通知医生 □安抚患者及陪护人员 □如有急性肌张力障碍或者静坐不能者立即通知医生，遵医嘱用药，并观察用药后反应
	□心率、心律异常	□病员主诉心悸、心动过速时，监测心率 □通知医生 □安抚患者及陪护人员 □遵医嘱用药并观察用药后反应
	□体位性低血压	□观察服用抗精神病药物如氯氮平、氯丙嗪、奥氮平等的反应 □监测血压 □复评跌倒 □安全宣教和安抚 □通知医生，遵医嘱用药并观察用药后反应
	□过度镇静	□观察患者意识、瞳孔 □监测生命体征 □通知医生 □复评跌倒/坠床 □安全和药物知识宣教

续表

项目	评估	处理
	□胃肠道不良反应	□观察胃肠道反应、每日大便情况 □饮食宣教 □便秘处理，采用腹部按摩法，改善饮食，培养排便习惯，必要时给予导泻药 □腹泻处理：遵医嘱用药并观察用药后反应 □麻痹性肠梗阻：遵医嘱予以胃肠减压、肛管排气等
	□尿潴留	□观察小便情况 □采用物理方法诱导排尿 □采用上述方法无效时，通知医生，必要时遵医嘱安置导尿管导尿
	□血液系统不良反应（主要是白细胞或粒细胞减少）	□定期监测血常规 □白细胞轻度减少（$3\sim3.5\times10^9/L$）遵医嘱用药，适当给予升白胺，预防感染，监测血常规 □白细胞中度减少（$2\sim3\times10^9/L$）遵医嘱立即停药，给予升白胺，预防感染，密切监测血常规 □白细胞重度减少（$<2\times10^9/L$）遵医嘱立即停药，适当给予升白胺，抗感染，密切监测血常规
	□恶性综合征	□重在预防，一旦发生立即停药 □按危重患者对症处理和护理：如对症行降温、吸氧、补液、抗感染、抗痉挛等 □加强安全护理，预防坠床、自伤等意外发生 □加强心理护理 □加强基础护理，预防并发症
	□诱发癫痫	□监测氯氮平血药浓度 □特别是合并用药时，加强观察用药后反应 □合并抗癫痫的患者遵医嘱调整抗精神病药物剂量 □已发生癫痫按癫痫护理常规
	□药物过量中毒	□加强药物管理 □加强药物浓度监测 □服用锂盐中毒按危重患者对症处理和护理 □顿服大量药物者予洗胃 □对症治疗，补液

续表

项目	评估	处理
意识	□是否对答切题，答非所问，定向力障碍 □是否呼之能应，是否意识模糊	□观察、判断患者意识状态，是否存在空间、时间、地点定向障碍 □有意识障碍者，留陪护，通知医生，预防跌倒、坠床、走失、自伤等，必要时保护性约束 □处于嗜睡、昏睡、昏迷状态，检查患者瞳孔大小、形状及变化 □有癫痫史或抽搐史，床旁备负压吸引装置及吸痰管，预防自吸或误吸
生理功能	□体温	□体温异常者，通知医生，遵医嘱予以降温处理
	□脉搏	□脉搏≥120 次/分或者患者主诉有心悸、坐立不安等不适，通知医生，遵医嘱用药并观察用药后反应
	□血压	□收缩压>170 mmHg 或者了解患者主诉如头晕、头痛等不适，通知医生，遵医嘱用药 □监测血压，观察患者用药反应 □安全宣教和安抚
	□疼痛程度、性质、部位、持续时间	□见第一章第三节"疼痛的评估及处理"
营养管理	□进食情况 □白蛋白、血红蛋白	□营养状况差（消瘦、进食量减少或木僵不进食等情况）的患者应评估营养评分（NRS2002） □营养不良者进行饮食指导，必要时请营养科会诊 □不进食或进食困难者，经鼻肠内营养或静脉营养支持
睡眠管理	□睡眠护理	□创造安静、舒适的睡眠环境 □帮助患者做好入睡前的准备 □入睡困难者，必要时遵医嘱用药 □对睡眠规律颠倒的患者，帮助建立良好的作息时间表
管道护理	□评估非计划拔管风险	□见第一章第六节"非计划拔管风险的评估及处理"
	□导尿管（评估固定稳妥情况、患者感受、病情等）	□导尿管护理 bid，观察尿道口及分泌物，尿液性状、颜色、量 □观察患者安置导尿管的反应如疼痛 □每日评估导尿管，及早拔除

续表

项目	评估	处理
	□胃管（评估固定稳妥情况、患者感受、病情等）	□因进食者安置胃管,护士应每次鼻饲前或每班次观察插管深度,胃肠减压的患者观察胃肠减压液体量、性状、颜色 □鼻饲前回抽胃液,用 pH 试纸检验是否胃管在胃内，每次喂食温度为 38~40℃，每次量约 200 ml，两次鼻饲间隔时间不低于 2 小时,鼻饲结束用温水约 20 ml 冲洗胃管 □口服药物后，胃肠减压需要至少暂停 30 分钟
用药管理	□评估药物剂量、用法、用药时间是否准确 □观察用药不良反应 □服药依从性	□抗精神病药按说明书服用，做好饮食宣教 □监护患者服药，预防漏服、服药过量、囤药或假服药 □严格间隔抗生素用药时间，详见药物说明书 □使用抗病毒药物注意观察留置针处静脉炎,详见药物说明书 □降压药根据血压指导用药，做好预防跌倒宣教 □降糖药根据血糖指导用药，做好低血糖、预防跌倒宣教
	□药物浓度监测	□药物遵医嘱减量或停用,监测肾功能及药物浓度（碳酸锂抗凝紫管 4 ml，氯氮平、丙戊酸钠抗凝绿头 3 ml）
疾病管理	□根据患者病情，评估患者精神症状，对治疗的依从性，对康复的态度	□建立良好的护患关系 □鼓励患者参加集体活动、转移注意力 □鼓励参与院内康复训练，建立希望 □培养更多的兴趣爱好 □学会更多的应对技能如求助
	□陪护人员对疾病和药物知识的了解程度、照护能力、对治疗的依从性，对康复的态度	□家属健康教育 □鼓励参加院内康复家属团体训练
皮肤管理	□评估皮肤清洁、湿度状况，有无压力性损伤	□动态评估压力性损伤风险:高危者做好标识，严格执行翻身计划，必要时使用气垫床预防压力性损伤 □高危患者做好健康宣教 □已患压力性损伤者伤口分级处理

续表

项目	评估	处理
实验室检查及辅助检查	□实验室检查（如血常规、血生化、尿常规） □血管情况 □检查特殊要求	□抽血要求空腹时，询问患者禁食时间，提前做好患者宣教 □抽血前询问患者是否晕血，注意抽血环境安全 □合作情况极差者，可考虑家属、同事、保安协助抽血 □留取随机尿、晨尿，晨尿为晨起第一次中段尿液，避免大量喝水稀释尿液，留取尿量 20~50 ml
	超声检查： □进食情况 □评估病情是否能够耐受外出检查	□提前做好患者和家属宣教，登记检查项目并签字 □要求空腹时，提前告知患者和家属禁食时间
	影像学检查（如 CT、MRI）： □评估病情是否能够耐受外出检查 □检查金属饰物是否取下	□提前做好患者和家属宣教，登记检查项目并签字 □与中央运输沟通外出检查安全注意事项 □患者兴奋、不合作时，通知医生 □增强 CT 时，建立抗高压留置针 □特殊检查如有禁食、憋尿等要求，提前告知患者准备

（三）出院或转科（见表 15-7）

表 15-7　精神分裂症患者出院或转科

项目	评估	处理
出院指导	□患者自我管理知识水平 □对健康指导的掌握程度 □出院准备度 □出院带药	□家庭照护（监护服药、观察有无复发先兆症状、药物使用注意事项） □患者自我管理（正确服药、预防复发） □学会求助（紧急情况的求助、社会救助、社区康复） □门诊随访、复诊计划（随访、复诊时间、方式及内容） □院外异常情况就诊流程介绍 □出院结算流程介绍
转科	□患者及家属转科意愿 □患者病情	□护理文书的转科交接单 □安全注意事项

（四）特殊检查

患者特殊检查主要项目如下，已经融入以上内容。（见表15-8）

表 15-8　精神分裂症患者特殊检查

检查项目		检查时机	注意事项
病原体检查	血标本病原体常规检查（真菌）	□入院时，病因未明确时，治疗后疗效复查	□真菌 G 试验使用 G 试验专用采血管采空腹静脉血 3~5 ml
	血培养	□当患者体温≥39℃或寒战过程中	□培养瓶瓶盖需要消毒，成人采血量＞10 ml，血培养时间一般为 5 天
	痰培养	□入院时，反复咳痰病因却未明确时	□采集标本前，刷牙，取出义齿，清水漱口 3 次，嘱患者用力咳嗽，多次标本不要混入同一容器，咳痰困难者，可用灭菌用水雾化帮助排痰
	尿常规	□入院时，怀疑尿路感染者	□留取随机尿、晨尿，晨尿为晨起第一次尿液，选用清洁中段尿液，避免大量喝水稀释尿液，留取尿量 20~50 ml
	分泌物、脓液	□肺部感染伴管道皮肤周围分泌物异常者（分泌物增多、脓性分泌物等）	□创面分泌物拭子：将拭子插入病损深部并紧贴病损边缘处取样 □伤口脓液：用无菌生理盐水拭去表面分泌物再取
病情检查		□入院时，病情需要时	□血气分析、CT、MRI
药物浓度		□调节药物剂量一周后	□药物遵医嘱减量或停用，监测肾功能及药物浓度（碳酸锂抗凝紫管 4 ml，氯氮平、丙戊酸钠抗凝绿头 3 ml）

第十六章

老年常见疾病的护理程序

第一节　老年科住院患者的护理程序

一、名词定义

老年患者指年龄≥60岁患者。

二、护理流程

（一）入院护理（见表16-1）

表16-1　老年科住院患者入院护理

项目	评估	处理
入院接待	□人、证是否一致、齐全 □佩戴腕带	□人、证不一致时，要求患者补齐资料，做好登记 □由2名护士共同核对腕带信息，确认无误后，为患者佩戴腕带 □发放"患方住院授权委托书兼承诺书""离院责任书"以及"医患双方不收受红包承诺书"并指导签署，有认知功能障碍患者以授权人签署为主

续表

项目	评估	处理
		□通知主管医生接收新患者 □将患者带入病房
护理评估	□体温、血压、脉搏、呼吸频率	□脉搏≥120次/分或≤50次/分，评估患者有无心悸、胸闷等不适，休息后复测 □SpO_2≤90%，通知医生处理，给予氧气吸入，复测SpO_2 □体温≥38.5℃，通知医生，立即降温处理 □遵医嘱处理其他需要处理的异常情况
	□自理能力（Barthel指数）	□见第一章第四节"自理能力的评估及处理"
	□压力性损伤（Barden量表）	□见第一章第二节"压力性损伤风险的评估及处理"
	□跌倒风险评估	□见第一章第一节"跌倒风险的评估及处理"
	□非计划拔管：有胃管、导尿管、PICC/CVC、引流管者	□见第一章第六节"非计划拔管风险的评估及处理"
	□营养评估	□见第一章第七节"营养风险的筛查与处理"
	□心理状况	□见第一章第九节"心理状况的评估及处理"
	□疼痛	□见第一章第三节"疼痛的评估及处理"
	□血栓风险评估	□见第一章第五节"静脉血栓风险的评估及处理"
	□完善护理计划单、首次护理记录单等护理文书 □患者知识水平、知识接受程度、宣教时机	□病情危重或沟通困难（受年龄、语言、知识水平所限）的患者，宣教对象应以照顾者为主 □各类沟通单（如护理入院评估表、侵入性操作沟通表、高危评估项目沟通表）由患者本人或授权人签署
	□抽血急查 □环境介绍 □探视、陪护等制度宣教	□入科宣教 □遵医嘱完成当日急查项目 □指导病员次晨抽血后方可进食

（二）在院护理（见表 16-2）

表 16-2　老年科住院患者在院护理

项目	评估	处理
标本留取	□血管情况 □特殊项目要求	□采血前护患要有良好的沟通，确认患者处于适合采血的状态 □采血时，除卧床患者，采血时一般取坐位，选择肘前静脉 □使用止血带的时间不应超过 1 分钟，穿刺成功后应立即松开止血带 □禁止在静脉输液管道内采血，从未输液的另一侧或输液部位以下的部位采血 □留取小便标本时，指导患者清洗外阴，留取中段尿 20 ml，放置专用标本柜及时送检 □留取大便标本，嘱患者解大便后用标本盒内小勺取一平勺大便，放置专用标本柜及时送检。如大便含有黏液、脓液、血液病变成分，尽量取异常部分送检 □留痰标本嘱患者先行清水反复漱口，并指导或辅助患者深咳嗽，从呼吸道深部咳出新鲜痰液于标本容器
外出检查	□发放检查预约单 □评估病情是否能够耐受外出检查	□检查前一日根据检查预约单行注意事项宣教，告知禁食、憋尿等要求，告知患者所有外出检查均由中央运输部门负责接送，请耐心在病房等候 □外出检查的用物准备（氧气枕、心电监护等） □不耐受时，通知医生 □增强 CT/MRI/造影检查时，准备抗高压留置针
动态评估	□按相关规定定时复评	□日常生活能力，是否发生跌倒、疼痛、吞咽障碍，是否发生谵妄，睡眠情况（睡眠障碍、夜尿次数），排泄、行走能力及步行距离，留置管道情况，是否吸氧和使用机械通气
护理计划	□修订护理计划	□根据患者病情和医嘱变化修改护理计划及措施

续表

项目	评估	处理
执行医嘱	□根据医嘱检视护理计划，必要时修订 □药物指导	□遵医嘱完成治疗，根据护理评估制订护理计划并实施、记录 □观察药物疗效和不良反应，并对患者/照顾者进行药物指导
活动指导	□躯体活动能力	□讲解进行早期活动的必要性 □完全卧床不起：每日被动活动四肢关节，按摩四肢肌肉，定时翻身 □仅能坐于床上：除被动活动外，每日三餐协助坐位进食，并餐后维持坐位 1 小时 □能床椅转移：三餐下床进食外，上、下午各协助坐位 2 小时，可坐轮椅出病房活动 □能独立行走或帮助下行走：三餐在活动区进食，并每日离开病房活动 3 次，每次 1 小时
管道护理	□评估非计划拔管风险	□见第一章第六节"非计划拔管风险的评估及处理"
	□导尿管	□导尿管护理 bid，观察尿道口及分泌物 □是否固定稳妥 □有无疼痛等不适 □小便量、色及性状
	□胃管	□鼻饲前回抽胃液，两次鼻饲间隔时间不低于 2 小时，鼻饲结束用温水 15~30 ml 冲洗胃管 □管喂药物后，胃肠减压需要至少暂停 30 分钟 □固定稳妥 □每次鼻饲前或每班次观察插管深度 □胃肠减压的患者观察胃肠减压液体量、性状、颜色
	□PICC/CVC	□液体输注完毕，用 10ml 封管液封管 □不使用时需定期管道维护 □是否固定稳妥，敷料情况，插管深度 □堵管不能强力冲管，应采用尿激酶稀释液溶栓
	□其他管道	□固定稳妥，维护，观察置管处皮肤及敷料是否异常

续表

项目	评估	处理
皮肤管理	评估皮肤清洁、湿度状况，有无压力性损伤或失禁性皮炎	□按照压力性损伤风险评估结果，严格执行翻身计划，必要时使用气垫床预防压力性损伤 □失禁性皮炎参照"老年尿失禁/大便失禁患者标准化护理流程"处理 □皮肤破损请伤口护士指导换药
跌倒预防管理	□评估跌倒风险	□见第一章第一节"跌倒风险的评估及处理"
血栓预防	□评估高危因素	□见第一章第五节"静脉血栓风险的评估及处理"
心理状况	□评估患者情绪，对治疗的积极性	□主动关心患者及家属 □对于病情加重、治疗效果不佳、发现情绪异常、病情迁延不愈的患者，复评心理状况，必要时请心理卫生中心会诊

（三）出院/转科/转院（见表16-3）

表16-3 老年科住院患者出院/转科/转院

项目	评估	处理
出院指导	□出院流程 □出院带药	□完善护理病历并归档 □告知患方出院流程，复印病历地点 □发出院带药并行用药指导（认识药物、准时准量、漏服或多服处理、呕吐和腹泻后处理），需给家属或神志清醒的患者说明 □协助患者办理出院手续 □对出院床单位进行终末处理，准备迎接新患者
转科	□患者及家属转科意愿 □患者病情	□填写转科交接单 □整理完成护理病历 □根据病情准备转科用物：氧气、静脉通道、心电监护等 □通知中央运输护送患者及病历，必要时医护人员随行
转院	□患者病情稳定性 □患者转院需求	□做好出院指导（如上） □协助家属联系转院车辆

第二节 老年衰弱患者的护理程序

一、名词定义

衰弱是指老年人生理储备下降导致机体易损性增加、抗应激能力减退的非特异性状态。

二、护理流程

老年衰弱患者的护理流程应在"老年科住院患者的护理程序"的基础上使用。

（一）入院护理（见表 16-4）

表 16-4 老年衰弱患者入院护理

项目	评估	处理
专科评估	□衰弱评估	□高危者做好宣教、沟通，通知医生进一步评估衰弱发生的危险因素
	□吞咽障碍评估	□按老年患者吞咽障碍常规护理
	□认知功能评估（MMSE）	□评估存在认知功能障碍时，医生、护士与康复师一起制定个体化认知功能干预计划

（二）在院护理（见表 16-5）

表 16-5 老年衰弱患者在院护理

项目	评估	处理
营养管理	□评估进食情况 □BMI 指数 □白蛋白、血红蛋白、皮脂厚度 □测量人体成分（肌肉含量）	□营养状况差（消瘦、进食量减少、持续高热等情况）的患者应评估营养评分（MNA-SF） □营养不良者进行饮食指导，与营养师共同制订针对性营养干预计划 □进食困难者，静脉营养支持，必要时经鼻肠内营养 □肌肉含量较少者，在康复师指导下进行阻力训练

续表

项目	评估	处理
运动管理	□评估患者活动能力	□健康宣教：早期活动、减少卧床的重要性 □联合康复师，根据患者的活动能力制订个体化活动方案：不能行走的患者进行关节活动；可以行走的患者进行下床行走训练 □指导患者完成活动锻炼 □进行抗阻力训练和有氧运动结合 □活动不耐受的患者，立即予以吸氧
吞咽障碍管理	□评估患者吞咽功能	□根据患者的吞咽障碍不同程度选择针对性措施 □根据吞咽障碍患者咽喉部和舌头功能，选择食物质地 □指导患者、家属/照顾者正确的进食姿势和注意事项 □发生噎呛，立即进行处理 □康复师指导进行吞咽功能锻炼
心理护理	□评估患者情绪，是否存在抑郁及对治疗的积极性	□主动关心患者及家属 □对于病情加重、治疗效果不佳、情绪异常、病情迁延不愈的患者，评估心理状况，必要时请心理卫生中心会诊
多学科管理	□评估患者管理是否有多学科成员参与	□衰弱患者管理应以患者为中心，多学科团队（医生、护士、药剂师、营养师、康复师、心理咨询师，患者/家属等）共同参与，行老年综合评估和综合管理

（三）出院/转科/转院（见表 16-6）

表 16-6　老年衰弱患者出院/转科/转院

项目	评估	处理
健康教育	□患者自我管理知识水平 □对健康指导的掌握程度 □评估营养知识	□药物管理：认识药物、准时准量、漏服或多服的处理、呕吐和腹泻后处理 □自我管理：坚持活动锻炼、补充足够营养 □饮食管理：合理饮食、补充足够营养 □运动管理：坚持合理有氧、无氧运动，提高肌肉含量
门诊随访	□评估患者及家属的合作程度	□指导患者遵医嘱门诊随访

第三节　老年抑郁自杀患者的护理程序

一、名词定义

老年抑郁是老年人的一种不良心境，常表现为持久的情感低落、思维迟缓、言语动作减少等精神运动性抑制，或者沮丧、苦恼、好发脾气等精神运动性激越。

二、护理流程

老年抑郁自杀患者护理流程应在"老年科住院患者的常规护理程序"的基础上使用。

（一）入院护理（见表 16-7）

表 16-7　老年抑郁自杀患者入院护理

项目	评估	处理
健康史	□评估患者的健康史 ①疾病史，有无抑郁症病史、家族史及自杀未遂史 ②最近主要生活事件 ③药物使用情况	□采用患者健康问卷（PHQ）2 条目用于初筛，如果老人的答案提示其可能有抑郁，进一步评估 □指导患者及家属减少负性事件对患者影响，帮助患者正确面对 □指导患者合理使用药物，尤其是抗精神病药物遵医嘱规律服用
心理状况评估	□神志清楚合作的患者进行评估	□如有高危，通知医生，留陪护，防自杀、自伤，必要时请心理卫生中心会诊
自杀风险评估	□评估患者的自杀风险	□卧床患者消除床周围危险物品，如刀具、绳子等 □可活动外出的患者，指导家属 24 小时陪护，防坠楼及自缢

（二）在院护理（见表 16-8）

表 16-8 老年抑郁自杀患者在院护理

项目	评估	处理
进一步识别自杀动向	□是否男性、老年人、丧偶或离婚、健康状况不佳、退休、酗酒、与家庭关系不理想和精神疾病史 □是否自我饥饿，拒绝需要的治疗（例如无视饮食限制或拒绝特定的治疗等）	□消除危险物品，以减少自杀危险 □评估每天的需要，并在危险时期安排家人、朋友或专业人员陪伴，密切观察，保护患者 □帮助患者满足日常生活需要，保证良好的活动、睡眠、营养和定时排便，增强机体健康状态 □保持病房光线明亮，空气流通、整洁舒适，调动患者积极良好的情绪，焕发对生活的热爱 □拒绝特定治疗的患者，护理人员或照护者亲自督促或执行所有相关治疗和照护措施
用药管理	□是否使用抗抑郁药 □是否遵医嘱规律服药	□密切观察药物疗效和可能出现的不良反应，如恶心、腹泻、厌食、头痛等，对于老年患者尤其注意防跌倒 □坚持服药到口，避免发生患者拒服、漏服药物而影响治疗效果 □观察抗抑郁药物的副反应及用药效果，及时告知医生 　①舍曲林：常见消化道症状，如恶心、厌食、腹泻 　②氟西汀、帕罗西汀：常见消化道症状，如恶心、厌食、腹泻 　③阿米替林：常见口干、便秘、体位性低血压
认知行为	□评估患者抑郁程度	□轻度抑郁的老年患者，采用个人、家庭和团体治疗，尤其是怀旧治疗 □中重度抑郁患者，请心理卫生中心会诊，必要时转往心理卫生中心
运动干预	□评估患者的身体状况	□对于一般情况良好的患者，可指导患者进行有氧运动和耐力训练

续表

项目	评估	处理
严防自杀	□评估患者的自杀观念和行为，识别自杀动机	□指导 24 小时专人陪护，加强巡视，尤其防止患者夜间自杀 □责任护士主动倾听患者，了解患者的心理 □联系心理咨询师为患者做心理咨询 □加强与患者家人的沟通交流，鼓励患者家人陪伴在患者身边，为患者提供精神支持 □清理患者周边的危险物品如水果刀、绳子等 □严格交接班，按护理级别及患者病情按时按需巡视，做好记录 □需要时医生联系转心理卫生中心
健康指导	□评估患者的意识状态，是否合作，知识水平	□留陪护，通知医生，跌倒高危患者防跌倒、坠床、自伤等，必要时保护性约束，请心理卫生中心会诊 □对于合作的患者，要鼓励患者多与他人接触，与信任的人交流自己的感受 □身体状况允许时，指导患者规律运动、培养兴趣爱好 □鼓励患者与儿女共同生活，增强患者的家庭支持功能
自杀未遂	□寻求帮助，通知医生 □监测患者生命体征 □将患者移至安全舒适的环境 □书写护理记录	□责任护士发现患者自杀，应立即通知医生，携带必要的抢救物品及药品与医生一起奔赴现场 □评估患者的意识、瞳孔及生命体征，立即现场急救 □将患者安置于安全环境，及时、准确执行医嘱，密切观察病情，积极配合抢救 □将患者的自杀经过、受伤部位、症状、体征及相应的处理等准确、及时地记录在护理记录单上 □配合有关部门调查，与患者和家属进行良好沟通，避免医患纠纷，共同评估和分析危险因素，采取有效防范措施，预防患者再次自杀 □安抚其他患者，维护病区秩序，保证病室常规工作及其他患者的治疗护理工作 □通知医院自杀防范干预中心，进行危机评估，必要时进行心理治疗

续表

项目	评估	处理
自杀身亡	□评估患者生命体征,通知医生,判断患者死亡 □做好善后工作	□保护病房内或病房外现场，立即通知保卫科 □立即通知患者家人 □做好患者家属的安抚工作 □做好患者的遗体护理 □按死亡患者完善医疗文书 □协助家属联系殡仪馆
不良事件管理	□上报及改进工作需求	□严格执行上报流程，及时向护士长汇报，30分钟内护士长以口头、电话、短信形式上报科护士长和护理部 □HIS系统填写医疗护理意外事件报告单 □护士长组织病房对自杀事件进行讨论、分析原因，确定改进措施，并将讨论结果上报护理部

（三）出院专科指导（见表 16-9）

表 16-9　老年抑郁自杀患者出院转科指导

项目	评估	出院指导
健康教育	□高自杀风险或者有自杀未遂患者 □家庭和社会支持	□高自杀风险或者自杀未遂患者应继续接受相关治疗，必要时心理卫生中心治疗 □针对患者及家属进行持续的心理干预，尤其是自杀身亡的患者家属的心理干预 □指导家属关心帮助患者，提高患者的家庭和社会支持，避免患者发生自杀
门诊随访	□评估患者及家属的合作程度 □制订随访计划	□指导患者或家属遵医嘱门诊随访 □病情变化或加重时及时就诊 □患者出院后再次发生自杀行为时应及时就诊

第十七章

常见急症疾病的护理程序

第一节　ST段抬高型心肌梗死的护理程序

一、名词定义

ST段抬高型心肌梗死（STEMI）指具有典型的缺血性胸痛，持续超过20分钟，血清心肌坏死标记物浓度升高并有动态演变，心电图具有典型的ST段抬高的一类急性心肌梗死。

ABCS评估指Airway（气道维持）、Breathing（检查呼吸和通气）、Circulation（检查循环、控制出血）、Sensation（患者感觉及意识状态）的缩写。

二、适用范围

以急性胸痛胸闷为主诉就诊的发病1周以内，且伴有缺血症状的急性STEMI患者，目前无危及生命情况，分诊Ⅱ级或Ⅰ级的患者在急诊科诊治期间的急诊护理过程。主要包括自行来院和转诊来院。

三、目的

达到"早期诊断、危险分层、正确分流、科学救治"的目的，制定专属的诊疗流程和制度，缩短症状开始至血管开通时间，最大限度发挥再灌注治疗的优势，为患者赢得抢救时间，改善预后，减少住院时间，降低死亡率，降低整体医疗费用。

四、护理流程

（一）自行来院急性胸痛患者（见表 17-1）

表 17-1　自行来院急性胸痛患者护理

阶段	时间	处理
预检分诊阶段	□患者登记 □ABCS 评估	□护士确认是否存在急性胸痛危险信号，登记患者信息及到达时间 □护士快速完成 ABCS（评估综合评价病史、体征和心电图进行分诊建卡挂号）
胸痛中心阶段	□入中心 10 分钟内	□完成首份心电图检查，并通知医生 □予心电监护、建立静脉通道、完善相关实验室检查（血常规、DIC、生化 1+4、心肌标志物及脑钠肽） □明确 STEMI 患者服用药物时间及剂量，立即服用"胸痛一包药"（阿司匹林 300 mg、氯吡格雷 300 mg 或替格瑞洛 180 mg），胸痛无缓解则遵医嘱给予吗啡 2～4 mg 静脉推注
	□入中心 20 分钟	□完成床旁肌钙蛋白定量检查，密切观察病情变化并记录检查结果，通知医生检查结果 □告知患者及家属正确服药，定期复查，非药物干预（包括戒烟、适量运动、控制体重等）以及控制血管危险因素（包括控制血压、调脂治疗、血糖管理等）
	□入中心 30 分钟内［非经皮冠脉介入术（PCI）患者］	□非 PCI 患者 30 分钟内遵医嘱完成溶栓药物注射
	□入中心 60 分钟内	□由心脏介入医师向患者家属交代 PCI 相关事项，胸痛中心医生和运输工人安全护送患者进入导管室

续表

阶段	时间	处理
胸痛中心阶段	□入中心 90 分钟内	□在导管室完成球囊扩张

（二）120 转入急诊胸痛患者（见表 17-2）

表 17-2　120 转入急诊胸痛患者护理

阶段	时间	处理
预检分诊阶段	□患者登记 □评估与分诊	□护士复核院外初步诊断 □登记患者信息及到达时间 □分诊、建卡挂号
胸痛中心阶段	□入中心 10 分钟内	□完成院外心电图判断，必要时复查心电图 □快速完成 ABCS 评估 □予心电监护、建立静脉通道、完善相关实验室检查（血常规、DIC、生化 1+4、心肌标志物及脑钠肽） □明确 STEMI 患者服用药物时间及剂量，立即服用"胸痛一包药"（阿司匹林 300 mg、氯吡格雷 300 mg 或替格瑞洛 180 mg），胸痛无缓解则遵医嘱给予吗啡 2～4 mg 静脉推注
	□入中心 20 分钟	□完成床旁肌钙蛋白定量检查，密切观察病情变化并记录检查结果，通知医生检查结果 □告知患者及家属正确服药，定期复查，非药物干预（包括戒烟、适量运动、控制体重等）以及控制血管危险因素（包括控制血压、调脂治疗、血糖管理等）
	□入中心 30 分钟内（非 PCI 患者）	□非 PCI 患者 30 分钟内遵医嘱完成溶栓药物注射
	□入中心 60 分钟内	□由心脏介入医师向患者家属交代 PCI 相关事项，胸痛中心医生和运输工人安全护送患者进入导管室
	□入中心 90 分钟内	□在导管室完成球囊扩张

第二节　急性消化道大出血的护理程序

一、名词定义

急性消化道大出血指成人一次消化道出血量在 800 ml 以上，占循环血量的 20%，出现休克体征，临床表现为呕血和黑便。

二、适用范围

第一诊断为各种急性上/下消化道出血的患者。

三、目的

建立急性消化道大出血患者急诊科阶段标准化护理流程，规范诊疗与护理行为，推进高质量护理。

四、护理流程

急性消化道大出血患者的护理流程见表 17-3。

表 17-3　急性消化道大出血患者护理

阶段	项目	处理
预检分诊阶段	□评估与分诊	□分诊护士询问病史，测量生命体征 □执行急诊分诊 SOAP，根据病情分级安排合理救治区域 □指导家属挂号登记，抢救区患者协助佩戴腕带
普通诊断处置阶段	□完善检查、留观	□遵医嘱完善肝/肾功能、血、尿常规、心肌酶学等辅助检查，留观治疗
抢救区处理阶段	□初步病情评估	□病史收集：现病史、既往过敏史、特殊病史、服用药物情况等 □迅速评估气道、呼吸、循环及意识状况 □症状评估：有无腹痛及脏器受累表现
	□常规处理	□监护，吸氧，建立静脉通道 □遵医嘱完善辅助检查（血气分析、血液实验室、小便常规、心电图、胸部 CT 等）

续表

阶段	项目	处理
抢救区处理阶段	□常规处理	□对症处理止血治疗 □病情变化积极协助抢救：必要时行气管插管及机械通气 □完成抢救区护理文书记录
EICU阶段	□一般处理	□绝对卧床休息、吸氧、心电监护、禁食，保持呼吸道通畅 □观察呕血、黑便的次数、性状、颜色 □迅速建立静脉通道，积极补充血容量 □非胃底静脉曲张出血患者安置鼻胃管观察出血情况
	□止血	□非静脉曲张上消化道出血：抑制胃酸分泌药、内镜治疗、介入治疗、手术治疗 □胃底静脉曲张出血：安置双囊三腔管，安置深度约65 cm；胃囊注气200~300 ml，压力40~60 mmHg（以容积为主，详见产品说明书）；食道囊注气50~100 ml，压力20~40 mmHg（以压力为主，详见产品说明书）；管外端以绷带连接0.5 kg的牵引物，离地30 cm，牵引绷带与患者身体呈45°；每班交接、每班定时测量胃管长度、囊内压力
	□呼吸支持	□动态评估呼吸情况，遵医嘱予呼吸支持
	□静脉管道管理	□静脉管道管理
	□患者管理	□遵医嘱正确使用药物治疗 □呼吸机支持患者留取痰标本 □留取肛拭子送检 □测量体温、血糖 □遵医嘱安置保留胃管及导尿管，准确记录出入量 □葡萄糖酸氯己定行床上擦浴（首次收治患者及其后每三天擦拭皮肤一次） □置患者于半卧位，抬高床头30°~45° □遵医嘱采取血液标本送检、复查血气分析

续表

阶段	项目	处理
		□完成首次跌倒、压力性损伤、非计划拔管评估，高危患者床头及腕带贴高危标识，与家属沟通防范措施并签字，必要时采取保护性约束患者四肢，拉好床档 □进行首次疼痛及镇静镇痛评估，根据患者病情，遵医嘱使用镇静、镇痛药物 □向家属宣讲 EICU 相关规章制度 □完成患者 EICU 护理观察记录 □做好院感防控工作，多耐患者进行登记，行床旁隔离，予以腕带、床旁、病历标识，做好手卫生
离科前	□离科前准备工作	□与患者家属做好沟通工作，并签署相关医疗文书 □转科患者护士应及时与接收科室做好沟通衔接工作及转科时间 □准备好转运途中需使用的仪器设备并调试好，确保转运途中能正常使用 □填写转科交接单及整理转科需准备的相关医疗文书 □准备转运前再次通知接收科室做好收治患者准备 □准备离院的患者应与患者家属做好沟通，拔出相应管道并妥善处理
离科	□资料归档 □终末处理	□患者离科后，责任护士整理患者医疗文书后归档 □做好床单位终末消毒处理，传染病、疑似传染病和多重耐药菌患者按相关要求进行终末消毒处理 □整理好床单位、仪器设备备用

第三节 百草枯中毒的护理程序

一、名词定义

百草枯中毒指误服或自服百草枯引起的急性中毒，百草枯经消化道、皮肤和呼吸道吸收，累及全身多个脏器，早期表现为急性肺损伤或急性呼吸窘迫综合征（ARDS），后期出现肺泡内和肺间质纤维化，是百草枯中毒致死的主要原因。

二、适用范围

百草枯中毒患者急诊科就诊期间护理。

三、目的

为进一步完善、规范急诊百草枯患者就诊流程，使患者得到更快捷、方便、有效的就诊，同时为改善此类患者及家属就医体验、进一步完善、提升急诊护理质量水平，保障患者安全，从而制定一套适用于百草枯患者的急诊就诊标准化护理流程。

四、护理流程

百草枯中毒患者的护理流程见表17-4。

表 17-4 百草枯中毒患者的护理

阶段	项目	处理
预检分诊阶段（5分钟内）	□评估病情与分诊	□分诊护士询问病史、查看患者情况，根据患者病情完成分诊和登记 □执行急诊分诊SOAP，监测生命体征，根据病情分级合理安排就诊区域 □指导患者家属挂号，入抢救区患者佩戴腕带
抢救区阶段	□入抢救区1小时内	□完成生命体征监测、病史收集（包括百草枯服用或接触史） □清除未被吸收的毒物，脱去污染衣物，清水或弱碱性溶液清洗污染的皮肤和毛发，清除未被吸收的百草枯

续表

阶段	项目	处理
抢救区阶段	□入抢救区1小时内	□保持呼吸道通畅, 给氧指征: PaO_2 小于 40 mmHg 或 ARDS 者予机械通气, 合理限制氧疗 □建立静脉通道, 遵医嘱用药 (吸附剂、导泄或对症药物等), 并观察用药后反应 □采集血样: 生化、凝血常规、血常规、毒物筛查、百草枯浓度、床旁血气分析 □促进已吸收百草枯排出, 遵医嘱执行以下方式: 血液灌流治疗、补液利尿、洗胃、导泻、吸附治疗 □洗胃: 口服者一经发现, 应尽早、反复、彻底洗胃, 每次 5 000~10 000 ml, 开始 48 小时, bid。根据百草枯的特性选用清水、2%碳酸氢钠溶液、泥浆水、30%漂白土溶液、活性炭悬浮液、肥皂水、洗衣粉水等 □尽早血液灌流: 早期血液灌流可以迅速清除毒物, 宜在洗胃后进行, 6 小时内开始效果较好, 超过上述时间行血液灌流仍可有效清除毒物, 但反复灌流常使病情迅速加重, 可能与血液灌流过程中吸附了治疗药物所致 □补液利尿: 补液并在此基础上联合呋塞米, 维持尿量 $1 \sim 2$ ml/ (kg·h) □导泻: 33%硫酸镁溶液 (200 ml), 或硫酸钠溶液 (15~30 g 加水 200 ml), 或 25%甘露醇 (250 ml) 等 □吸附剂灌胃: 活性炭 (成人 100 g, 儿童 2 g/kg), 或 15%漂白土溶液 (成人 1 000 ml, 儿童 15 ml/kg)
	□入抢救区 12 小时内	□完善心电图 □急性期暂禁饮食, 留置胃管, 行胃肠减压, 记录引流液的颜色、性质和量, 观察有无消化道出血, 应准确记录出入量 □疼痛明显者镇痛 □合理限制氧疗 □营养支持: 根据患者情况选择肠内或肠外营养

续表

阶段	项目	处理
		□生活护理支持，用口灵液行口腔护理，bid，防止口腔感染 □做好心理护理及百草枯中毒相关健康宣教
	□入抢救区 24 小时内	□透析后观察：血液中毒物清除以血液灌流最为有效，即在中毒后 24 小时内，接受不少于 10 小时的血液灌流治疗。在血液灌流过程中，应该根据血压调节血泵的流速，防止管路凝血和空气栓塞，给予保暖。注意观察患者有无血尿、局部出血点等出血征象 □根据病情复评护理评估（包括跌倒，压力性损伤，胃管，透析管道等），做好非计划拔管风险因素评估
	□入抢救区 48 小时内	□辅助检查：血浆百草枯浓度测定（血液净化前后）；血气分析、血常规、DIC、肝/肾功能、乳酸、淀粉酶、脂肪酶 □百草枯对机体肝脏和肾脏都有不同程度的损害，需监测肝/肾功能指标。监测电解质，防止电解质紊乱。观察患者大便的次数、颜色、性质及量，做好记录。遵医嘱对症支持治疗如：中药导泻（大黄、芒硝、甘草）
EICU 阶段	□入 EICU1 小时内	□安全搬运患者至病床，连接心电监护仪，监测生命体征以及外周氧合情况，做好床旁交接 □完成病人床旁血气分析，当 $PaO_2 < 40$ mmHg 或出现 ARDS 时开始使用机械通气 □妥善固定患者管路，维持静脉通路通畅，安置舒适体位，抬高床头 15°~30° □查看患者口腔、皮肤情况，制订护理计划，完成护理病历书写 □完成护理评估（完善压力性损伤、跌倒、非计划拔管、镇静和镇痛评估），高危患者做好宣教，签署相关沟通书，完成腕带、床头高危风险标识 □入科宣教，适时心理护理

续表

阶段	项目	处理
	□入 EICU24 小时内	□一般病情观察：体温、心率、呼吸、氧饱和度、24 小时出入量、症状、体征、实验室检查结果等 □机械通气患者的气道管理：①抬高床头 15°~30°，利于有效通气。②正确连接呼吸机管路及湿化器，做好标识。③监测 CUFF 值，正常范围 25~32 mmHg，避免漏气和长期严重压迫。④监测呼气末二氧化碳浓度并记录，遵医嘱复查血气分析，调节呼吸机参数。⑤加强呼吸机温湿化、及时倾倒冷凝水。⑥严格无菌操作，正确有效吸痰，保持呼吸道通畅，预防呼吸机相关性肺炎与并发症的发生。⑦实施疼痛评估，合理镇静、镇痛，保护性约束与沟通，预防意外拔管发生 □遵医嘱治疗与合理给药：①大剂量甲泼尼松及环磷酰胺治疗，目的在于防止肺纤维化。②抗氧化剂及自由基清除剂，如大剂量维生素 C、维生素 E、维生素 B_1、还原型谷胱甘肽。③使用抗生素防止继发感染。④补液利尿，有利于毒物排泄。⑤对症支持治疗：保护胃以及其他重要脏器，保持口腔清洁。⑥吸附、导泻：继续采用思密达、活性炭、漂白土和甘露醇吸附并导泻消化道内的毒物，阻止消化道黏膜对毒物的继续吸收。患者有严重消化道出血、穿孔等并发症时禁用导泻剂 □血透治疗与护理：百草枯患者的肾损伤早于肺损伤，中毒数小时即可出现蛋白尿及血肌酐和尿素氮升高，严重者出现急性肾损伤，所以持续血液透析治疗是非常有必要的。护士应熟悉血液透析治疗操作常规，报警原因与处理，妥善固定血液透析管，严格无菌操作，保证导管的功能与管路连接的紧密性，避免空气进入 □营养支持：口咽部及食管损伤往往在中毒后 2~3 天出现，早期以流质饮食为主，当患者有口

续表

阶段	项目	处理
		咽部、食管严重损伤及消化道出血时，则应立即禁食。必要时改静脉营养支持 □皮肤护理：保持皮肤清洁干燥；保持床单位平整清洁；持续气垫床保护受压部位，使用翻身枕或其他护理用具避免局部长时间受压
	□入 EICU24 小时后	□预防感染：严格无菌操作，落实院感控制措施 □定期监测患者血气、生化、心肌标志物等情况，根据实验室结果调整用药方案 □严密监测患者氧合情况、出入量、酸碱度，如有问题即时纠正 □每日做好口腔护理，预防真菌感染 □定期复查肺部影像学检查及肺功能检查 □患者病情不稳定者，做好随时抢救的准备 □患者病情趋向稳定，生命体征平稳可酌情观察区留观或出院随访，做好健康宣教与出院指导
离科前	□协助医生评估出院指征	□血浆百草枯浓度测不出 □无显著器官功能障碍（重点肺部） □临床症状减轻
	□护士准备	□向患者及家属行健康教育及出院指导 □与家属做好沟通工作，完善各项文书填写及签字手续 □审核患者缴费情况并登记、结算 □整理患者相关病历资料 □离院的患者应与患者家属做好沟通和健康宣教（百草枯中毒的相关知识），有出院带药的与病员及家属做好交接
离科后	□资料归档 □终末处理	□整理患者医疗文书后归档 □做好床单位的终末消毒处理 □整理好床单位的仪器设备消毒后备用